자연이 건네는 따스한 위로

우리 약차 꽃차 핸드북

곽준수·성환길 지음

✔ 채취 방법 및 가공법 상세 수록
✔ 한 잔의 차는 삶을 다시 꾸미는 작은 의식이자
   스스로에게 건네는 가장 정직한 배려!

LINN
도서출판 린

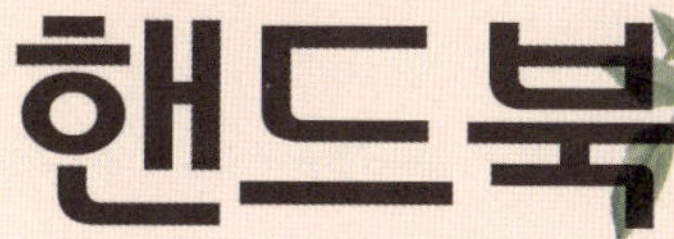

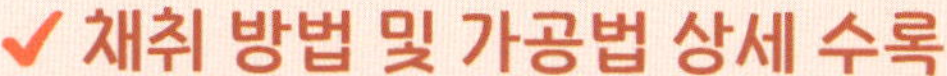

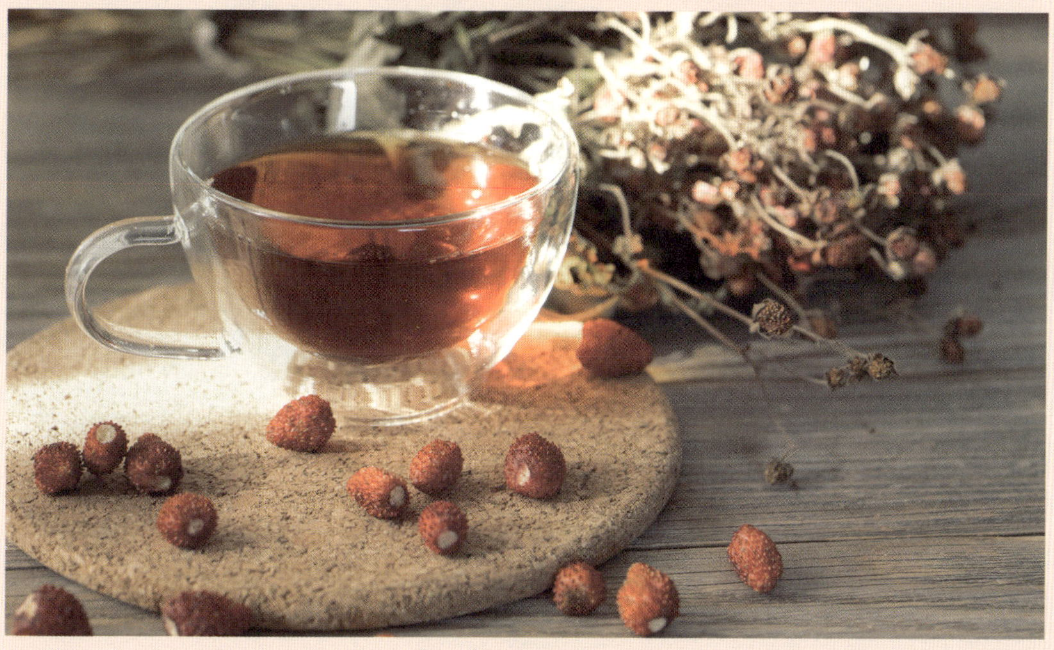

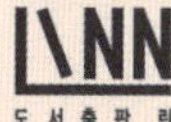

머리말

우리네 산과 들은 보물 창고다. 봄엔 쑥과 냉이, 여름엔 칡넝쿨과 도라지꽃, 가을엔 구절초와 산국, 겨울엔 된바람을 견뎌낸 뿌리들이 묵묵히 제자리를 지키며 향기를 품는다. 그저 스쳐 지나가는 잡초나 흔한 들꽃으로 보이지만, 오랜 세월 우리 식탁과 약방을 책임져 온 소중한 약초이자 약꽃이다.

사람들은 예로부터 자연을 스승 삼아 살아왔다. 산과 들에서 자라는 풀 한 포기 꽃 한 송이에도 쓰임과 의미가 있음을 알고 그것을 삶의 지혜로 삼았다. 몸이 지치면 뿌리를 달여 마시고 마음이 흐트러지면 향기로운 꽃을 우려내어 숨을 고르곤 했다. 약차와 꽃차는 의술이기 이전에 자연과 사람이 서로를 살피는 따뜻한 방식이었다.

바쁘고 기계적인 일상에서 몸과 마음은 끊임없이 피로를 호소하고, 자연과 벌어진 삶은 면역력을 떨어뜨린다. 언제부터인가 우리 주변은 일상적인 건강법에 관심이 높아졌다. 값비싼 보약보다 날마다 마시는 차 한 잔으로 건강을 지키려는 노력이 바로 그것이다.

우리 땅에서 자란 식물을 채취해 차로 즐기려는 사람들이 부쩍 늘었다. 자연이 주는 선물도 제대로 알고 마셔야 보약이 된다. 모양이 비슷해 혼동하기 쉬운 독초를 구별하지 못하거나, 식물마다 제각각인 독성을 다스리는 법을 모른 채 마시는 차는 독이 될 수도 있다.

약차와 꽃차를 만드는 시간은 치유의 과정이기도 하다. 채취하는 시기와 방법, 말리는 시간과 방법, 차를 우려내는 온도와 기다림은 자연의 리듬에 자신을 맞추는 연습이다. 그러면서 '빠르게 낫는 법'이 아니라 '잘 쉬는 법'을 배운다. 손으로 만지고, 눈으로 살피고, 향을 맡는 감각의 회복은 몸과 마음을 동시에 깨운다.

아침에는 물을 올리고, 찻잎과 꽃을 고르며, 우러나는 시간을 기다리며 부드럽게 시작한다. 오후의 차 한 잔은 흐트러진 생각을 가지런하게 하고, 저녁의 따뜻한 차는 몸을 이완하며 하루를 정리하게 한다. 차는 시간을 고르게 다듬는 도구다.

찻잔에 피어난 꽃 한 송이, 은은하게 퍼지는 약초의 향기는 현대인에게 자연이 보내는 다정한 위로다. 이 책이 여러분의 일상에 생기를 더하고, 우리 식물과 깊이 교감하는 든든한 길잡이가 되기를 진심으로 바란다.

차례

❖ **머리말**　　2

▣ 약초 길라잡이

❶ 약초의 명칭　　10
❷ 약초의 채취 시기　　22
❸ 약초를 말리는 방법　　33
❹ 약초의 저장법　　34
❺ 약초의 복용법　　37

▣ 약차, 꽃차 만들기

❖ **갯방풍**　　44
　약차　　48
❖ **겨우살이**　　49
　약차　　54
❖ **골담초**　　55
　약차　　59
❖ **구기자나무**　　60
　약차　　65
❖ **구절초**　　66
　꽃차　　70
❖ **닭의장풀**　　71
　약차　　75

❖ **대추나무** ... 76
　약차 ... 81

❖ **독활** ... 82
　약차 ... 87

❖ **두릅나무** ... 88
　약차 ... 92

❖ **둥굴레** ... 93
　꽃차 ... 98
　약차 ... 99

❖ **맥문동** ... 100
　꽃차 ... 105
　약차 ... 106

❖ **민들레** ... 107
　꽃차 ... 111
　약차 ... 112

❖ **복분자딸기** ... 113
　약차 ... 118

❖ **뽕나무** ... 119
　약차 ... 124

❖ **산사나무** ... 125
　약차 ... 129

❖ **산수유** ... 130
　꽃차 ... 135
　약차 ... 136

❖ **삼백초** ... 137
　약차 ... 141

❖ **삼지구엽초** ... 142
　약차 ... 147

❖ 생강나무 148
　약차 152
❖ 쇠뜨기 153
　꽃차 157
❖ 쇠무릎 158
　약차 162
❖ 쇠비름 163
　약차 168
❖ 약모밀 169
　약차 173
❖ 연꽃 174
　꽃차 179
　약차 180
❖ 오미자 181
　약차 186
❖ 인동덩굴 188
　꽃차 193
　약차 194
❖ 자귀나무 195
　꽃차 199
　약차 200
❖ 작약 201
　약차 205
❖ 잔대 206
　약차 210
❖ 제비꽃 211
　약차 216

❖ **조릿대** ... 217

　약차 ... 222

❖ **진달래** ... 223

　꽃차 ... 228

❖ **질경이** ... 229

　약차 ... 233

❖ **찔레꽃** ... 234

　약차 ... 239

❖ **참나리** ... 240

　꽃차 ... 244

❖ **참당귀** ... 245

　약차 ... 250

❖ **천궁** ... 251

　약차 ... 256

❖ **천마** ... 257

　약차 ... 261

❖ **천문동** ... 262

　약차 ... 266

❖ **층층둥굴레** ... 267

　약차 ... 271

❖ **칡** ... 272

　약차 ... 277

❖ **황기** ... 278

　약차 ... 283

약초 길라잡이

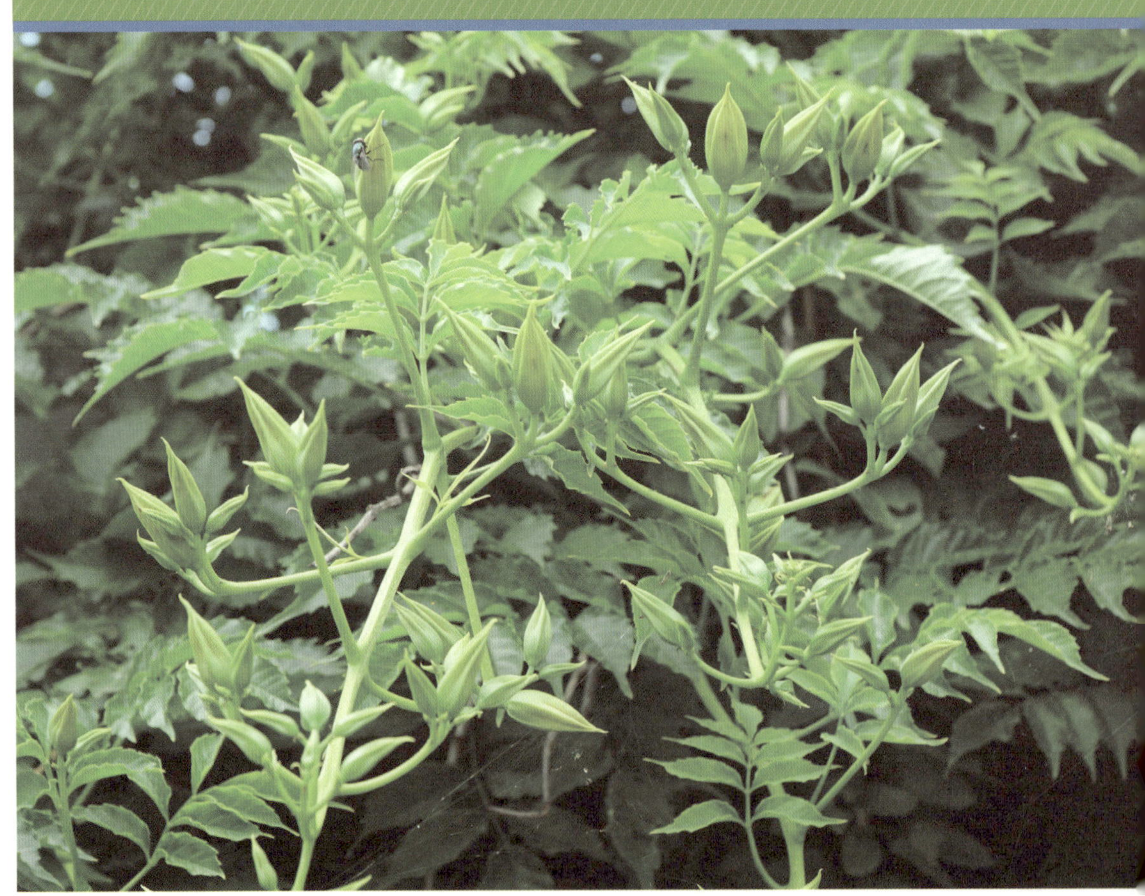

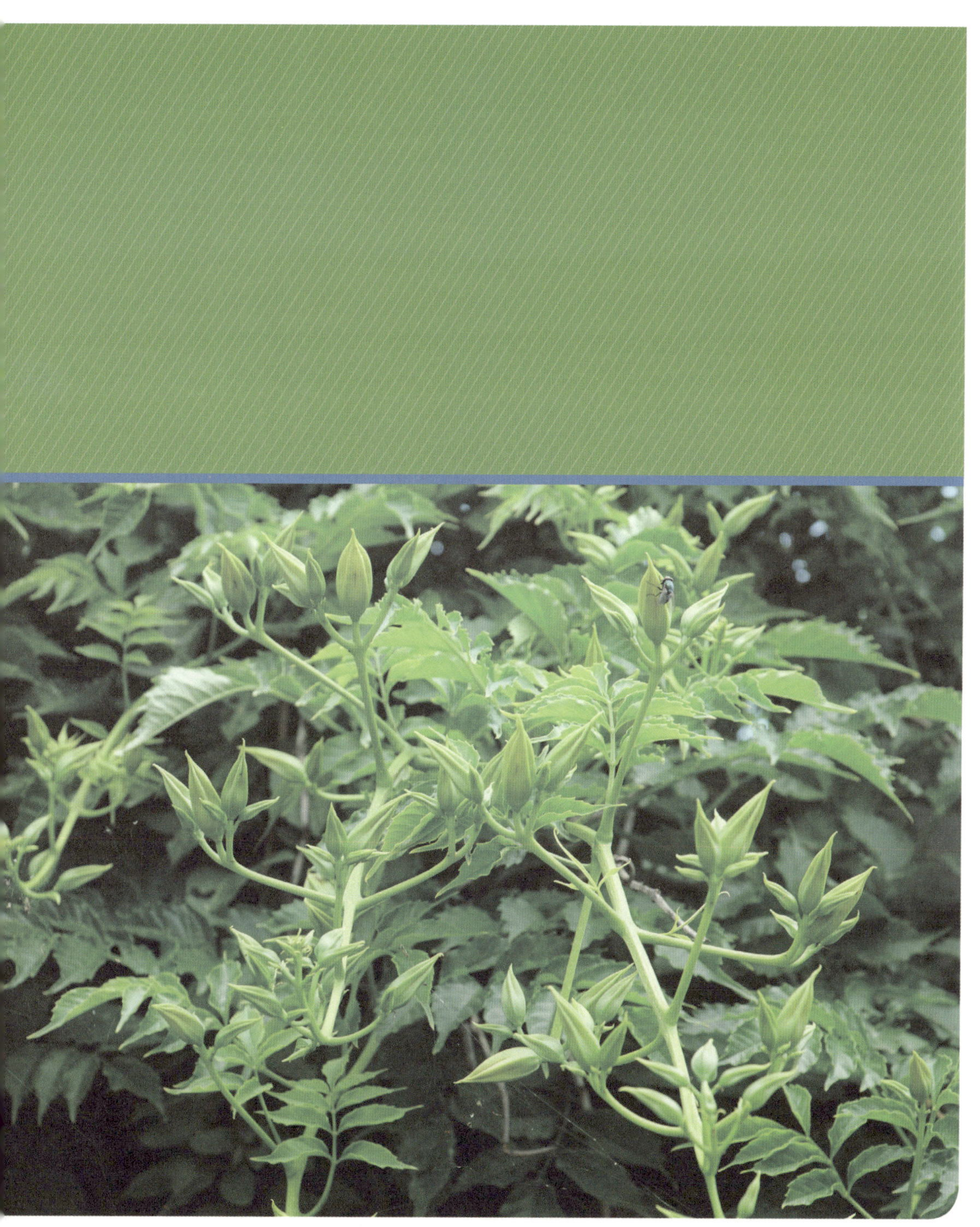

01 약초의 명칭

한의학에서 약초의 명칭을 주로 한(漢)나라의 것을 그대로 사용함으로써 우리나라 고유의 명칭이 차츰 사라져가고 있어 아쉽다. 예를 들어 '너삼'이 '고삼(苦蔘)'으로, '묏미나리'가 '시호(柴胡)'로, '족도리풀'이 '세신(細辛)'으로 불린다.

하지만 세상만사 잃은 것이 있으면 얻은 것도 있을 것이고, 얻은 것이 있으면 잃는 것도 생기는 법이다.

한나라에서 사용했던 약초의 명칭은 약초들을 서로 구분하기 위한 꼬리표가 아니었다. 명칭에는 약초의 형태와 색깔을 비롯하여 맛과 성질, 효능, 산지, 약용 부위 등이 고스란히 담겨 있다. 따라서 이름만 잘 이해해도 약초를 절반 정도 아는 셈이다.

1. 산지(産地)에 의한 명칭

① **천궁**(川芎) : 천궁을 원래 '궁궁(芎)'이라고 했는데, 한자로 쓸 때 획이 너무 많아 쓰기 어려울 뿐만 아니라 중국 사천성(2008년 대지진으로 많은 사람이 목숨을 잃은 쓰촨성이 바로 사천성이다. 면적으로는 중국에서 세 번째로 크며 인구는 중국에서 가장 많다)에서 산출되는 것이 최상품이기 때문에 지금은 사천성의 '川'자를 넣어 천궁(川芎)이라고 부른다.

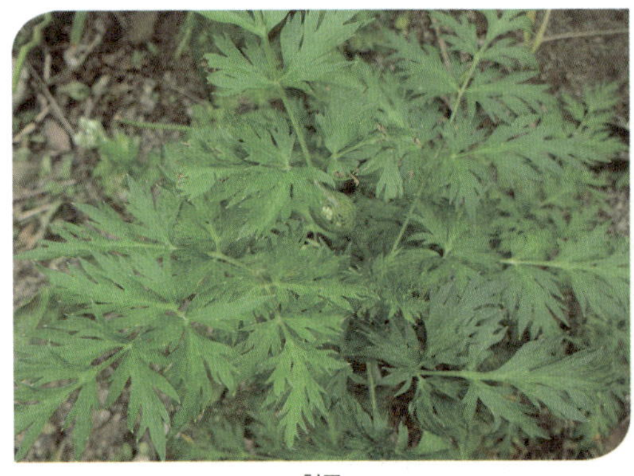

천궁

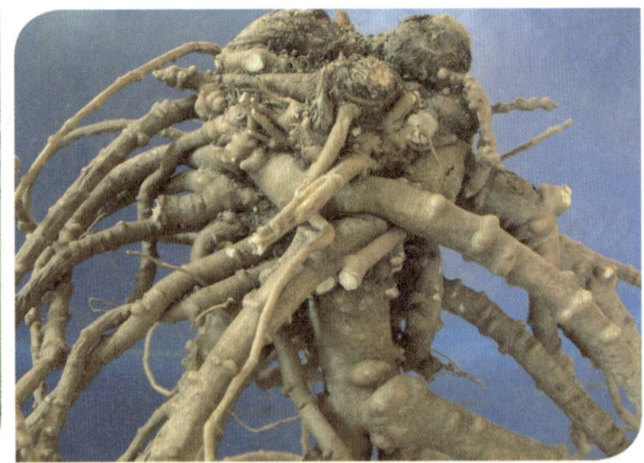

궁궁이

② **촉초**(蜀椒) : 촉(蜀)나라, 즉 지금의 중국 사천성에서 생산되었다고 하여 촉초(蜀椒) 또는 천초(川椒)라고 부른다.

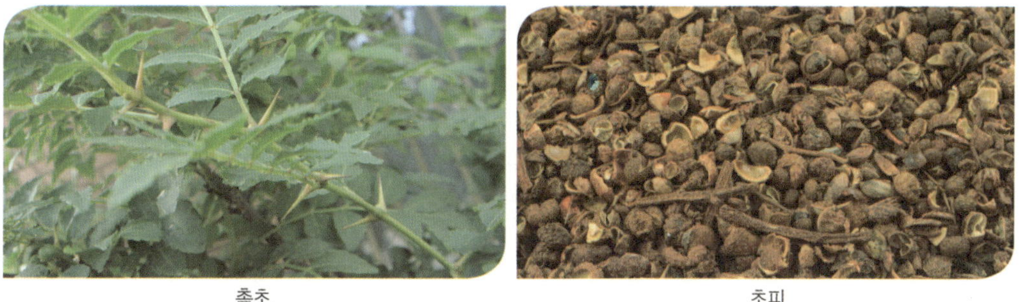

촉초

초피

③ **감송**(甘松) : 사천의 송주(松州) 지방에서 생산되며, 그 맛이 달아서 감송(甘松)이라고 부른다.

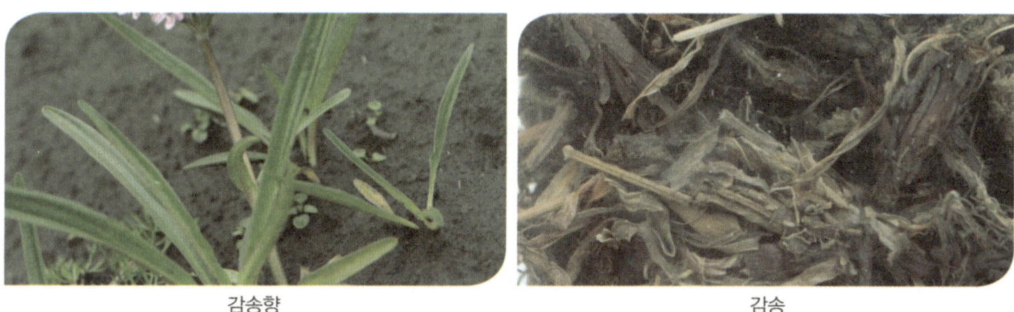

감송향

감송

2. 형색(形色)과 기미(氣味)에 의한 명칭

① **황기**(黃耆) : 황기의 색이 노랗고 맛이 달며 성(性)이 화평(和平)하므로 약 중에서 장로(長老)와 유사하다고 해서 붙은 이름이다. 기(耆)는 60~70세가 넘은 어른, 스승, 장로라는 뜻이다.

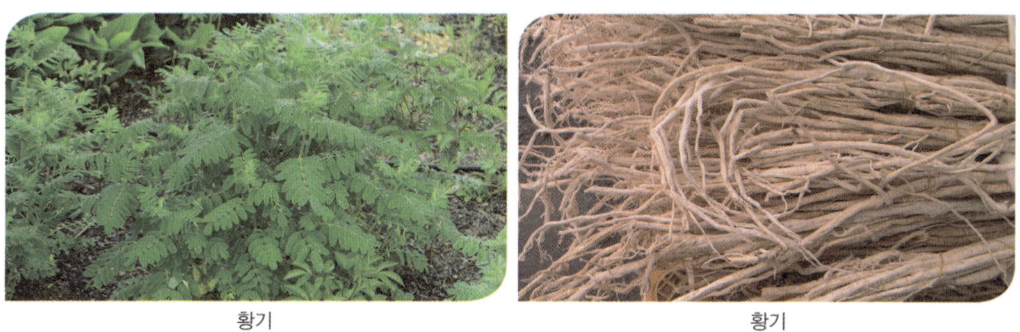

황기

황기

② **감초**(甘草) : 감초의 맛이 달다는 데서 붙은 이름이다.

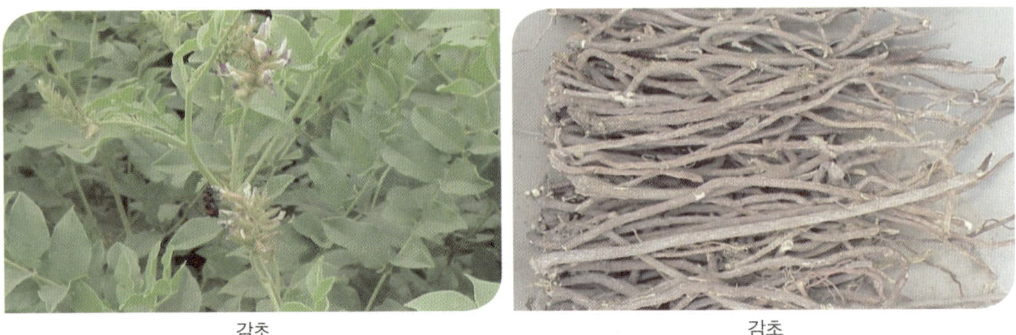

감초

감초

③ **우슬**(牛膝) : 우슬의 지상부 마디마디가 소의 무릎과 비슷하게 생겼다고 하여 붙은 이름이다.

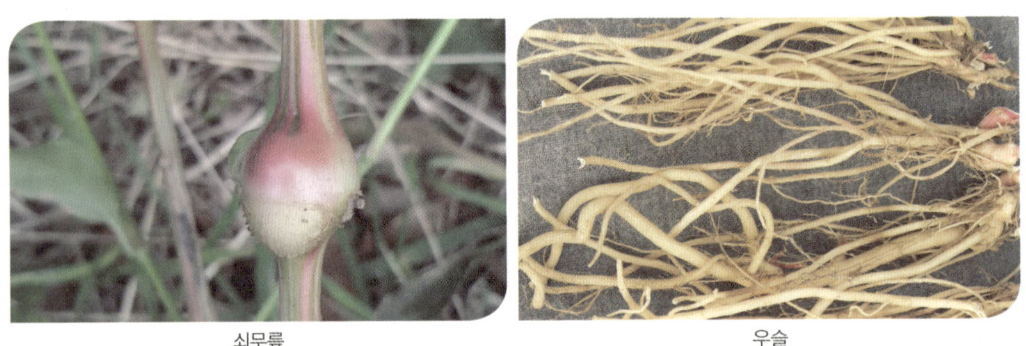

쇠무릎

우슬

④ **세신**(細辛) : 세신의 뿌리가 가늘고 맛이 매워서 붙은 이름이다.

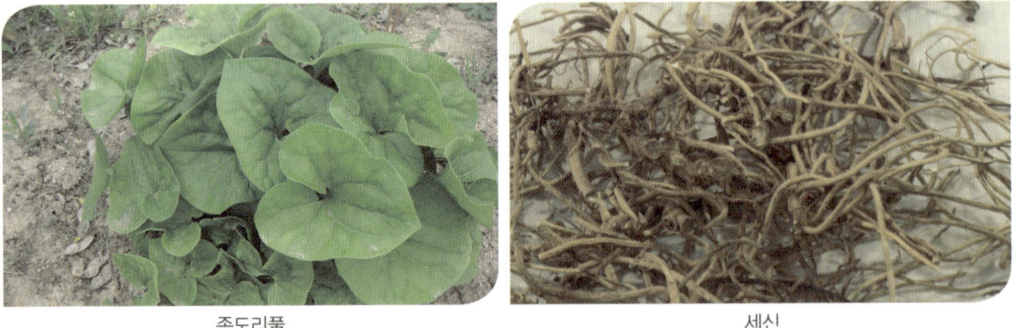

족도리풀

세신

⑤ **산조인**(酸棗仁) : 열매가 대추(大棗)와 유사하면서 맛이 시기 때문에 붙은 이름이다.

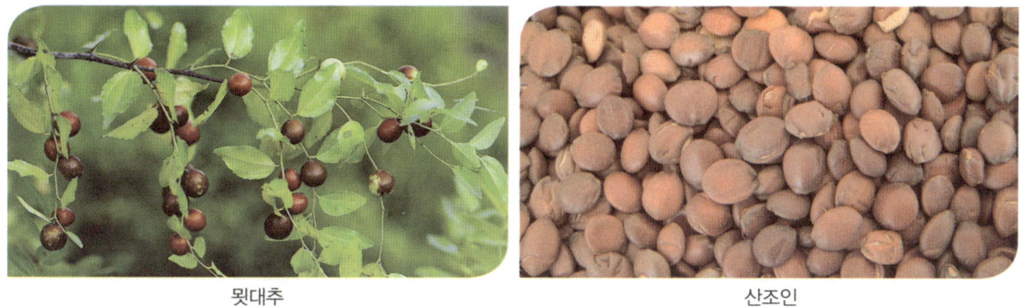

묏대추

산조인

⑥ **구기자**(枸杞子) : 가시가 헛개나무(枸)와 비슷하고 줄기는 버드나무(杞)와 비슷하여 두 글자를 합쳐 구기자라고 하였다.

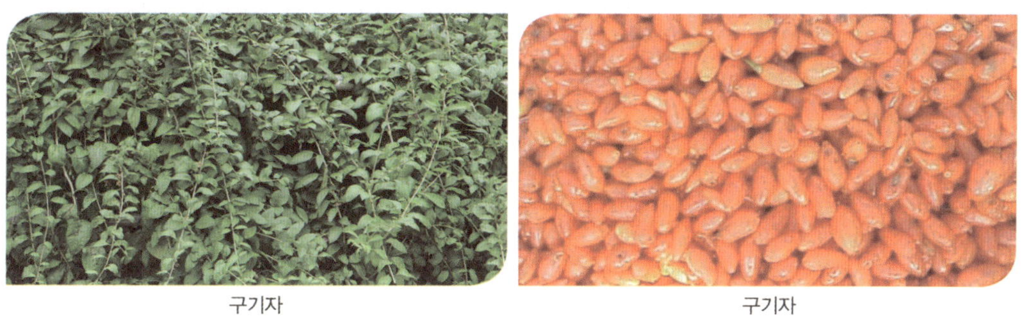

구기자

구기자

3. 생태(生態)에 의한 명칭

① **하고초**(夏枯草) : 하고초는 절기로 하지(夏至) 이후가 되면 꽃이 말라버리기 때문에 붙은 이름이다.

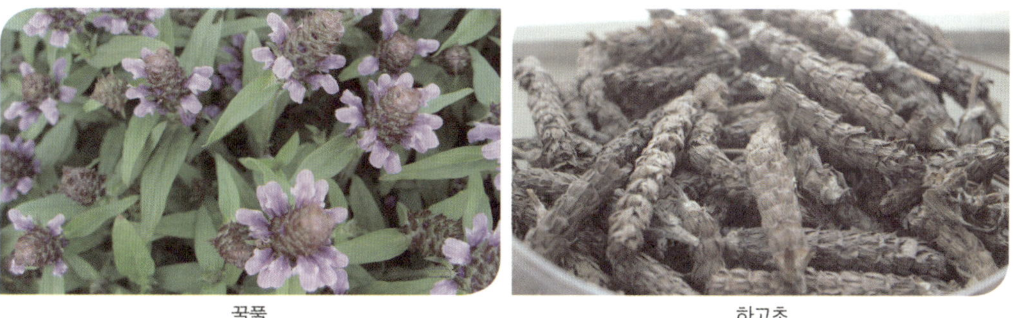

꿀풀

하고초

② **차전자**(車前子) : 차전자는 길가의 우마차 수레바퀴 자국 사이에서 자생하기 때문에 붙은 이름이다.

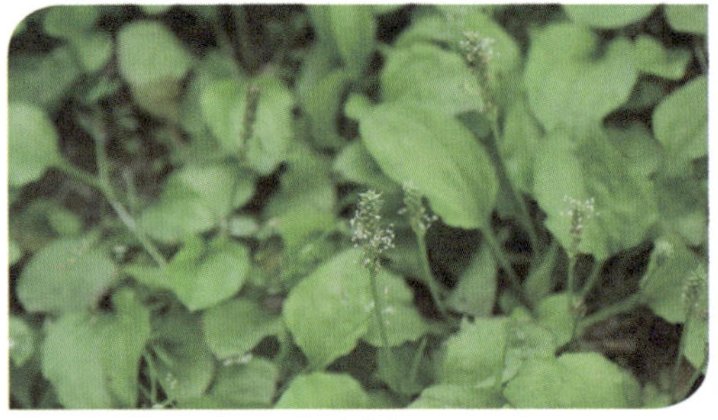

질경이

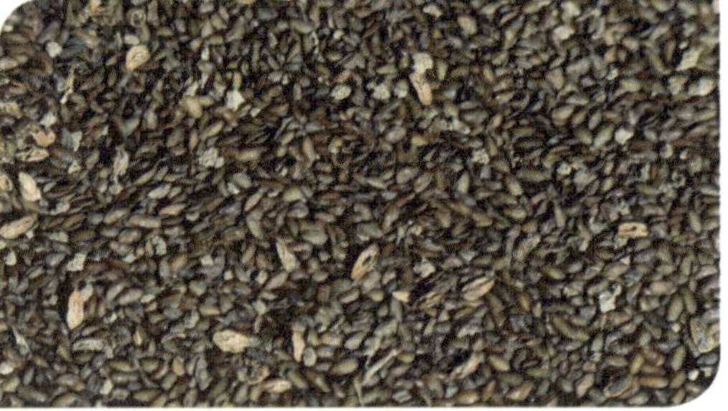

차전자

③ **인동**(忍冬) : 인동은 겨울에 잎이 얼면서도 시들지 않기 때문에 붙은 이름이다.

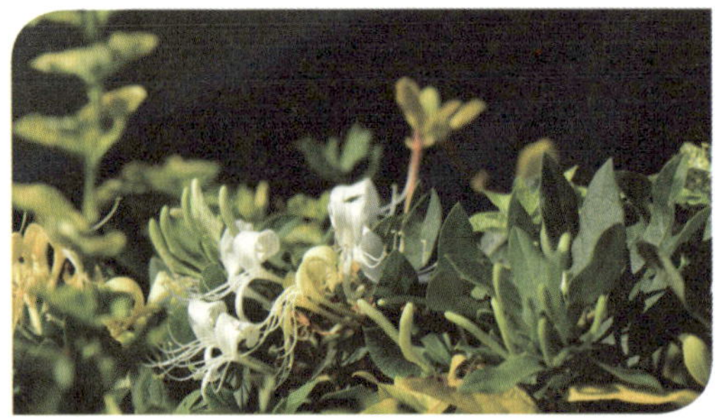

인동덩굴

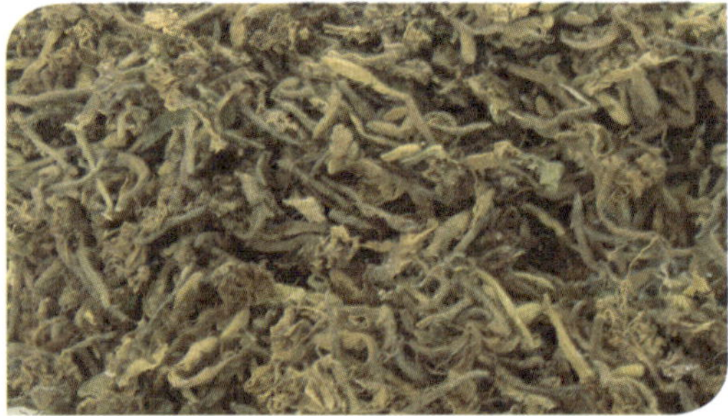

금은화

4. 효능에 의한 명칭

① **방풍**(防風) : 방풍은 풍사(風邪)를 다스리고 중풍의 예방 등에 효과가 있다는 데서 붙은 이름이다.

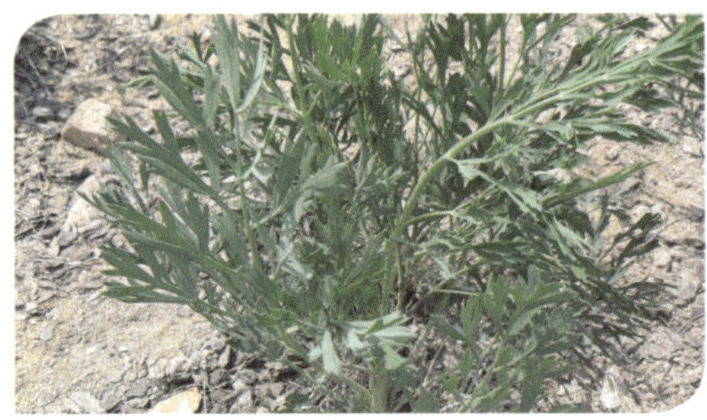

방풍

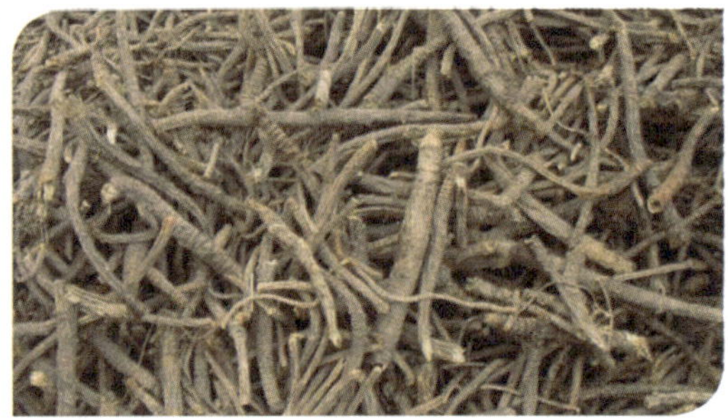

원방풍

② **원지**(遠志) : 원지를 복용하면 익지(益智), 강지(强志)의 효과가 있다는 데서 붙은 이름이다.

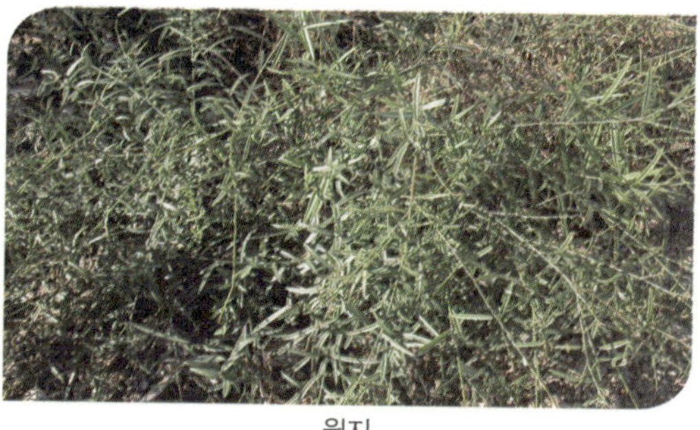

원지

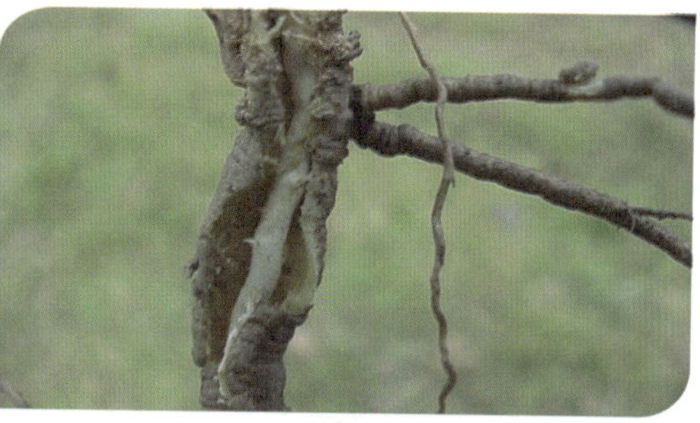

원지

③ **위령선**(威靈仙) : 효능이 강하고(威) 신선과 같이 영험(靈仙)하다는 뜻을 지니고 있다.

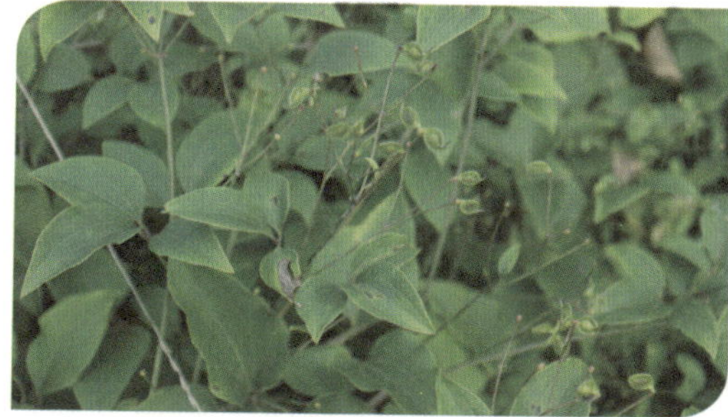

으아리

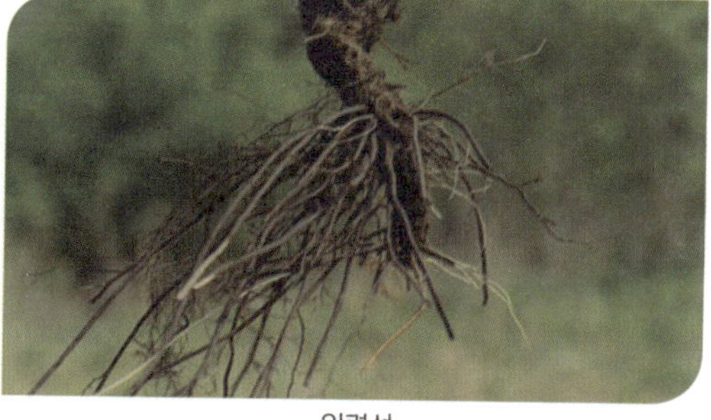

위령선

5. 전설(傳說)과 고사(故事)에 의한 명칭

① **음양곽**(淫羊藿) : 음양곽은 장양작용(壯陽作用)이 있어 양(羊)이 이 약초를 먹은 후에 음욕(淫慾)을 일으키며, 하루에 백 번의 교합(交合)이 가능하다는 데서 붙은 이름이다.

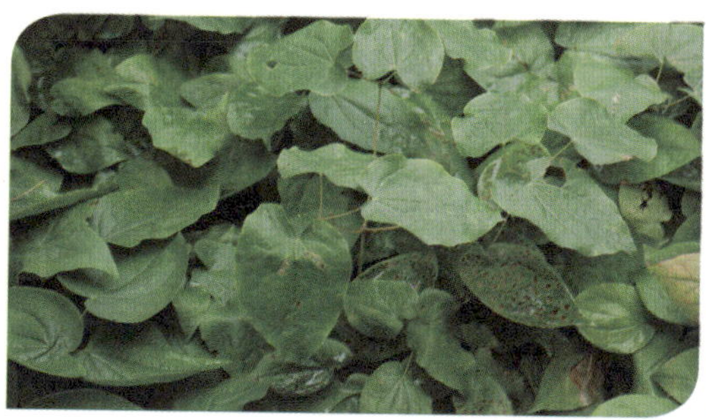

삼지구엽초

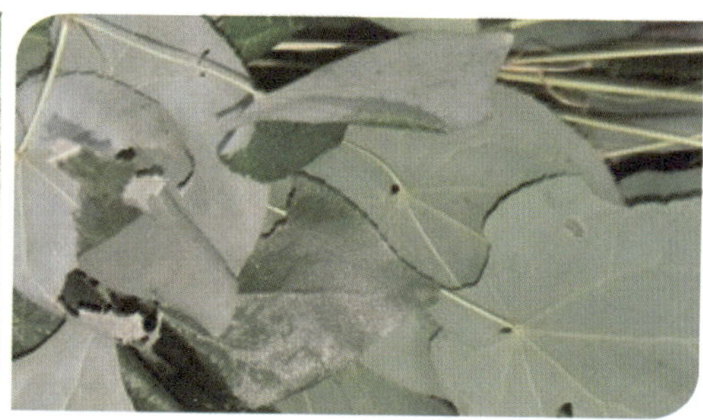

음양곽

② **두충**(杜) : 두충은 고대에 두중(杜仲)이라는 사람이 이 약초를 복용함으로써 득도(得道)하였다는 데서 그 사람의 이름을 따 붙인 이름이다. 원래는 두중(杜仲)이나 일반적으로 두충(杜)으로 부르고 있다.

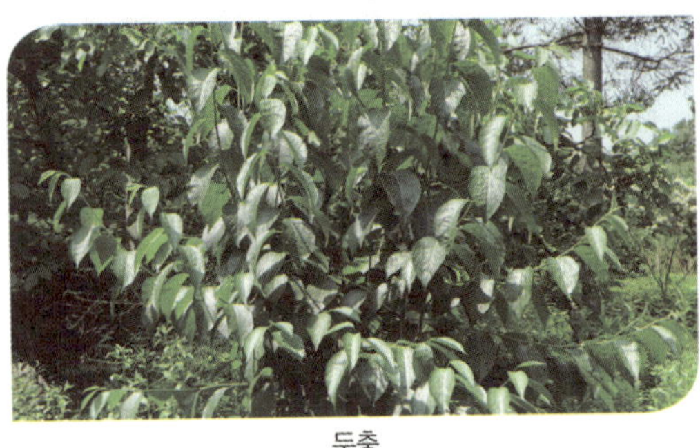

두충

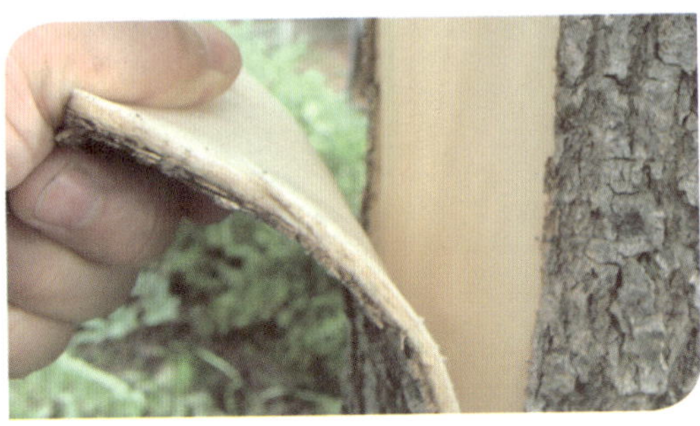

두충

③ **사상자**(蛇床子) : 뱀도랏이라고 하는 사상자는 뱀이 이 약초 밑에서 놀기를 좋아했다는 데서 붙은 이름이다.

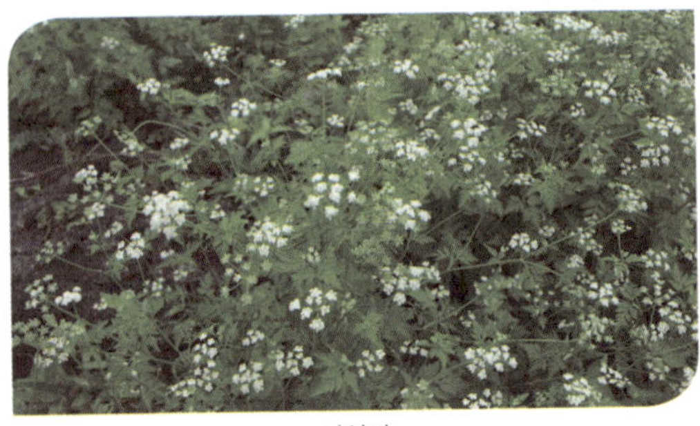

사상자

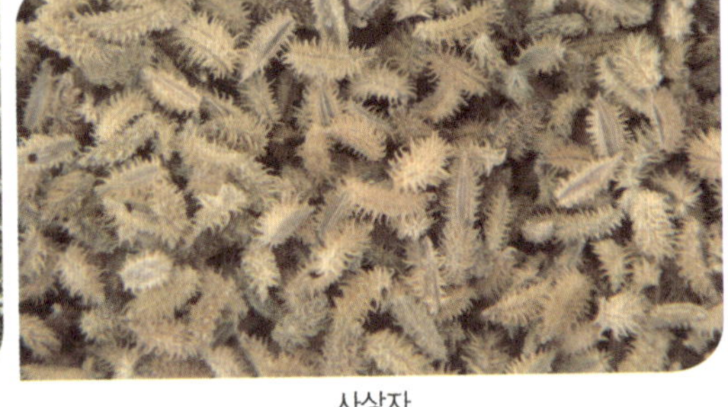

사상자

① **꽃을 사용하는 약초** : 이름에 꽃을 뜻하는 '화(花)'가 들어간다. 괴화(槐花), 갈화(葛花), 홍화(紅花)

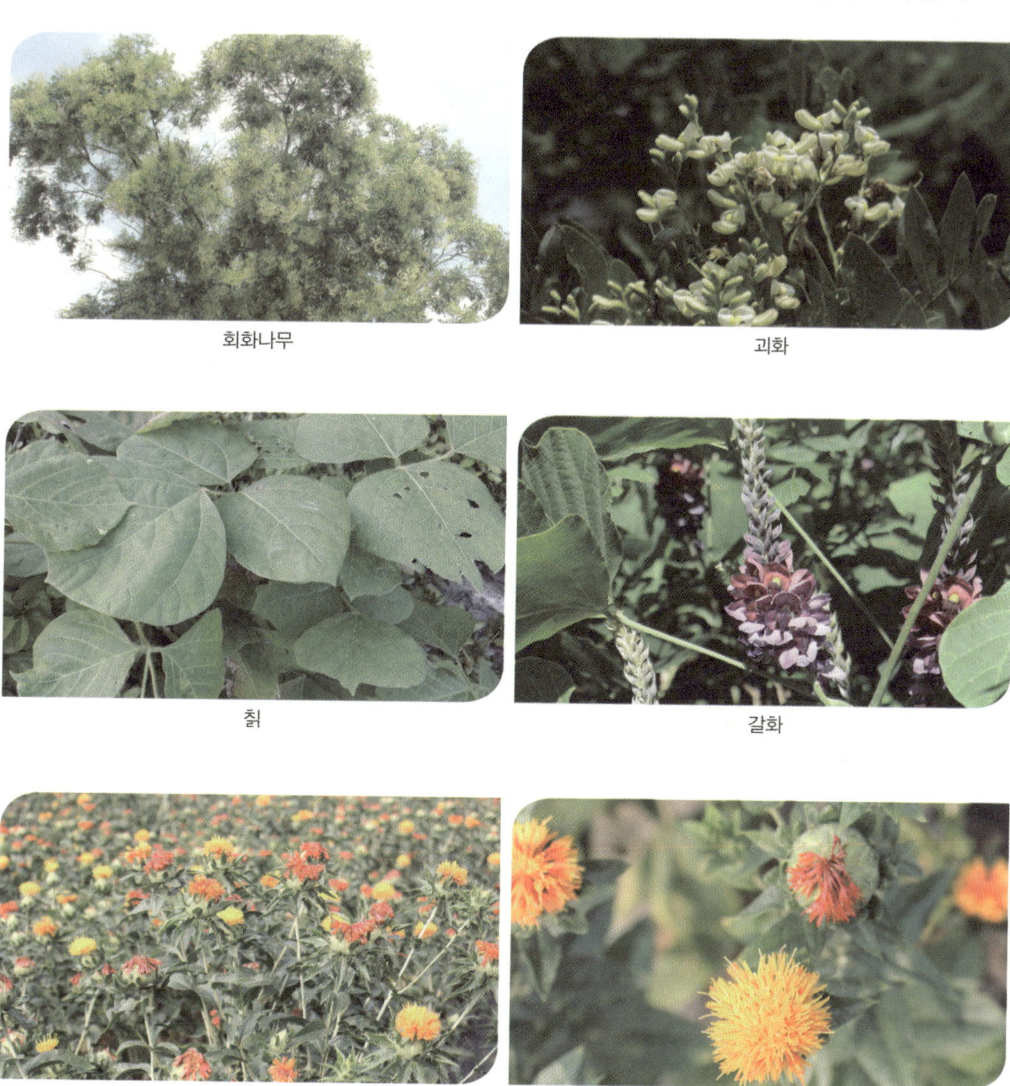

회화나무

괴화

칡

갈화

잇꽃

홍화

② **씨앗을 사용하는 약초** : 이름에 '자(子)', '인(仁)', '과(果)' 등이 들어간다. 치자(梔子), 오미자(五味子), 소자(蘇子), 창이자(蒼耳子), 토사자(絲子)

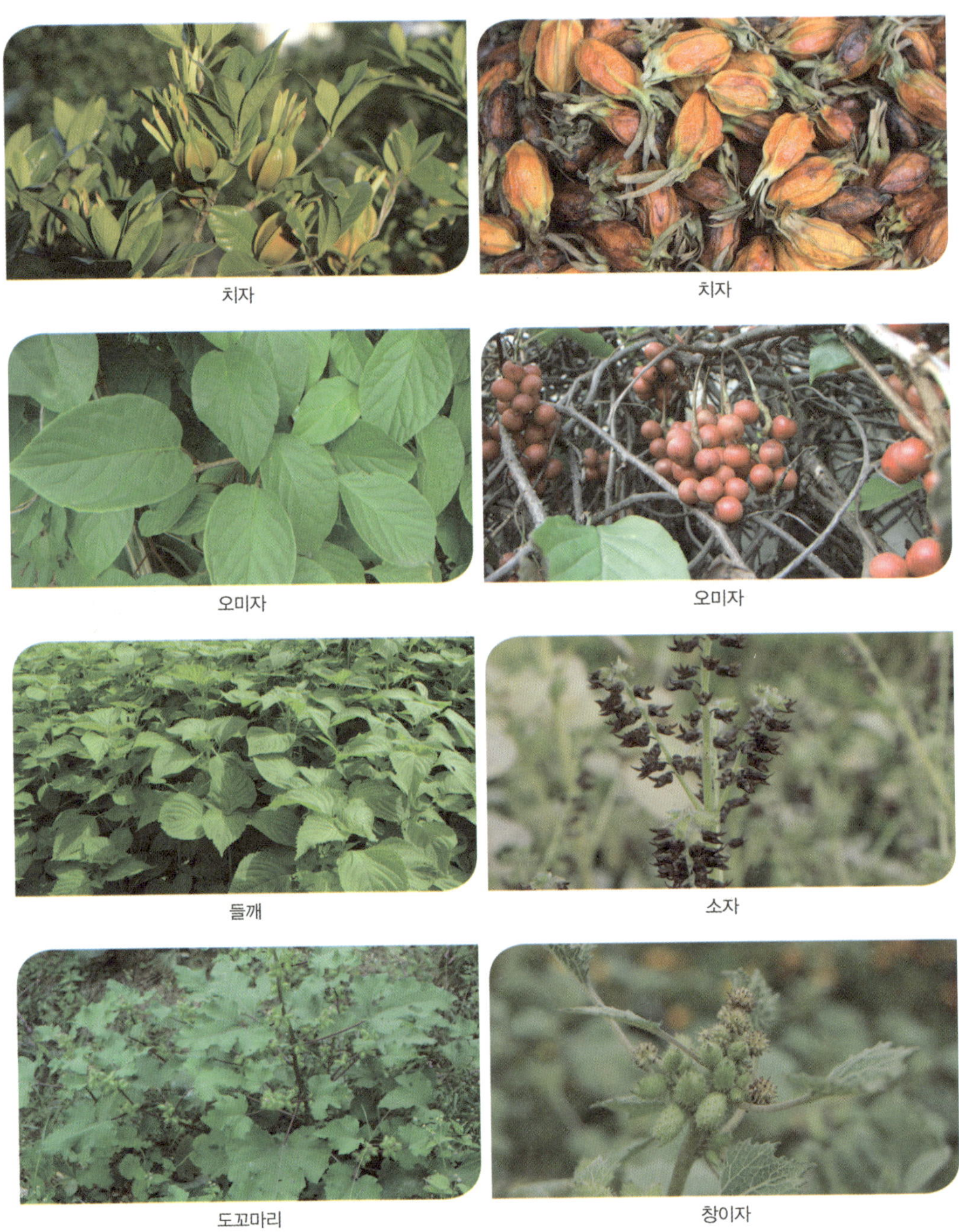

치자

치자

오미자

오미자

들깨

소자

도꼬마리

창이자

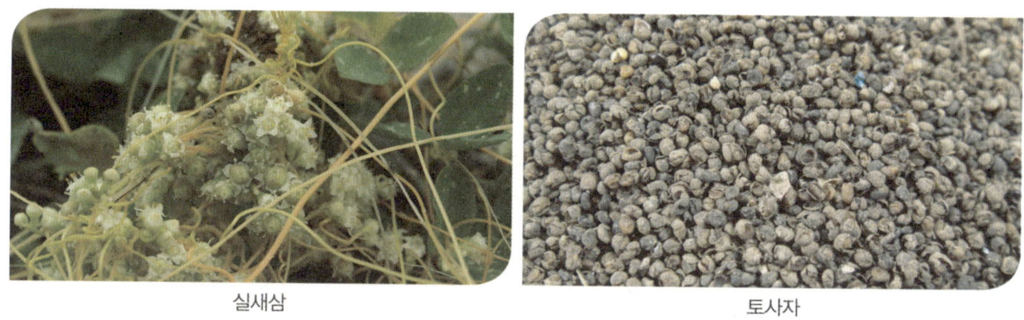

실새삼

토사자

③ 잎을 사용하는 약초 : 잎을 뜻하는 '엽(葉)'이 들어간다. 소엽(蘇葉), 측백엽(側柏葉), 애엽(艾葉), 상엽(桑葉)

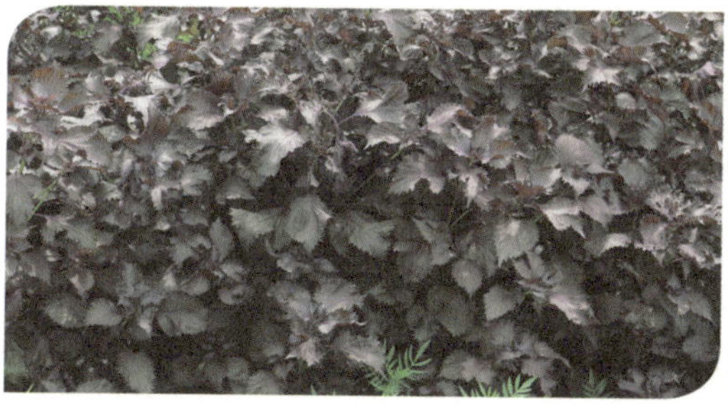

차즈기

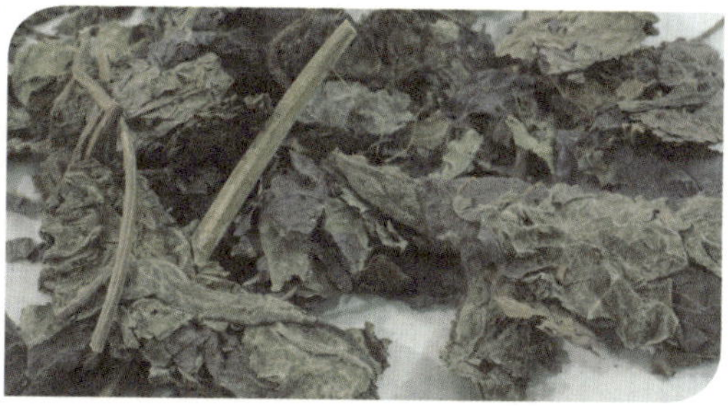

소엽

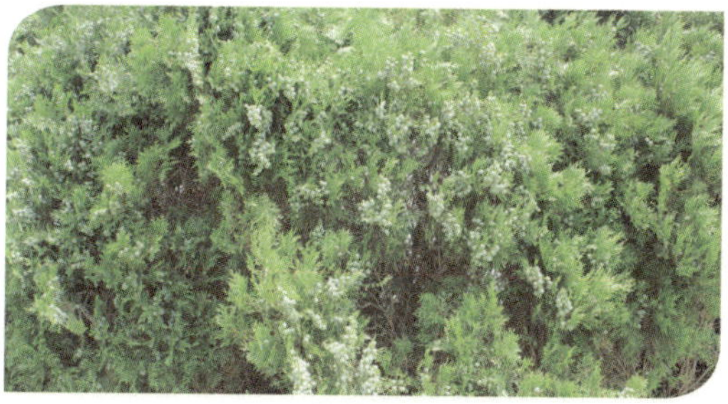

측백나무

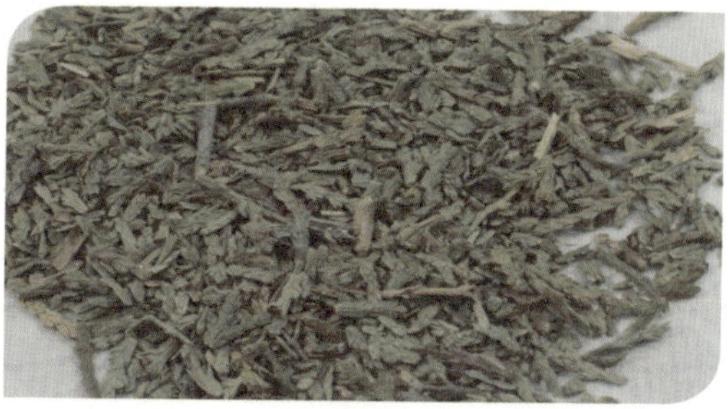

측백엽

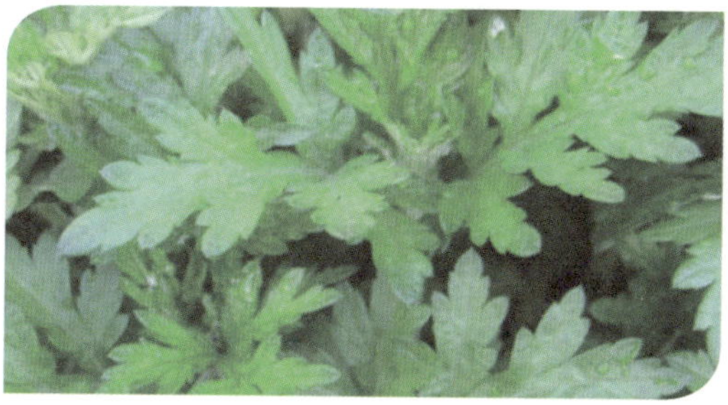

쑥

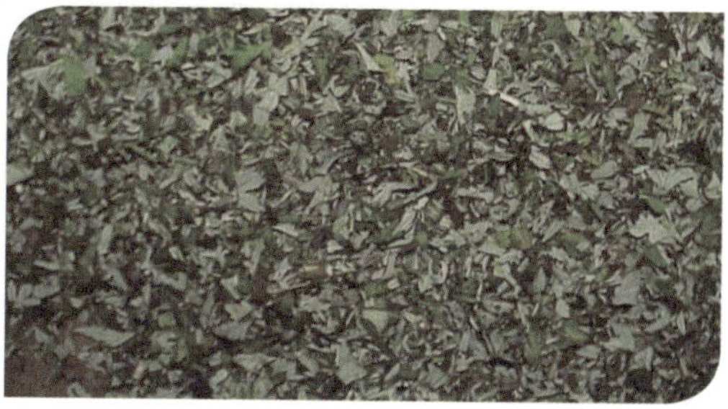

애엽

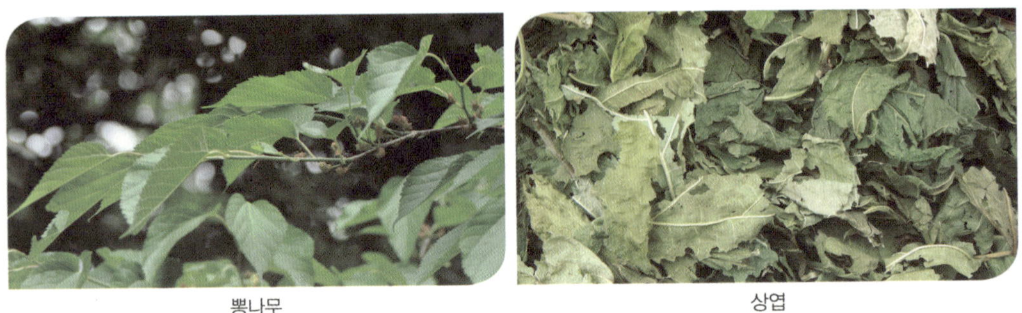

뽕나무 상엽

④ **뿌리를 사용하는 약초** : 뿌리를 뜻하는 '근(根)'이 들어간다. 갈근(葛根), 삼칠근(三七根), 노근(蘆根)

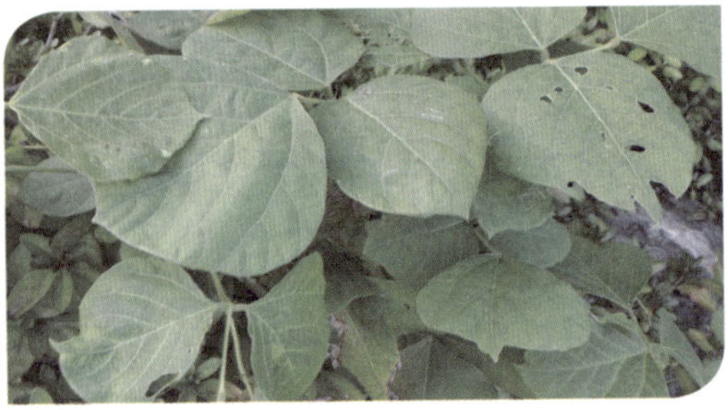

칡

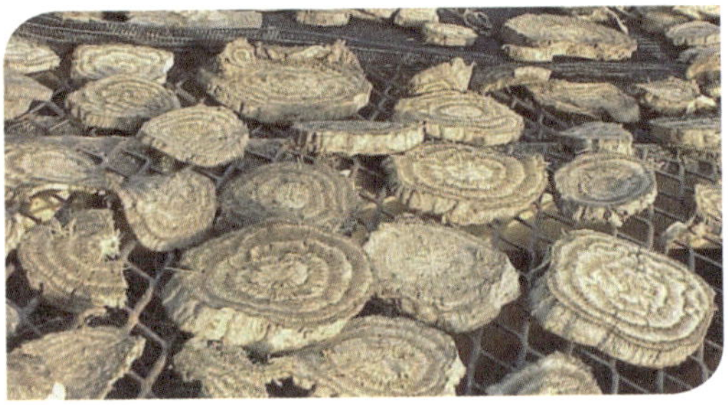

갈근

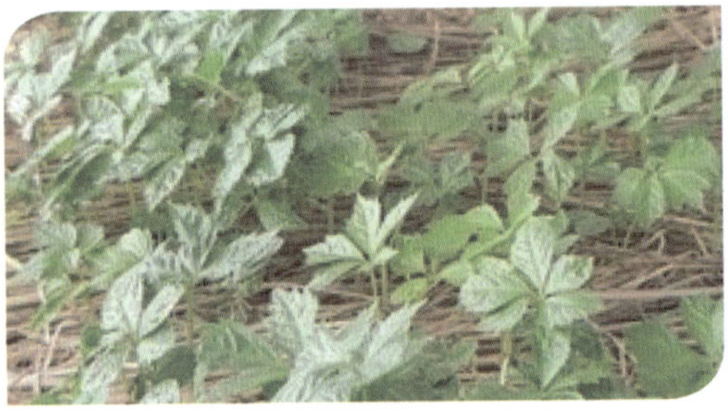

삼칠근

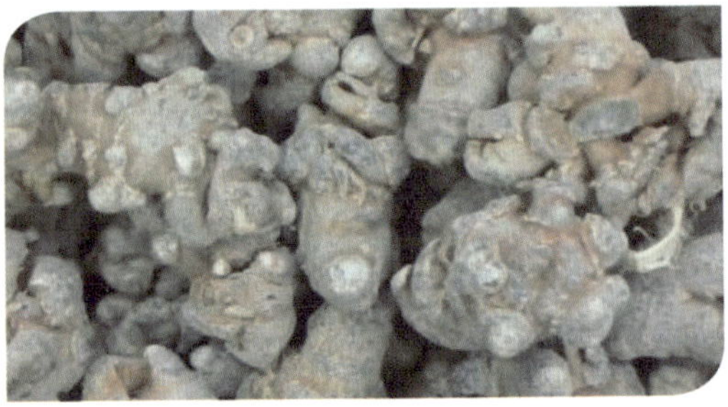

삼칠근

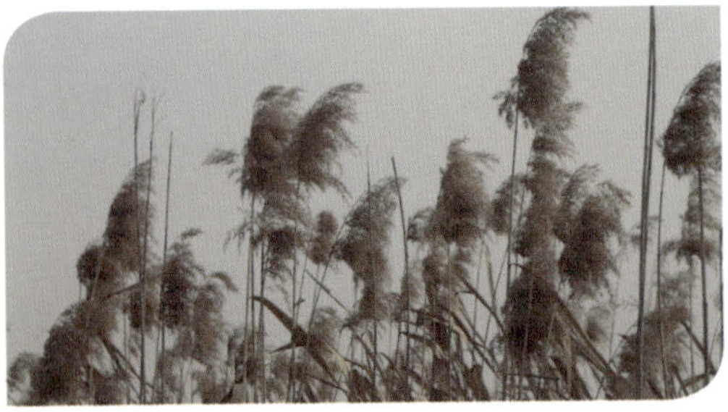

갈대

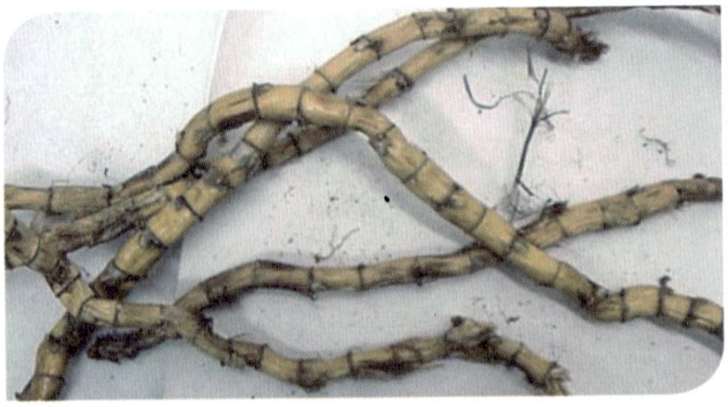

노근

⑤ **껍질을 사용하는 약초** : 껍질을 뜻하는 '피(皮)'가 들어간다. 진피(陳皮), 계피(桂皮), 오가피(五加皮), 백선피(白鮮皮)

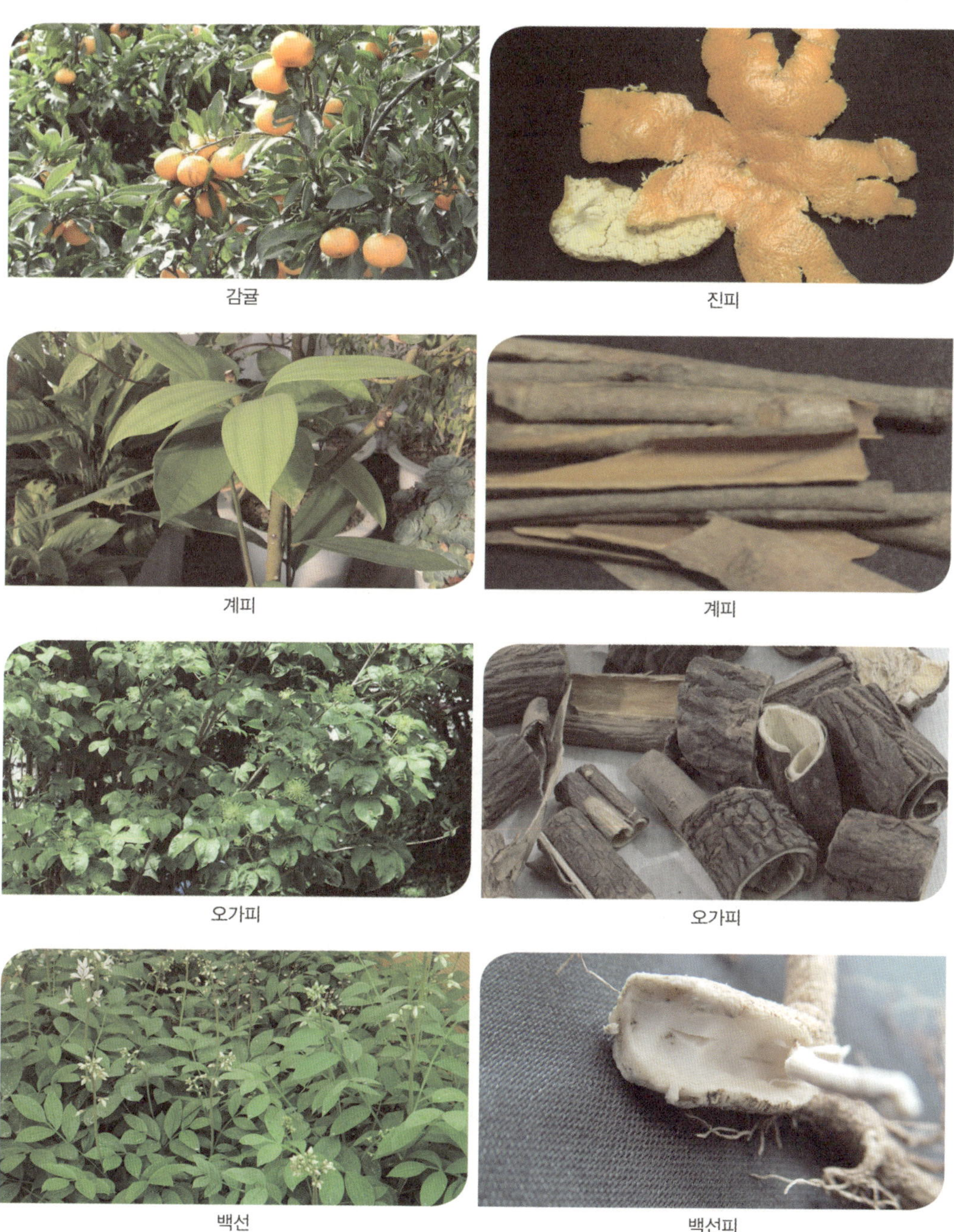

감귤

진피

계피

계피

오가피

오가피

백선

백선피

02

약초의 채취 시기

약초의 채취 시기는 약효에 영향을 주기 때문에 매우 중요하다. 시기가 너무 이르거나 너무 늦으면 약의 효과를 기대할 수 없고, 도리어 역작용이 생길 수도 있다. 다음은 채취 시기에 대한 『동의보감』의 설명이다.

> 무릇 약초를 채취하는 시기를 흔히 음력 2월과 8월로 잡는 것은 이른 봄에는 물이 올라 싹트기 시작하나 아직 가지와 잎으로는 퍼지지 않아서 뿌리에 있는 약기운이 아주 진하기 때문이고, 가을에는 가지와 잎이 마르고 진액(津液)이 아래로 내려오기 때문이라고 한다. 그러나 지금까지의 실제 경험에 비추어보자면, 봄에는 차라리 일찍 캐는 것이 좋고, 가을에는 차라리 늦게 캐는 것이 좋으며 꽃, 열매, 줄기, 잎은 각각 그것이 성숙되는 시기에 따는 것이 좋다. 또한 절기가 일찍 오고 늦게 오는 때가 있으므로 반드시 글에 적힌 대로 음력 2월이나 8월에 채취할 필요는 없는 것이다.

약(藥)이라는 말에는 '즐겁다(樂)'와 '풀(草)'이라는 뜻이 담겨 있다. 병을 낫게 하여 사람을 즐겁게 해주는 풀. 그렇다! 태초부터 자연은 사람의 행복을 위해 존재했다. 자연은 곡식으로 배를, 꽃으로 눈을, 향기로 코를, 부드러운 바람으로 살결을 즐겁게 한다. 그리고 자연은 우매한 사람의 욕심의 결과인 질병을 치료하기 위해 초근목피(草根木皮)를 준비하였다.

'약(藥)'이라는 말을 세부적으로 분석해보면 약초를 언제 채취해야 좋은지 알 수 있다.

$$艸 + 幺 + 白 + 木$$

'幺(요)'는 어리다는 뜻이고, '白(백)'은 선명하다는 뜻이다. 어리고 선명하다는 것은 식물이 지니고 있는 힘이 최고점을 향해 발현되고 있다는 뜻이다. 과일이나 채소를 고를 때 빛깔이 좋은 것을 선택하는 것처럼 약으로 사용하기 위해서는 해당 식물의 약성(藥性)이 최대로 발현되는 때를 고르는 것이 약초를 채취할 때 가장 중요하게 적용되는 원칙이다. 잎을 사용하는 약초는 잎이 완전히 성숙하기 전에 채취해야 한다. 나무껍질을 사용하는 오가피나 두충 같은 약초는 봄에 진액(津液)이 막

올라오고 있을 때가 좋다. 씨앗이나 뿌리도 마찬가지이다. 자연 속에서 그들이 지녀야 할 성질이 가장 잘 발현될 때 약으로 사용된다. '초(草)'라는 말을 분석하면 의미가 더욱 명확해진다.

$$\text{艸} + \text{早}$$

'무(早)'는 어리다, 젊다는 뜻으로, 풀(草)이라는 말 자체에 어리다는 의미가 담겨 있다. 생기발랄하고 여물지 않은 상태, 성숙을 위해 분투하는 모습이 그려진다. 약초는 식물이 지니고 있는 성질이 최고점을 향해 발현될 때 최대의 효과를 나타낸다.
자, 이제 식물 부위별로 언제 채취하는 것이 좋은지 살펴보자.

1. 나무의 껍질을 사용하는 약초

나무의 껍질을 사용하는 약초는 언제 채취해야 할까? 약의 기운이 최고로 올라와 있을 때는 언제일까를 생각하면 된다. 봄 햇살에 마음이 동(動)한 식물이 땅을 뚫고 올라온다. 앙상했던 가지에 싹이 트고 뿌리는 문어발보다 강한 흡입력으로 지기(地氣)를 끌어 당긴다. 이내 나무의 몸통과 가지에 물이 오르기 시작한다. 이렇게 한창 물이 올랐을 때 껍질을 취해야 한다. 잎이 손바닥보다 넓어지는 한여름이 되면 약의 기운은 잎으로 향하게 되고, 껍질에는 약의 성질이 희미해진다. 낙엽이 지는 가을에도 마찬가지이다. 약의 기운이 뿌리로 향하면 껍질은 알거지가 된다. 이때 채취한 껍질에는 약효가 많지 않다. 결국 껍질을 사용하는 약초는 종류에 따라 다르지만 5~7월, 또는 발아 및 개화 후에 채취해야 약효가 좋고 껍질이 잘 벗겨진다.

예 두충, 오가피, 해동피(엄나무)

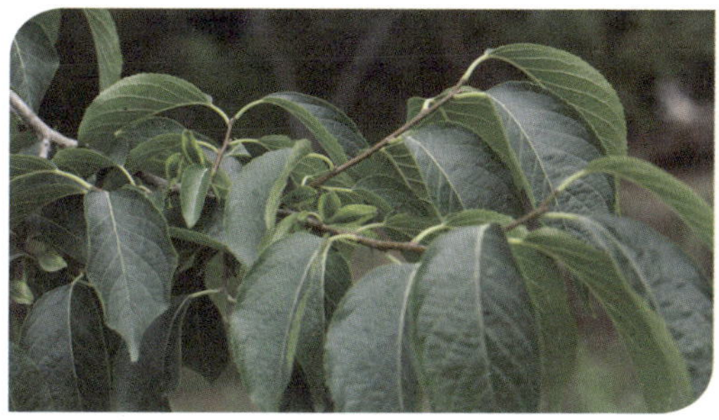

두충

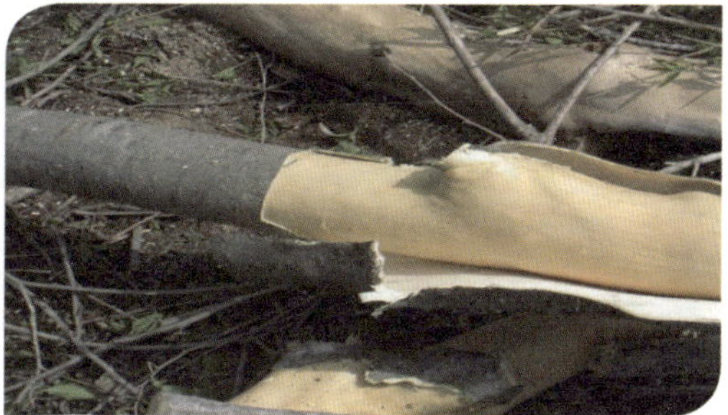

두충

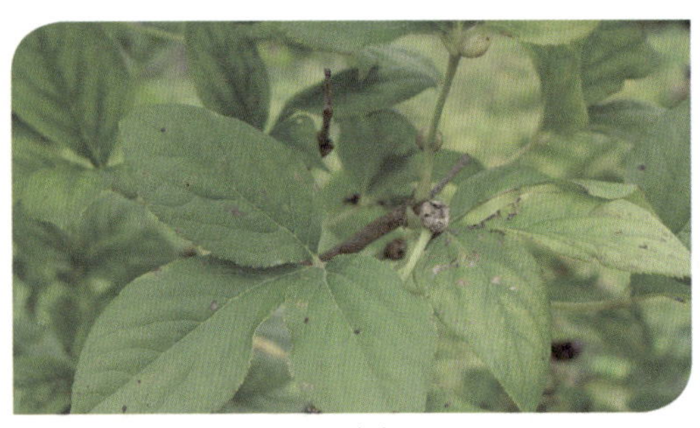

오가피

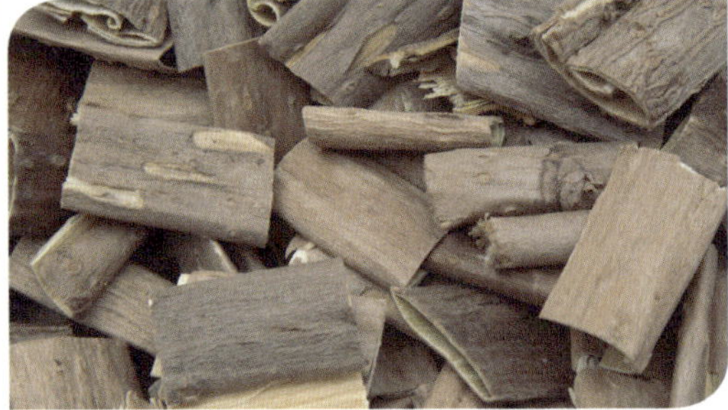

오가피

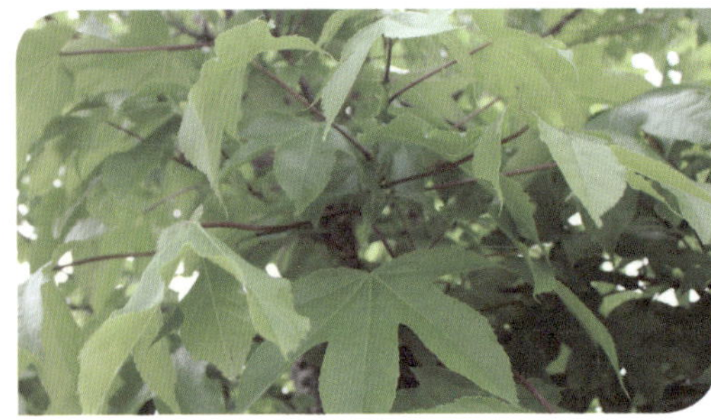

엄나무

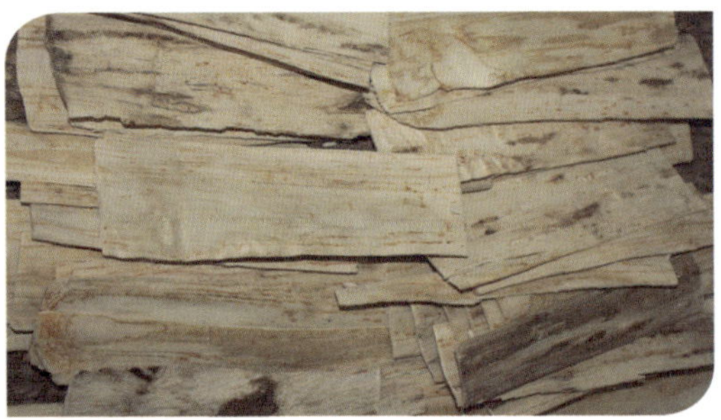

해동피

2. 잎을 사용하는 약초

식물의 잎을 사용하는 약초는 언제 채취해야 할까? 마찬가지로 약의 기운이 잎에 충만해졌을 때 채취해야 한다. 따라서 완전히 성숙하기 전에 따야 한다. 꽃을 피우는 식물이라면 꽃이 막 피기 시작할 무렵, 늦어도 꽃이 활짝 피었을 때 잎을 채취해야 한다.

예 소엽(차즈기 잎), 상엽(뽕나무 잎), 다엽(녹차)

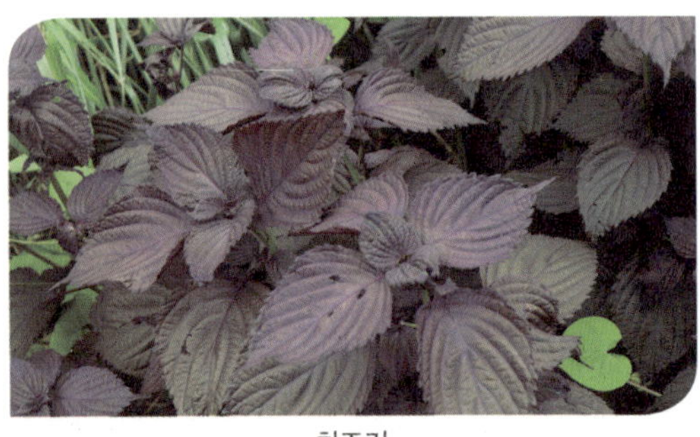

차즈기

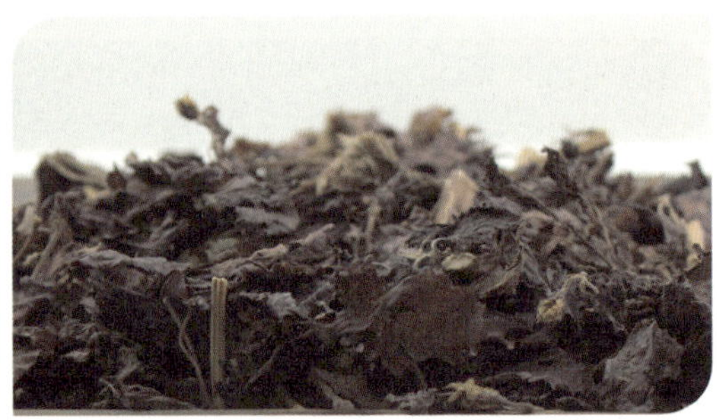

소엽

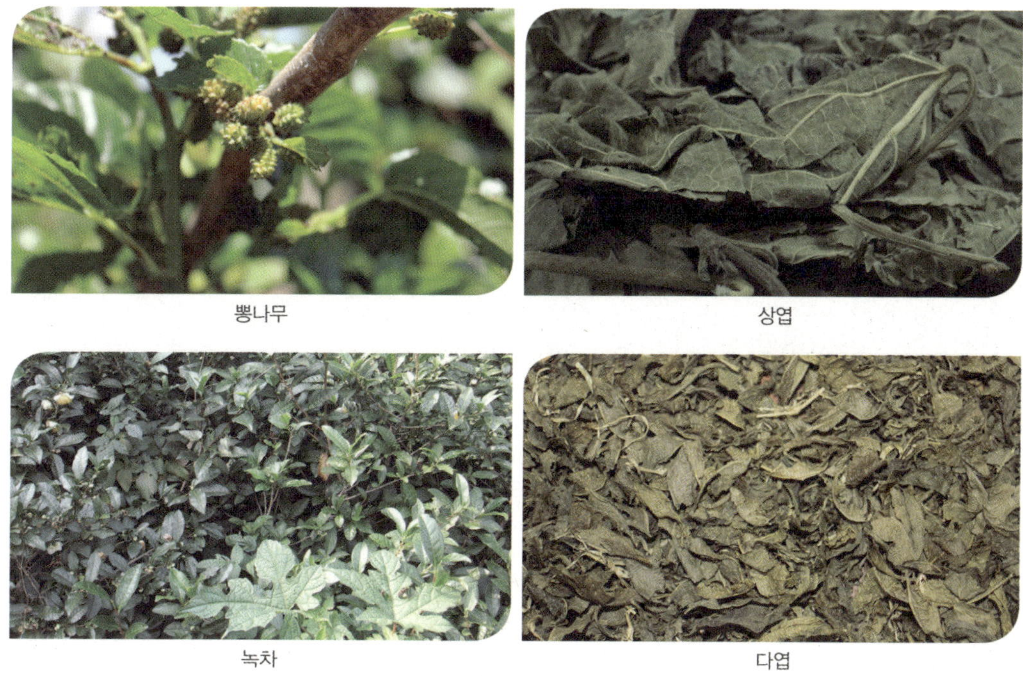

뽕나무　　　　　　　　　　　상엽

녹차　　　　　　　　　　　다엽

3. 꽃을 사용하는 약초

이른 봄을 화사하게 장식하는 목련 꽃은 비염과 축농증에 효과적인 약초이다. 그런데 이것을 채취하는 시기는 꽃이라고 보기 어려울 때이다. 세상에 자신의 존재를 알리기 전, 꽃봉오리가 망울망울 매달려 있을 때 채취한다. 꽃을 사용하는 모든 약초가 그런 것은 아니지만, 꽃이 완전히 피지 않았거나 반쯤 피었을 때 채취해야 한다. 만약 꽃이 활짝 피어 채취 시기가 늦어진다면 약의 기운은 이

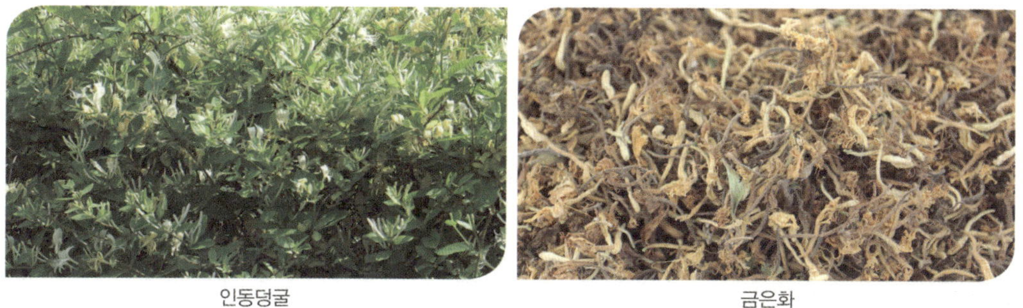

인동덩굴　　　　　　　　　　　금은화

미 씨앗을 만드는 데로 이동하게 된다.

예 금은화(인동 꽃), 신이(목련 꽃), 홍화, 갈화(칡꽃), 감국

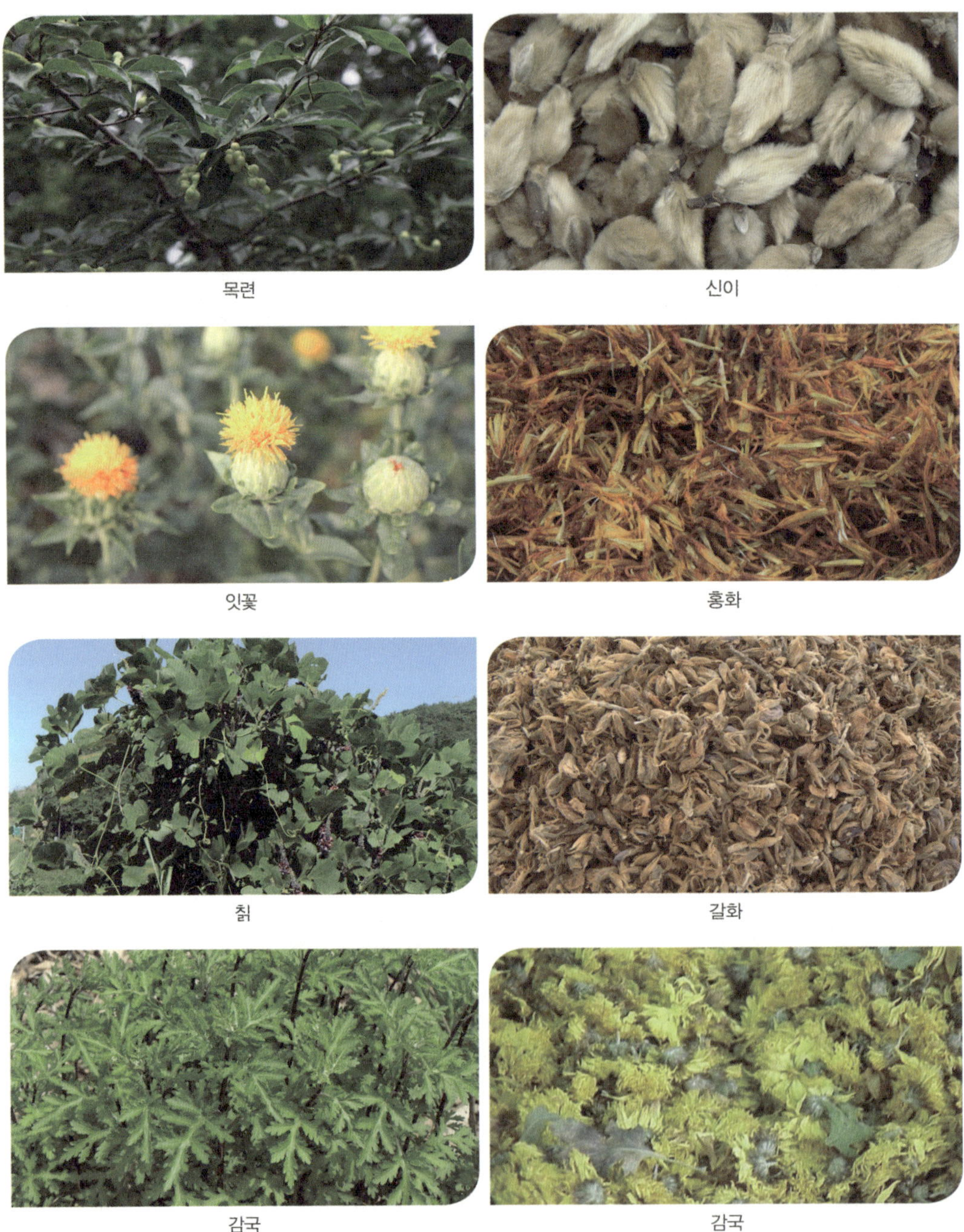

목련

신이

잇꽃

홍화

칡

갈화

감국

감국

4. 지상부를 사용하는 약초

식물 전체를 약초로 사용하는 경우가 있다. 무의 뿌리와 잎을 모두 먹는 것처럼 말이다. 식물 전체를 사용하는 약초 또한 약의 기운이 최고점에 달했을 때 채취해야 한다. 사람으로 따지면 청소년기에 채취해야 효과가 좋다. 따라서 봄이나 초여름이 적기이다.

만약 꽃이 피는 식물이라면 꽃이 필 무렵, 늦어도 꽃이 만개했을 때 채취하는 것이 좋다.

예 인진쑥, 곽향(배초향), 익모초, 하고초

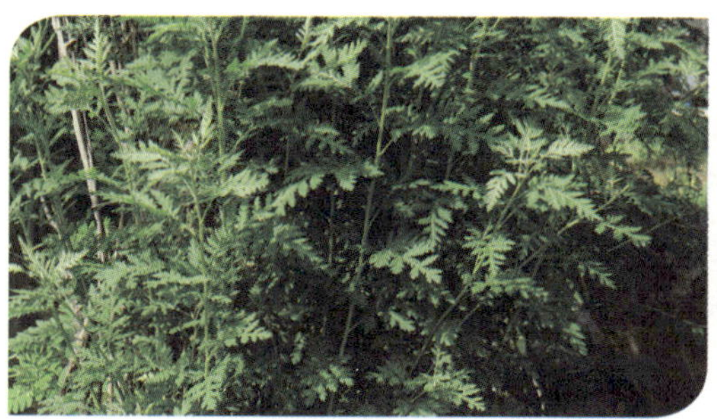

인진쑥

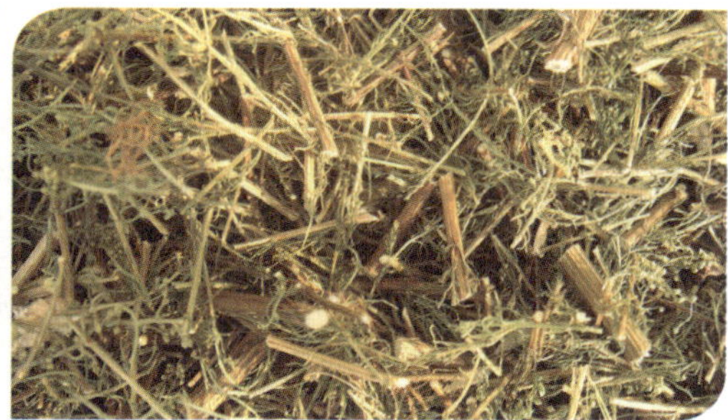

인진

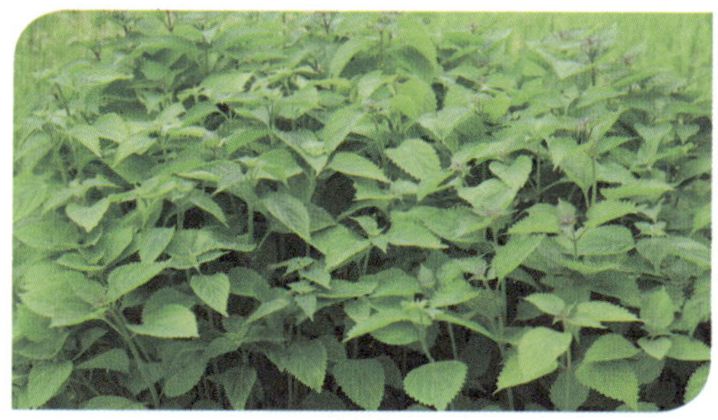

배초향

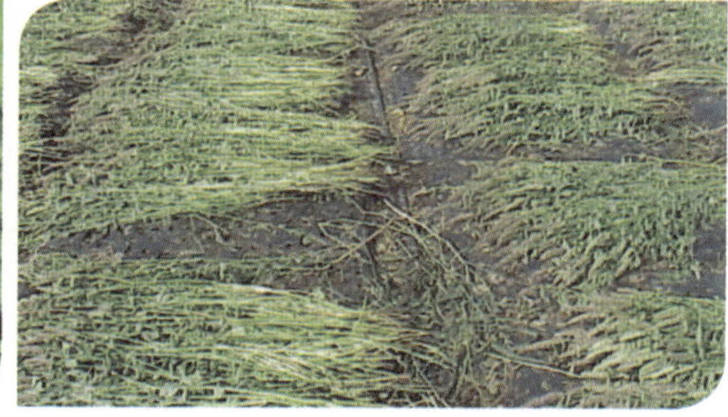

곽향

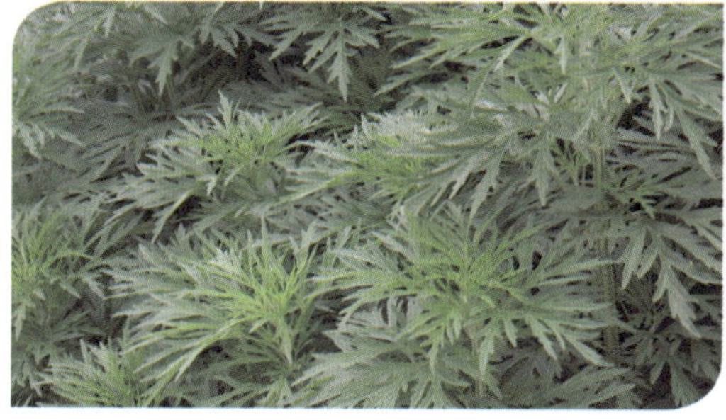

익모초

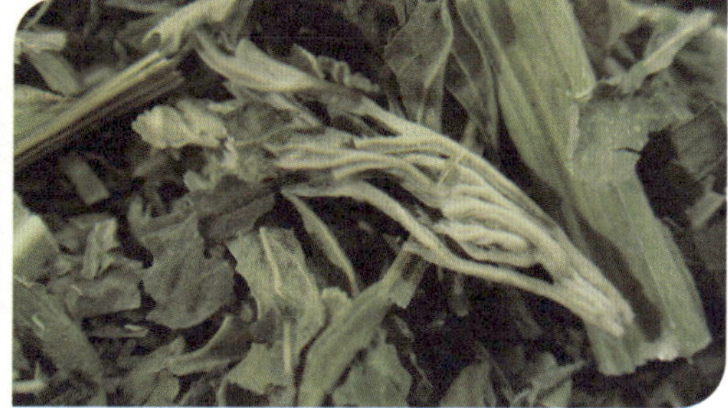

익모초

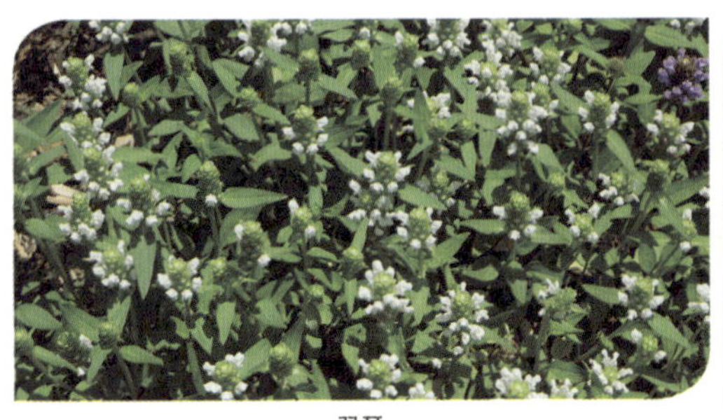

꿀풀

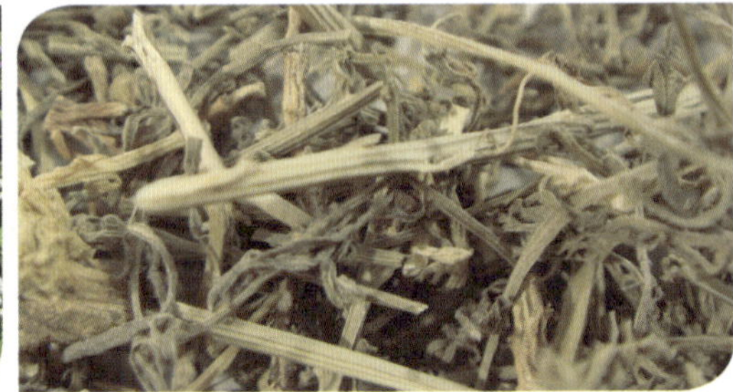

하고초

5. 열매, 씨앗을 사용하는 약초

열매, 씨앗을 사용하는 약초는 대체로 약초의 이름이 자(子), 인(仁)으로 끝난다. 열매, 씨앗을 사용하는 약초는 씨앗이 완전히 성숙했을 때 채취하는 것이 일반적이다. 그래야 약의 기운이 온전히 씨앗으로 이동되기 때문이다. 하지만 복분자는 예외이다. 복분자는 신맛이 주요한 약성을 나타내기 때문에 익지 않았을 때 채취해야 한다.

예 구기자, 대추, 산수유, 산사, 오미자, 산조인

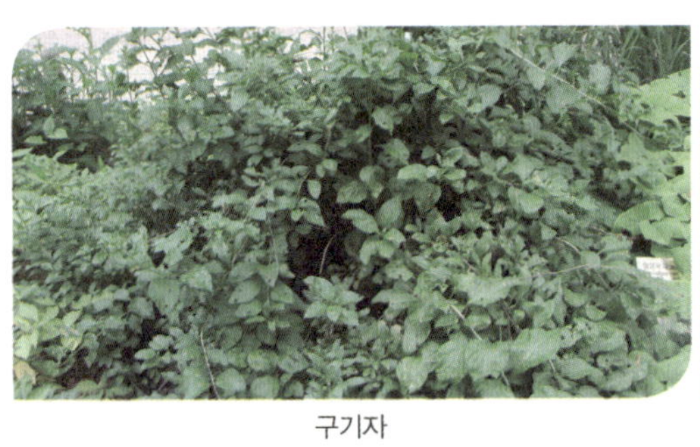

구기자

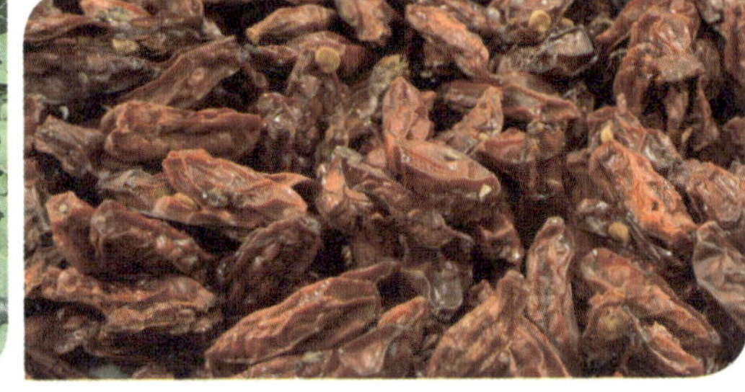

구기자

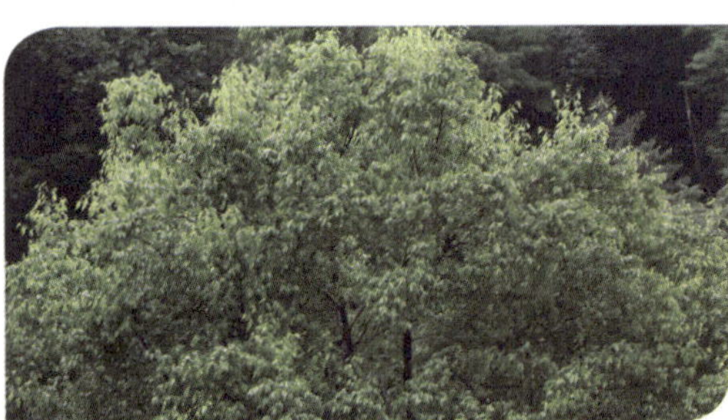

대추

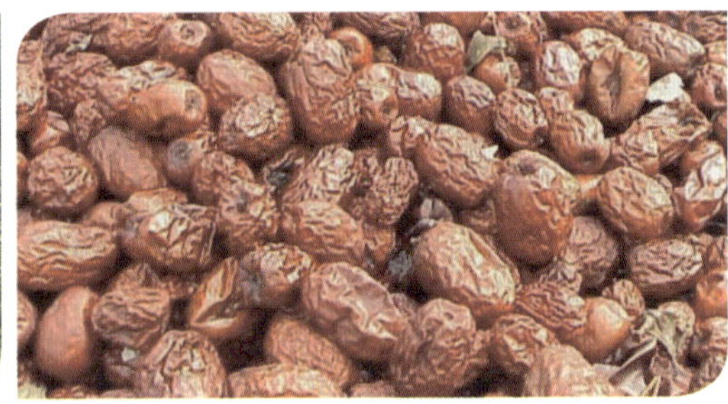

대추

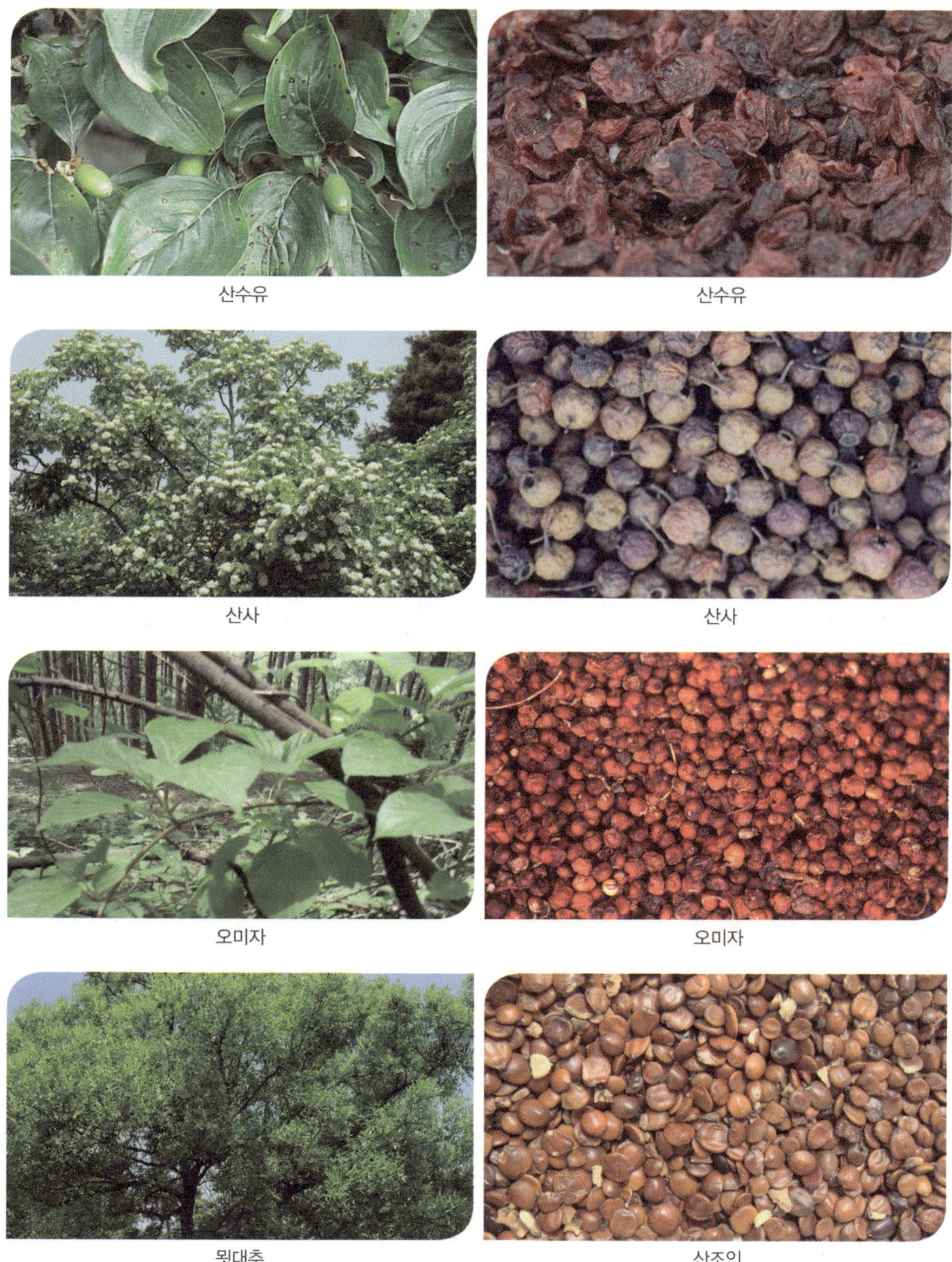

산수유
산수유
산사
산사
오미자
오미자
묏대추
산조인

6. 뿌리를 사용하는 약초

뿌리를 약초로 사용하는 것들이 매우 많다. 인삼, 황기, 감초, 백수오 등 우리가 보약이라고 생각하는 약초는 대체로 뿌리를 사용한다. 그렇다면 약의 기운이 뿌리로 내려가는 시기는 언제일까? 가을이 되어 낙엽이 지고 식물의 에너지가 뿌리로 내려가 다음 해를 기약할 때이다. 아니면 이른 봄 싹이 트면서 가지와 잎으로 물이 오르기 전이다. 따라서 뿌리를 사용하는 약초는 늦은 가을 또는 이른 봄에 채취해야 한다.

예 사삼(잔대), 길경(도라지), 백수오, 천궁, 백지, 강활

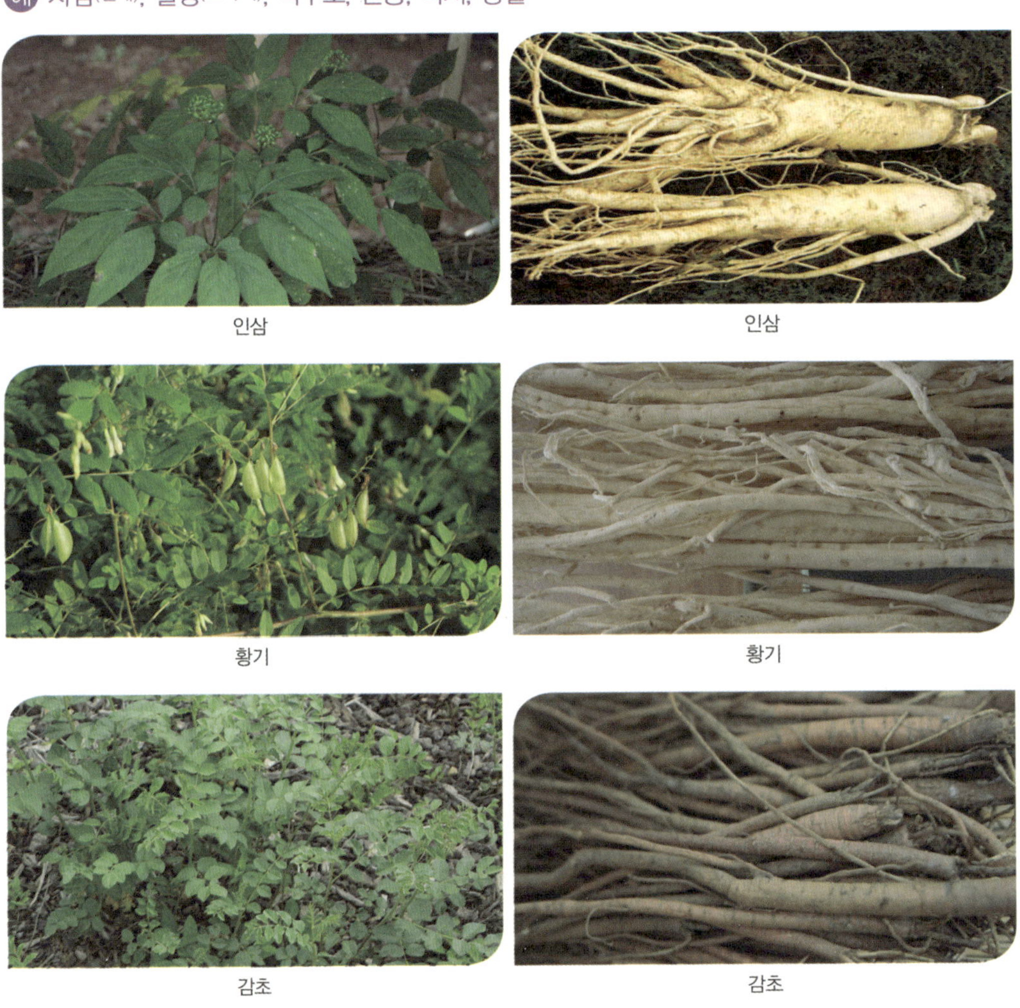

인삼 인삼

황기 황기

감초 감초

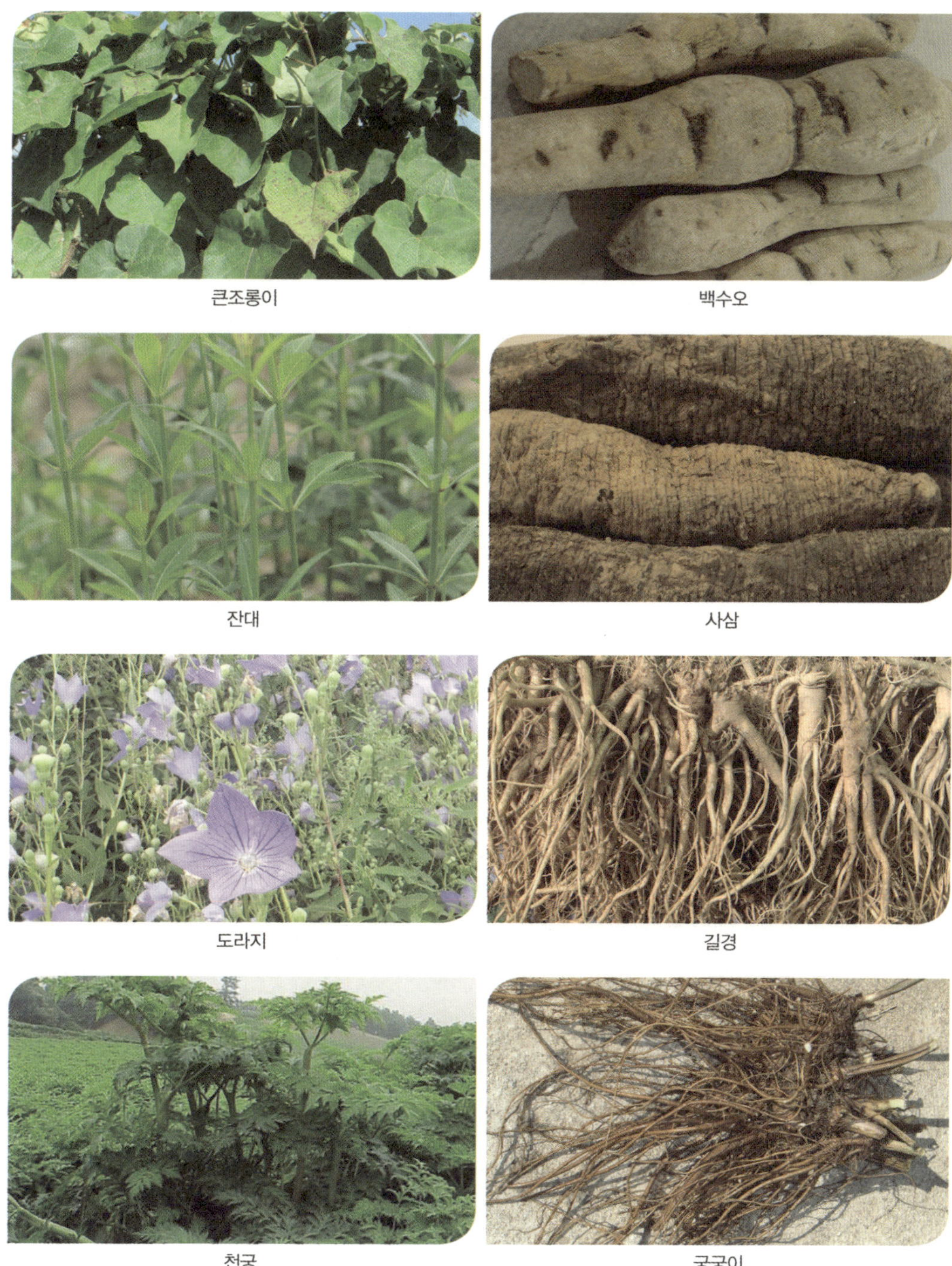

큰조롱이	백수오
잔대	사삼
도라지	길경
천궁	궁궁이

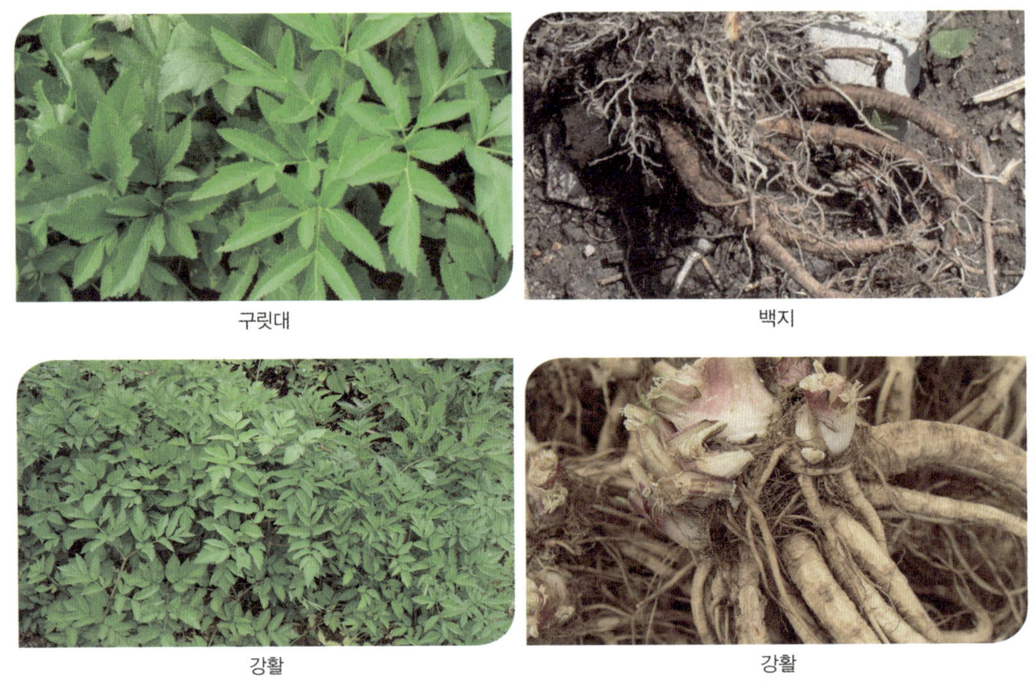

비슷한 약초 잎생김새

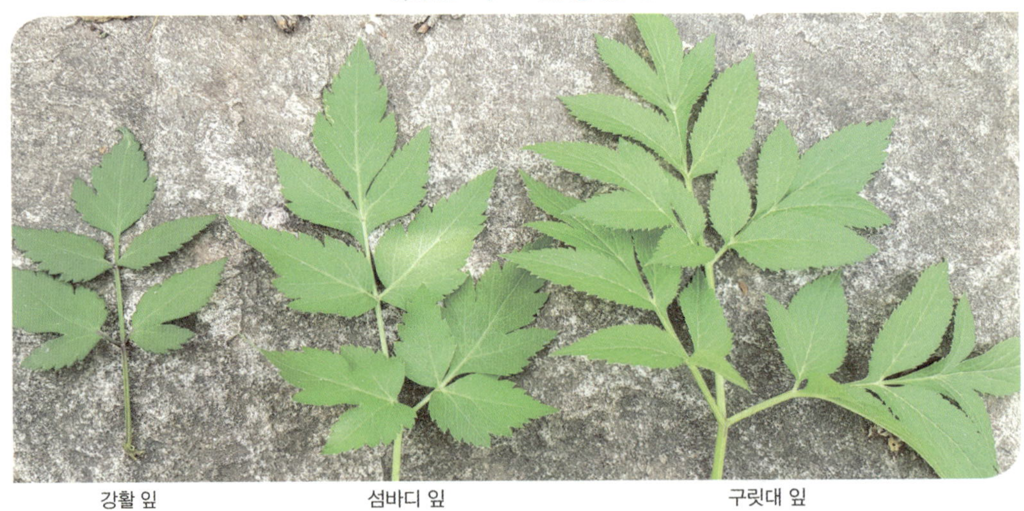

약초를 말리는 방법

대부분의 약초는 채취한 후에 바로 말려야 한다. 그래야 저장과 유통이 편리하기 때문이다. 채취한 약초를 바로 섭취한다면 건조할 필요가 없겠지만 계절과 지역에 따라 나오는 약초가 다르기 때문에 말려서 오랫동안 보관해야 할 필요성이 생긴다. 다음은 약초의 건조에 대한 『동의보감』의 설명이다.

> 폭건(暴乾)은 햇볕에 쪼여 말리는 것이고, 음건(陰乾)은 볕에 노출시키지 않고 그늘에서 말리는 것을 말한다. 현재로서는 약초를 채취하여 그늘에 말리면 나빠지는 경우가 많다. 녹용(鹿茸)의 경우만 하더라도 비록 그늘에 말려야 한다고 하지만, 그럴 경우 모두 썩어서 훼손되므로 오히려 불에 말리는 것이 쉽게 마르고 약의 품질도 좋다. 풀이나 나무의 뿌리와 싹도 그늘에서 말리면 다 나빠진다. 음력 9월 이전에 채취한 것은 다 햇볕에 말리는 것이 좋고, 음력 10월 이후에 채취한 것은 모두 그늘에서 말리는 것이 좋다.

『동의보감』의 설명대로 음력 9월 이전에 채취한 것은 상할 우려가 있기 때문에 햇볕이나 불에 신속하게 말려야 한다. 반면 음력 10월 이후에 채취한 것은 계절적으로 상할 가능성이 낮기 때문에 그늘에서 말려도 좋다. 약초를 건조시키는 또 하나의 원칙은 다음과 같다. 꽃을 사용하는 약초, 잎을 사용하는 약초, 식물 전체를 사용하는 약초, 휘발성 물질을 많이 함유하고 있는 약초는 색이나 향기성분의 보존을 위하여 가능하면 저온(20℃ 이하)에서 말리는 것이 좋다. 반면 뿌리를 사용하는 약초, 나무의 껍질을 사용하는 약초는 경제성을 고려하여 약간 높은 온도(20~60℃)에서 말려도 좋다. 뿌리를 사용하는 약초의 경우 겉껍질을 벗기지 않고 말리는 것이 좋다. 겉껍질을 벗기지 않으면 잘 마르지 않기 때문에 약초를 재배하는 사람들 입장에서는 어려움이 있을 것이다. 하지만 과일의 껍질에 식물성 약성분(phytochemical)이 많은 것처럼, 약초의 겉껍질에 약성분이 더 많다. 예를 들어 인삼은 고려시대 개성 지방에서 약성은 약해져도 곱게 보이려는 상업적인 부분 때문에 겉껍질을 벗겨 유통시켰다고 하는데, 인삼의 겉껍질에 사포닌이 더 많기 때문에 벗기지 않고 사용하는 것이 효과적이다. 따라서 건조의 편의성을 위하여 대부분의 약재를 편(片)으로 절단하거나 길게 쪼개서 말린다.

약초의 저장법

여름철에는 약초가 상해서 사용하지 못하는 경우가 많기 때문에 보관에 주의를 기울여야 한다. 약초를 대량으로 저장하는 곳에서는 방충제를 사용하지만, 가정집에서 소량으로 보관할 때는 햇볕이 잘 들고 통풍이 잘되는 곳에 보관하거나 냉장 또는 냉동 보관하는 것이 좋다. 만약 잘 사용하지 않는 약초를 오랫동안 보관해야 한다면 자주 살펴서 변질을 막아야 한다. 다음은 충해(蟲害)가 심한 약초이므로 특히 여름철 보관에 신경을 써야 한다.

당귀, 천문동, 사삼, 독활, 백지, 길경, 방풍, 포황, 홍화, 대추, 의이인, 연자육, 검인, 산조인, 구기자, 모과, 오미자, 산수유, 택사, 고본, 도인, 행인, 이 외에 씨앗을 사용하는 약초는 충해가 심하므로 주의해야 한다.

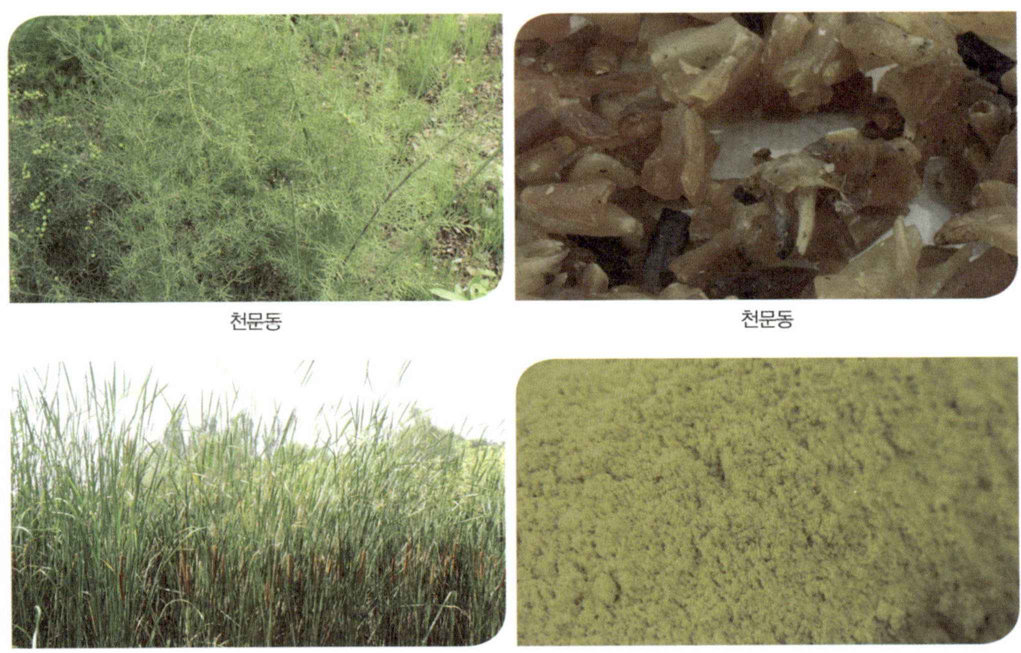

천문동

천문동

부들

포황

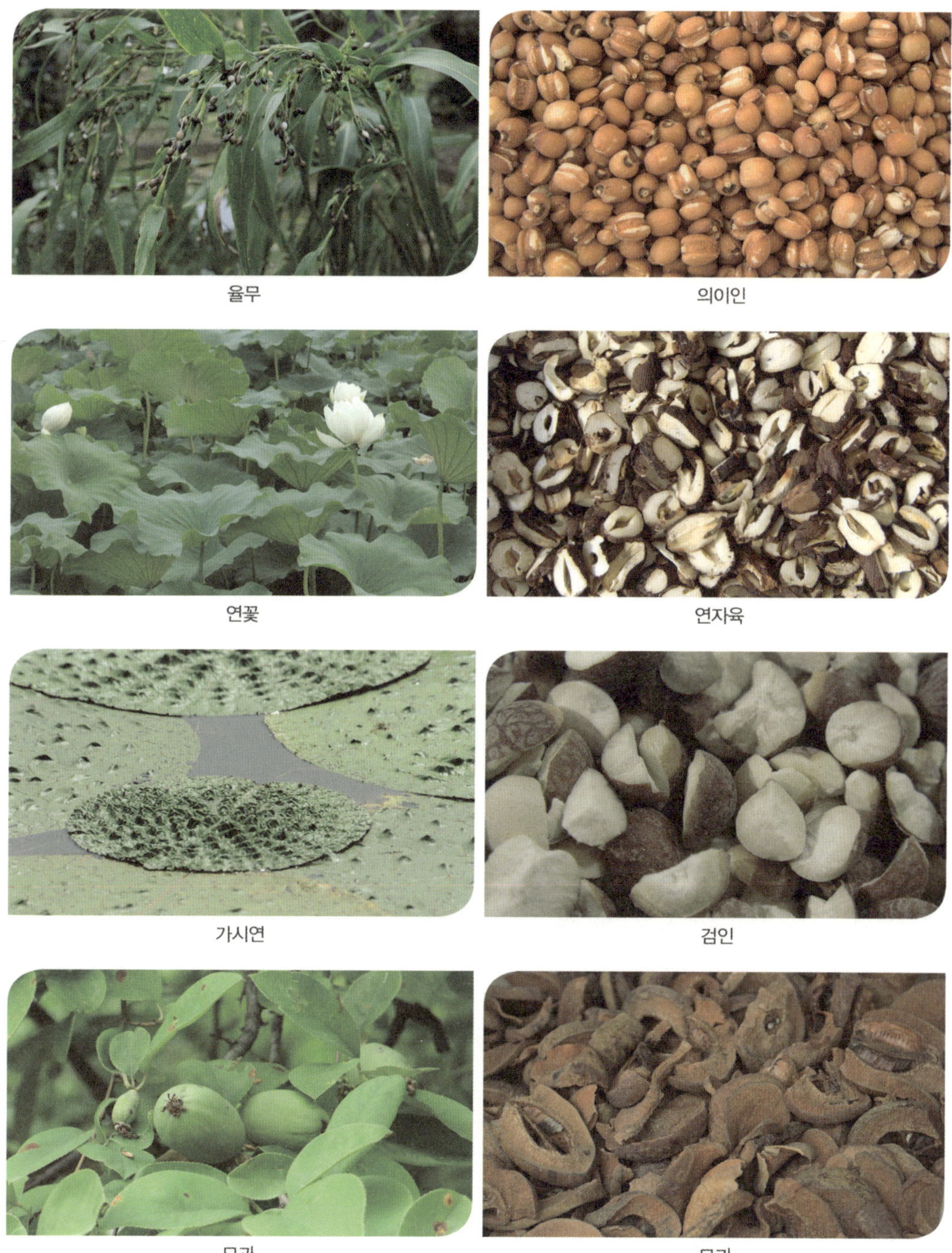

율무

의이인

연꽃

연자육

가시연

검인

모과

모과

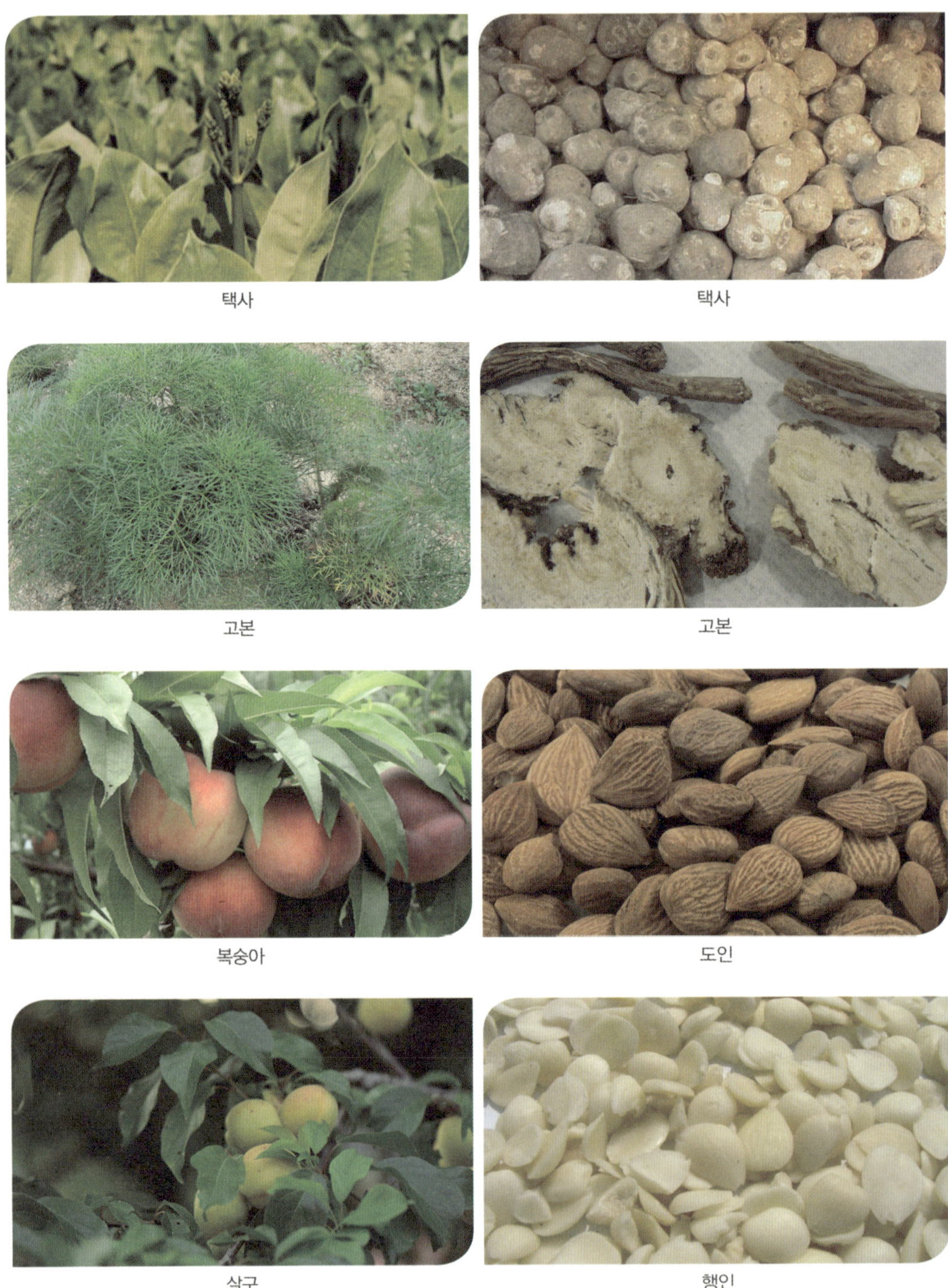

택사

택사

고본

고본

복숭아

도인

살구

행인

약초의 복용법

약초를 복용하는 방법은 질병의 종류와 경중(輕重), 나이, 성별, 체질 등에 따라 달라질 수 있다. 전통적으로 약초를 달여서 탕(湯)으로 복용하는 방법이 있고, 분말하여 가루(散)나 환(丸)을 만들어 복용하는 방법이 있다. 하지만 시대가 변하면서 약초를 응용하는 분야가 많아졌고, 일반인들도 개인의 기호에 따라 복용하는 방법을 달리하고 있다. 특히 최근에 효소 열풍이 대단한데, 약초를 담가 발효시키는 것에 대하여 연구자들 간에도 의견이 분분하므로 여기에서는 다루지 않는다.

1. 달여서 먹는 방법

● 달일 때는 깨끗한 물을 사용해야 하며 단맛이 나는 물이 좋다.

● 물의 양은 최소한 약초가 잠기는 정도가 되어야 하며, 모두 달인 후에도 약초가 물위로 드러나서는 안 된다. 『동의보감』도 '적당히 짐작하여 붓는다'는 식으로 모호하게 표현하였는데, 이는 약을 복용하는 사람에 따라 다를 수 있기 때문이다. 아이는 많은 양의 탕약을 먹지 못하기 때문에 약초가 잠길 정도로 최소한의 물을 붓는 것이 좋을 것이고, 성인은 1회에 1컵(120mL) 정도의 탕약이 나올 정도로 물을 조절하면 된다. 예를 들어 200g의 약초를 달여 성인이 하루에 3번 복용해야 한다고 가정하여 계산하면 다음과 같다.

> 200(약초 무게) + 200(약초에 흡수되는 물의 양) + 1,000(증발되는 물의 양) + 360(3회 복용량)
> ▶ 이렇게 하면 총 1,760이 나온다. 즉 약초 200g을 달일 때 필요한 물의 양은 1,760mL이다.

● 약초를 달일 때는 강한 불을 사용하지 않는다. 『동의보감』의 표현을 빌리자면 '뭉근한 불'로 달여야 한다고 하였다.

● 달일 때 쓰는 용기는 사기그릇이나 유리그릇을 사용한다. 참고로 『동의보감』에서는 은이나 돌그릇을 사용하라고 하였다.

● 달이는 시간은 약초에 따라 차이가 있다. 땀이 나게 하는 약(감기약)이나 변비에 사용하는 약은

30~60분을 달인다. 그 외의 치료약은 1~2시간을 달이고, 보약은 2~3시간을 달인다. 보약의 경우라도 지나치게 오랜 시간을 달이는 것은 유해성분이 용출될 우려가 있으므로 3시간을 넘기지 않는 것이 좋다.

2. 가루나 환을 만들어 먹는 방법

- 약초를 분말하여 가루나 환을 만들면 휴대가 간편하고 쓴맛을 싫어하는 사람도 먹을 수 있다. 또한 물로 달일 때 완전히 추출되지 않는 성분, 높은 온도에 파괴되는 성분, 그리고 섬유질까지 모두 취하는 장점이 있다.
- 환의 크기에 대하여 『동의보감』은 다음과 같이 설명한다. '환의 크기는 질병의 위치에 따라 달라진다. 허리나 무릎, 자궁, 신장 등에 생긴 병을 치료하려면 환을 크게 만들어서 사용한다. 반면 위장이나 가슴의 병을 치료할 때는 그보다 작게 만들고, 머리와 두면부의 질환을 치료할 때는 극히 작게 만들어야 한다.' 이러한 구분이 하나의 기준이 될 수는 있지만 모든 경우에 해당되는 것은 아니다.
- 보통 환의 크기는 우황청심환처럼 4g 정도의 크기로 만드는 것도 있고, 녹두(綠豆)크기로 만들어 한 번에 50~100개씩 먹기도 한다.
- 가루나 환의 1회 복용량은 4~10g이 일반적이지만, 병세가 급박하면 늘리고 그렇지 않으면 줄이도록 한다.

3. 꿀에 재는 방법

신선한 약초의 즙을 꿀에 섞거나 건조된 약초를 곱게 분말하여 꿀에 섞어서 먹으면 맛도 좋고 장기간 보관하면서 복용할 수 있다. 특히 위장이 약하고 기력이 없는 사람에게 적합한 방법이다.

※ 당뇨병 환자는 꿀을 넣는 것을 고려한다.

4. 차로 먹는 방법

무게가 가벼운 잎이나 꽃을 사용하는 약초는 차로 달여 마시면 좋다. 특히 향기를 지닌 약초를 오래 달이면 약효가 줄어들기 때문에 차로 복용하는 것이 좋다. 가볍고 향기를 지닌 약초는 인체의 상부(上部)에 그 효능을 나타내는 경우가 많아서 이들 약초를 차로 복용하면 두통이나 어지럼증, 안구충혈, 여드름 등에 효과를 얻을 수 있다.

5. 음식으로 먹는 방법

약초를 음식으로 먹으려면 맛이 중요한 요소로 작용한다. 쓴맛이 강한 약초를 음식으로 사용하는 것은 무리이다. 다행히 음식으로 사용하는 약초는 대부분 몸을 보하는 약초이고, 이들의 맛은 담담하거나 단맛이 주류이다. 『동의보감』을 보면 왕세자들에게 처방되었던 '연자죽', 세종대왕이 즐겨 먹었던 떡으로 전해지는 '구선왕도고'가 나온다. 연자죽은 만성화병에 좋은 음식이고, 구선왕도고는 소화력이 약하고 기력이 없는 사람에게 좋은 음식이다. 이 외에도 책에 다양한 음식이 소개되어 있으므로 참고하기 바란다.

6. 술에 담가서 먹는 방법

술은 기혈(氣血)의 순환을 촉진하여 약의 효능을 온몸에 퍼뜨리는 작용을 하므로 치료효과를 높이는 데 도움이 되기도 한다. 하지만 필자는 약초를 술로 담가 먹는 방법을 추천하지는 않는다. 이유는 적절하게 복용하는 사람보다 과음하는 사람이 더 많기 때문이다. 혹을 떼기 위해 마신 약술이 혹을 붙이는 꼴이 될 수도 있다.

다만 지용성 성분이 많은 약재의 경우에는 술에 담그는 것이 좋고, 술을 먹지 못하는 사람들의 경우에는 술을 담근 후 이 술을 끓여서 알코올 성분을 날려 보내고 복용하는 방법도 있다. 다음은 약술에 대한 『동의보감』의 설명이다.

약술을 담글 때는 약초를 모두 얇게 썰어 비단 주머니에 넣고 술을 부어 밀봉한 후 봄에는 5일, 여름에는 3일, 가을에는 7일, 겨울에는 10일을 두었다가 진하게 우러나면 걸러낸다. 맑은 것은 복용하고, 찌꺼기는 햇볕에 바짝 말려 거칠게 분말하여 다시 술에 담가마신다. 보통 한 병의 술에 거칠게 분말한 약초 120g을 담근다.

7. 약술 담글 때 참고사항

약술을 생으로 마시거나 끓여 마시는 것보다 술에 담가 먹으면 약재 또는 과일이 함유한 성분이 3~4배 정도 더 추출된 것을 마실 수 있으므로 약술로 담가 마신다.

- 약술을 담글 때 술 원액은 도수가 높을수록 약리성분 추출이 잘되므로 원액 술은 도수가 높을수록 좋다. 하지만 개인의 기호나 체질에 따라 술 원액 도수를 조절하여 담그거나, 약술의 양을 조절하여 마실 수 있으며 약술에 꿀이나 설탕을 가미하여 마실 수도 있다.
  ※ 당뇨 환자는 꿀이나 설탕을 고려해야 한다.
- 술을 담근 뒤 밀봉하여 서늘한 냉암소에 보관하여 두었다가 90~120일 정도 후에 약재를 건져내고 다시 약술 원액을 서늘하고 그늘진 곳에 120일 정도 숙성시킨 다음 마시는 것이 좋다.
- 약술은 생것과 말린 것으로 구분해 담그는데 생것으로 담글 때는 90~120일 정도 숙성시키고, 말린 것으로 담글 때에는 120~150일 정도 숙성시킨 후 약재를 건져 내고 다시 100~120일 정도 숙성시킨 다음 마시는 것이 좋다.
- 생 열매를 사용할 경우에는 열매에 수분이 많으므로 도수가 낮은 원액으로 담그면 변질될 우려가 있다. 그래서 도수가 높은 원액을 선택하여야 변질되지 않는다.
- 약술을 담글 때 과핵(씨앗)이 딱딱한 열매, 예를 들어 매실, 살구, 호두, 자두, 은행 등은 90~100일 이상 술을 담가 두면 씨앗에서 유독물질이 추출되므로 반드시 열매를 건져내고 숙성시킨 후 마시는 것이 좋다. 딱딱한 씨앗을 제거하고 과육으로만 술을 담그면 유독물질의 추출 염려 없이 안전하게 술을 담글 수 있다.
- 약술은 적정량을 마시는 것이 중요하다. 적정량은 1회에 30~40mL(소주잔 한 잔 분량), 하루 1~4회 정도 마시는 것이 좋으며 특히 다른 술과 혼합해 마시면 오히려 역효과가 날 수 있으므로 삼가야 한다.

- 담금주 병의 양을 예상하고자 한다면 예를 들어 술 3L에 약재 300g을 합하면 대략 그 양을 가늠할 수 있다. 작은 병에 담그면 넘칠 수 있으므로 약간 크다 싶은 병에 넉넉하게 담그는 것이 좋다. 약술을 담글 때 플라스틱 또는 페트병은 화학 반응을 일으켜 환경호르몬이 추출될 수 있으므로 유리병 또는 사기그릇에 담그는 것이 좋다.

- 여기에서 말하는 약술 원액의 도수는 높은 도수를 기준으로 하였기 때문에 낮은 도수 원액을 담그려면 도수에 따라 담그는 기간을 연장하거나 단축하여 마시는 것도 가능하다.

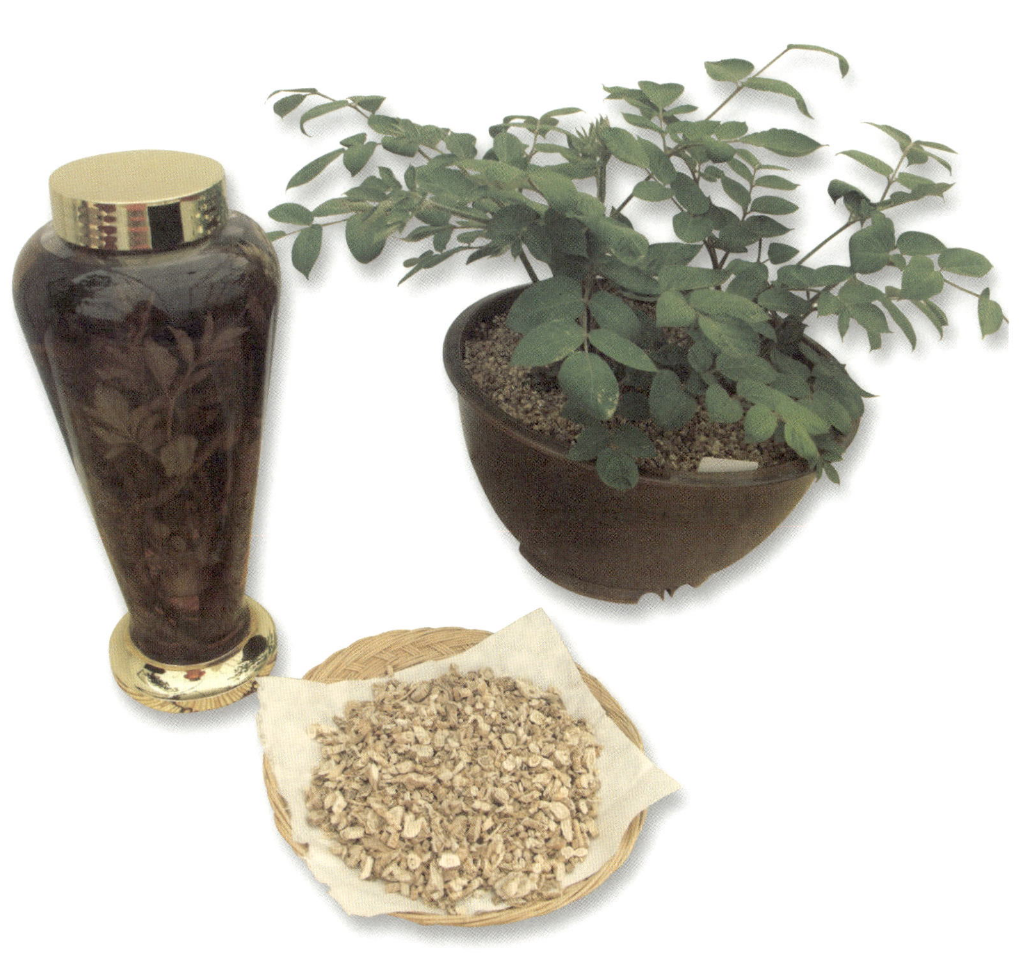

약차, 꽃차 만들기

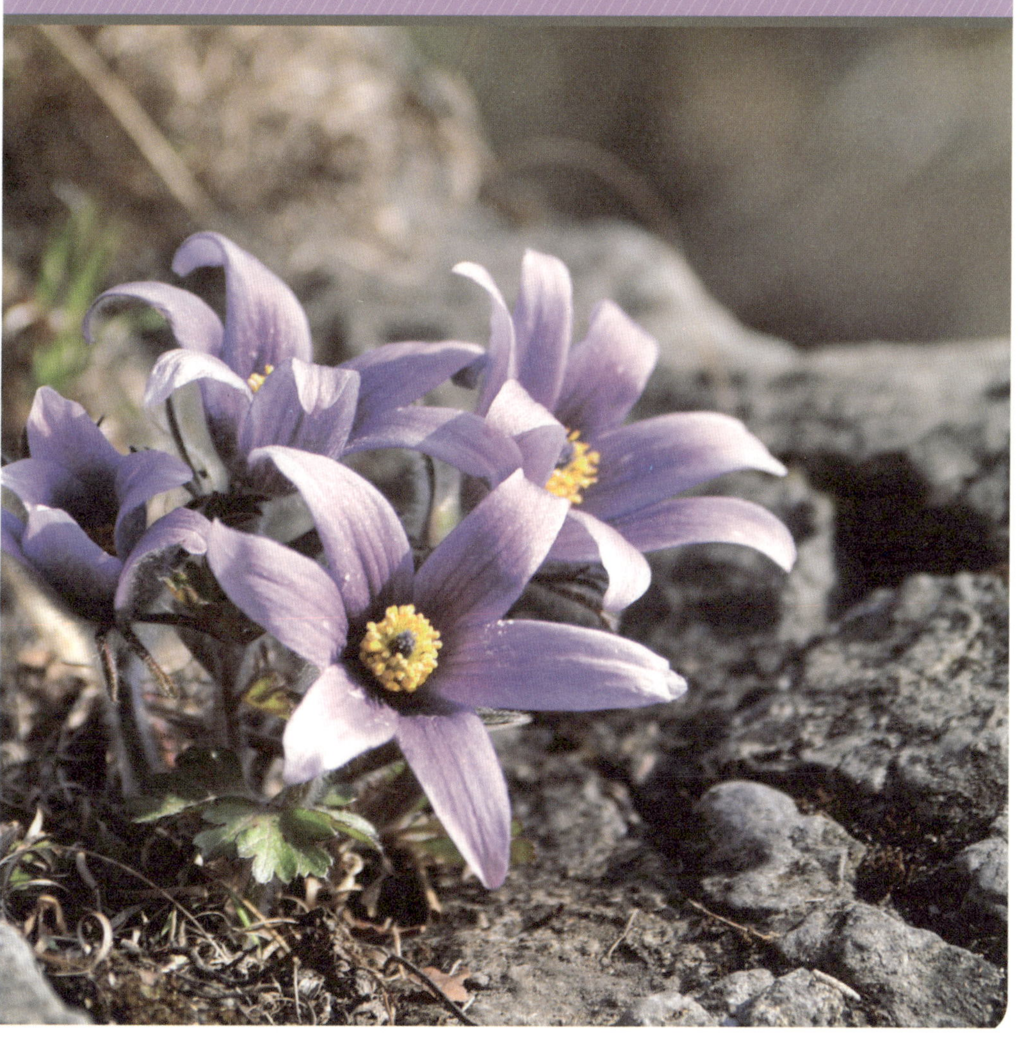

결핵성 해수, 기관지염, 피부소양증을 치료

갯방풍

Glebnia littoralis F. Schmidt ex Miq.

한약의 기원

이 약은 갯방풍의 뿌리이다.

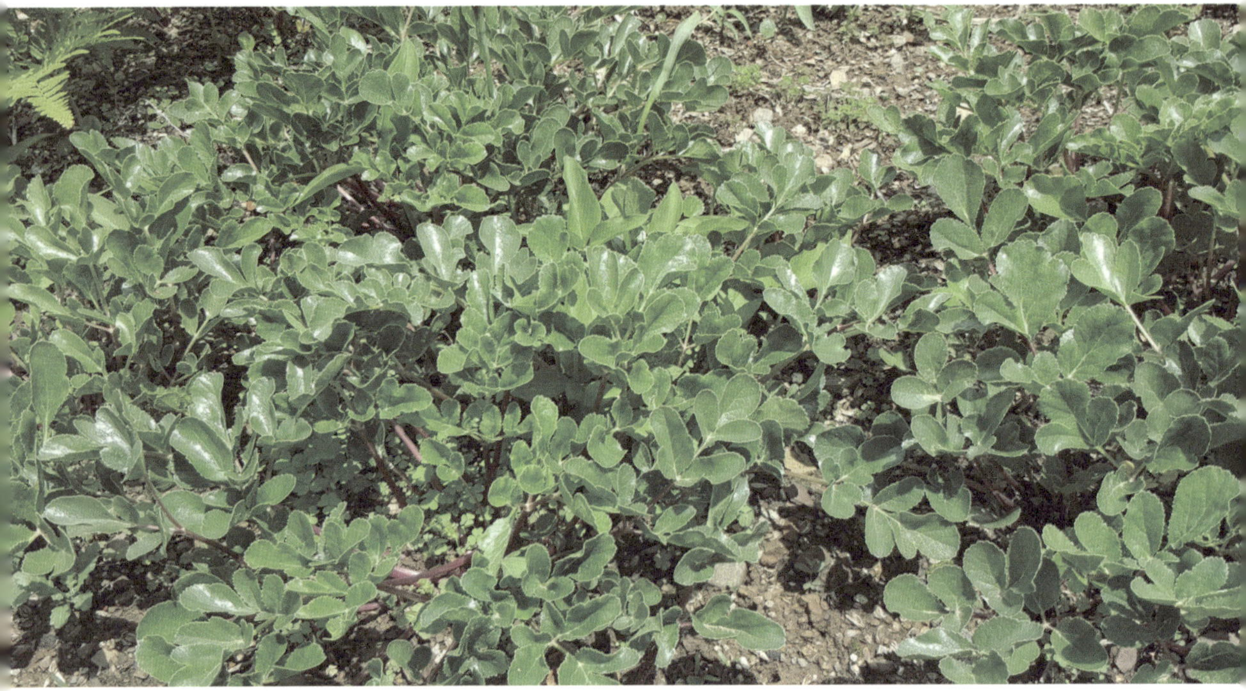

- **생약명** : 해방풍(海防風)
- **이명** : 갯향미나리, 북사삼, 해사삼(海沙蔘)
- **사용부위** : 뿌리
- **꽃 피는 시기** : 6~7월
- **과명** : 산형과(Umbelliferae)

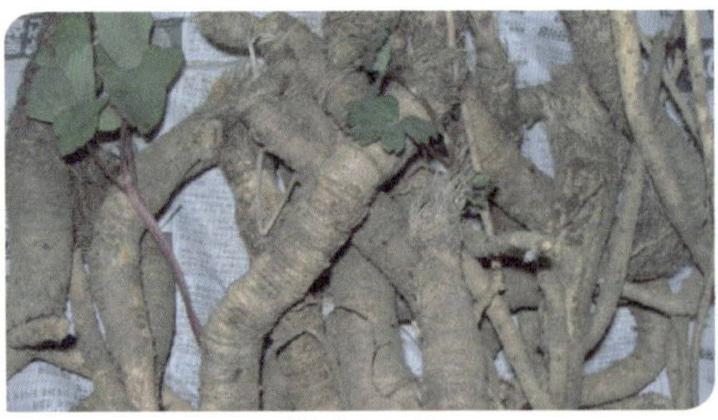

뿌리(약재 전형)

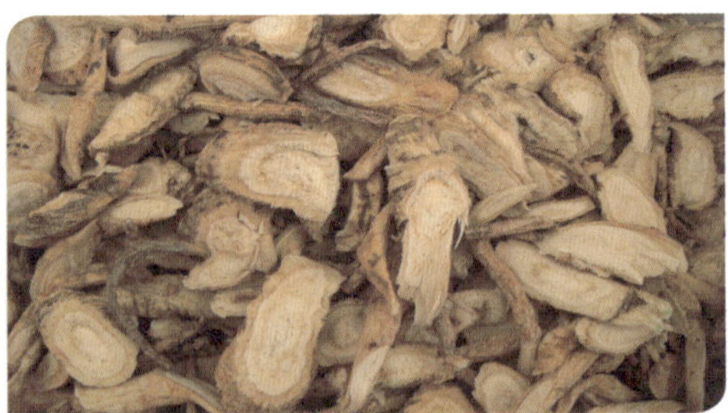

뿌리(약재)

생태적 특성 갯방풍은 여러해살이풀로, 전국의 해안가 모래땅에서 자생하거나 재배한다. 키는 10~30cm이며, 원뿌리는 원기둥 모양으로 가늘고 길다. 줄기 전체에 흰색 털이 빽빽하게 나 있다. 뿌리에서 나는 잎(근생엽)은 잎자루가 길며 삼각형 또는 달걀 모양의 삼각형이고 깃꼴로 2~3회 갈라진다. 꽃은 흰색으로 6~7월에 겹산형꽃차례로 피고, 열매는 7~8월에 달린다.

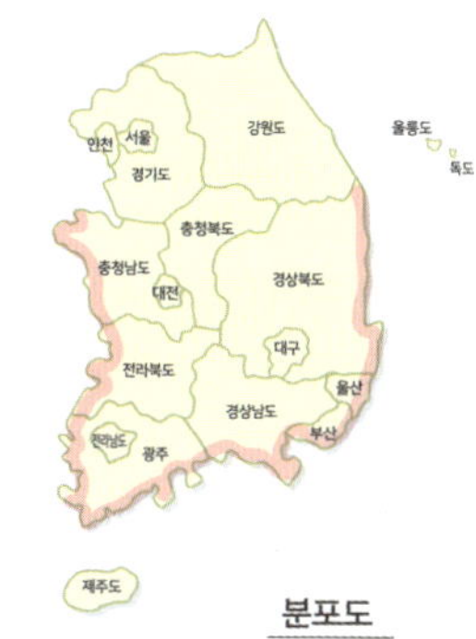

분포도

각 부위별 생김새

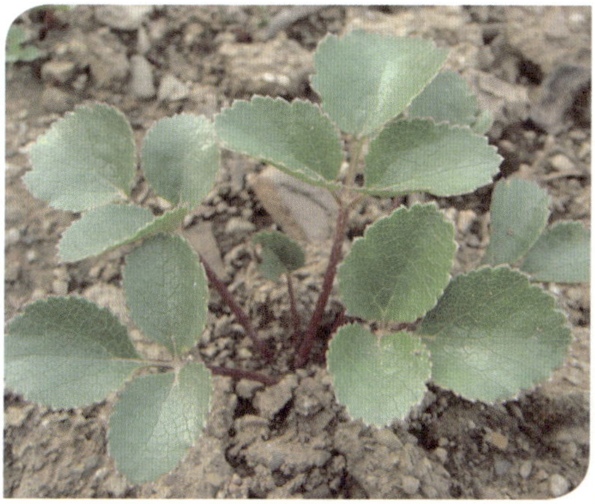

잎 생김새

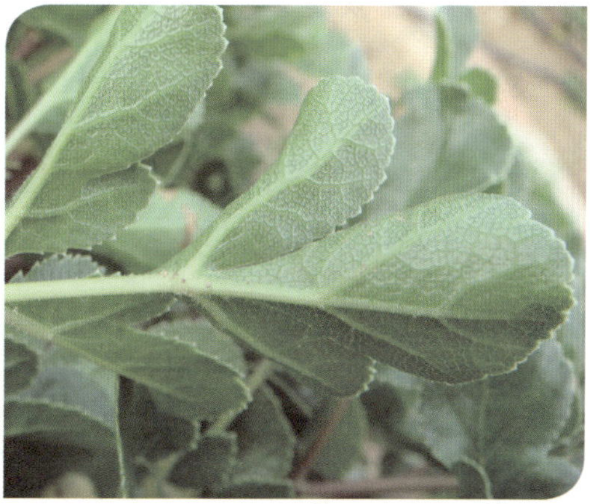

잎 뒷면

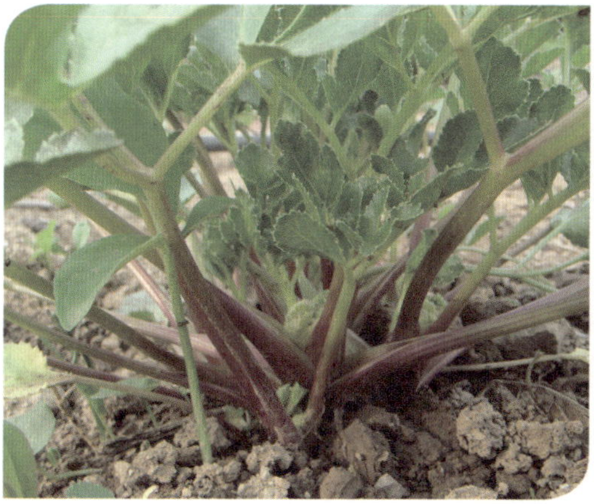

줄기

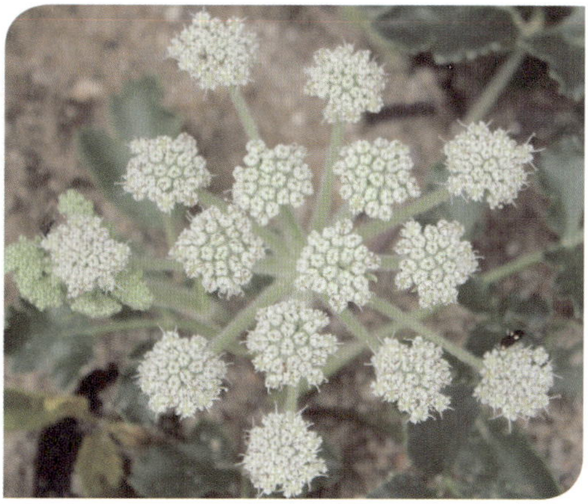

꽃

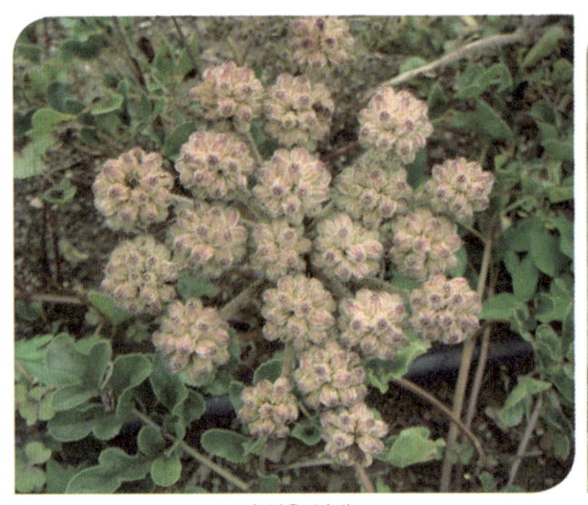

덜 익은 열매

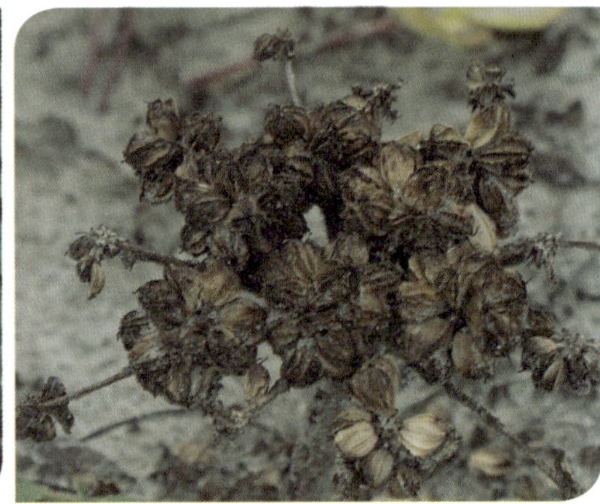

익은 열매

채취 시기 늦가을에 뿌리를 채취한 후 이물질을 제거하고 씻어 말려서 사용한다. 더러는 약한 불로 프라이팬에 노릇노릇하게 볶아서 사용하기도 한다.

약초의 성분 정유, 소랄렌(psoralen), 임페라토린(imperatorin), 베르갑텐(bergapten) 등 14종의 쿠마린(coumarin) 및 쿠마린 배당체가 함유되어 있다.

약초의 성미 성질이 시원하고, 맛은 달고 맵다.

약초의 작용부위 폐(肺), 비(脾) 경락에 작용한다.

약초의 효능과 치료 폐의 기운을 맑게 하는 청폐(淸肺), 기침을 멈추게 하는 진해, 가래를 제거하는 거담, 갈증을 멈추게 하는 지갈 병증 등의 효능이 있어서 폐에 열이 생겨 나타나는 두통, 마른기침, 결핵성 해수, 기관지염, 감기, 입안이 마르는 증상인 구건(口乾), 인후부가 마르는 증상인 인건(咽乾), 피부의 가려움증 등을 치료한다.

약초 처방 및 약용법과 용량 말린 뿌리 10~15g을 물 600~700mL에 넣어 끓기 시작하면 약하게 줄여 200~300mL가 될 때까지 달여 하루에 나눠 마신다.
또는 말린 뿌리 10~15g을 물 2L에 넣어 2시간 정도 끓여 거른 뒤 기호에 따라서 꿀이나 설탕을 가미하여 하루에 나눠 마신다.

환이나 가루로 만들어 아침저녁으로 한 숟가락씩 따뜻한 물과 함께 복용하기도
한다.

사용 시 주의사항　성질이 차기 때문에 풍사와 한사(寒邪)로 인한 해수 치료에는 사
용을 금하며, 비위가 허하고 냉한 사람이 사용하면 좋지 않다.

일부에서는 갯방풍을 방풍의 대용으로 사용하는 사람도 있으나 이것은 잘못된 방
법이다.

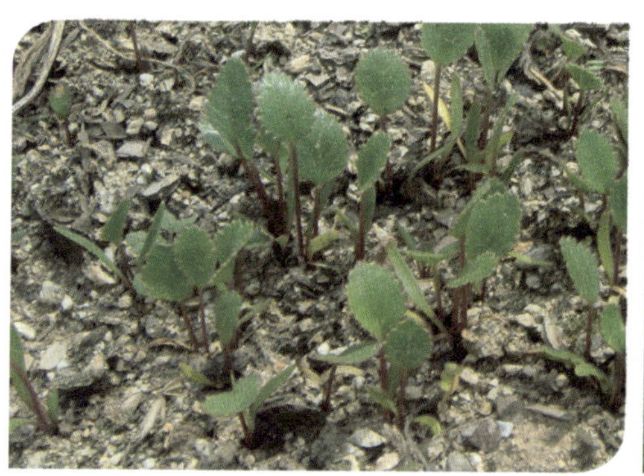

갯방풍 새잎 올라오는 모습

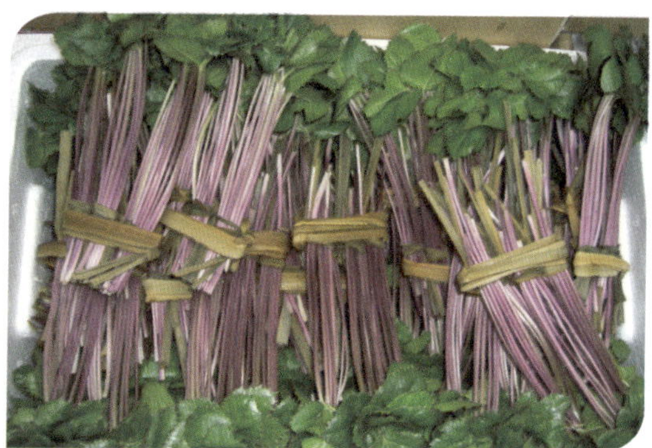

나물용 줄기 채취품

특허로 입증된 기능성 물질

갯방풍 추출물을 유효성분으로 포함하는 관절염 예방 또는 치료용 조성물

본 발명에 따른 갯방풍 추출물은 염증성 사이토카인 IL-17, IL-6 또는 TNF-의 활성을 감소 또는 억제시키는 활성이
우수하고, 파골세포 분화를 감소시키는 효과가 우수하여 관절염 또는 골다공증의 예방 또는 치료할 수 있는 조성물로
유용하게 사용할 수 있다. 또한 세포독성이 일어나지 않으며, 약물에 대한 독성 및 부작용도 없어 장기간 복용 시에도
안심하고 사용할 수 있으며, 체내에서도 안정한 효과가 있다.

－ 공개번호 : 10-2014-0089315, 출원인 : 가톨릭대학교 산학협력단

갯방풍 약차

채취 방법

늦가을에 갯방풍 뿌리를 채취한 후 이물질을 제거하고 깨끗이 씻은 뒤 말려서 사용한다. 채취한 뿌리의 잔뿌리를 없애고 물로 씻은 뒤 약간 말린 다음 끓는 물에 데쳐 껍질을 벗겨 말리기도 하고, 프라이팬에 약한 불로 노릇노릇하게 볶아 사용하기도 한다.

약차 만들기

말린 갯방풍 뿌리 9~18g을 사용하며, 보통 말린 약재 10~15g을 물 2L에 넣어 중불로 2시간 정도 끓여 건더기를 거른 뒤 차로 마신다. 기호에 따라 꿀 또는 설탕을 가미하여 마셔도 되지만 당뇨병이 있다면 고려하여 결정하는 게 좋다. 환(丸) 또는 가루로 만들어 따뜻한 물과 함께 아침저녁으로 한 숟가락씩 복용하기도 한다.

약차 더하기

담이 없는 해수, 골증노열(骨蒸勞熱: 뼛속이 후끈후끈 달아오르는 증상으로 신정腎精의 과도한 소모나 지나친 과로로 진음이 부족하고 혈이 소모되어 골수가 고갈되어 생기는 증상), 피부 건조, 입이 쓰고 번갈이 나는 증상 등의 치료를 위해서는 이 약재에 맥문동(麥門冬), 지모(知母), 천패모(川貝母), 숙지황(熟地黃), 별갑(鱉甲), 지골피(地骨皮) 등을 각각 150~160g씩 더하여 환(丸)이나 고(膏)를 만드는데 매일 아침식사 전에 12g씩 복용하면 좋다.

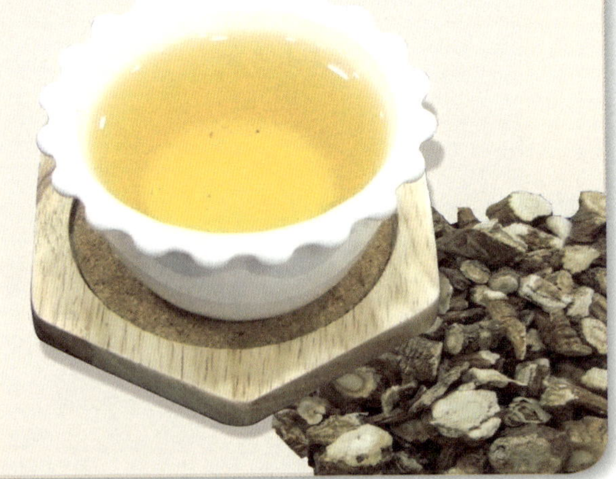

고혈압, 항염, 진통, 항암

겨우살이

Viscum album var. coloratum (Kom.) Ohwi

한약의 기원

이 약은 겨우살이의 줄기, 가지, 잎이다.

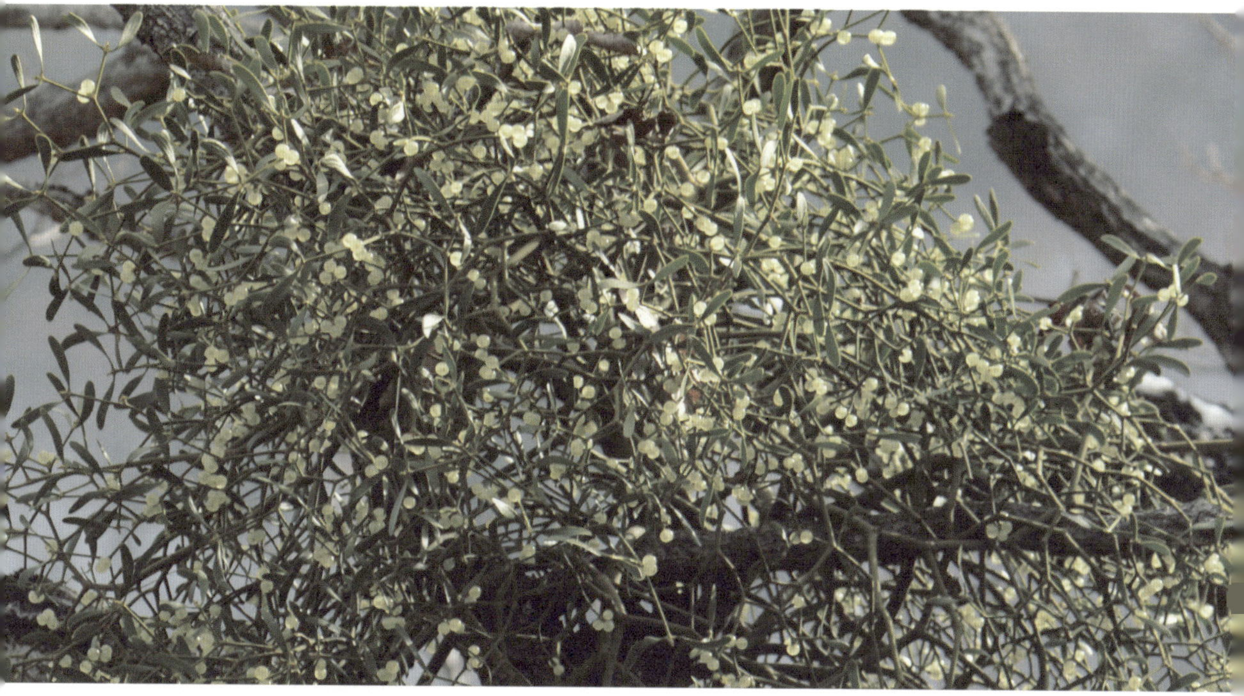

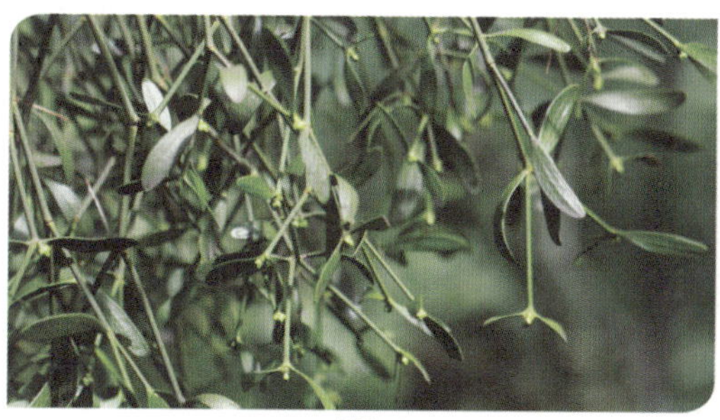

- **생약명** : 곡기생(槲寄生), 상기생(桑寄生)
- **이명** : 겨우사리, 붉은열매겨우사리, 동청(凍青), 기생초(寄生草)
- **사용부위** : 줄기, 가지, 잎
- **꽃 피는 시기** : 6~7월
- **과명** : 겨우살이과(Loranthaceae)

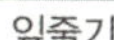

잎줄기

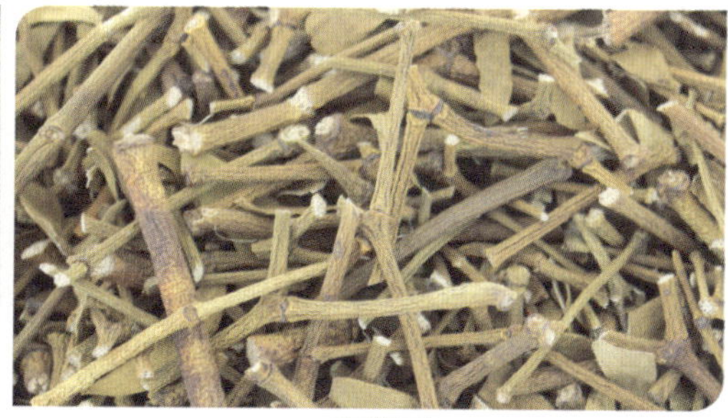

줄기(약재)

 겨우살이는 참나무, 팽나무, 물오리나무,
밤나무, 자작나무 등의 큰 나무에서 기생하는 상록소저목
이다. 뽕나무에 기생하는 겨우살이를 상기생이라 하여[생
규] 최상품으로 취급하나 요즘은 구하기가 어려워 곡기생을
주로 쓴다. 중·남부 지방의 높은 산에서 자라며, 높이는
30~60cm이다. 줄기와 가지는 황록색 또는 녹색으로 약간
다육질이며 원기둥 모양이고 2~3갈래로 갈라지며 가지가

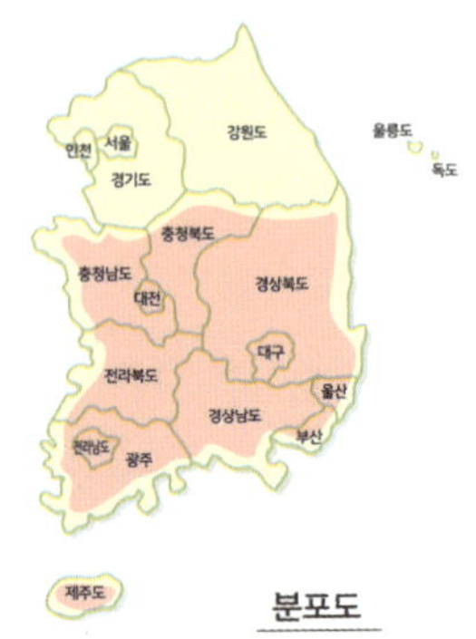

분포도

각 부위별 생김새

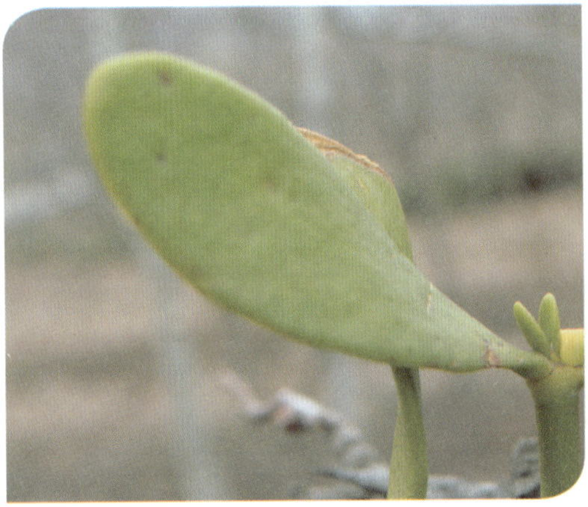

잎 생김새

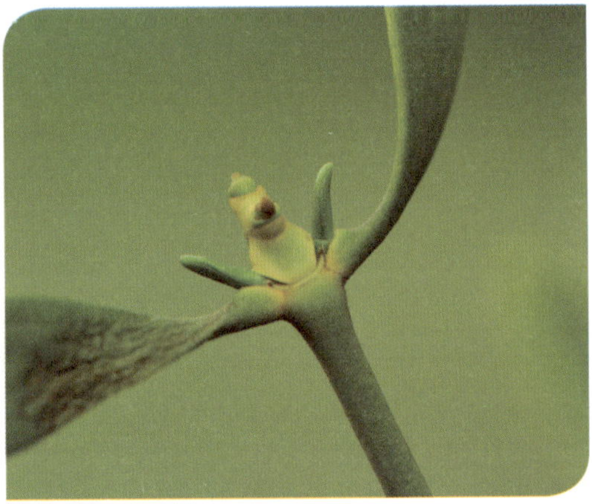

수꽃

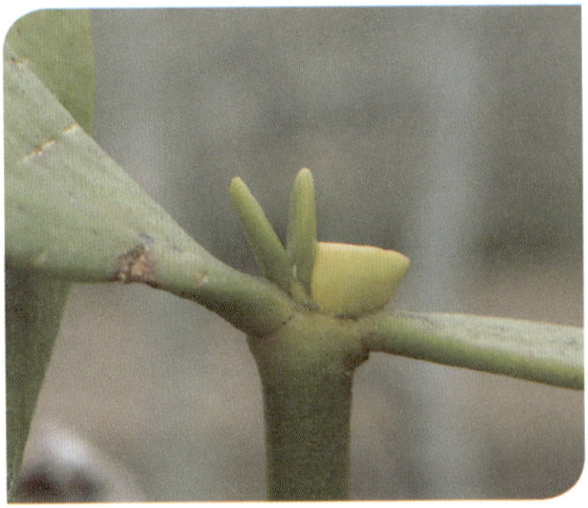

암꽃

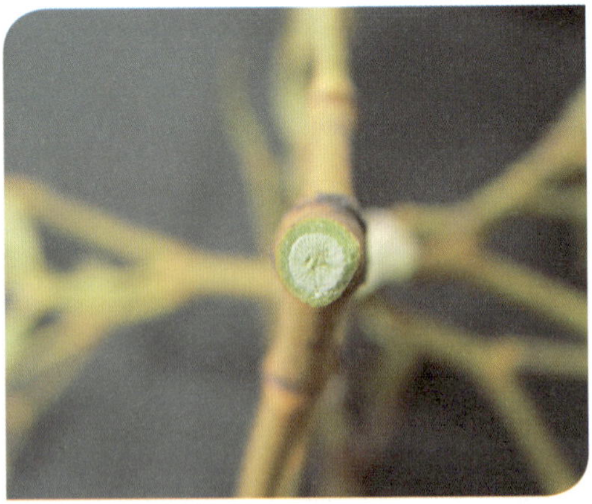

줄기단면

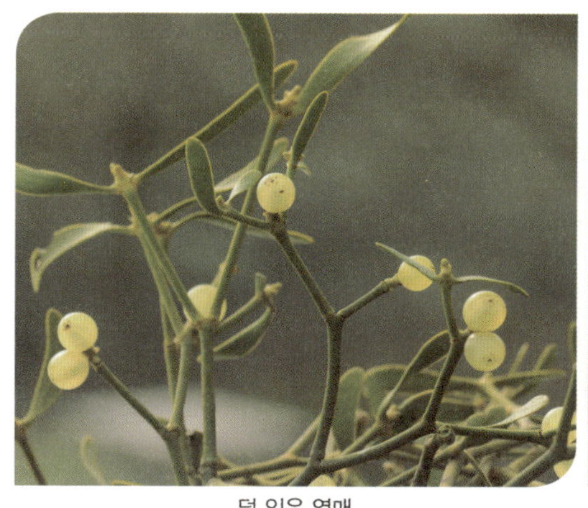

덜 익은 열매

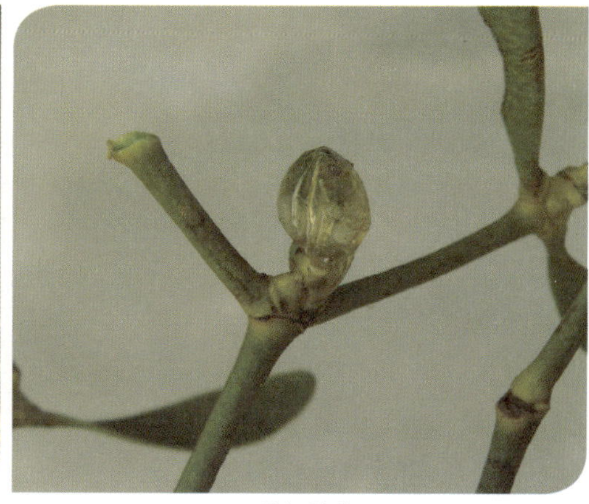

완숙 열매

갈라지는 곳은 점차 커져 마디가 생긴다.

잎은 가지 끝에서 나오고 두터우며 다육질에 황록색 윤채가 나고 마주나며, 잎자루는 없다.

꽃은 미황색으로 4~5월에 가지 끝 두잎 사이에서 암수딴그루로 핀다.

꽃자루는 없고, 수꽃은 3~5송이, 암꽃은 1~3송이가 핀다. 열매는 물열매이며 둥글고 황색 또는 등황색으로 10~12월에 달린다.

채취 시기 가을부터 봄 사이에 참나무에서 기생하는 겨우살이 전초를 채취한다.

약초의 성분 줄기, 가지와 잎에는 플라보노이드(flavonoid) 화합물의 아비쿨라린(avicularin), 쿼세틴(quercetin), 쿼시트린(quercitrin), 올레아놀릭산(oleanolic acid), 알파-아미린(α-amyrin), 메소-이노시톨(meso-inositol), 플라보노이드, 루페올(lupeol), 베타-시토스테롤(β-sitosterol), 아그리콘(agricon) 등이 함유되어 있다.

약초의 성미 줄기는 성질이 평범하고, 맛은 달고 쓰다.

약초의 작용부위 심(心), 간(肝), 신(腎) 경락에 작용한다.

 줄기는 생약명을 곡기생(槲寄生) 또는 상기생(桑寄生)이라 하며 간과 신을 보하고 근골을 강화하며 풍사와 습사를 제거하는 효과가 있어 고혈압과 동맥경화, 암 치료에 사용하며 그 외 종기, 어혈, 심장질환, 노화방지, 항산화활성, 항비만, 지방간, 타박상 등의 치료에도 효과적이며 신경통, 부인병, 진통, 치통 등도 치료한다.

 말린 줄기 40~50g을 물 900mL에 넣어 반이 될 때까지 달여 하루에 2~3회 나눠 마신다. 외용할 경우에는 짓찧어 환부에 바른다.

특허로 입증된 기능성 물질

항노화 활성을 갖는 겨우살이 추출물

본 발명은 항노화 활성을 갖는 겨우살이 추출물에 관한 것으로, 본 발명에 따른 겨우살이 추출물 또는 이를 함유하는 기능성식품 또는 약제학적 조성물은 생명을 연장시키는 효과가 있으며 전반적인 건강을 향상시키는 효과를 나타내는 바 기능성 식품 또는 의약 분야에서 매우 유용한 발명이다.

– 공개번호 : 10-2010-0102471, 출원인 : (주)미슬바이오텍

항비만 활성 및 지방간 예방 활성을 갖는 겨우살이 추출물

본 발명은 비만 억제 활성 및 지방간 예방 활성을 갖는 겨우살이 추출물에 관한 것으로, 본 발명 겨우살이 추출물 또는 이를 함유하는 기능성 식품 또는 약제학적 조성물은 항비만 활성을 증강시키고 지방간을 예방하는 효과가 있어 항비만에 뛰어난 효과를 나타내는 바 기능성식품 또는 의약 분야에서 매우 유용한 발명이다.

– 공개번호 : 10-2011-0136539, 출원인 : (주)미슬바이오텍

겨우살이의 종류

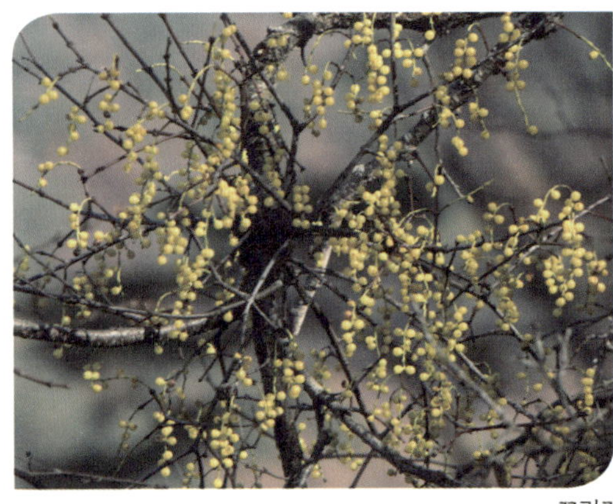
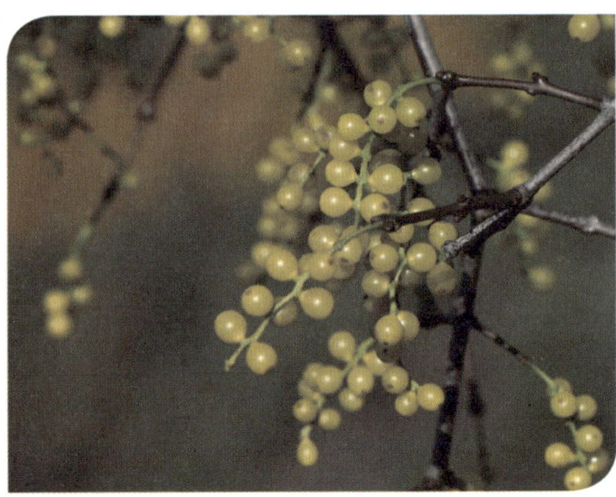

꼬리겨우살이

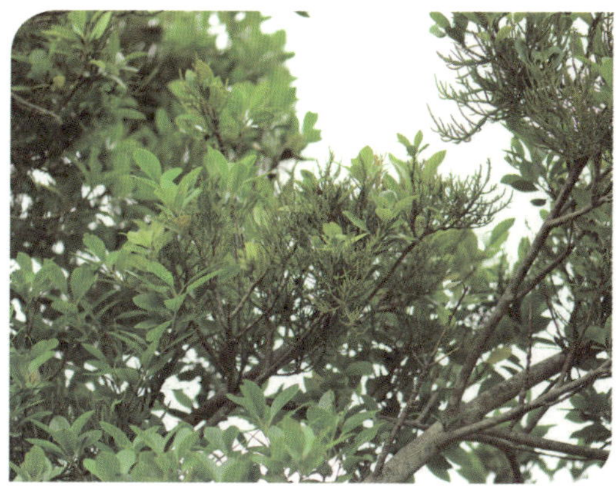 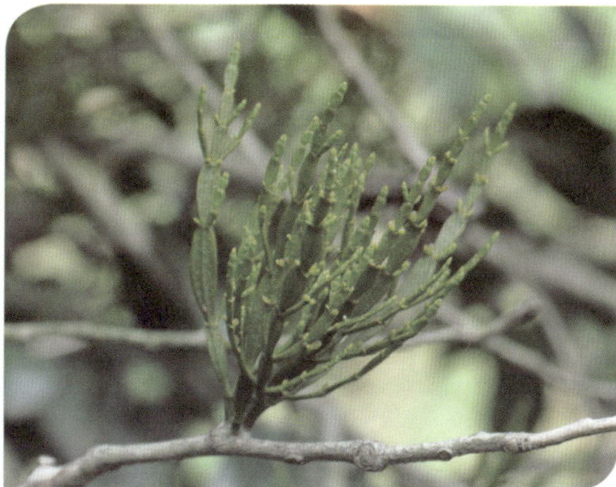

동백나무겨우살이

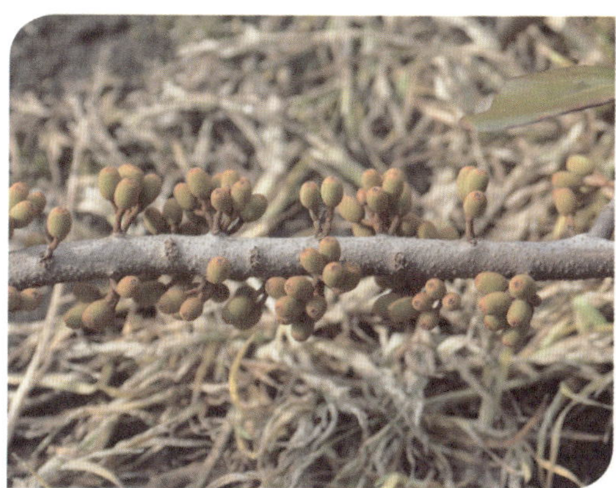 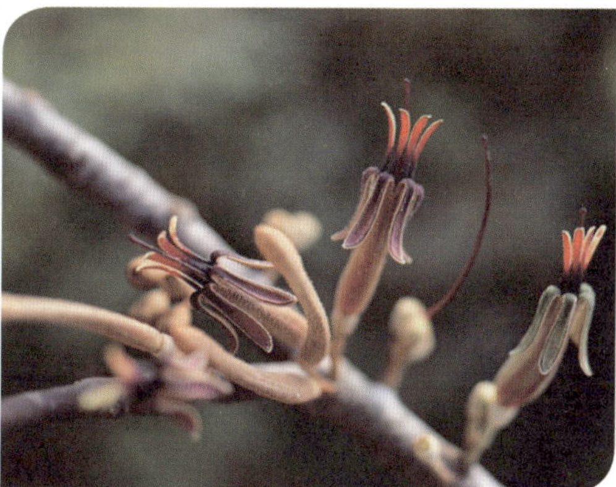

참나무겨우살이

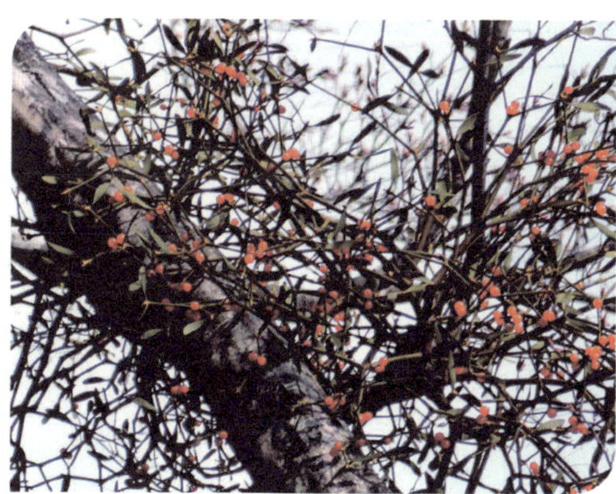 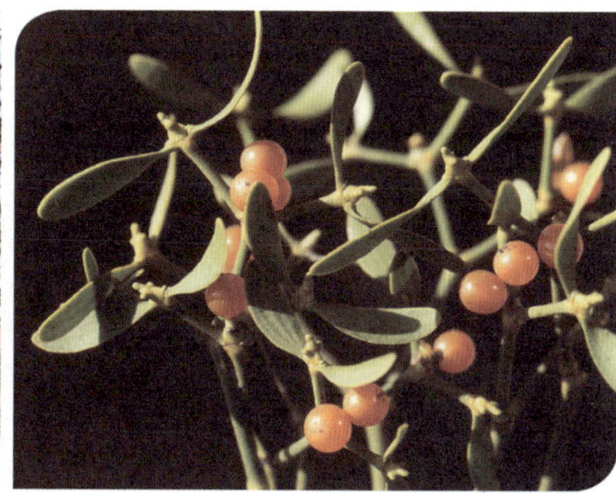

붉은겨우살이

채취 방법 및 가공

겨울부터 다음해 봄 사이에 겨우살이의 줄기, 가지, 잎을 채취한 후 깨끗이 씻어 햇볕이나 시루에 쪄서 말려 이물질을 제거하고 가늘게 썰어서 사용한다.

약차 만들기와 더하기

말린 겨우살이 줄기, 가지, 잎 10~20g을 사용하며, 보통 말린 약재 15~20g을 물 2L에 넣어 중불로 2시간 정도 끓여 건더기를 거른 뒤 차로 마신다. 기호에 따라 꿀 또는 설탕을 가미하여 마셔도 되지만 당뇨병이 있다면 고려하여 결정하는 게 좋다. 가루 또는 환으로 만들어 복용
하기도 한다.

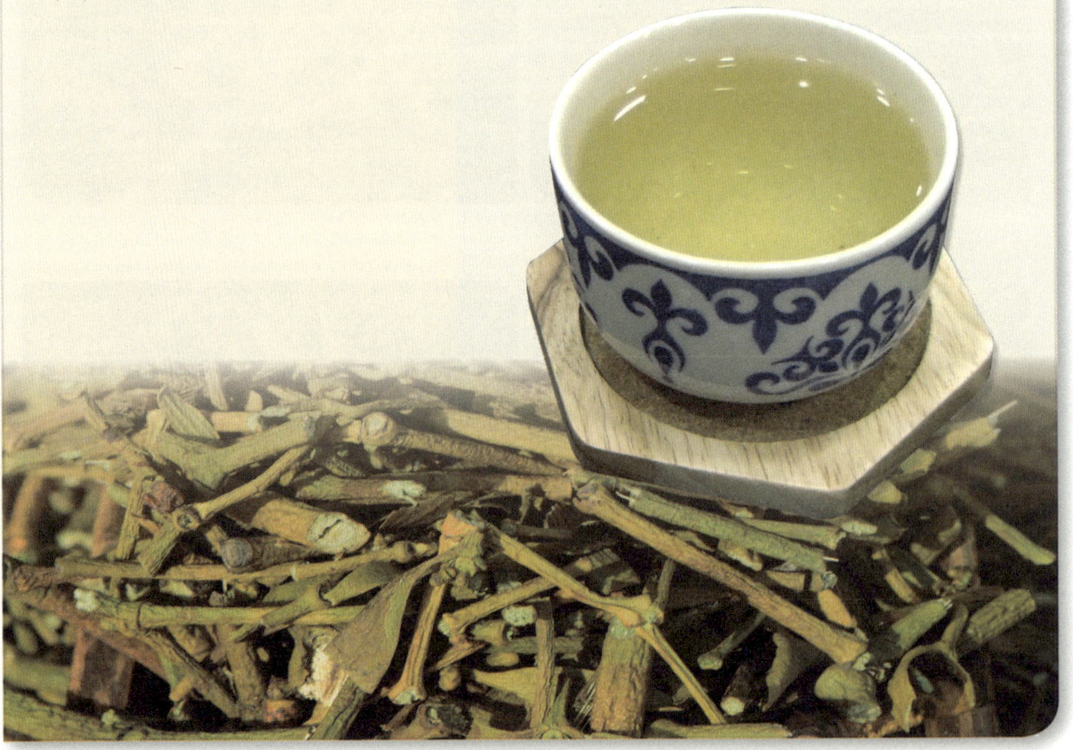

골담초

Caragana sinica (Buc'hoz) Rehder

한약의 기원

이 약은 골담초, 기타 동속 근연식물의 뿌리이다.

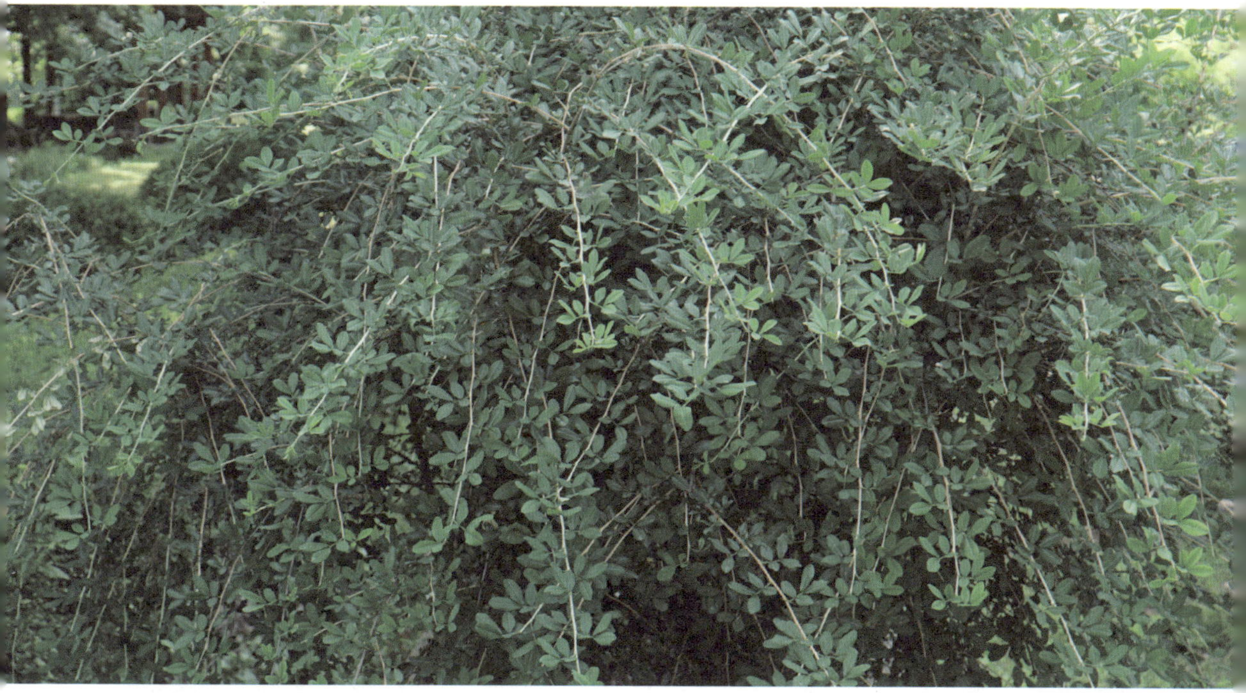

- **생약명** : 골담초근(骨擔草根)
- **이명** : 금계아(金鷄兒), 황작화(黃雀花), 양작화(陽雀花), 금작근(金雀根), 백심피(白心皮), 금작화(金雀花)
- **사용부위** : 뿌리, 꽃
- **꽃 피는 시기** : 4~5월
- **과명** : 콩과(Leguminosae)

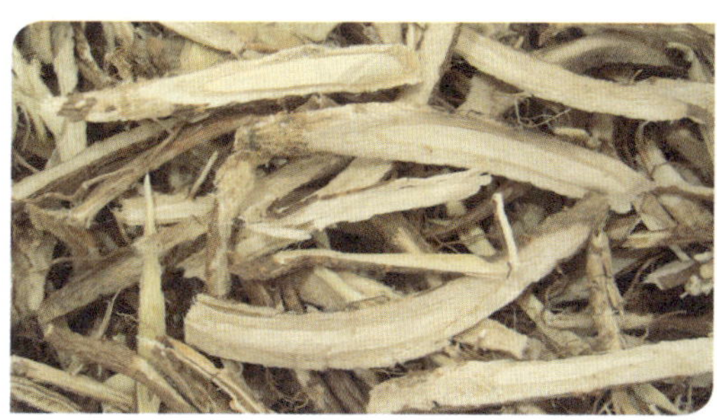

뿌리(약재)

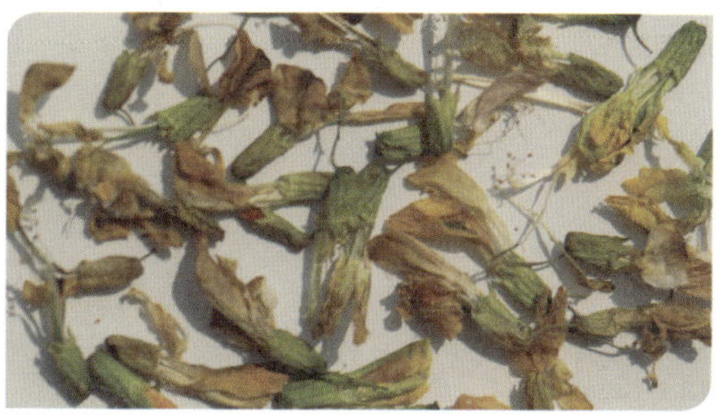

꽃(약재)

 골담초는 중·남부 지방의 산지에서 자생 또는 재배하는 낙엽활엽관목으로, 높이는 1~2m이다. 줄기는 곧게 뻗거나 대부분 모여나며 작은 가지는 가늘고 길며 변형된 가지가 있다. 잎은 짝수깃꼴겹잎이며 잔잎은 5장으로 거꿀달걀 모양에 잎끝은 둥글거나 오목하게 들어가고 돌기가 있는 것도 있다. 꽃은 황색으로 4~5월에 단성(單性: 암수 어느 한쪽의 생식기관만 있는 것)으로 피고 3~4일이 지나면

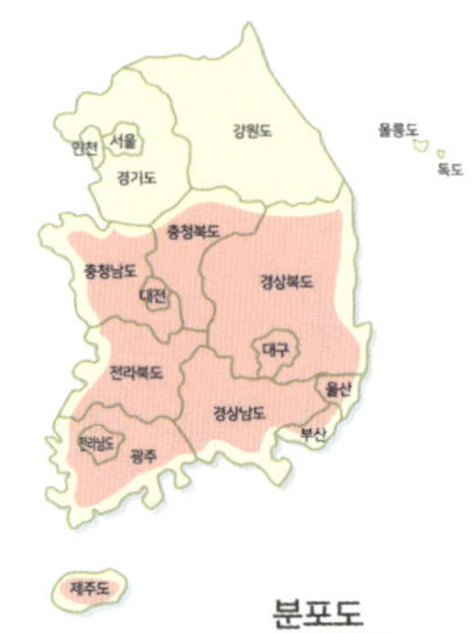

분포도

각 부위별 생김새

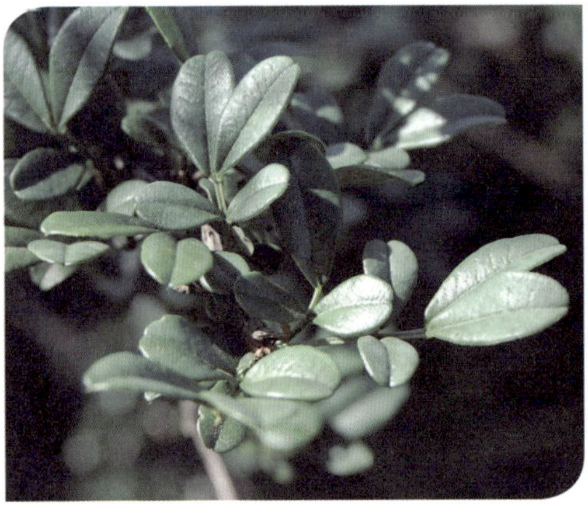

잎 생김새

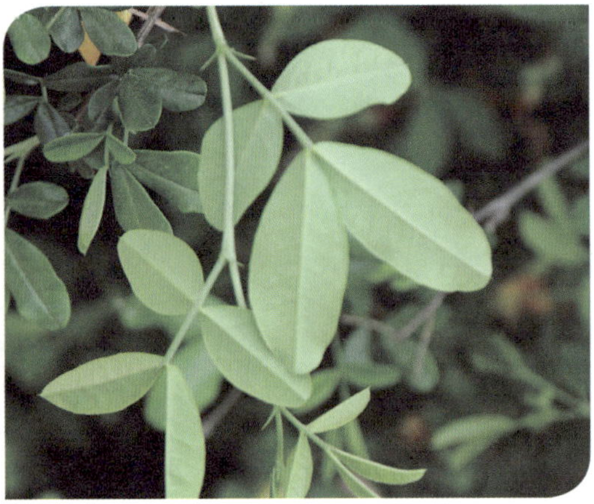

잎 뒷면

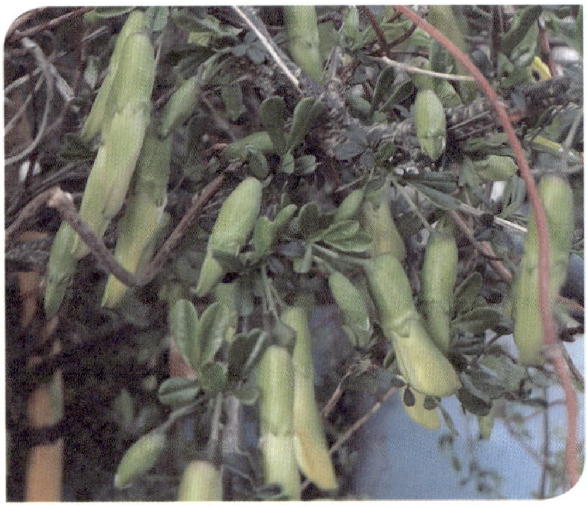

꽃봉우리

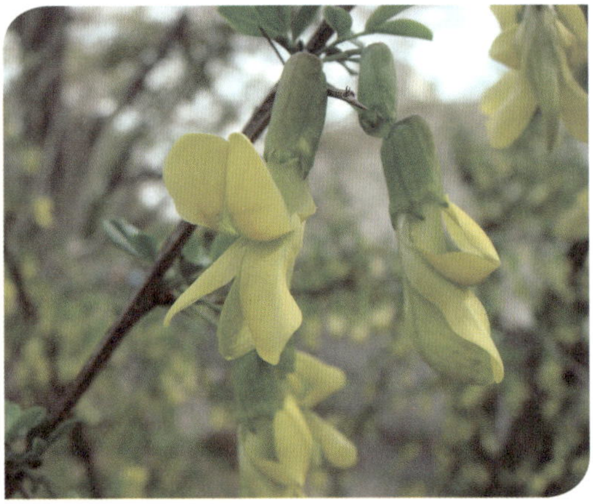

꽃

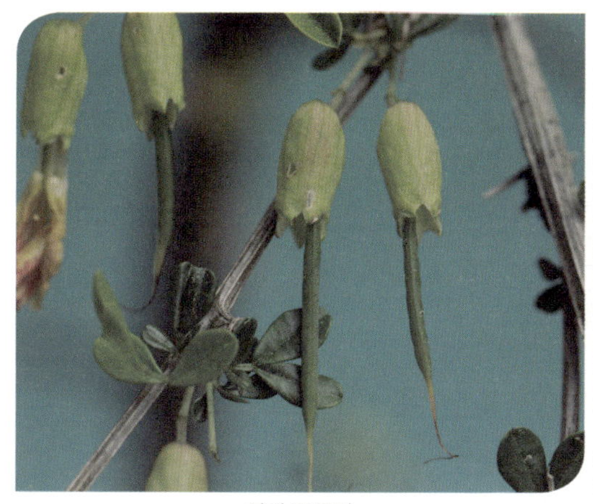

열매 꼬투리

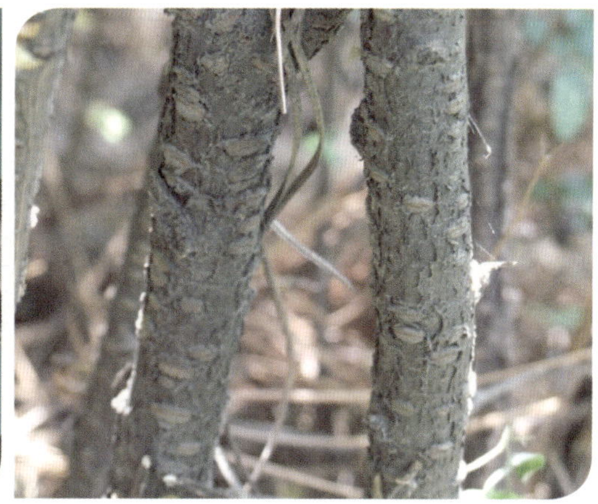

수피

적갈색으로 변한다. 수술은 10개에 암술이 1개로, 암술대는 곧게 서고, 씨방에는 자루가 없다. 열매는 콩과로 꼬투리 속에 종자 4~5개가 들어 있으나 결실하지 못한다.

채취 시기   꽃은 4~5월, 뿌리는 연중 수시로 채취한다.

약초의 성분   뿌리에는 알칼로이드(alkaloid), 사포닌, 스티그마스테롤(stigmasterol), 브라시카스테롤(brasicasterol), 캄페스테롤(campesterol), 콜레스테롤, 스테롤(sterol), 배당체, 전분 등이 함유되어 있다.

약초의 성미   뿌리는 성질이 평범하고, 맛은 맵고 쓰다. 꽃은 성질이 평범하고, 맛은 달다.

약초의 작용부위   심(心), 비(脾), 폐(肺) 경락에 작용한다.

약초의 효능과 치료   뿌리는 생약명을 골담초근(骨膽草根)이라 하여 청폐익비, 활혈통맥, 혈압 내림 등의 효능이 있어서 신경통, 관절염, 해수, 고혈압, 두통, 타박상, 급성유선염, 부인백대 등을 치료한다. 꽃은 금작화(金雀花)라 하여 자음(滋陰), 화혈(和血), 건비(健脾: 약해진 비장의 기능을 강하게 하는 치료법), 소염, 타박상, 신경통으로 인한 통증, 저림, 마비 등을 치료한다. 민간에서는 골담초 뿌리와 꽃으로 식혜를 만들어 신경통, 관절염 치료에 사용한다.

약초 처방 및 약용법과 용량 말린 뿌리 50~80g을 물 900mL에 넣어 반이 될 때까지 달여 하루에 2~3회 나눠 마신다. 외용할 경우에는 뿌리를 짓찧어 환부에 바른다. 말린 꽃 20~30g을 물 900mL에 넣어 반이 될 때까지 달여 하루에 2~3회 나눠 마신다. 외용할 경우에는 꽃을 짓찧어 환부에 바른다.

특허로 입증된 기능성 물질

골담초를 포함하는 천연유래물질을 이용한 통증 치료제 및 화장품의 제조방법 및 그 통증 치료제와 그 화장품

본 발명에 따른 골담초를 포함하는 천연유래물질을 이용한 통증 치료제 및 화장품의 제조방법은 현미 또는 백미와 누룩과 미생물과 미네랄 농축수가 혼합된 제1용액을 발효하는 단계, 골담초를 포함하는 천연유래물질의 생약원료와 미생물이 혼합된 제2용액을 상기 제1용액에 혼합 후 발효하는 단계, 상기 생약원료를 가열 및 가압하여 열수를 추출하는 단계, 상기 발효된 제1용액 및 제2용액과 상기 추출된 열수를 혼합하여 증류시키는 단계 및 상기 증류된 용액을 여과하는 단계를 포함하는 것을 특징으로 한다. 이에 의하여 부작용이 없고 단기간에 탁월한 통증치료의 효과를 발휘할 수 있으며, 통증 치료제와 함께 화장품의 제조도 가능하다.

- 공개번호 : 10-2014-0118173, 출원인 : (주)파인바이오

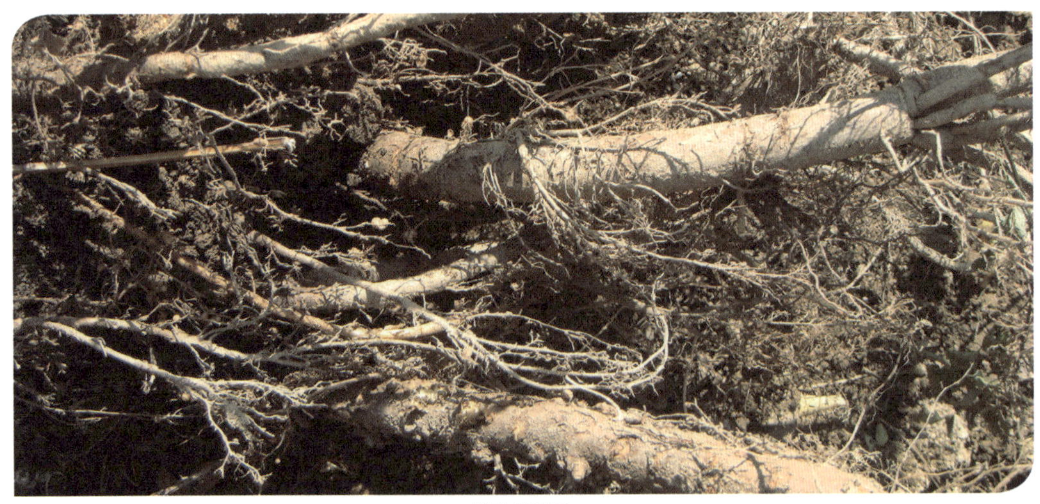

뿌리 채취품

골담초 약차

채취 방법

가을에 골담초 잎이 다 질 때 뿌리를 채취한 후 이물질을 제거하고 깨끗이 씻은 뒤 말려 잘게 썰어 사용한다.

약차 만들기

말린 골담초 뿌리 15~30g을 사용하며, 보통 말린 약재 15~30g을 물 2L에 넣어 끓기 시작하면 약한 불로 줄여 2시간 정도 끓여 차로 마신다. 기호에 따라 꿀 또는 설탕을 가미하여 마셔도 되지만 당뇨병이 있다면 고려하여 결정하는 게 좋다.

약차 더하기

민간요법에서는 골담초를 흔히 술이나 식혜로 만들어 마시며, 신경통 치료를 위해서는 깨끗이 씻은 골담초 뿌리를 썰어서 술밥과 함께 항아리에 넣어 술을 만들어 마신다. 이 술을 하루에 2~3회 식사 때마다 반주(飯酒)로 마시며 작은 소주잔(30mL 정도)으로 한 잔 정도가 적당하다. 관절염 치료를 위해서는 골담초 뿌리를 말린 뒤 곱게 가루로 만들어 약 3.5g씩을 술에 넣어 하루 2회 마신다.

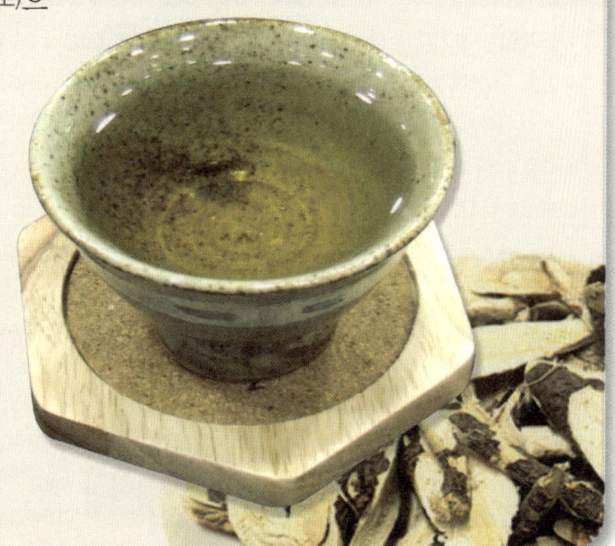

당뇨, 고혈압, 자양강장, 강정

구기자나무

Lycium chinense Mill.= [*Lycium rhombifolium* (Moench) Dippel.]

한약의 기원

이 약은 구기자나무, 영하구기의 열매, 뿌리껍질이다.

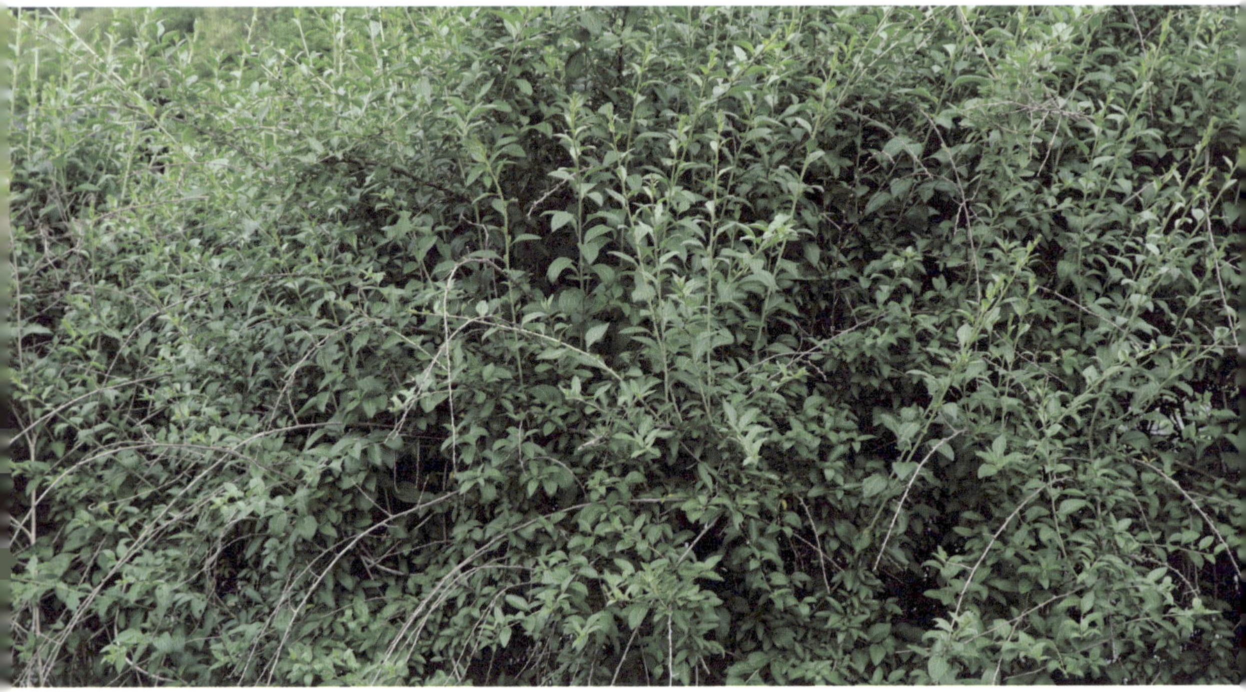

■ **생약명** : 구기자(拘杞子), 지골피(地骨皮), 구기엽(拘杞葉)

■ **이명** : 감채자(甘菜子), 구기자(拘杞子), 구기근(拘杞根), 구기근피(拘杞根皮), 지선묘(地仙苗), 천정초(天庭草), 구기묘(拘杞苗), 감채(甘菜)

■ **사용부위** : 뿌리껍질, 잎, 열매

■ **꽃 피는 시기** : 6~9월

■ **과명** : 가지과(Solanaceae)

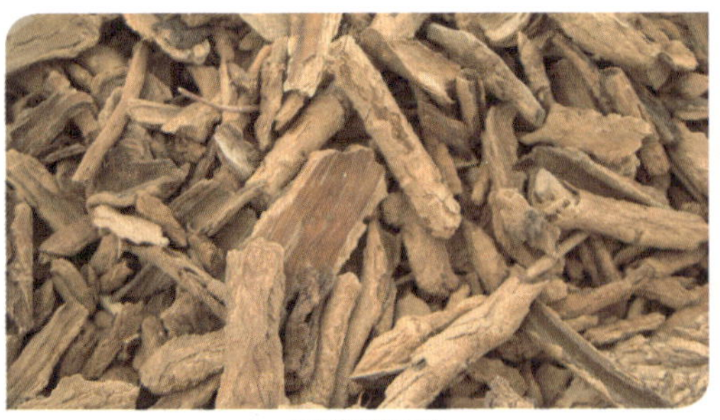

뿌리껍질(약재)

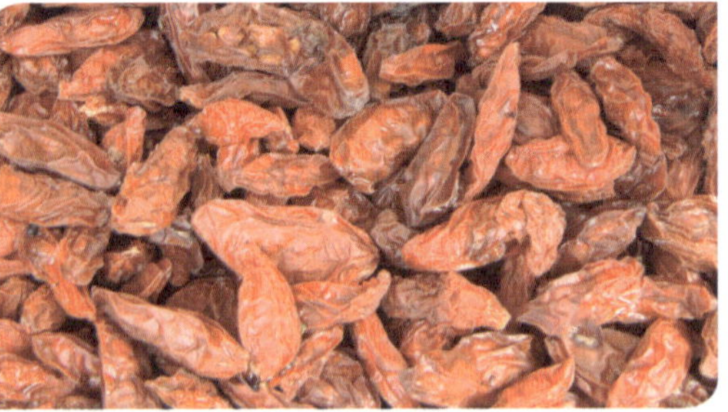

열매(약재 전형)

 구기자나무는 전국의 울타리, 인가 근처 또
는 밭둑에서 자라거나 재배하는 낙엽활엽관목으로, 높이가
1~2m이다. 줄기가 많이 갈라지고 비스듬하게 뻗어나가
다른 물체에 기대어 자라기도 하고 3~4m 이상 자라는 것
도 있다. 줄기 끝이 밑으로 처지고 가시가 나 있다. 잎은 서
로 어긋나거나 2~4장이 짧은 가지에 모여 나며 넓은 달걀
모양 또는 달걀 모양 바소꼴에 가장자리는 밋밋하고, 잎자

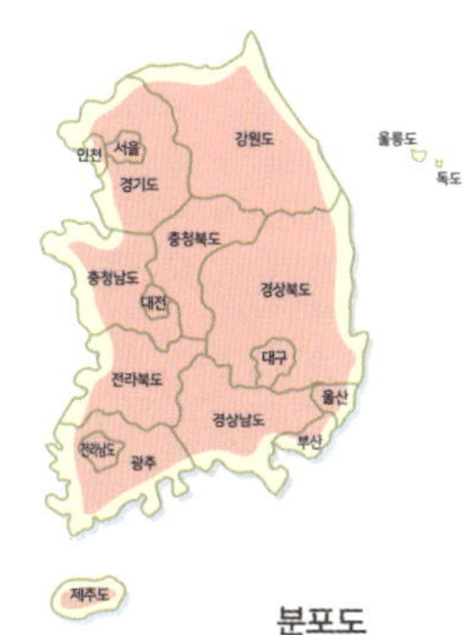

분포도

각 부위별 생김새

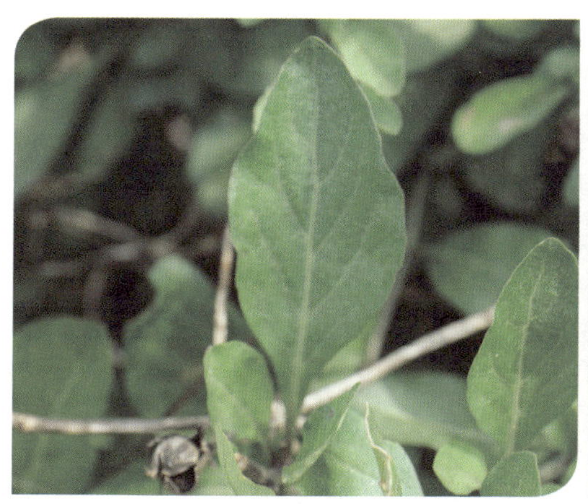

잎 생김새

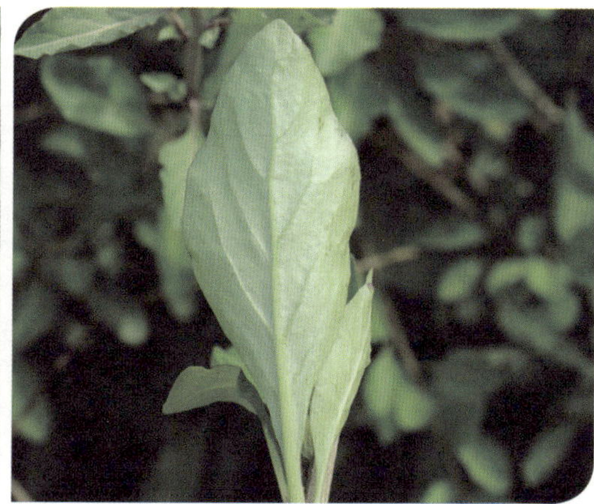

잎 뒷면

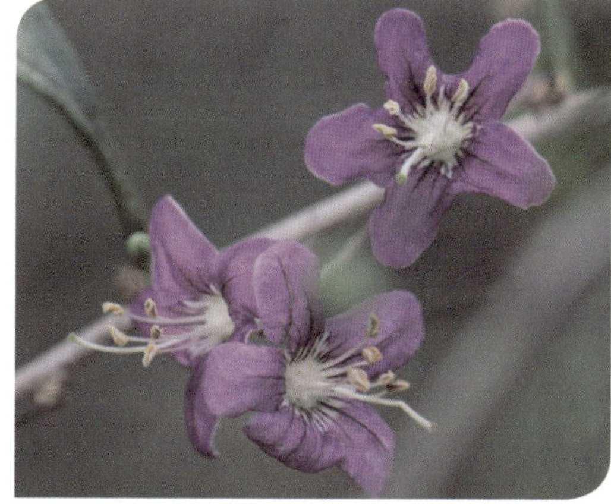

꽃

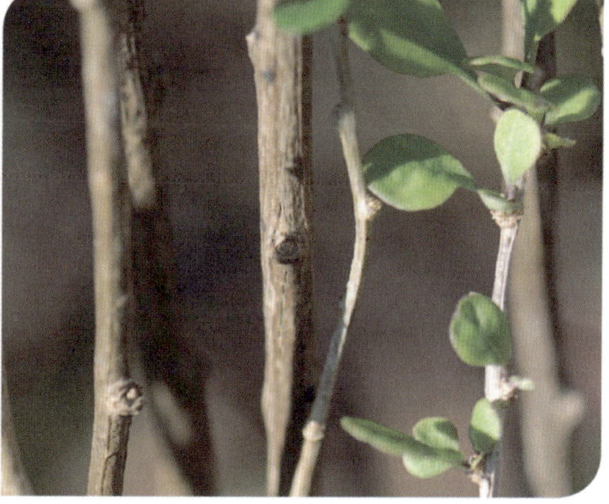

수피

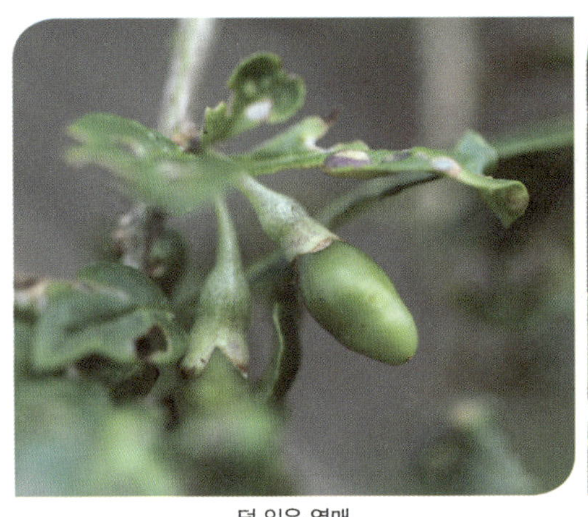

덜 익은 열매

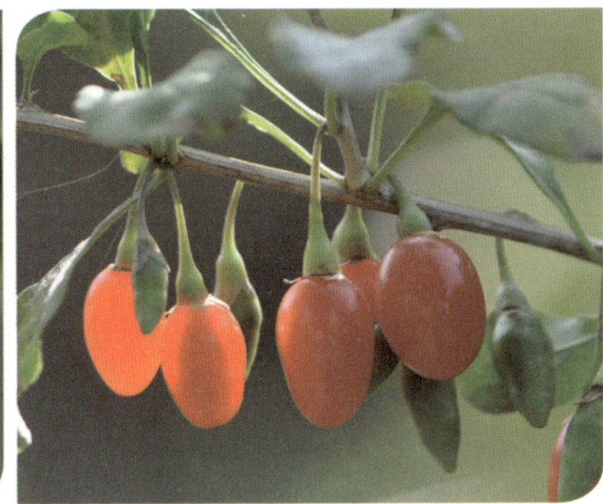

완숙 열매

루 길이는 1cm 정도이다. 꽃은 보라색으로 6~9월에 1~4송이씩 단생하거나 잎겨
드랑이에서 피며 꽃부리는 자주색이다. 열매는 물렁열매로 달걀 모양이며 7~10월
에 선홍색으로 달린다.

채취 시기　　열매는 가을에 열매가 익었을 때, 뿌리껍질은 이른 봄, 잎은 봄·여
름에 채취한다.

약초의 성분　　뿌리에는 비타민 B_1의 합성을 억제하는 물질이 함유되어 있으며
그 억제작용은 시스테인(cystein) 및 비타민 E에 의해서 해제된다. 뿌리껍질에는 계
피산 및 다량의 페놀류 물질, 베타인(betaine), 베타—시토스테롤(β–sitosterol), 메리신산
(melissic acid), 리놀레산(linoleic acid), 리놀렌산(linolenic acid) 등이 함유되어 있다. 잎에
는 베타인, 루틴(rutin), 비타민 E, 이노신(inosine), 하이포크산틴(hypoxanthine), 시티딜
산(cytidylic acid), 우리딜산(uridylic acid), 다량의 글루타민산(glutamic acid), 아스파르트산
(aspartic acid), 프롤린(proline), 세린(serine), 티로신(tyrosine), 알기닌(arginine), 극히 소량의
숙신산(succinic acid), 피로글루타민산(pyroglutamic acid), 수산(oxalic acid) 등이 함유되어
있다. 열매에는 카로틴, 리놀레산, 비타민 B_1, B_2, 비타민 C, 베타—시토스테롤이
함유되어 있다.

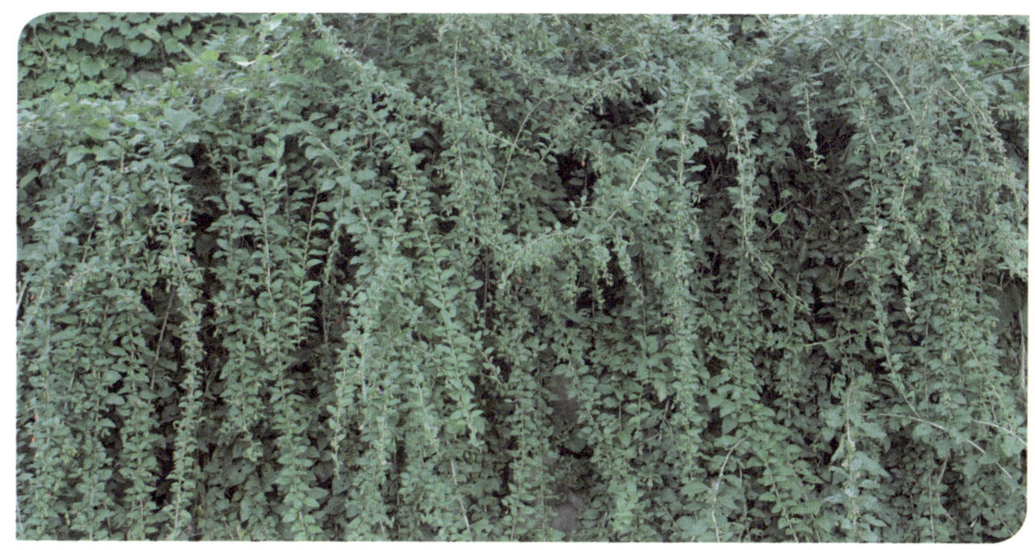

덩굴줄기

 뿌리껍질은 성질이 차고, 맛은 달다. 잎은 성질이 시원하고, 맛은 쓰고 달다. 열매는 성질이 평범하고, 맛은 달고, 독성은 없다.

 간(肝), 신(腎), 비(脾) 경락에 작용한다.

 뿌리껍질은 생약명을 지골피(地骨皮)라 하여 식은땀과 골증조열(骨蒸潮熱)을 다스리고 열을 내리게 하며 신경통, 타박상, 소염, 해열, 자양강장, 고혈압, 당뇨병, 폐결핵 등을 치료한다. 잎은 생약명을 구기엽(拘杞葉)이라 하여 보허, 익정(益精: 정수를 더함), 청열, 소갈, 거풍, 명목(暝目)의 효능이 있고 허로발열, 번갈(煩渴: 가슴이 답답하고 열이 나고 목이 마르는 증상), 충혈, 열독창종(熱毒瘡腫: 열에 의한 독성으로 인해 나타나는 부스럼과 종기) 등을 치료한다. 열매는 생약명을 구기자(拘杞子)라 하여 간장, 신장을 보하고 정력을 돋워주는 효능이 있으며 간장, 신장을 보해줌으로써 허로(虛勞: 몸과 마음이 허약하고 피로함)를 치료한다.

허약해 어지럽고 정신이 없으며 눈이 침침할 때 눈을 밝게 하며 정력을 왕성하게 해준다. 음위증과 유정(遺精), 관절통, 몸이 지끈지끈 아플 때, 신경쇠약, 당뇨병, 기

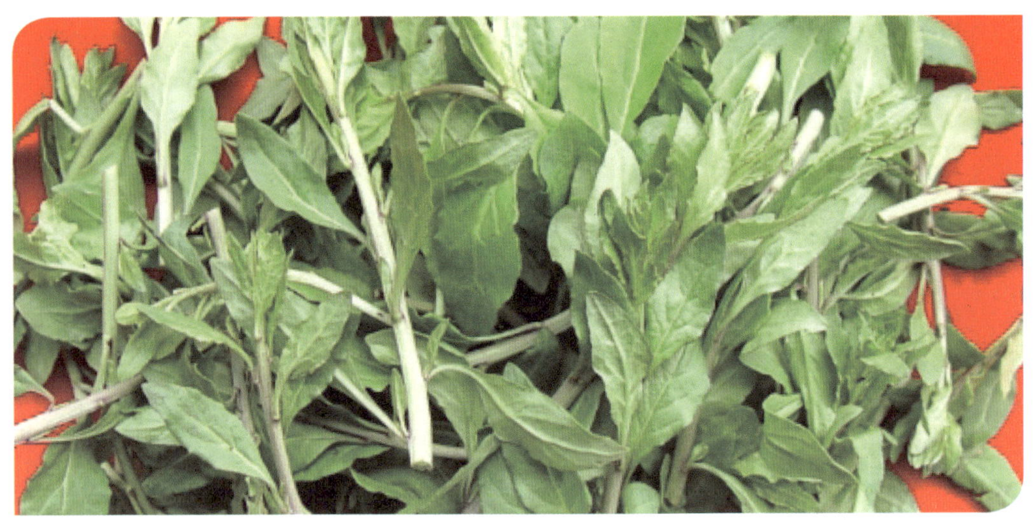

구기자순

침, 가래 등도 치료한다. 구기자 농축액은 피부미용, 고지혈증, 고콜레스테롤증, 기억력 향상 등의 약효가 있는 것으로 밝혀졌다.

 말린 뿌리껍질 20~30g을 물 900mL에 넣어 반이 될 때까지 달여 하루에 2~3회 나눠 마신다. 외용할 경우에는 뿌리껍질을 가루로 만들어 참기름과 섞어 환부에 바른다. 말린 잎 20~30g을 물 900mL에 넣어 반이 될 때까지 달여 하루에 2~3회 나눠 마신다. 말린 열매 20~30g을 물 900mL에 넣어 반이 될 때까지 달여 하루에 2~3회 나눠 마신다.

 배합금기 사항으로 버터와 치즈 등 우유로 만든 식품과는 절대 같이 섭취하면 안 된다.

채취 방법

여름부터 가을에 걸쳐 잘 익은 구기자나무 열매를 채취해 햇볕에 말린다. 구기자나무는 무한화서(無限花序: 아래에서부터 끊임없이 꽃이 피고 열매가 열리는데 온도만 떨어지지 않고 양분과 수분 관리를 잘하면 겨울에도 계속 꽃이 피는 성질)이기 때문에 계속해서 꽃이 피고 열매가 익는다. 따라서 열매가 익는 대로 채취해 이물질을 제거한 뒤 씻어서 말려 사용한다. 색깔이 선명한 열매를 골라 꼭지를 떼고 깨끗이 씻은 다음 청주나 막걸리에 하룻밤 담근 뒤 사용하면 더욱 좋다. 프라이팬에 열매를 넣고 살짝 볶아 사용하면 구기자 고유의 매운맛을 제거하고 맛을 부드럽게 하는 데 좋다.

약차 만들기

구기자는 끓여서 차로 마시거나, 가루로 만들어 복용한다. 말린 구기자나무 열매 6~12g을 사용하며, 보통 프라이팬에 볶은 구기자 5~10g을 물 2L에 넣어 끓기 시작하면 약한 불로 줄여 2시간 정도 끓여 차로 마시며 당귀, 국화, 두충 등을 섞어 차로 달여서 마시기도 한다.

약차 더하기

국화, 숙지황, 산수유 등과 섞은 뒤 환으로 만들어 복용하기도 한다(구국지황환枸菊地黃丸). 또한 산약, 지황, 황기 등과 배합하여 소갈(消渴: 당뇨)을 치료하는 데 사용하기도 한다. 말린 구기자와 용안육 각각 5~6g을 믹서에 넣고 잘게 갈아 찻잔에 넣은 뒤 뜨거운 물로 우려내는데 기호에 따라 꿀 또는 설탕을 가미해 마시면 피부 미용에 아주 좋다. 단 당뇨병이 있다면 고려하여 결정하는 게 좋다.

소화불량, 월경불순, 자궁냉증, 불임증 치료

구절초

Dendranthema zawadskii var. latilobum (Maxim.) Kitam.

한약의 기원

이 약은 구절초, 산구절초의 전초이다.

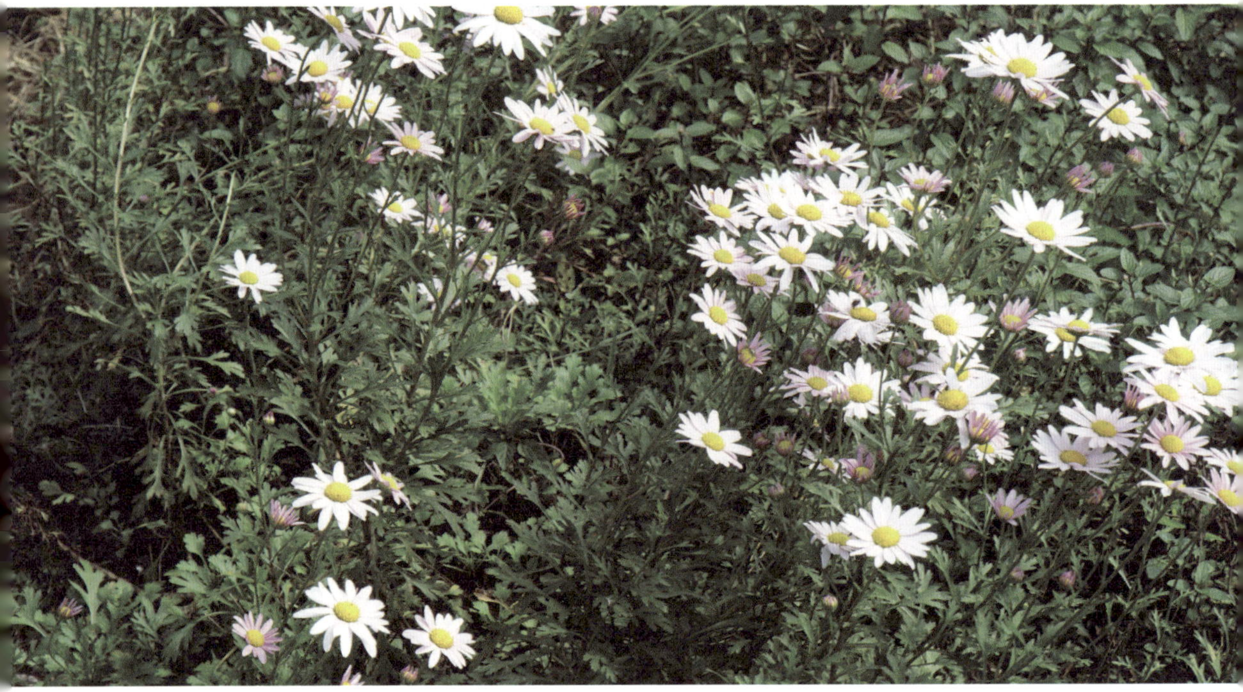

- **생약명** : 구절초(九折草)
- **이명** : 서흥구절초, 넓은잎구절초, 낙동구절초, 선모초, 찰씨국, 구절초(九節草)
- **사용부위** : 전초
- **꽃 피는 시기** : 9~10월
- **과명** : 국화과(Compositae)

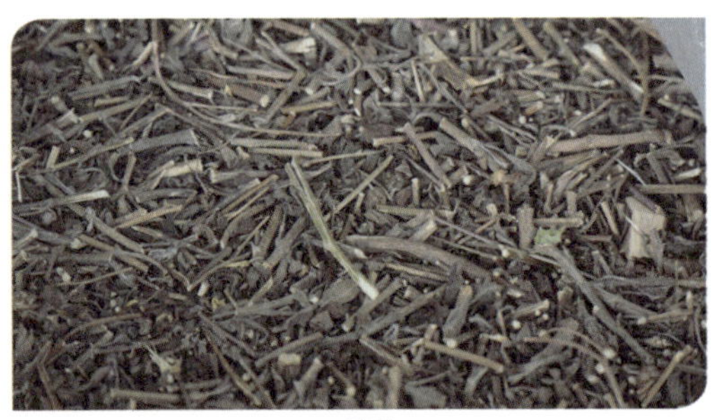

약재

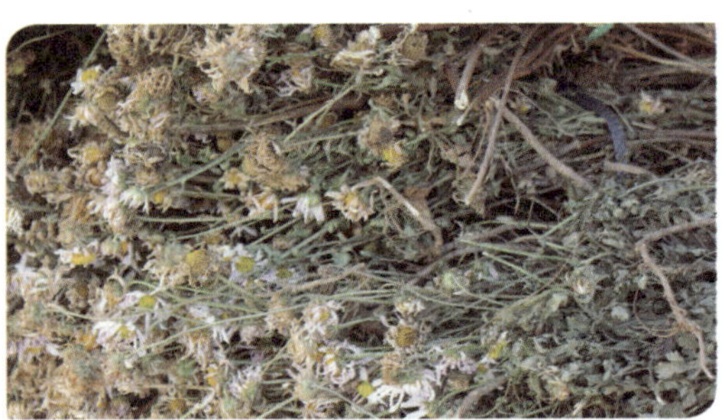

전초(약재 전형)

 구절초는 숙근성 여러해살이풀로, 전국의
산과 들에서 분포한다. 땅속뿌리줄기가 옆으로 길게 뻗으
며 번식하며, 키는 50cm 정도로 곧게 자란다. 잎은 달걀
모양이며 어긋나고 새의 깃 모양으로 깊게 갈라지고 갈라
진 잎조각은 다시 몇갈래로 갈라지거나 끝이 둔한 톱니 모
양으로 갈라진다. 꽃은 흰색 또는 연분홍색으로 9~10월에
원줄기와 가지 끝에서 1송이씩 핀다. 열매는 긴 타원형이고

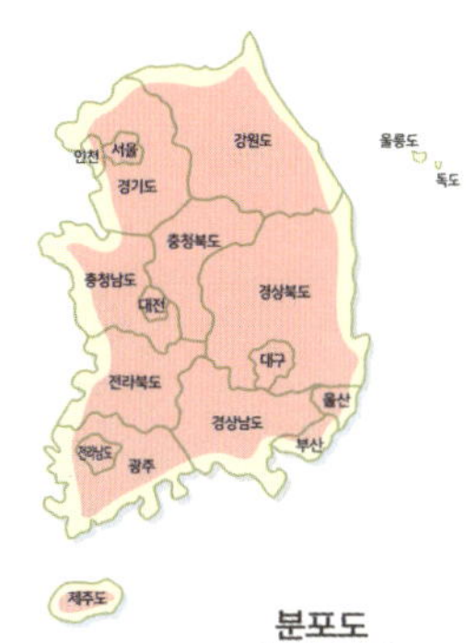

분포도

각 부위별 생김새

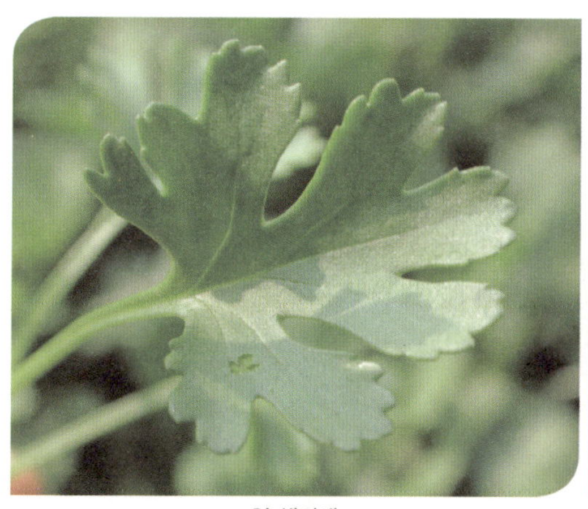

잎 생김새

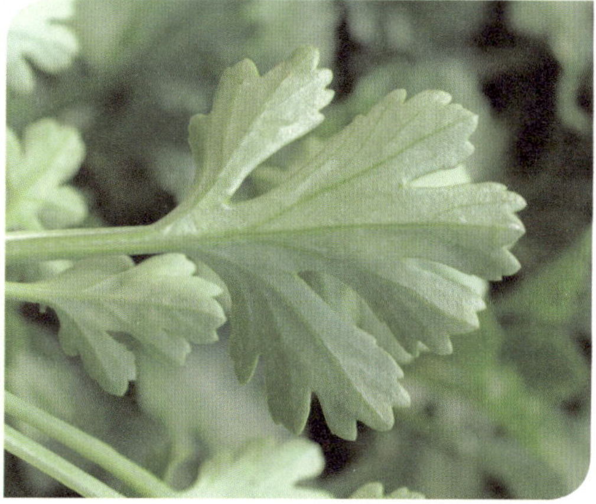

잎 뒷면

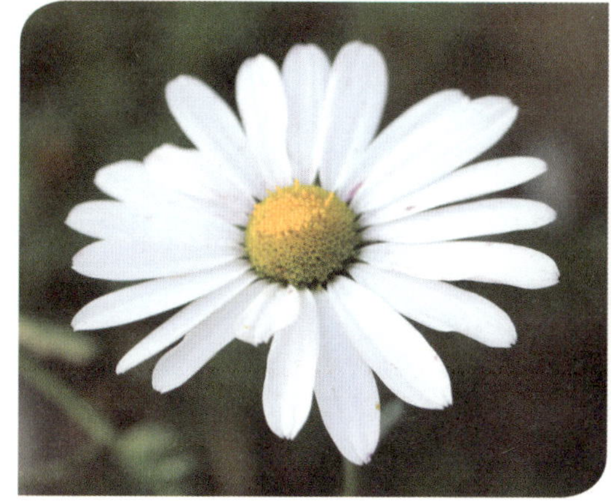

꽃

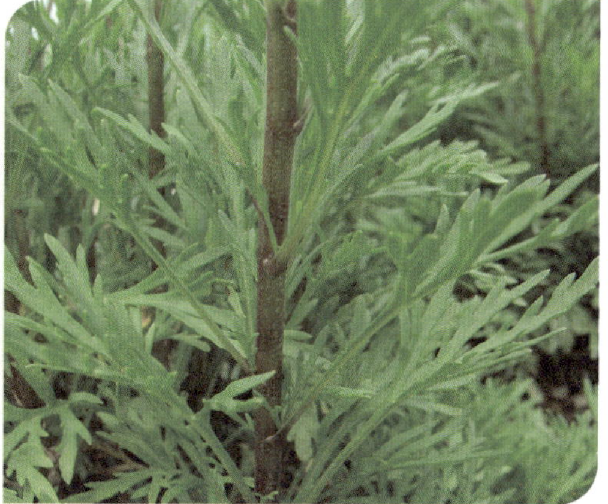

줄기

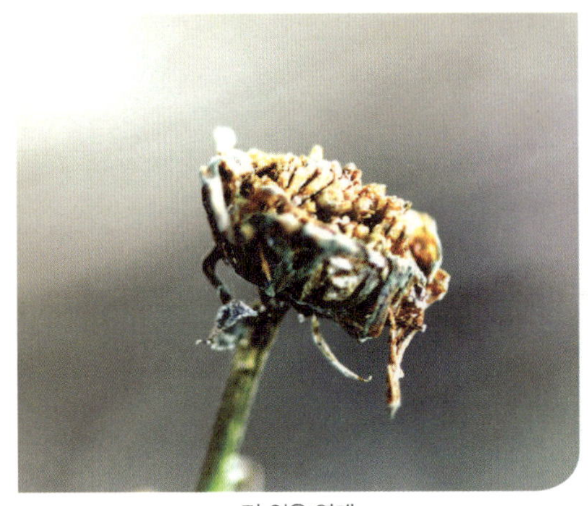

덜 익은 열매

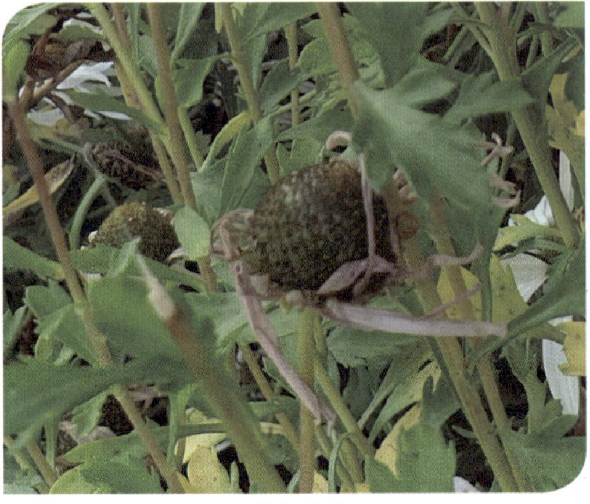

완숙 열매

열매 껍질이 말라 목질이 되어도 속이 터지지 않는 여윈열매로 10~11월에 달린다.

채취 시기　구절초(九節草)라는 이름은 '9월에 채취해야 약효가 우수하다'는 의미에서 붙여진 이름이다. 따라서 꽃이 피기 직전에 전초를 채취하여 햇볕에 말려 사용하면 좋다.

약초의 성분　리나린(linarin), 카페인산(caffeic acid), 3,5-디카페오일 퀸산(3,5-dicaffe-oylquinic acid), 4,5-O-디카페오일 퀸산(4,5-O-dicaffeoyl quinic acid) 등이 함유되어 있다.

약초의 성미　성질이 따뜻하고, 맛은 쓰다.

약초의 작용부위　심(心), 비(脾), 위(胃) 경락에 작용한다.

약초의 효능과 치료　소화기능을 담당하는 중초(中焦)를 따뜻하게 하는 온중(溫中), 여성의 생리를 조화롭게 하는 조경(調經), 음식물을 잘 삭히는 소화(消化) 등의 효능이 있으며, 월경불순, 자궁냉증, 불임증, 위냉(胃冷), 소화불량 등을 치료한다.

약초 처방 및 약용법과 용량　말린 전초 50g을 물 1.5L에 넣어 끓기 시작하면 약한 불로 줄여 200~300mL가 될 때까지 달여 하루에 2회 나눠 마신다. 민간요법에서는 가을에 꽃이 피기 전에 채취하여 햇볕에 말려 환약이나 엿으로 고아서 장기간 복용

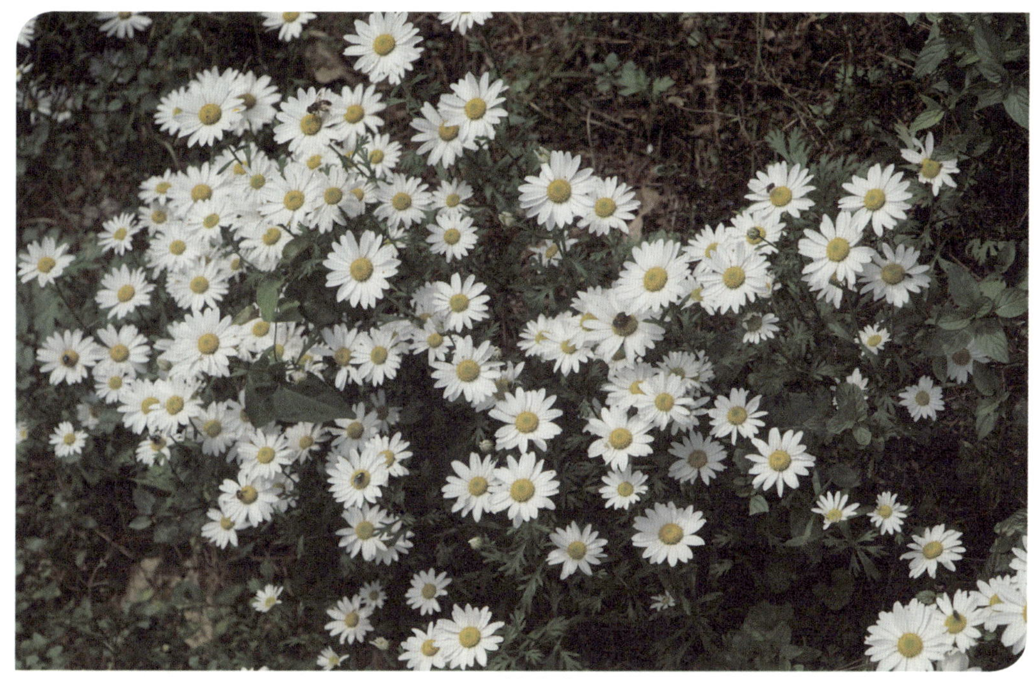

구절초 무리

하면 생리가 정상 주기로 유지되고 임신하게 된다고 한다. 특히 오랫동안 냉방기를 사용하는 근무조건에서 일하거나 차가운 곳에서 생활해 몸이 냉해져 착상이 되지 않는 착상장애 불임 치료에도 효과적이다.

구절초 추출물을 포함하는 신장암 치료용 조성물 및 건강기능성 식품

본 발명은 구절초 에탄올 추출물을 유효성분으로 함유하는 신장암 예방 및 치료용 조성물과 식품학적으로 허용 가능한 식품보조 첨가제를 포함하는 구절초 에탄올 추출물을 유효성분으로 함유하는 신장암 예방용 기능성 식품에 관한 것이다. 본 발명에 따른 신장암 치료용 조성물 및 기능성 식품은 신장암 세포의 성장을 억제하고 세포사멸을 유도하는 효과가 있어 신장암 치료 및 예방에 효과적으로 사용할 수 있다.

- 공개번호 : 10-2012-0111121, 출원인 : (주)한국전통의학연구소

구절초 꽃차

채취 방법

갓 핀 구절초 꽃을 채취한 후 깨끗이 씻어 그늘에서 말린 뒤 밀폐용기에 넣어 냉장고에 보관해 사용한다.

꽃차 만들기

말린 구절초 꽃 3~5송이를 찻잔에 넣고 뜨거운 물을 부어 차로 마신다. 차 건더기는 다시 말린 뒤 목욕제로 사용하거나 포푸리를 만든다. 백설기를 만들 때 말린 구절초 꽃을 넣어 찌면 향과 맛이 좋다.

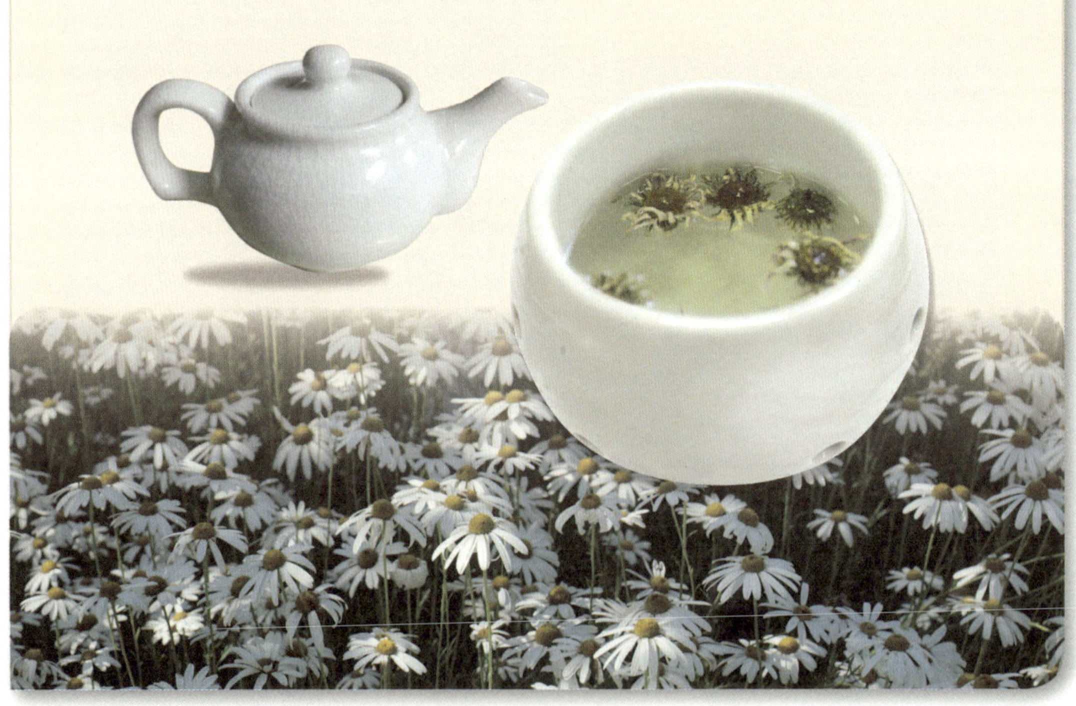

소변불리, 단독(丹毒), 학질, 백대하

닭의장풀

Commelina communis L.

한약의 기원

이 약은 닭의장풀의 전초이다.

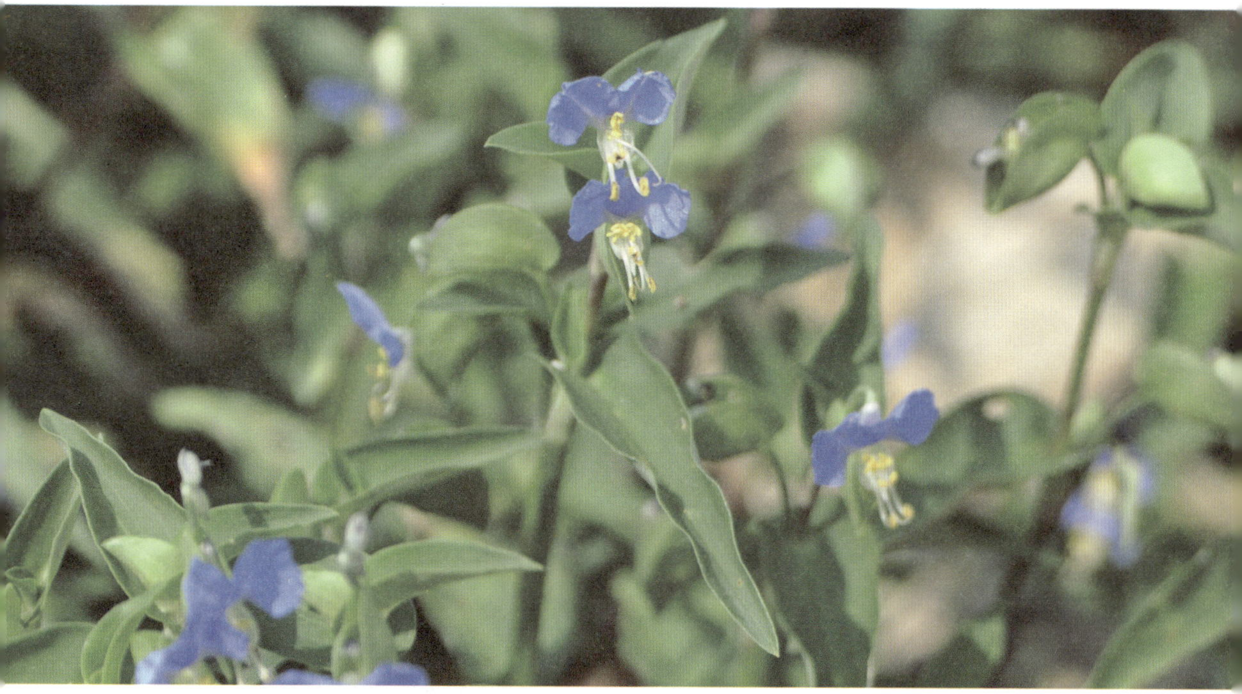

- **생약명** : 압척초(鴨跖草), 죽엽채(竹葉菜)
- **이명** : 닭의밑씻개, 닭개비, 계설초(鷄舌草), 죽근채(竹根菜), 압자초(鴨仔草)
- **사용부위** : 전초
- **꽃 피는 시기** : 7~8월
- **과명** : 닭의장풀과(Commelinaceae)

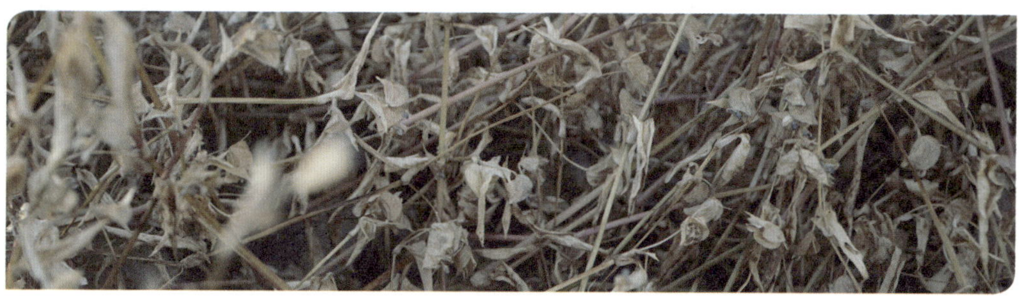

전초(약재)

 닭의장풀은 각처의 들이나 길가에서 흔히
자라는 한해살이풀로, 생육환경은 양지 혹은 반그늘이다.
유사종으로 큰닭의장풀, 흰꽃좀닭의장풀, 자주닭개비 등
이 있다. 키는 15~50cm로 자라며, 잎은 길이가 5~7cm,
너비는 1~2.5cm로 어긋나고 달걀 모양의 바소꼴로 뾰족
하다. 꽃은 하늘색으로 7~8월에 잎겨드랑이에서 나온 꽃
대 끝의 포에 싸여 핀다. 넓은 심장 모양의 포는 길이가 약

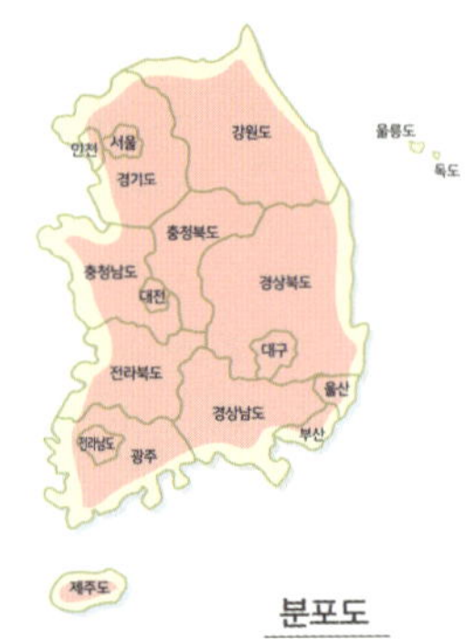

분포도

각 부위별 생김새

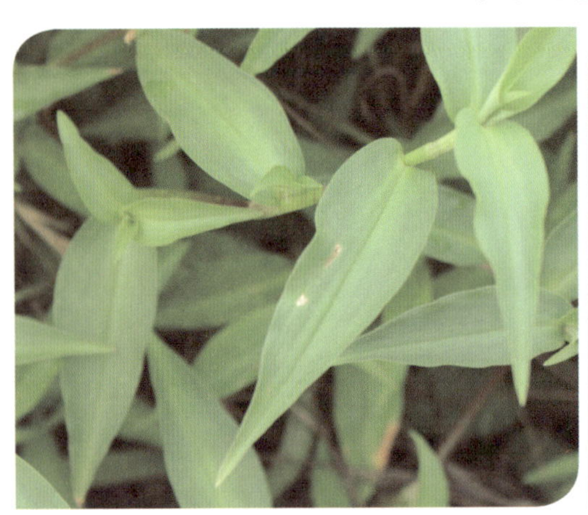

잎 생김새

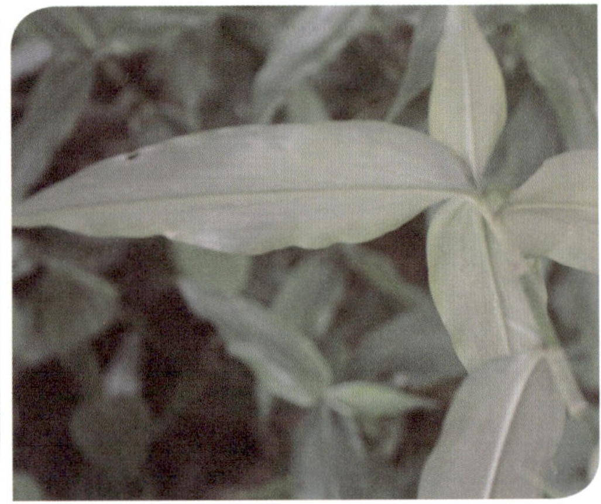

잎 뒷면

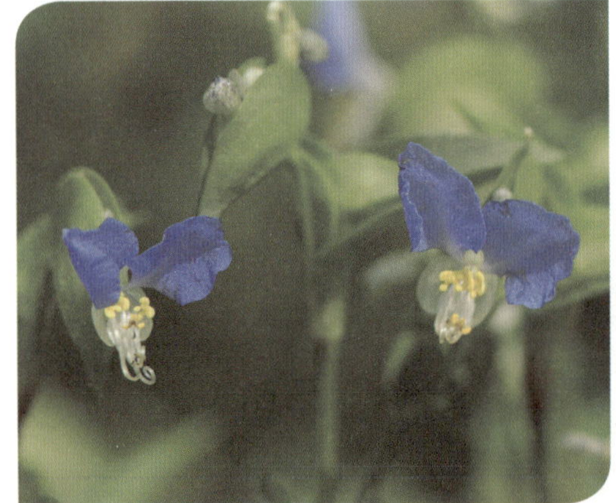

꽃

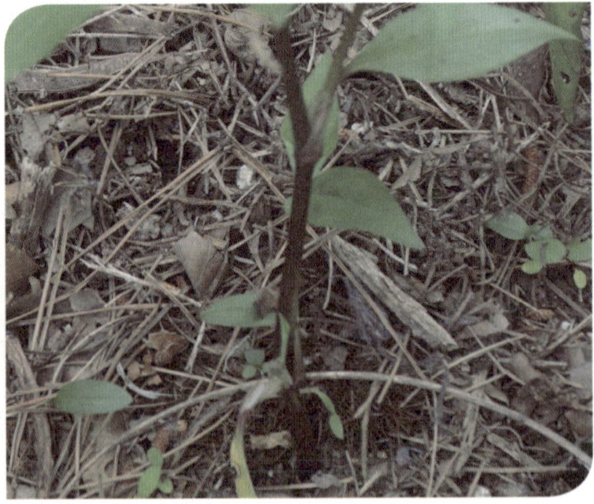

줄기

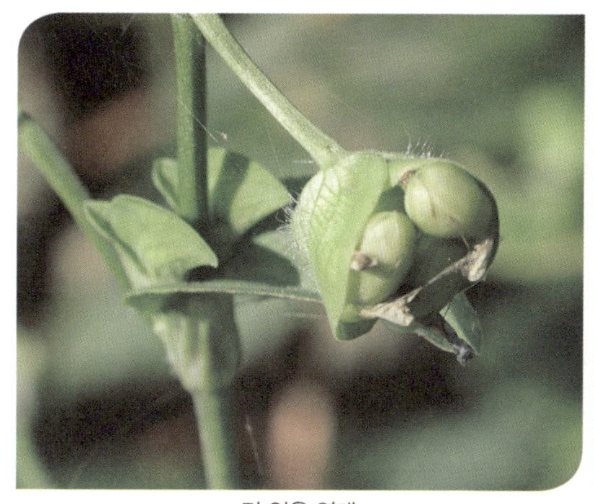

덜 익은 열매

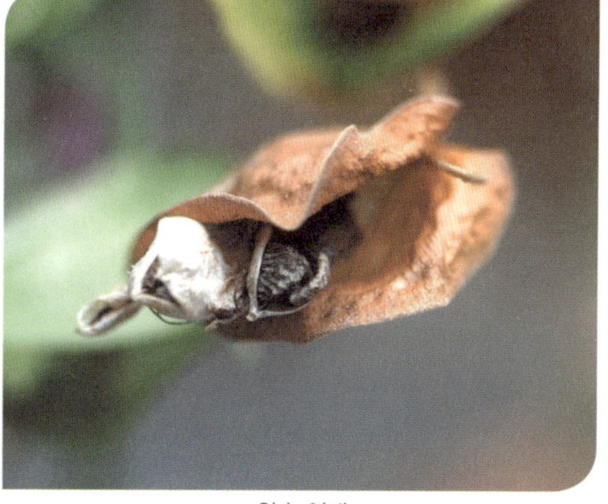

완숙 열매

2cm로 안으로 접히고 끝이 뾰족해지며 겉에는 털이 나 있거나 없다. 줄기에는 세로 주름이 있고 대부분 분지(分枝: 가지가 갈라진 것)되어 있거나 수염뿌리가 있다. 열매는 9~10월경에 타원형으로 달린다.

채취 시기 여름 · 가을에 지상부를 채취한 후 이물질을 제거하고 절단하여 햇볕에 말린다.

약초의 성분 지상부에는 아워바닌(awobanin), 코멜린(commelin), 플라보코멜리틴(flavocommelitin) 등이 함유되어 있다.

약초의 성미 성질이 차고, 맛은 달고 담백하며, 독성은 없다.

약초의 작용부위 심(心), 간(肝), 비(脾), 신(腎), 대장(大腸), 소장(小腸) 경락에 작용한다.

약초의 효능과 치료 소변을 잘 나가게 하는 이뇨, 몸의 열을 식히는 청열, 피를 맑게 하는 양혈, 독을 푸는 해독 등의 효능이 있어 수종과 소변불리, 풍열로 인한 감기, 피부가 붉고 화끈거리면서 열이 나는 단독, 황달간염, 학질, 코피, 피오줌을 누는 증상, 심한 하혈인 혈붕, 백대하(白帶下: 냉증), 인후부가 붓고 아픈 인후종통(咽喉

腫痛), 옹저(癰疽: 종기나 암종), 종창 등을 다스린다.

 말린 전초 10~15g(생것 60~90g)을 사용하며 대량으로 사용하는 대제(大劑: 약의 양을 배로 하여 처방함)에는 150~200g까지도 가능하다. 말린 전초 15g을 물 700mL에 넣어 끓기 시작하면 약하게 줄여 200~300mL가 될 때까지 달여 하루에 2회 나눠 마신다. 민간에서는 독사에 물렸을 때에도 이 약재를 사용하며 주로 반변련(半邊蓮: 약재명, 수염가래꽃의 전초를 말함) 등과 섞어 달여 마시거나 외용하기도 했다고 한다.

 열을 식히는 청열작용이 있으므로 비위가 허한(虛寒)한 경우에는 신중하게 사용하여야 한다.

혈당강하작용을 갖는 닭의장풀 추출물

본 발명은 탄수화물 대사에 필수적인 효소군인-글루코시다제 효소들의 가수분해작용을 억제하여 인체와 동물에서 탄수화물 대사를 조절함으로써 식후 혈중 포도당(glucose) 농도의 급격한 상승을 조절하여 당뇨병, 비만증 및 고지방증과 같은 질환의 치료 및 합병증 조절에 유효한 닭의장풀 추출물 및 이의 제조방법에 관한 것이다.

– 공개번호 : 10-1997-0061260, 출원인 : 일동제약(주), 한국과학기술연구원

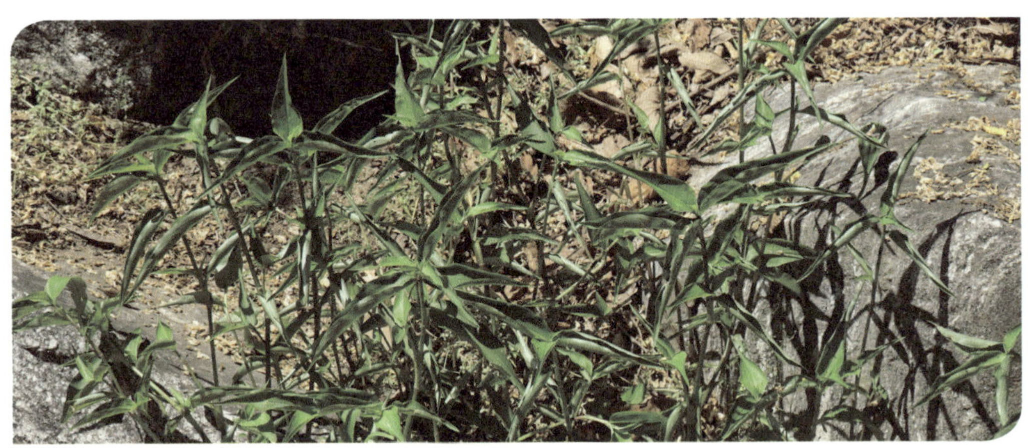

무더운 날 오무라든 잎

채취 방법

여름과 가을에 닭의장풀 전초를 채취해 이물질을 제거하고 깨끗이 씻어 말린 다음
절단해 사용한다.

약차 만들기

말린 닭의장풀 전초 10~15g을 사용하며, 보통 말린 약재 10~15g을 물 2L에 넣어
중불로 끓여서 차로 마시며 갈증이 날 때마다 마신다. 기호에 따라 꿀이나 설탕을 가
미하여 마셔도 되지만 당뇨병이 있다면 고려하여 결정하는 게 좋다. 장기간 마실 경
우에는 냉장고에 보관해야 한다.

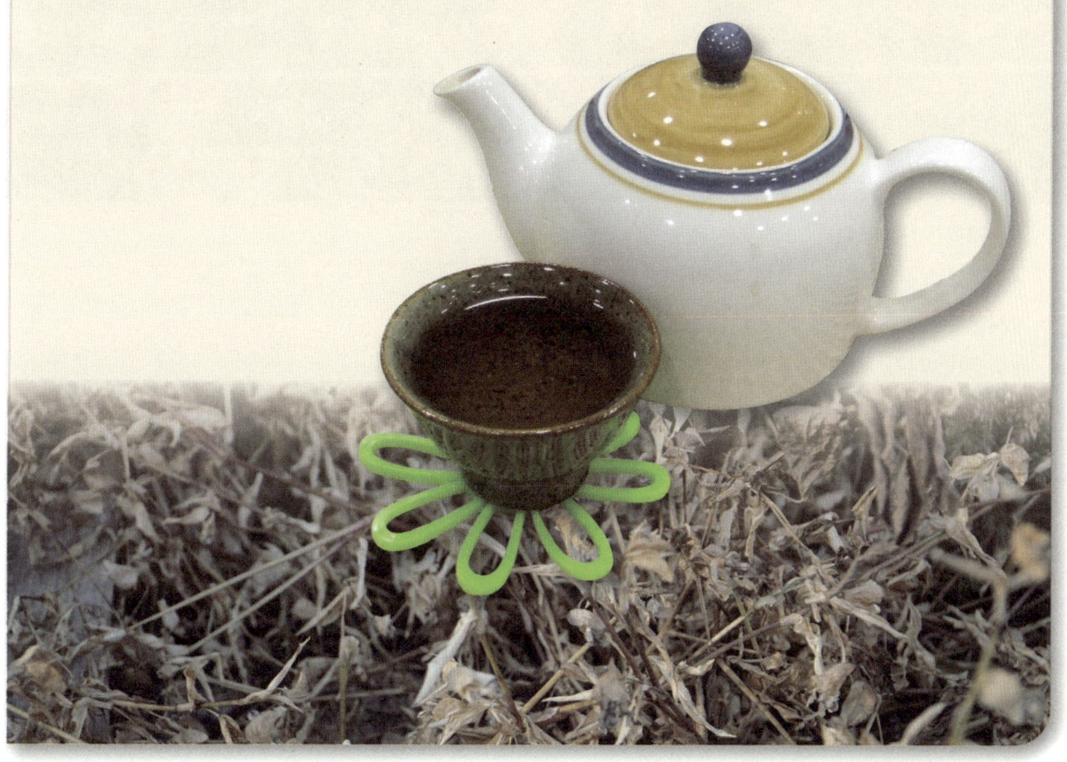

완화, 강장, 해독, 수렴

대추나무

Zizyphus jujuba var. inermis (Bunge) Rehder

한약의 기원

이 약은 대추나무, 보은대추나무의 잘 익은 열매이다.

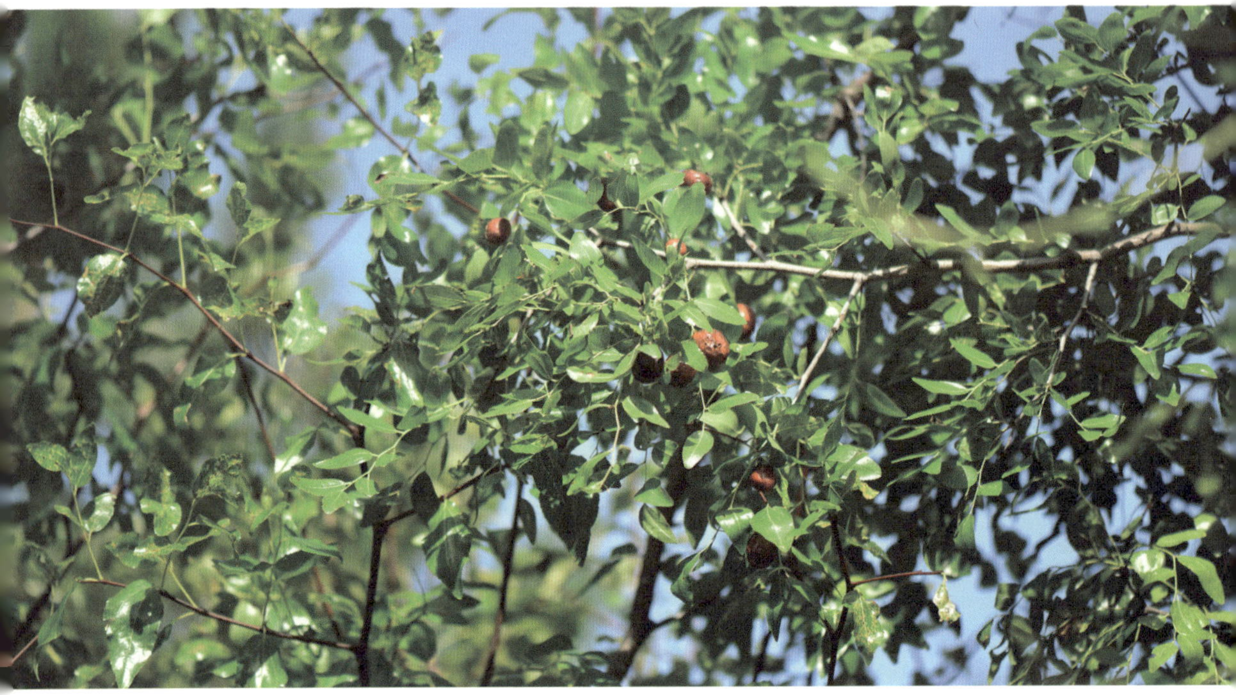

- **생약명** : 대조(大棗)
- **이명** : 대추, 건조(乾棗), 미조(美棗), 양조(量棗), 홍조(紅棗)
- **사용부위** : 뿌리, 나무껍질, 잎, 열매
- **꽃 피는 시기** : 5~6월
- **과명** : 갈매나무과(Rhamnaceae)

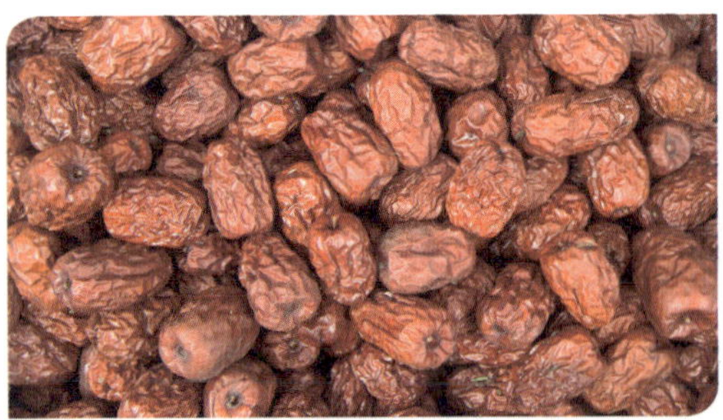

열매(약재 전형)

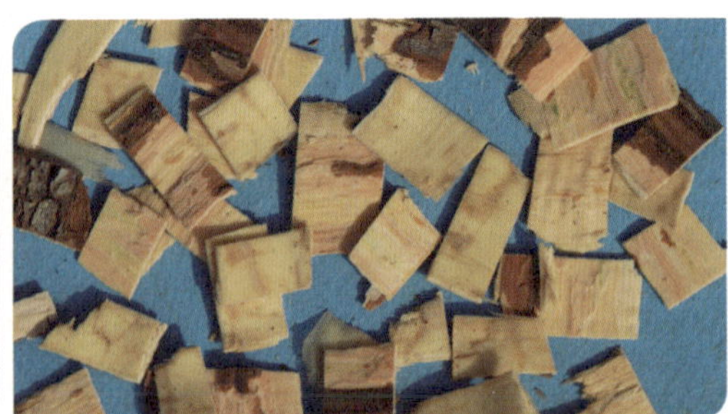

나무 겉껍질(약재)

 대추나무는 전국의 마을 부근과 밭둑, 과수
원 등에서 식재하는 낙엽활엽관목 또는 소교목으로, 높이
가 10m 전후로 자라고, 가지에는 가시가 나 있다. 잎은 달
걀 모양 또는 달걀 모양 바소꼴에 서로 어긋나고 잎끝은 뭉
뚝하며 밑부분은 좌우가 같지 않고 가장자리에는 작은 톱
니가 있다. 꽃은 양성화이고 황록색으로 5~6월에 취산꽃
차례로 잎겨드랑이에서 모여 핀다. 열매는 씨열매로 달걀

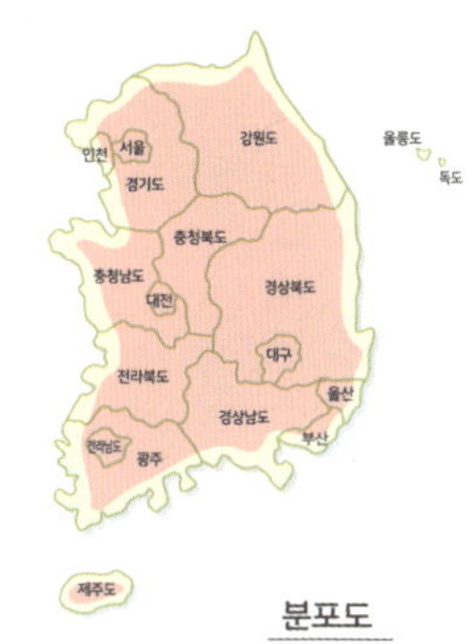

분포도

각 부위별 생김새

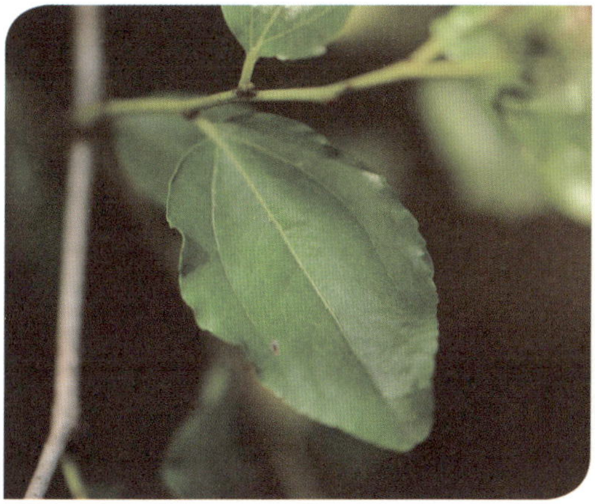

잎 생김새

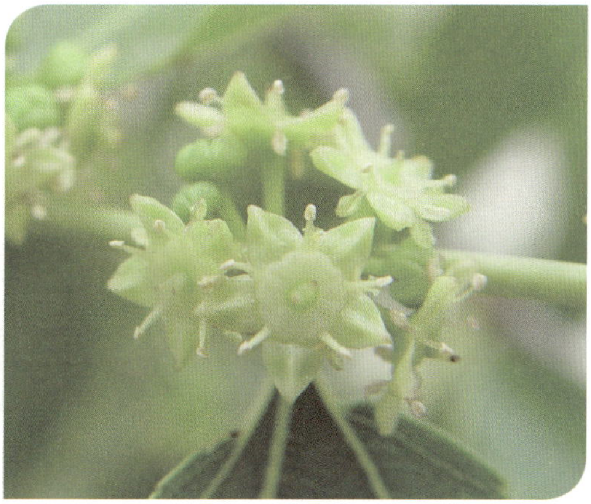

꽃

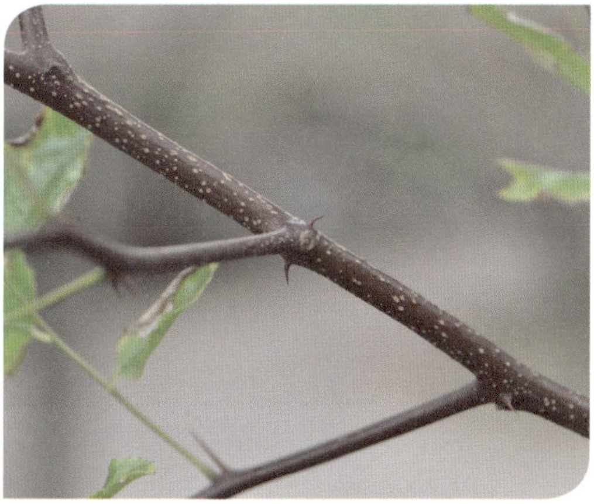

줄기에 난 가시

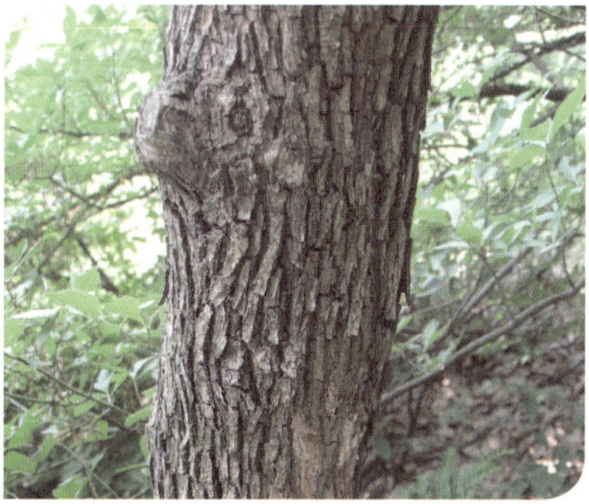

수피

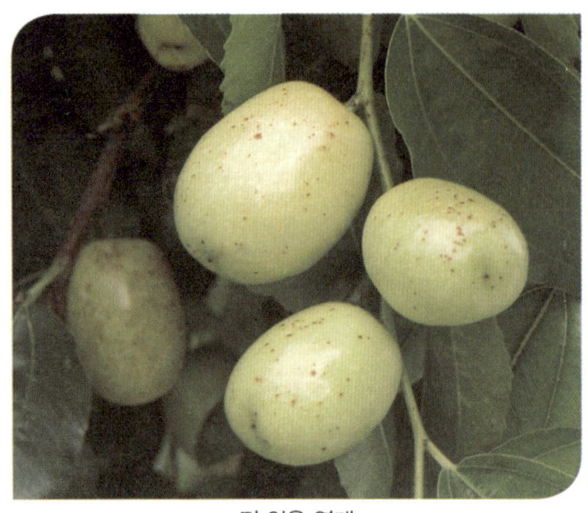

덜 익은 열매

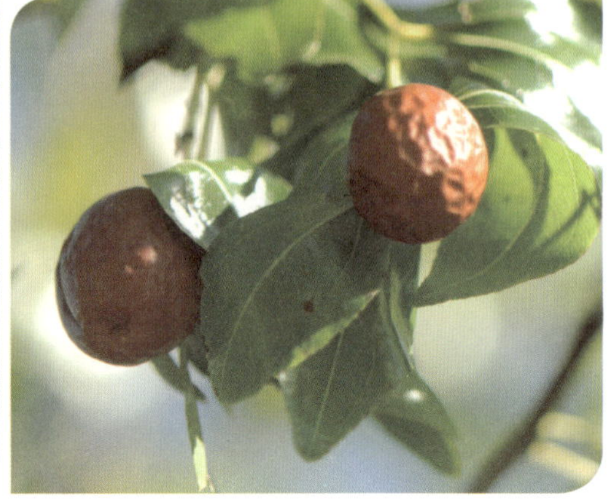

완숙 열매

모양 또는 타원형이고 9~10월에 심홍색 혹은 적갈색으로 달린다.

채취 시기　뿌리는 연중 수시, 나무껍질은 봄, 잎은 여름, 열매는 가을에 익었을 때 채취한다.

약초의 성분　뿌리에는 대추인(daechuin S1, S2…S10), 나무껍질에는 알칼로이드(alkaloid), 프로토핀(protopine), 세릴알콜(cerylalcohol), 잎에는 알칼로이드 성분으로 대추알칼로이드(daechu alkaloid) A · B · C · D · E와 대추사이클로펩타이드(daechucyclopeptide), 열매에는 단백질, 당류, 유기산, 점액질, 비타민 A, 비타민 B_2, 비타민 C, 칼슘, 인, 철분이 함유되어 있다.

약초의 성미　뿌리는 성질이 평범하고, 맛은 달며, 독성은 없다. 잎은 성질이 따뜻하고, 맛은 달며, 독성이 조금 있다. 나무껍질과 열매는 성질이 따뜻하고, 맛은

---

tip　대추나무와 묏대추나무

갈매나무과에 속하는 대추나무, 묏대추나무는 비슷한 점이 많다. 대추나무의 열매는 크고 묏대추나무의 열매는 아주 작아 쉽게 구별되지만 나무모양, 잎, 꽃 등은 아주 비슷해 구분이 어렵다. 또 다른 점은 대추나무의 열매인 대추는 과일로 식용할 수 있는데, 묏대추나무의 열매인 묏대추는 과육이 빈약해서 과일로 식용하기보다 약용한다. 또한 묏대추나무 열매의 딱딱한 종자 속의 종인을 산조인이라 하여 불에 볶으면 진정, 안정, 최면의 약효를 가지는 반면 대추나무 열매인 대추는 완화, 강장약으로 각각 다른 약효를 지니고 있는 것처럼 둘은 약효, 성분 자체도 다르다.

달며, 독성은 없다.

 간(肝), 비(脾), 위(胃) 경락에 작용한다.

 뿌리는 생약명을 조수근(棗樹根)이라 하여 관절통, 위통, 토혈, 월경불순, 풍진, 단독을 치료한다. 나무껍질은 생약명을 조수피(棗樹皮)라 하여 수렴, 거담, 진해, 소염, 지혈, 이질, 만성 기관지염, 시력장애, 화상, 외상출혈 등을 치료한다. 잎은 생약명을 조엽(棗葉)이라 하여 유행성 발열과 땀띠를 치료한다. 열매는 생약명을 대조(大棗)라 하여 완화작용과 강장, 이뇨, 진경, 진정, 근육강화, 간장보호, 해독의 효능이 있으며 식욕부진, 타액 부족, 혈행부진, 히스테리 등을 치료한다.

 말린 뿌리 50~90g을 물 900mL에 넣어 반이 될 때까지 달여 하루에 2~3회 나눠 마신다. 외용할 경우에는 열탕으로 달인 액으로 환부를 씻고 발라준다. 말린 나무껍질 5~10g을 솥에 넣고 열을 가해 볶아 가루로 만들어 하루에 2~3회 나눠 복용하며, 외용할 경우에는 열탕에 달인 액으로 환부를 씻어주거나 볶아서 가루로 만들어 환부에 바른다. 말린 잎 50~100g을 물 900mL에 넣어 반이 될 때까지 달여 하루에 2~3회 나눠 마시며, 외용할 경우에는 열탕에 달인 액으로 환부를 씻는다. 말린 열매 30~50g을 물 900mL에 넣어 반이 될 때까지 달여 하루에 2~3회 나눠 마신다.

대추 추출물을 유효성분으로 함유하는 허혈성 뇌혈관 질환의 예방 및 치료용 조성물

본 발명의 대추 추출물은 PC12 세포주 또는 해마조직 CA1 영역의 신경세포 손상을 효과적으로 예방하는 것을 확인함으로써 허혈성 뇌혈관 질환의 예방 또는 치료용 조성물로 유용하게 이용될 수 있다.

– 등록번호 : 10-0757207, 출원인 : (주)네추럴에프앤피

비슷한 약초

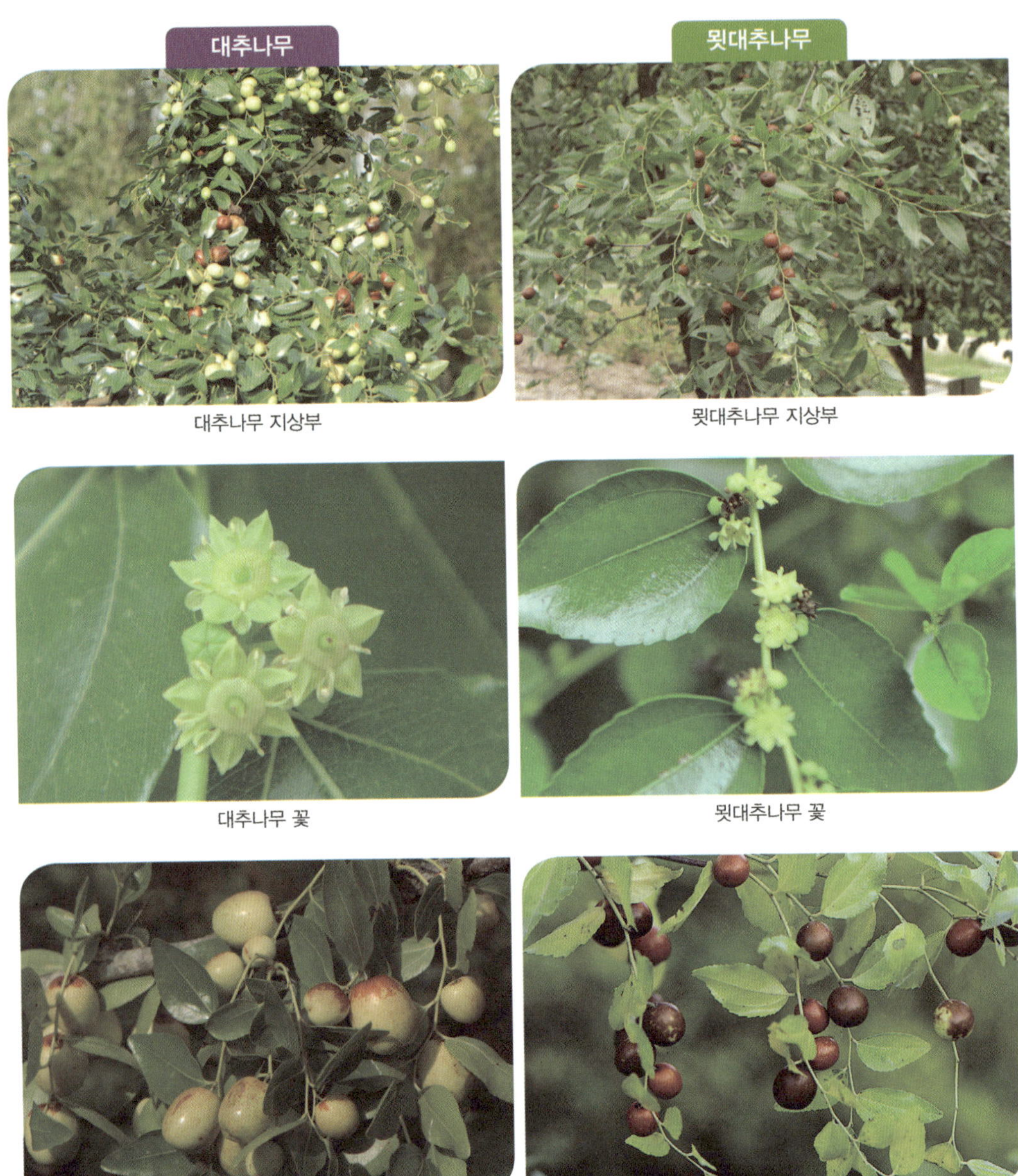

대추나무　　　　　　　　　　　　　　멧대추나무

대추나무 지상부　　　　　　　　　　　멧대추나무 지상부

대추나무 꽃　　　　　　　　　　　　　멧대추나무 꽃

대추나무 열매　　　　　　　　　　　　멧대추나무 열매

● 대추나무와 멧대추나무의 차이점

대추나무 열매는 크고, 약재로 쓰이나 멧대추나무 열매는 작고 둥글며, 종인을 약재로 쓴다.

채취 방법

가을에 대추나무의 잘 익은 열매를 채취해 햇볕에 말려 사용한다.

약차 만들기

물 1L 정도에 씨를 제거한 대추 10개, 생강 1쪽과 꿀 1큰술을 넣어 중불로 끓인 다음 차로 마신다. 기호에 따라 꿀 또는 설탕을 가미하여 마셔도 되지만 당뇨병이 있다면 고려하여 결정하는 게 좋다.

약차 더하기

대조(말린 대추)는 심복(心腹: 가슴과 배)의 사기를 치료하고, 중초(주로 소화기 계통의 장부)를 편안하게 하며 비(脾)의 기운을 돕고, 12경락을 돕는다. 위기를 편안하게 하고, 구규 (九竅: 우리 몸에 있는 아홉 개의 구멍으로 눈, 코, 귀, 입, 요도, 항문 등)를 잘 통하게 하며, 진액을 보하고, 크게 놀라거나 사지가 무지근한 것을 치료하고 모든 약의 독(毒)을 풀어 주는 해독작용을 한다. 또한 오두(烏頭)의 독을 없애고, 중초를 보하고 기를 더하며(보중익기 補中益氣), 힘을 강화시키고 번민(煩悶)을 제거

하며, 심폐를 윤택하게 하고 기침을
멈추며 오장을 보하고
허로손상을 치료하며
장위(腸胃)의 통증을
제거한다.

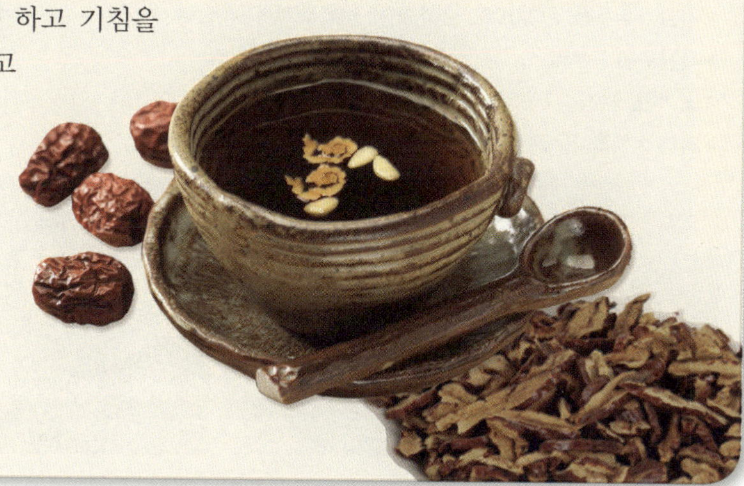

독활

Aralia cordata var. continentalis (Kitag.) Y. C. Chu

한약의 기원

이 약은 독활의 뿌리이다.

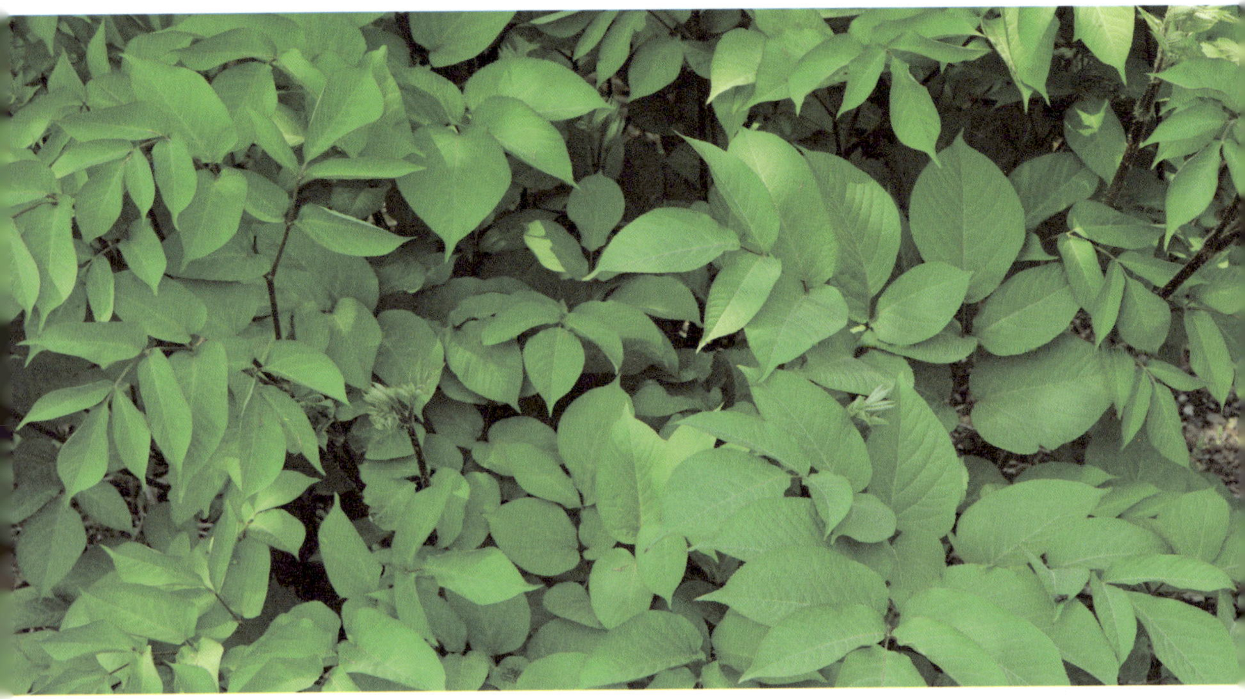

- ■ **생약명** : 독활(獨活)
- ■ **이명** : 땅두릅, 강활(羌活), 강청(羌靑), 독요초(獨搖草)
- ■ **사용부위** : 뿌리
- ■ **꽃 피는 시기** : 7~8월
- ■ **과명** : 두릅나무과(Araliaceae)

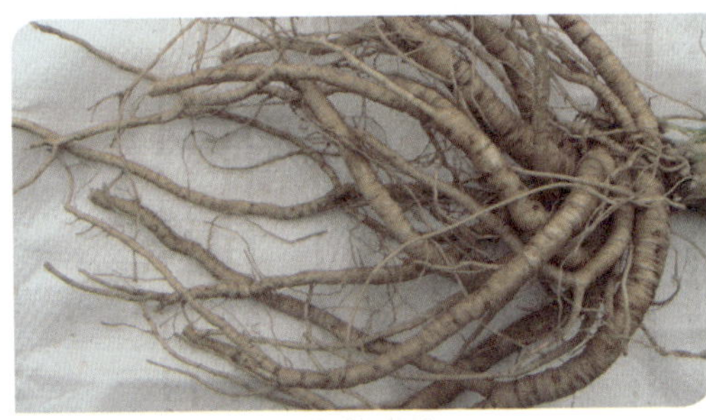

뿌리(채취품)

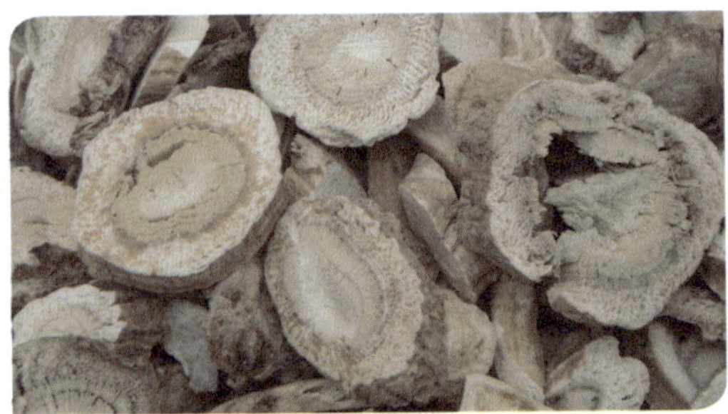

뿌리(약재)

분포도

생태적 특성　중국에서는 중치모당귀를 독활의 기원식물로 보며 호북, 사천성에 분포하고, 우리나라에서는 독활을 기원으로 본다. 독활은 한해살이풀로, 전국 각지에 분포하며, 전북 임실이 주산지로 전국 생산량의 60% 이상을 차지한다. 키는 약 1.5m까지 자란다. 뿌리는 긴 원기둥 모양부터 막대 모양까지 다양하고 길이는 10~30cm, 지름은 0.5~2cm이다. 바깥 면은 회백색 또는 회갈색이며 세로 주

각 부위별 생김새

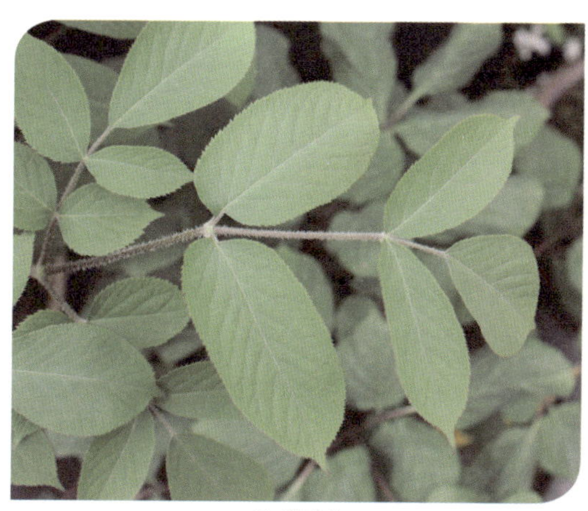

잎 생김새

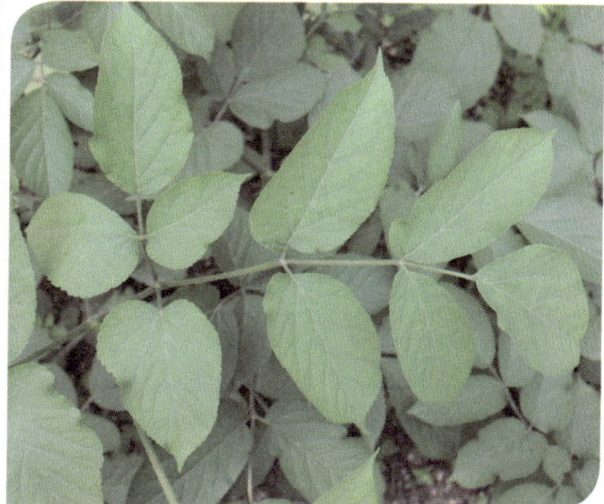

잎 뒷면

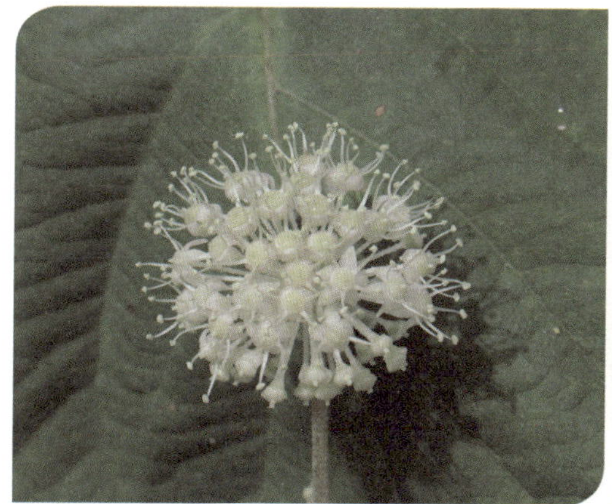

꽃

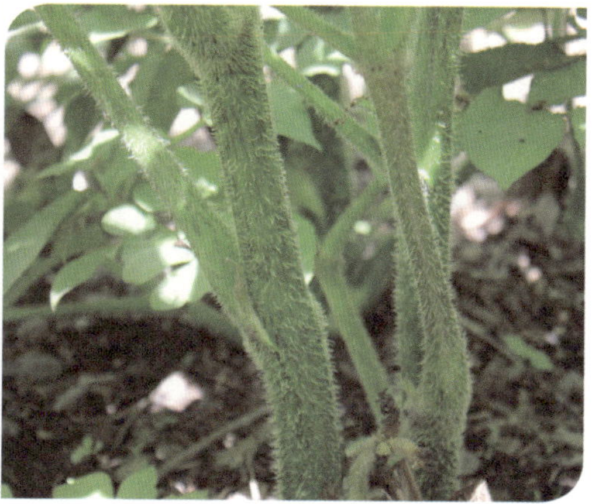

줄기

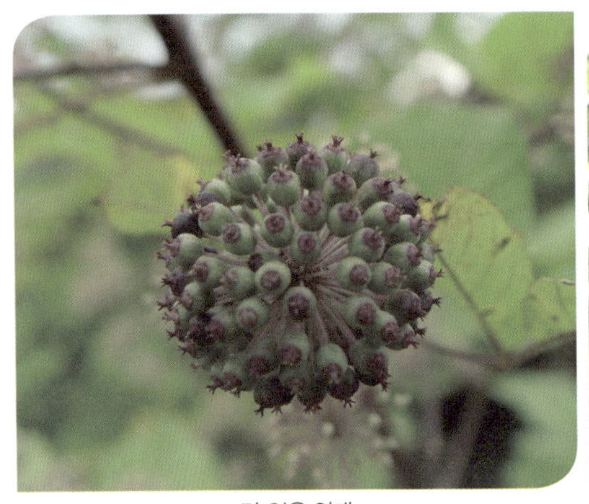

덜 익은 열매

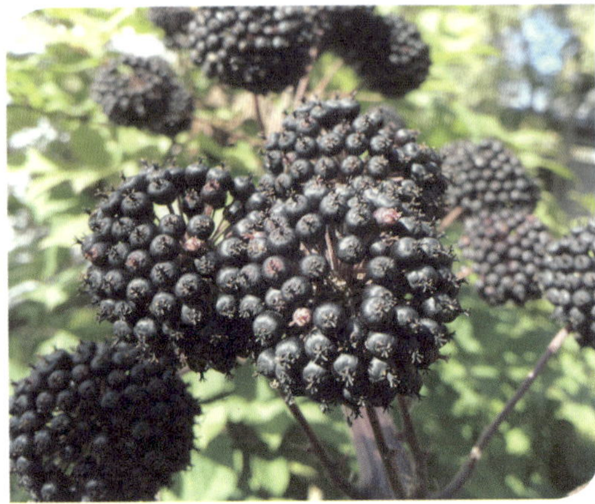

완숙 열매

름과 잔뿌리의 자국이 있다. 꺾은 면은 섬유성이고 연한 황색의 속심이 있고 질은 가볍고 엉성하다. 잎은 어긋나고 2회 갈라진 깃꼴겹잎이다. 꽃은 암수한그루이며 연한 흰색으로 7~8월에 가지와 원줄기 끝 또는 윗부분의 잎겨드랑이에서 큰 원뿔형으로 자라다가 다시 모여나기로 갈라진 가지 끝에서 둥근 산형꽃차례로 핀다.

채취 시기 뿌리는 수시로 채취하여 말려 사용하고, 주로 봄과 가을에 뿌리를 채취해 이물질을 제거하고 0.2~0.5cm 두께로 절단하여 말린다.

약초의 성분 0.07%의 정유가 함유되어 있으며 주로 리모넨(limonene), 사비넨(sabinene), 미르센(myrcene), 휴물렌(humulene) 등이며 뿌리에는 ι-kaur-16-en-19-oic acid도 함유되어 있다.

약초의 성미 성질이 따뜻하고(혹은 약간 따뜻함), 맛은 맵고 쓰며, 독성은 없다. 이 약재는 특유의 냄새가 있고 맛은 처음에는 텁텁하고 약간 쓰다.

약초의 작용부위 신(腎), 방광(膀胱) 경락에 작용한다.

약초의 효능과 치료 풍사와 습사를 제거하고, 표사를 흩어지게 하며 통증을 멈추게 한다. 풍사와 한사, 습사로 인한 심한 통증을 다스리고, 허리와 무릎의 동통을

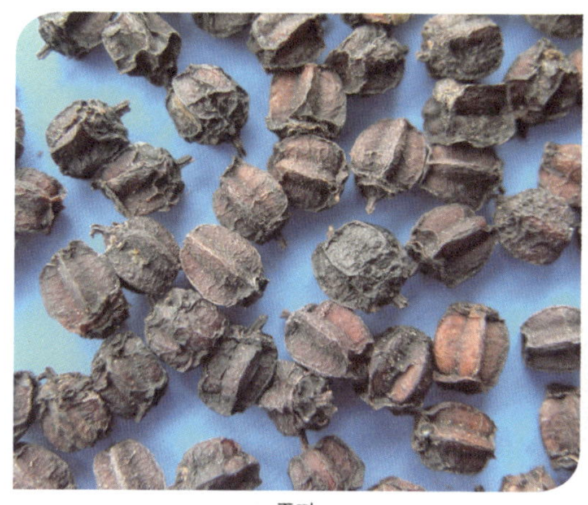

종자

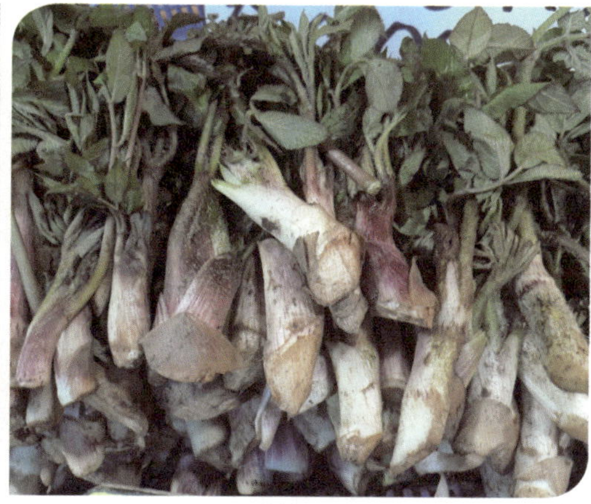

새순(땅두릅)

치료한다. 관절을 구부리고 펴는 동작[굴신(屈伸)]이 어려운 증상을 치료하며, 오한과 발열을 다스린다. 두통과 몸살을 치료하는 데에도 유용하다.

 말린 뿌리 5~10g을 물 1L에 넣어 끓기 시작하면 약하게 줄여 200~300mL가 될 때까지 달여 하루에 2회 나눠 마신다.

 성미가 따뜻하고 매운 약재로 습사를 말리고 흩어지게 하는 효능이 있으므로 몸안의 진액이 상할 우려가 있어 진액이 부족하고 음기가 허한 음허혈조(陰虛血燥)의 경우에는 사용하면 안 된다. 일부에서 '땃두릅나무(Oplopanax elatus)'를 독활이라고 잘못 알고 혼용하는 경향이 있는데 땃두릅나무는 풀인 독활과는 전혀 다른 식물(낙엽활엽관목)이므로 혼동하지 않도록 주의를 요한다. 이는 일부 문헌에서 독활의 기원을 땃두릅나무로 기록한 데에서 비롯된 오류이다. 북한에서 나온 문헌에는 땃두릅나무를 독활의 기원식물로 한다.

독활 추출물을 포함하는 췌장암 치료용 조성물 및 화장료 조성물

본 발명에 따른 췌장암 치료용 조성물 및 화장료 조성물은 췌장암 세포의 성장을 억제하고 세포사멸을 유도하는 효과가 있어 췌장암 치료 및 예방에 효과적으로 사용할 수 있다.

– 공개번호 : 10-2012-0122425, 출원인 : (주)한국전통의학연구소, 정경채, 황성연

비슷한 약초

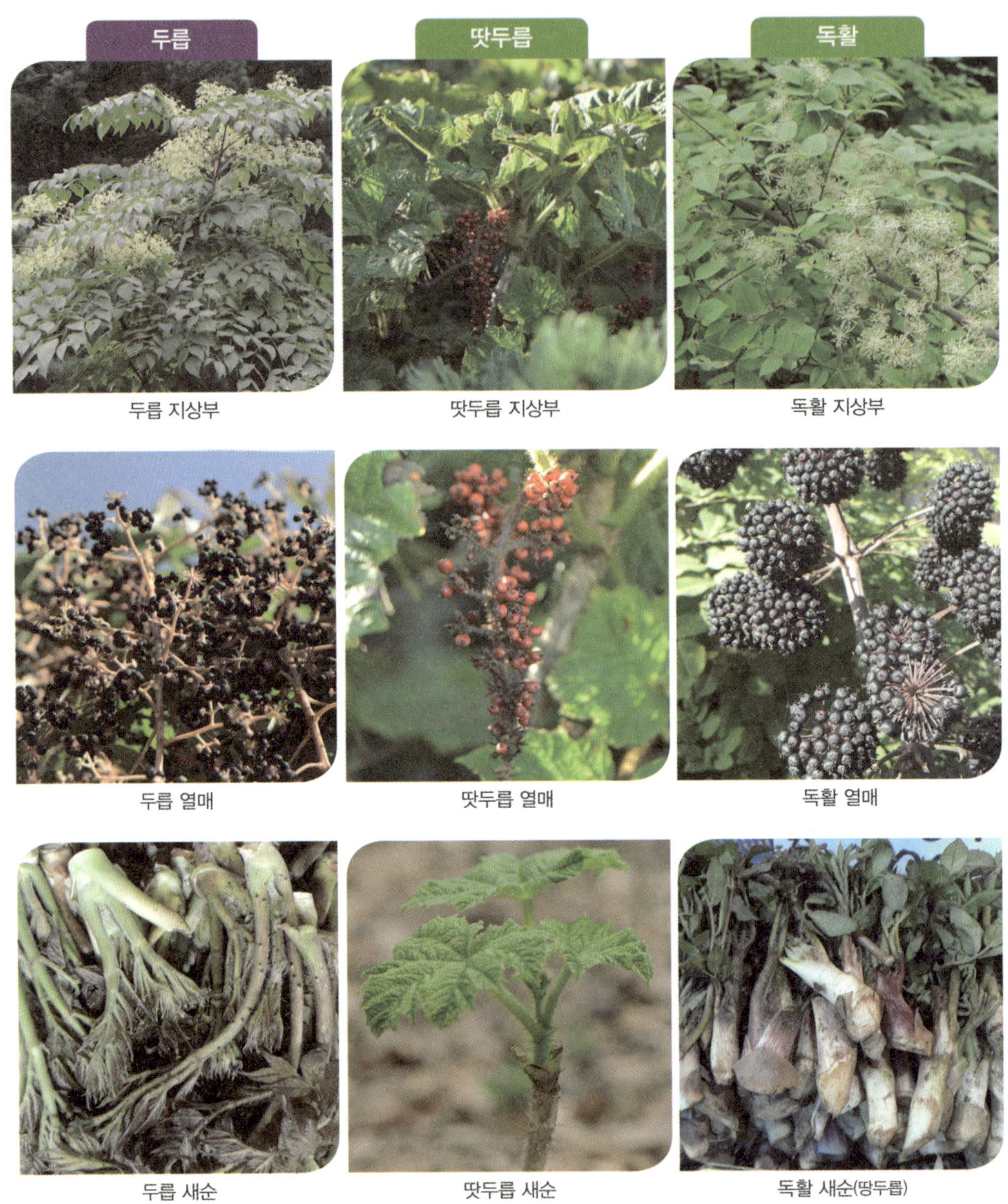

두릅	땃두릅	독활
두릅 지상부	땃두릅 지상부	독활 지상부
두릅 열매	땃두릅 열매	독활 열매
두릅 새순	땃두릅 새순	독활 새순(땅두릅)

● 두릅과 땃두릅, 독활의 차이점
두릅과 땃두릅은 목본, 독활은 초본이고 새순은 서로 비슷하여 혼동하기 쉽다.

독활 약차

채취 방법

이른 봄과 가을에 독활의 뿌리를 채취한 후 이물질을 제거하고 깨끗이 씻은 뒤 0.2
~0.5cm 길이로 잘라 말려 사용한다.

약차 만들기

말린 독활 뿌리 4~12g을 사용한다. 하나의 약재만 사용할 경우에는 보통 말린 약재
5~10g을 물 2L에 넣어 끓기 시작하면 약한 불로 줄여 2시간 정도 더 끓여 차로 마
신다. 꿀 또는 설탕을 가미하여 마셔도 되지만 당뇨병이 있다면 고려하여 결정하는
게 좋다.

약차 더하기

흔히 근골동통(筋骨疼痛)을 치료하는 데 본 약재와 강활(羌活)이 많이 비교된다. 강활은
주로 그 기운이 위로 올라가 두통이나 견비통 등을 치료하며, 독활(獨活)은 그 기운
이 아래로 내려가 허리나 무릎 및 근골(筋骨)의 풍습비통(風濕痺痛)을 치료하는 데 유리
하다. 만약 전신의 근골동통을 치료하는 목
적으로 사용한다면 강활과 독활을 함
께 사용한다. 민간에서는 신경통 관
절염 치료에 당귀, 상기생, 백작
약, 숙지황, 천궁, 인삼, 백복
령, 우슬, 두충, 방풍, 육계,
감초, 생강 등을 함께 달여서
마신다고 한다(독활기생탕 참조).

소염, 이뇨, 류머티즘에 의한 관절염, 당뇨

두릅나무

Aralia elata (Miq.) Seem.

한약의 기원

이 약은 두릅나무의 뿌리껍질, 나무껍질이다.

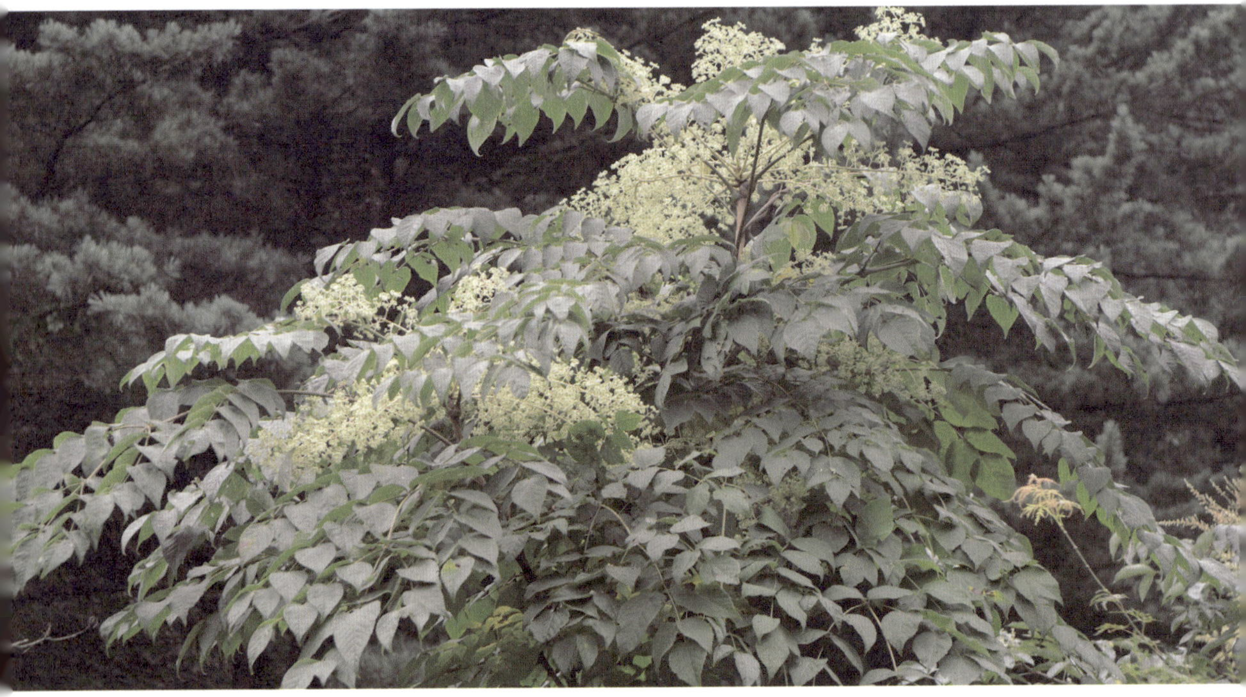

■ **생약명** : 총목(楤木)

■ **이명** : 참두릅, 드릅나무, 둥근잎두릅, 둥근잎두릅나무

■ **사용부위** : 뿌리껍질, 나무껍질

■ **꽃 피는 시기** : 7~8월

■ **과명** : 두릅나무과(Araliaceae)

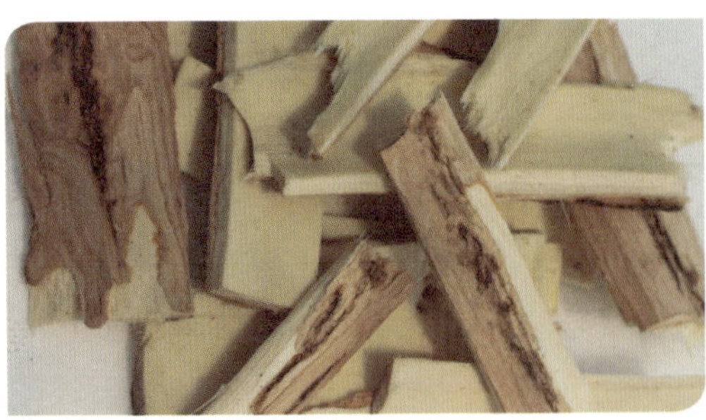

나무 속껍질(약재 전형)

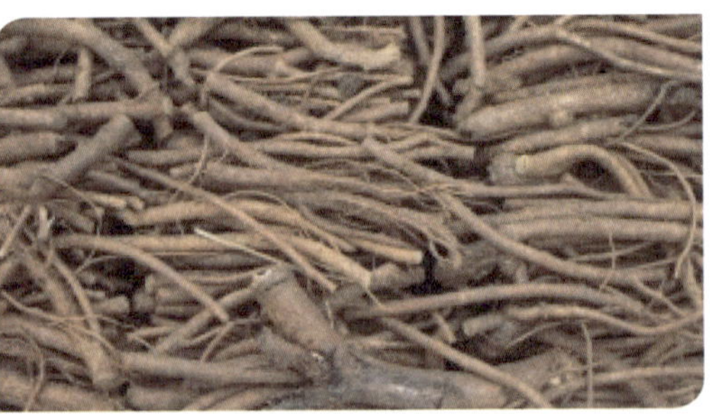

뿌리(약재)

 두릅나무는 전국의 산기슭 양지 및 인가 근
처에서 자라는 낙엽활엽관목으로, 높이는 2~4m이며, 가
지에는 가시가 많이 나 있다. 잎은 서로 어긋나고 홀수 2~
3회 깃꼴겹잎이며 가지 끝에 여러 장이 모여 난다. 잔잎은
다수로 달걀 모양 또는 타원상 달걀 모양으로 잎끝이 뾰족
하고 밑부분은 둥글거나 넓은 쐐기 모양 또는 심장 모양이
며 가장자리에는 넓은 톱니가 있다. 꽃은 흰색으로 7~8월

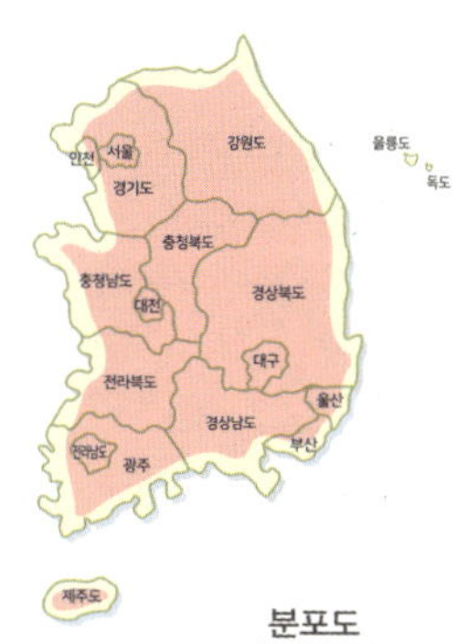

분포도

각 부위별 생김새

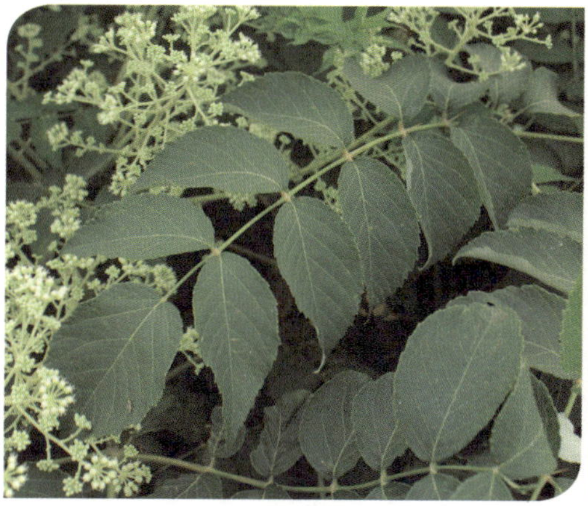

잎 생김새

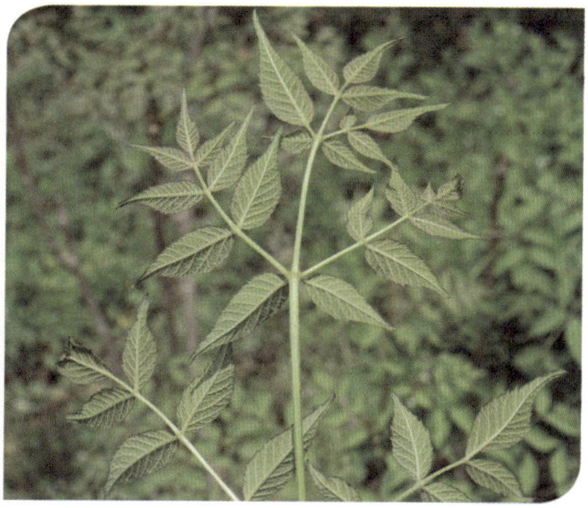

잎 뒷면

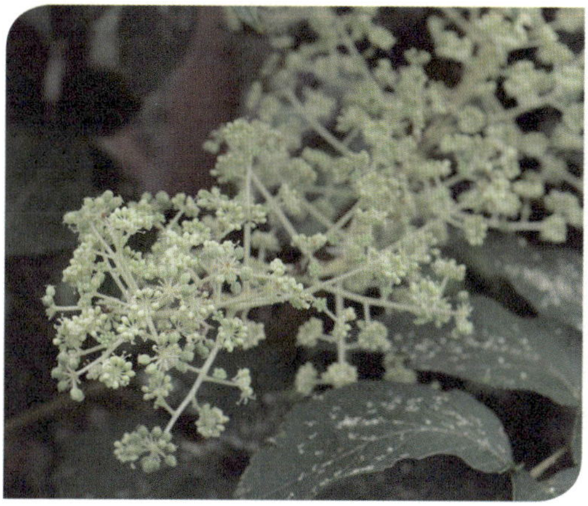

꽃

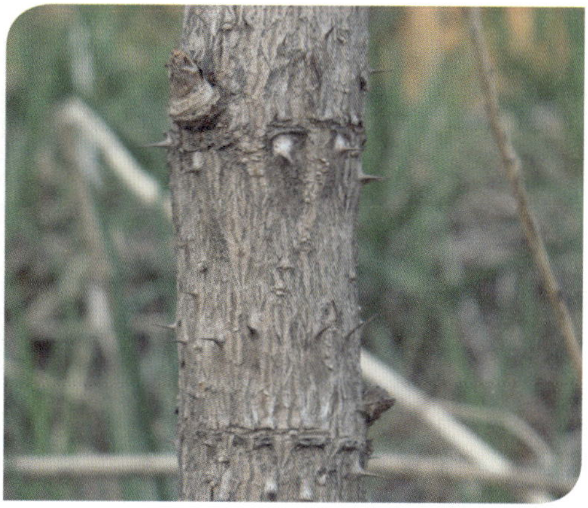

수피

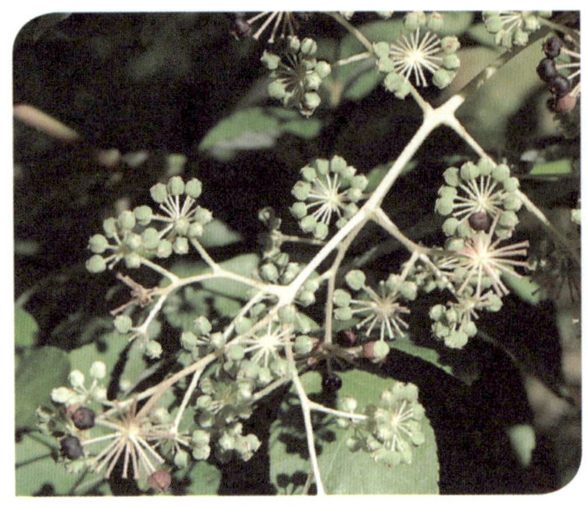

덜 익은 열매

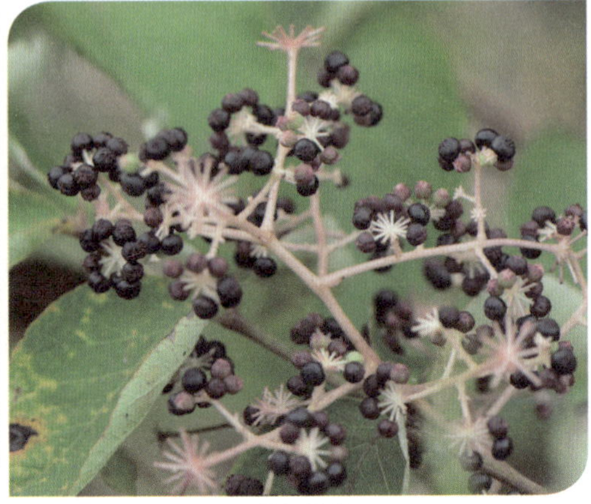

완숙 열매

에 피고, 열매는 둥글고 9~10월에 검은색으로 달리며, 종자 뒷면에는 알갱이 모양의 돌기가 약간 있다.

채취 시기　봄에 뿌리껍질과 나무껍질을 채취하는데 가시는 제거하고 햇볕에 말린다.

약초의 성분　뿌리껍질, 나무껍질에는 강심 배당체, 사포닌, 정유 및 미량의 알칼로이드(alkaloid), 뿌리에는 올레아놀릭산(oleanolic acid)의 배당체인 아랄로시드(araloside) A, B, C, 잎에는 사포닌이 함유되어 있으며 아글리콘[aglycon: 배당체를 구성하는 물질 가운데 당(糖) 이외의 부분]은 헤데라게닌(hederagenin)이다.

약초의 성미　성질이 평범하고, 맛은 매우며, 독성이 조금 있으나 열을 가하면 없어진다.

약초의 작용부위　간(肝), 비(脾), 신(腎) 경락에 작용한다.

약초의 효능과 치료　뿌리껍질과 나무껍질은 생약명을 총목피(楤木皮)라 하여 거풍, 안신(安神: 정신을 안정하게 함), 보기(補氣), 활혈 효능이 있으며 소염, 이뇨, 어혈, 신경쇠약, 류머티즘에 의한 관절염, 신염, 간경변, 만성 간염, 위장병, 당뇨병 등을

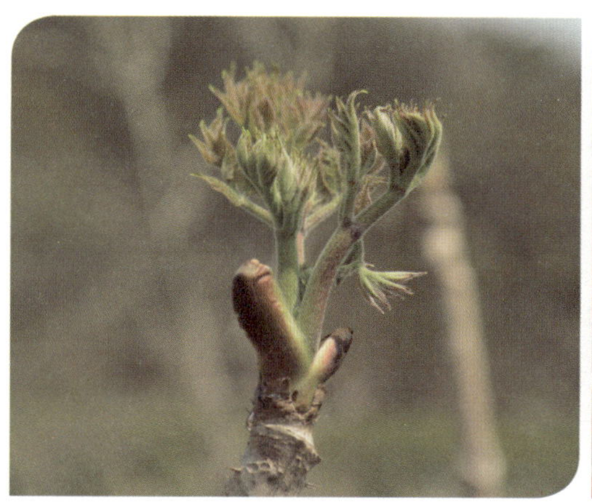

어린순

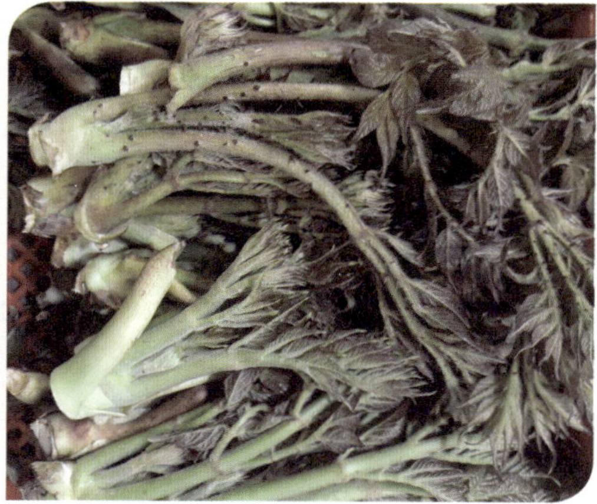

어린순(채취품)

치료한다. 두릅나무 추출물에는 백내장, 항산화, 혈압강하작용이 있다는 연구결과가 발표되었다.

약초 처방 및 약용법과 용량　말린 뿌리껍질 및 나무껍질 50~100g을 물 900mL에 넣어 반이 될 때까지 달여 하루에 2~3회 나눠 마신다. 외용할 경우에는 뿌리껍질, 나무껍질을 짓찧어 환부에 바른다.

두릅나무와 땃두릅나무

두릅나무과에 속하는 두릅나무와 땃두릅나무는 학명 명명학자에 따라서 오갈피나무과로 분류하기도 하는데 모두 같은 과 식물이다. 두릅나무는 나무와 가지에 가시가 드문드문 나 있고, 땃두릅나무는 가지와 잎 등 온몸에 잔가시가 빽빽하게 나 있다. 잎은 두릅나무가 새 날개깃 모양의 겹잎으로 가지 끝에 모여 나고, 땃두릅나무는 잎이 손바닥 모양으로 3~5열이며 가장자리에는 가시가 나 있다. 또 두릅나무 열매는 검은색이지만, 땃두릅나무 열매는 붉은색으로 모두 가을에 달린다. 두 식물은 함유된 약효 성분도 다르고 약효 역시 모두 다르다. 두릅나무과의 독활을 '땃두릅'이라고도 부르는데 독활의 이명인 땃두릅은 땃두릅나무와 다르다.

두릅나무 약차

채취 방법

봄철에 두릅나무 뿌리껍질, 나무껍질을 채취해 이물질과 가시는 제거하고 깨끗이 씻어 햇볕에 말려 사용한다.

약차 만들기

말린 두릅나무 뿌리껍질, 나무껍질 15~30g을 사용하며, 보통 말린 뿌리껍질 또는 나무껍질 5~10g을 물 2L에 넣어 중불로 2시간 정도 끓여 차로 마신다. 꿀 또는 설탕을 가미하여 마셔도 되지만 당뇨병이 있다면 고려하여 결정하는 게 좋다.

약차 더하기

『본초추진(本草推陳)』에는 뿌리껍질과 나무껍질 모두 건위(健胃), 수렴(收斂), 이뇨 등의 효능이 있어 당뇨병, 신장병, 위궤양 등을 다스린다고 하였다. 『민동본초(東本草)』에는 허리와 신(腎)을 보양하고 근골을 강하게 하며 근육과 힘줄을 풀고 혈액 순환을 촉진시키며 어혈을 제거하고 통증을 완화시킨다고 하였다. 두릅나무 어린순인 두릅은 나물로 만들어 먹을 수 있다. 특유의 맛과 향이 사라지지 않도록 살짝 데친 두릅 300g을 곧바로 찬물에 식힌 뒤 초고추장(고추장 3큰술, 간장 1큰술, 설탕 1큰술 반, 통깨 2작은술)을 섞어 먹는 '두릅숙회'가 별미이다.

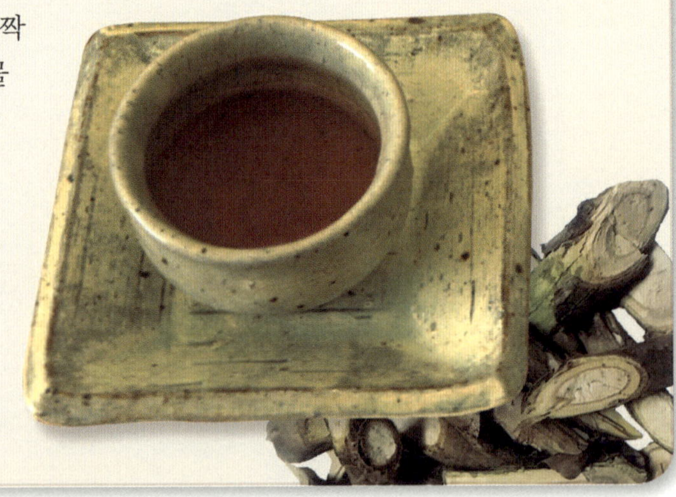

폐 기능을 돕고, 당뇨, 협심통

둥굴레

Polygonatum odoratum var. pluriflorum (Miq.) Ohwi

한약의 기원

이 약은 둥굴레, 기타 동속 근연 식물의 뿌리줄기이다.

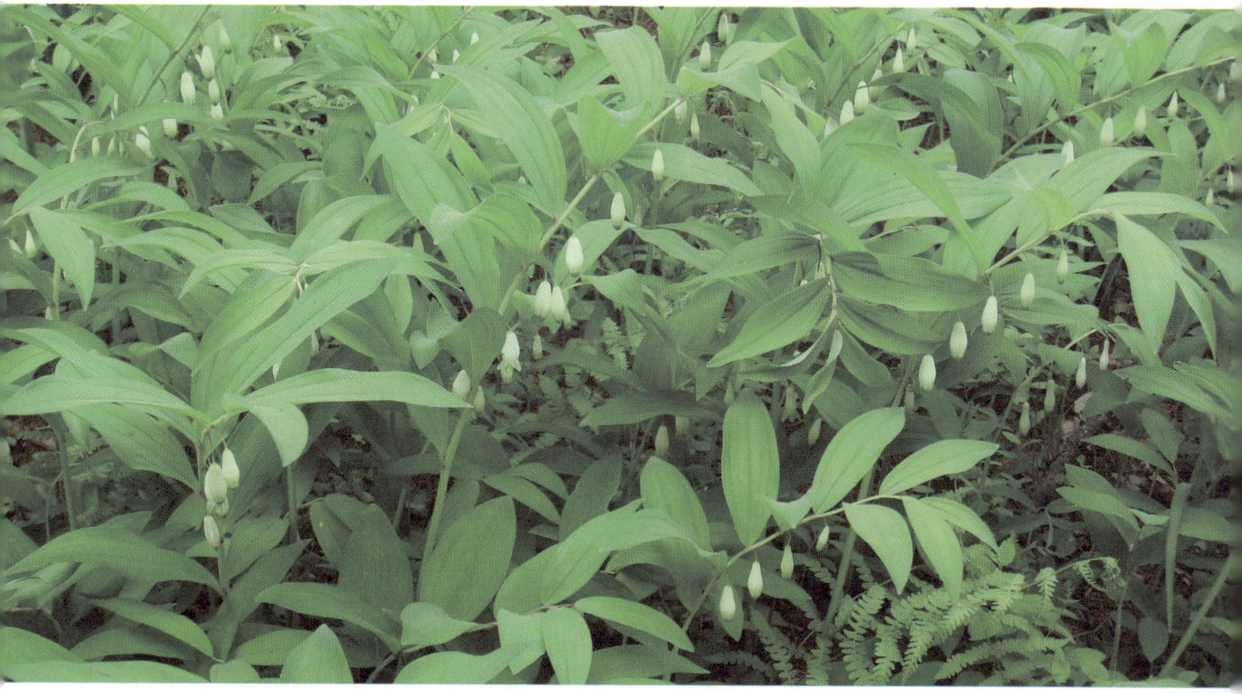

- **생약명** : 옥죽(玉竹), 위유(萎蕤)
- **이명** : 맥도둥굴레, 애기둥굴레, 좀둥굴레, 여위(女委)
- **사용부위** : 뿌리줄기
- **꽃 피는 시기** : 6~7월
- **과명** : 백합과(Liliaceae)

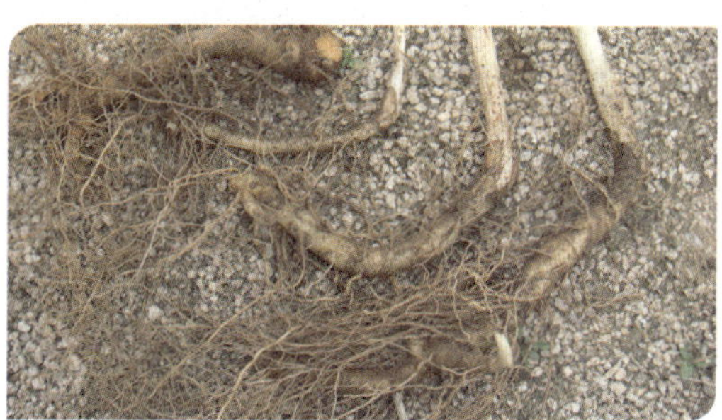

뿌리(채취품)

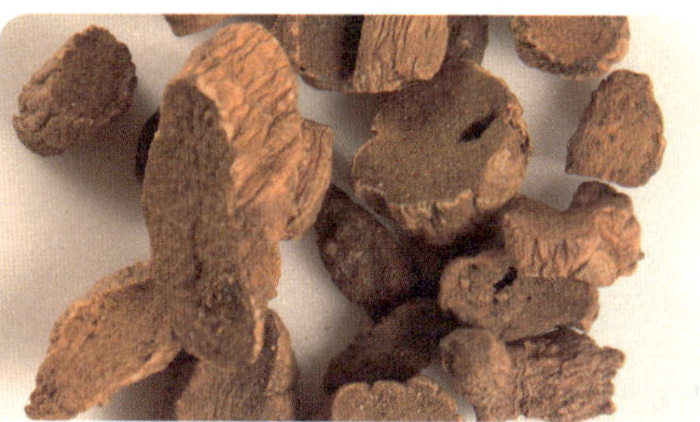

뿌리(약재)

 둥굴레는 여러해살이풀로, 전국 각지의 산
지에서 자생하거나 농가에서 많이 재배하는 식물 중의 하
나로 특히 충청도, 전라도, 경상도 지역에서 많이 생산된
다. 키는 30~60cm로 자라며, 굵은 육질의 뿌리줄기는 옆
으로 뻗고, 줄기에는 6개의 능각이 있으며 끝은 비스듬히
처진다. 잎은 서로 어긋나고 길이는 5~ 10cm로 한쪽으로
치우쳐 퍼지며 잎자루가 없다. 꽃은 밑부분은 흰색, 윗부분

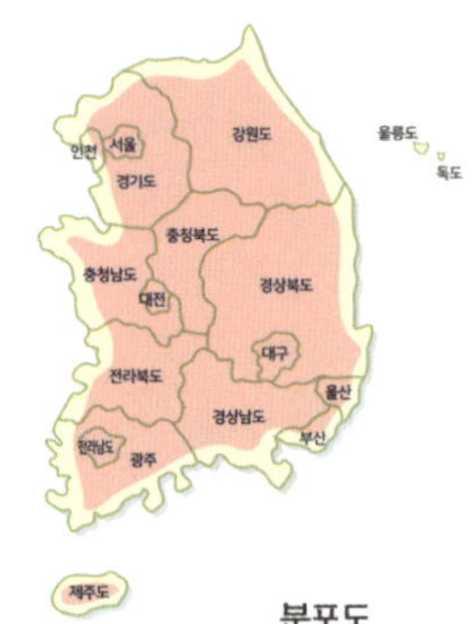

분포도

각 부위별 생김새

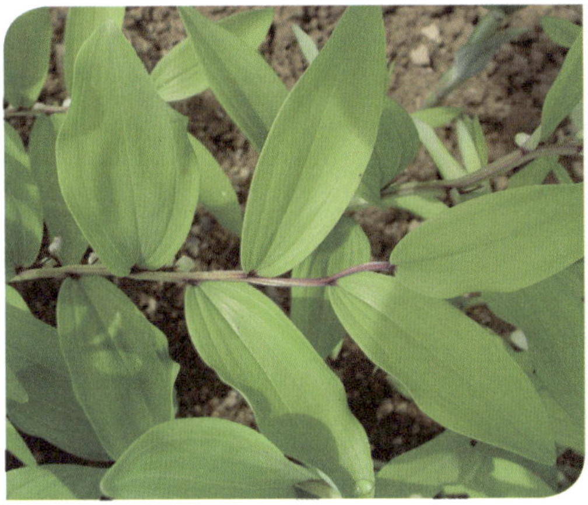

<table>
<tr><td>잎 생김새</td><td>잎 뒷면</td></tr>
<tr><td>꽃</td><td>줄기</td></tr>
</table>

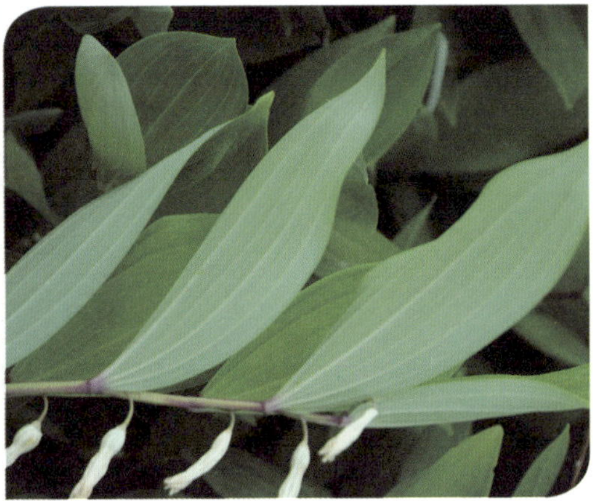

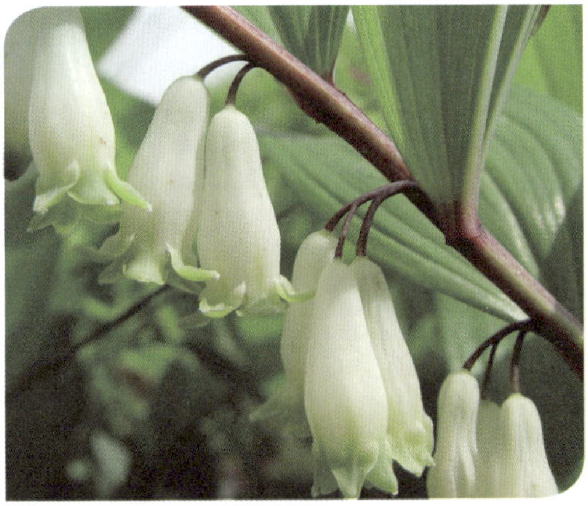

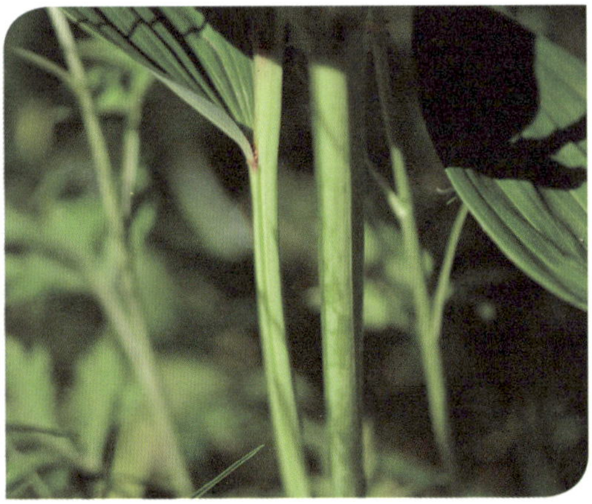

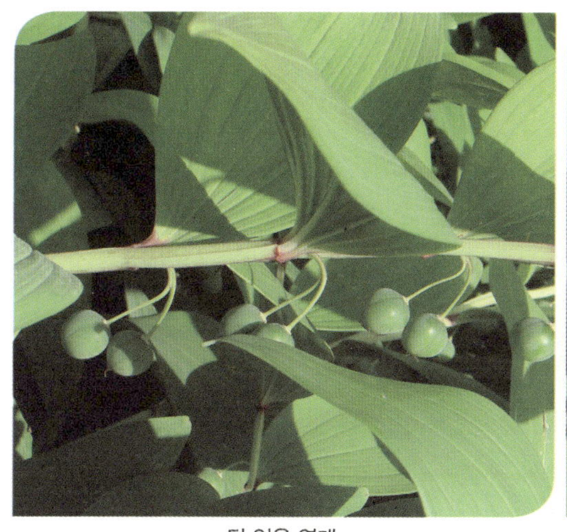

덜 익은 열매

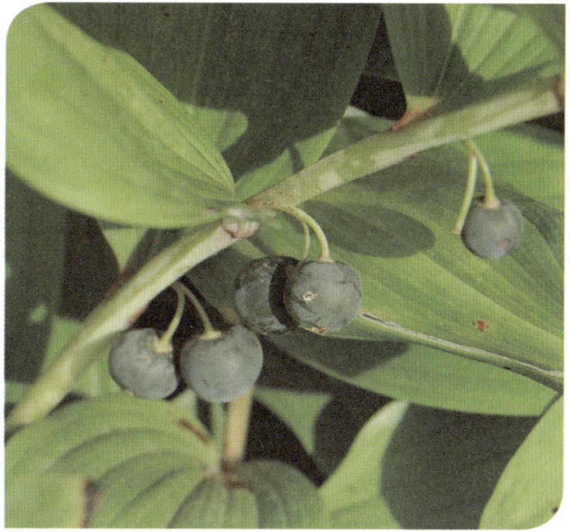

완숙 열매

은 녹색으로 6~7월에 줄기의 중간부분부터 1~2송이씩 잎겨드랑이에서 통 모양으로 핀다.

꽃의 길이는 1.5~2cm로 2개의 작은 꽃자루가 밑부분에서 서로 합쳐져 꽃대가 된다. 열매는 검은색으로 9~10월에 둥근 모양으로 달린다.

채취 시기 지상부의 잎과 줄기가 다 말라 죽는 가을부터 이른 봄 싹이 나기 전까지 뿌리줄기를 채취하여 줄기와 수염뿌리를 제거한 후 수증기로 쪄서 말린다.

약초의 성분 콘발라마린(convallamarin), 콘발라린(convllarin), 켈리도닉산(chelidonic acid), 아제도닉-2-카보닉산(azedidine-2-carbonic acid), 캄페롤-글루코사이드(kaempferol-glucoside), 쿼시티오-글리코사이드(quercitio-glycoside) 등이 함유되어 있다.

약초의 성미 성질이 평범하고, 맛은 달다.

약초의 작용부위 폐(肺), 신(腎), 위(胃) 경락에 작용한다.

약초의 효능과 치료 몸안의 진액과 양기를 길러주는 자양, 폐가 건조하지 않도록 윤활하게 해주는 윤폐(潤肺), 갈증을 멈추어주는 지갈, 진액을 생성해주는 생진(生

津) 등의 효능이 있어 허약체질 개선, 폐결핵, 마른기침, 가슴이 답답하고 갈증이 나는 번갈(煩渴), 당뇨병, 심장쇠약, 협심통, 소변이 자주 마려운 소변빈삭(小便頻數) 증상 등을 치유하는 데 응용한다.

약초 처방 및 약용법과 용량 말린 뿌리 10~15g을 물 700mL에 넣어 끓기 시작하면 약하게 줄여 200~300mL가 될 때까지 달여 하루에 2회 나눠 마신다.

사용 시 주의사항 습사(濕邪)가 쌓여 기혈의 운행을 막는 담습(痰濕)이나 기가 울체된 경우에는 사용을 피하고, 비허(脾虛)로 인해 진흙 같은 대변을 누는 사람은 신중하게 사용하여야 한다.

그리고 민간에서는 흔히 둥굴레를 황정(黃精)과 혼동하는 경향이 있으나 황정은 층층갈고리둥굴레, 진황정 등의 뿌리줄기로 보중익기(補中益氣: 소화기능을 담당하는 중초의 기운을 돕고 기를 더함)의 기능과 강근골(强筋骨: 근육과 뼈를 튼튼하게 하는 기능)의 효능이 강한 보기(補氣: 허약한 원기를 돕는 기능) 약재인 반면 둥굴레(옥죽)는 보음(補陰: 몸의 원기를 보하는 기능) 약재로 자양(滋養: 몸의 영양을 좋게 함) 윤폐(潤肺)의 특징이 있으므로 구분해서 사용하는 것이 좋다.

특허로 입증된 기능성 물질

둥굴레 추출물과 그를 함유한 혈장 지질 및 혈당강하용 조성물

본 발명은 둥굴레 추출물과 그를 함유한 혈장 지질 및 혈당강하용 조성물에 관한 것으로, 둥굴레 추출물은 동물체 내의 혈장 지질 및 혈당강하 효과 등의 좋은 생리활성도를 유의적으로 나타내고, 부작용이나 급성 독성 등의 면에서 안전하여 심혈관계 질환인 고지혈증 및 당뇨병의 예방, 치료를 위한 약학적 조성물 또는 기능성 식품 등의 유효성분으로 이용할 수 있는 매우 뛰어난 효과가 있다.

– 공개번호 : 10-2002-0030687, 출원인 : 신동수

비슷한 약초

| 둥굴레 | 층층둥굴레 |

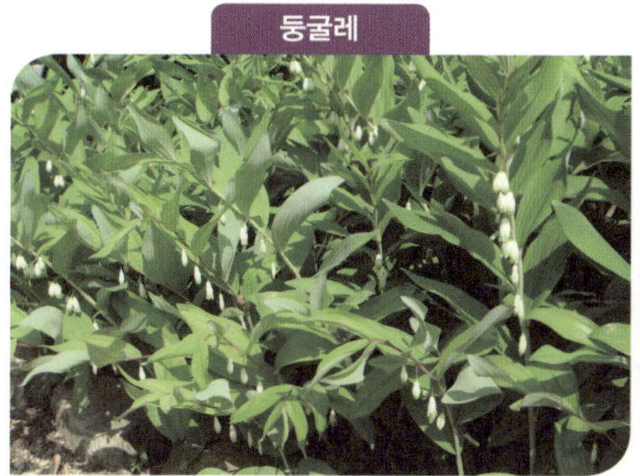

둥굴레 지상부

층층둥굴레 지상부

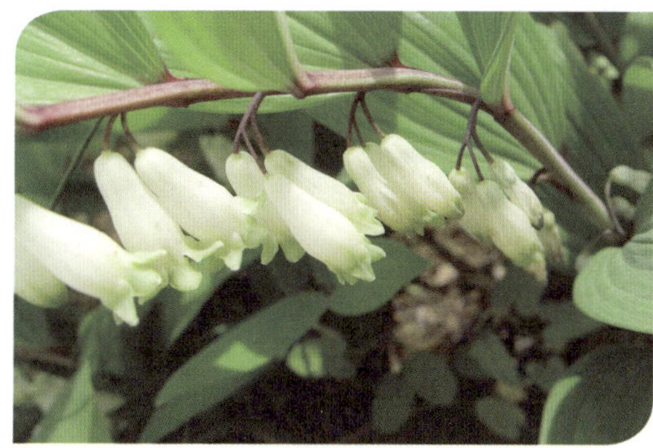

둥굴레 꽃

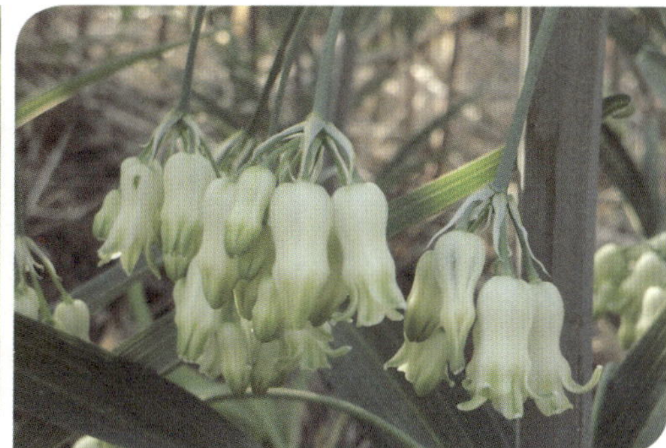

층층둥굴레 꽃

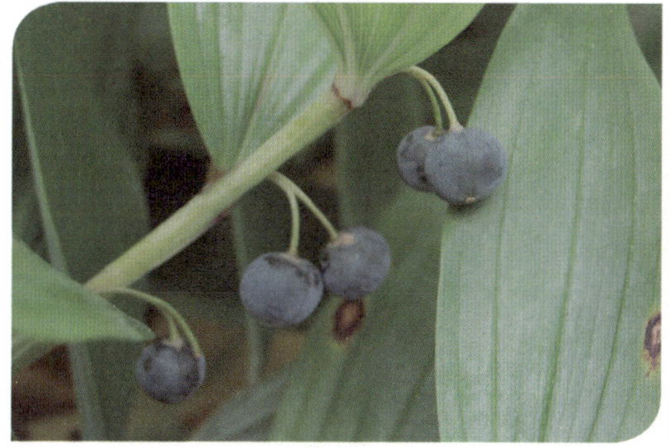

둥굴레 열매

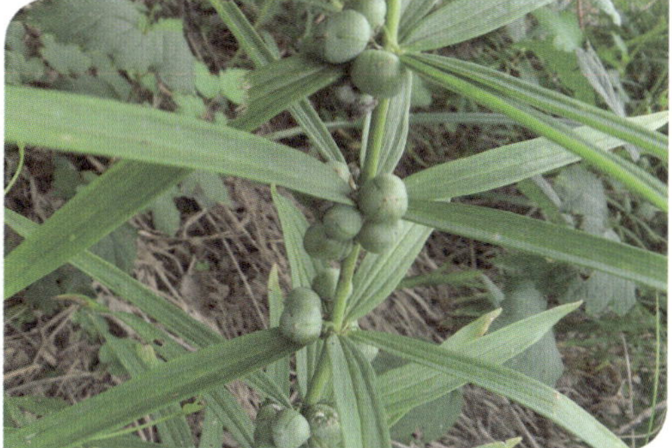

층층둥굴레 열매

●둥굴레와 층층둥굴레의 차이점

둥굴레 꽃은 일렬로 꽃이 피고, 층층둥굴레 꽃은 원형으로 피며, 꽃자루가 있는 것이 특징이다.

채취 방법

4월 초에 둥굴레 꽃을 채취하는데 꽃이 녹색이기 때문에 필 때 눈에 쉽게 띄지 않으므로 2~3일에 한 번씩은 꽃이 피었는지 살펴봐야 한다. 둥굴레 꽃을 아침에 한 송이씩 떼어서 증기나 바람이 잘 통하는 그늘에서 말려 사용한다. 꽃잎이 두꺼워 말리는데 10일 이상 걸린다.

꽃차 만들기

말린 둥굴레 꽃 10송이 정도를 찻잔에 넣고 뜨거운 물을 부어 우려내어 차로 마신다. 둥굴레 꽃을 얼음으로 만들어 차게 만들어 먹기도 한다. 남은 둥굴레 차 건더기는 말려 두었다가 다시 차로 만들어 마셔도 된다. 둥굴레 뿌리를 갈아 찹쌀가루와 섞어 전을 부치고 그 위에 둥굴레 꽃잎을 올려 먹기도 하는데 모양과 맛이 아주 좋다.

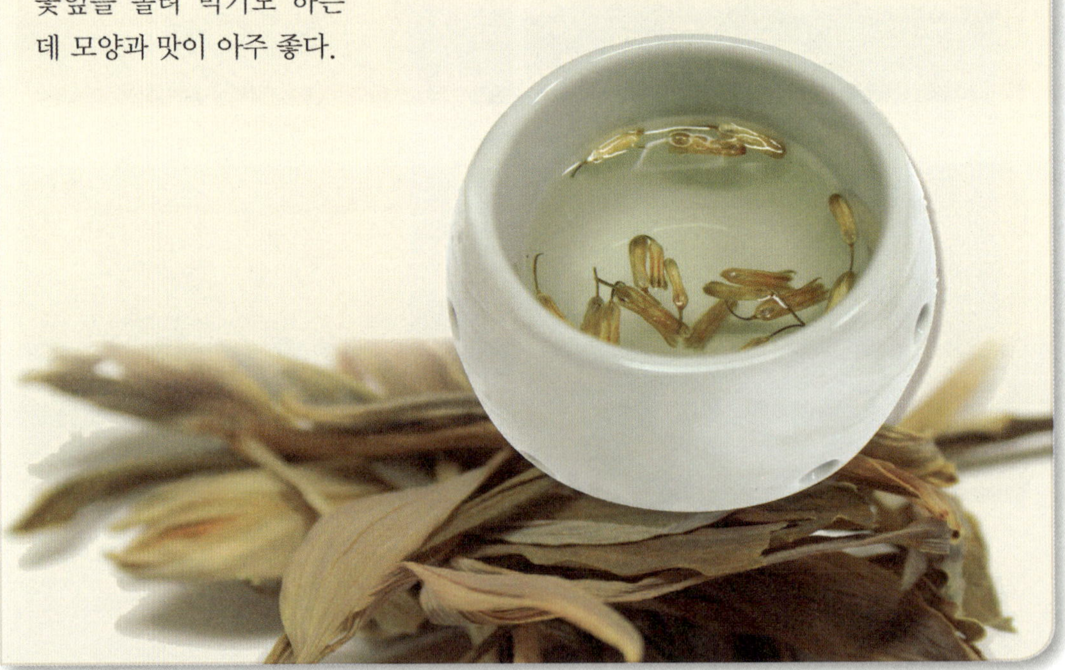

둥굴레 약차

채취 방법

가을에 둥굴레 잎과 줄기가 다 고사한 후부터 이른 봄 싹이 나기 전까지 뿌리줄기를 채취하여 둥굴레의 줄기와 수염뿌리를 제거한 후 깨끗이 씻어 수증기로 쪄서 말려 사용한다.

약차 만들기

말린 둥굴레 뿌리 12~18g을 사용하며, 보통 말린 약재 10~15g을 물 2L에 넣어 끓기 시작하면 약한 불로 줄여 2시간 정도 더 끓여 차로 마신다. 꿀 또는 설탕을 가미하여 마셔도 되지만 당뇨병이 있다면 고려하여 결정하는 게 좋다.

약차 더하기

민간에서 둥굴레차를 만들어 마실 때 둥굴레 뿌리를 볶거나 팽화(튀겨서)하여 사용하는데 그런 과정을 거치면 차도 잘 우러나오고 향도 더 좋다고 한다.

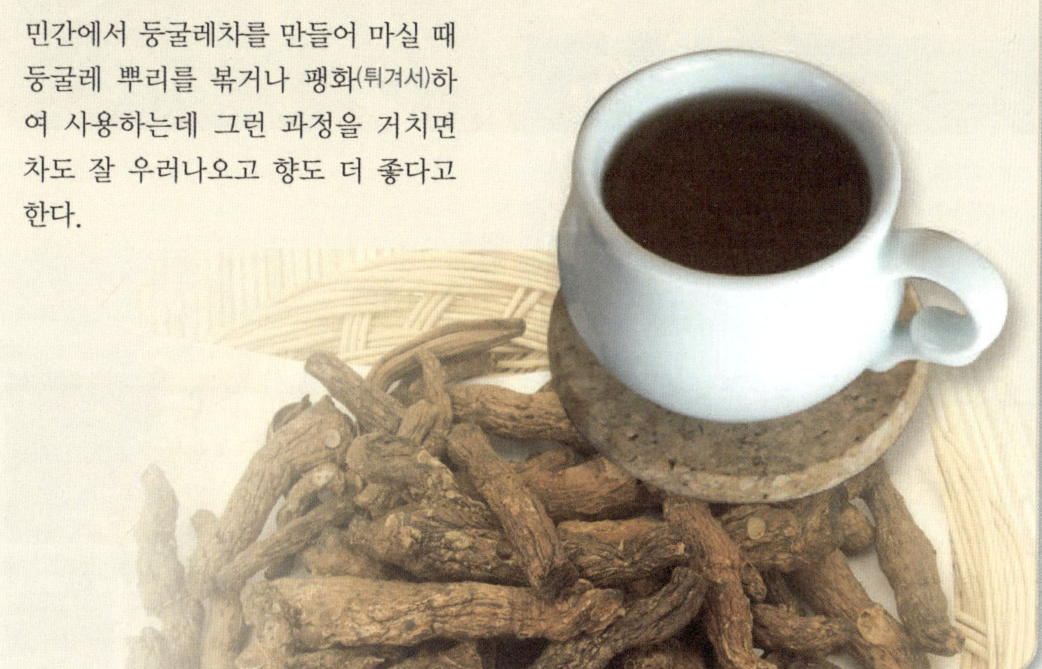

폐와 심장의 기능을 돕고, 각혈, 변비치료

맥문동

Liriope muscari (Decne.) L.H.Bailey

한약의 기원

이 약은 맥문동, 소엽맥문동 뿌리의 팽대부이다.

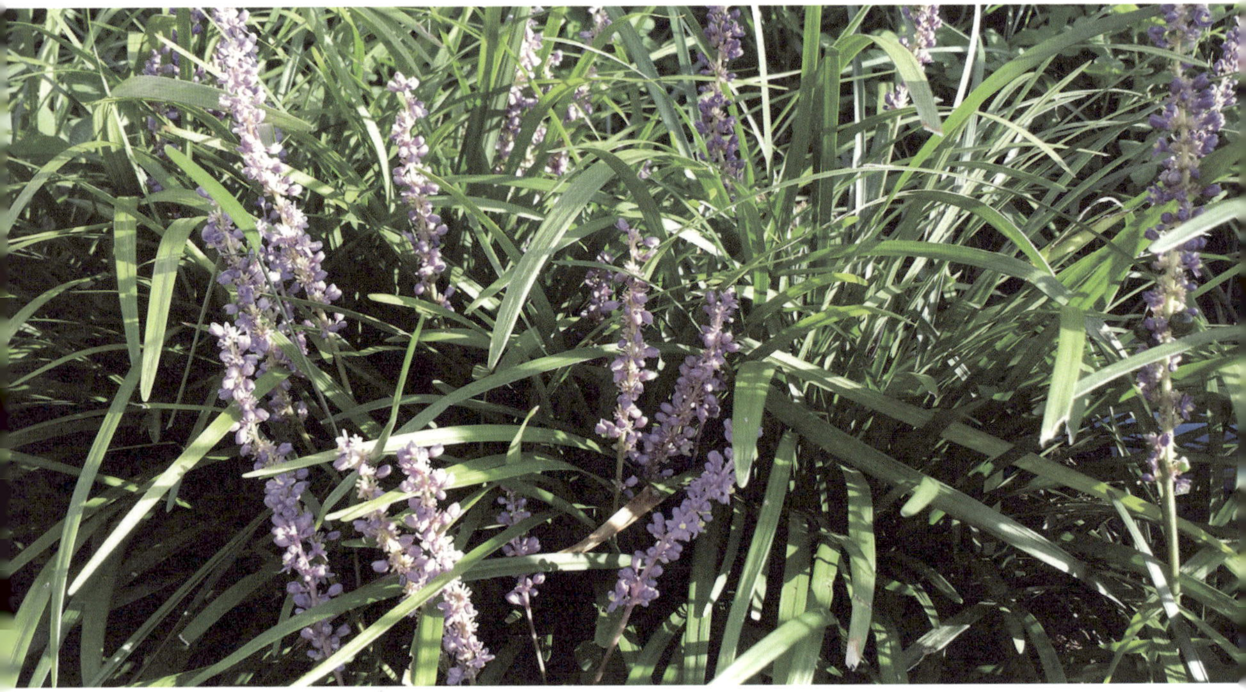

- **생약명** : 맥문동(麥門冬)
- **이명** : 알꽃맥문동, 넓은잎맥문동, 맥동(麥冬), 문동(門冬)
- **사용부위** : 덩이뿌리
- **꽃 피는 시기** : 5~7월
- **과명** : 백합과(Liliaceae)

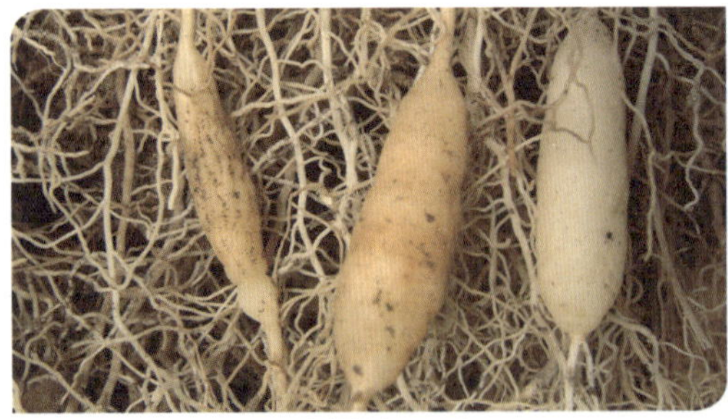

덩이뿌리(채취품)

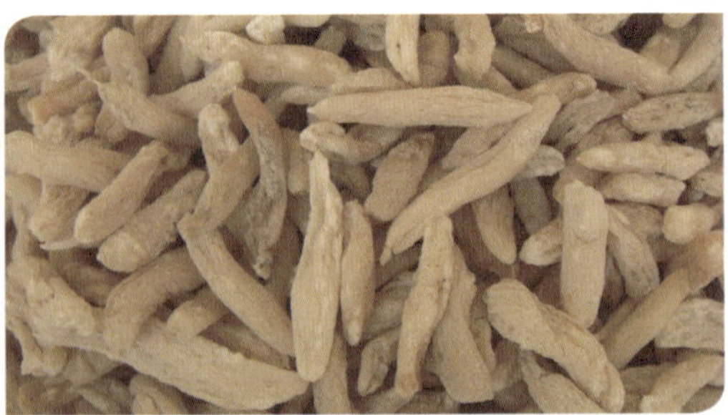

덩이뿌리(약재 전형)

  맥문동은 중부 이남의 산지에서 자라는 상록여러해살이풀로, 주변에서 조경용으로 많이 심어 친숙한 식물이다. 생육환경은 반그늘 혹은 햇빛이 잘 들어오는 나무 아래이다. 키는 30~50cm로 자라고, 줄기는 잎과 따로 구분되지 않는다. 짙은 녹색의 잎이 밑에서 모여나며 길이는 30~50cm, 너비는 0.8~1.2cm이며 끝이 뾰족해지다가 둔해지기도 한다. 잎은 겨울에도 지상부에 남아 있기 때문

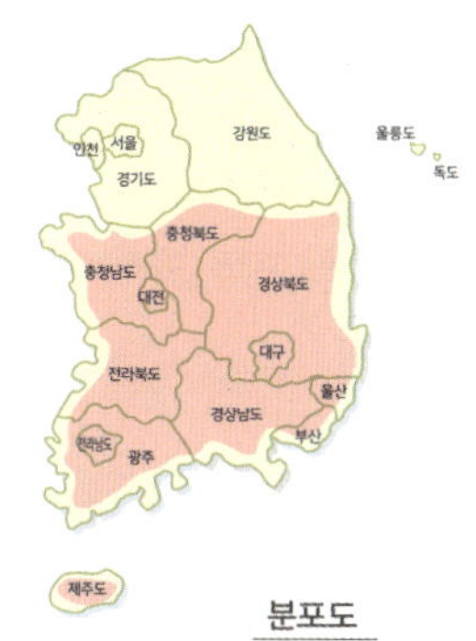

분포도

각 부위별 생김새

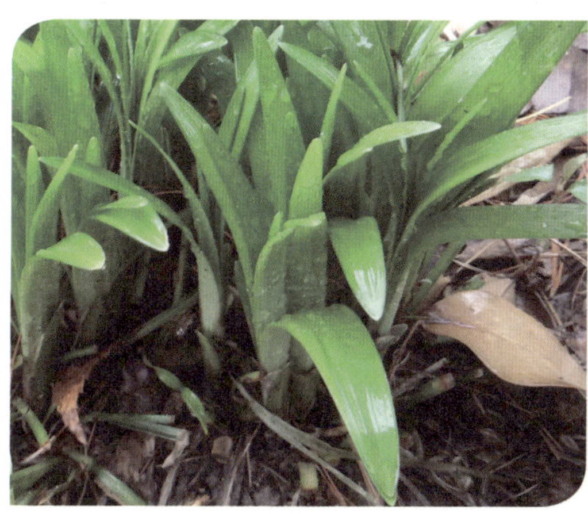

잎 생김새

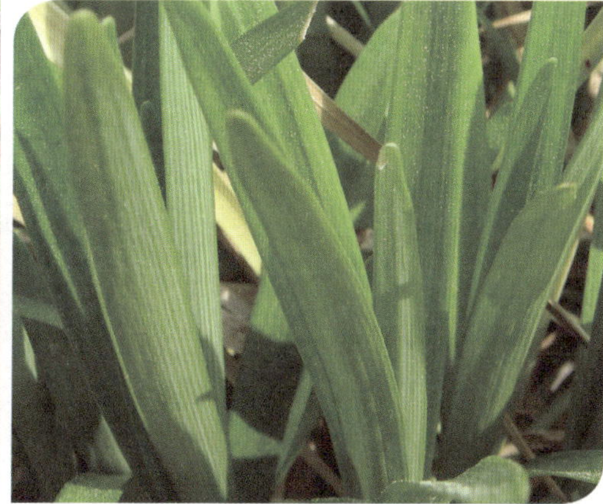

잎 뒷면

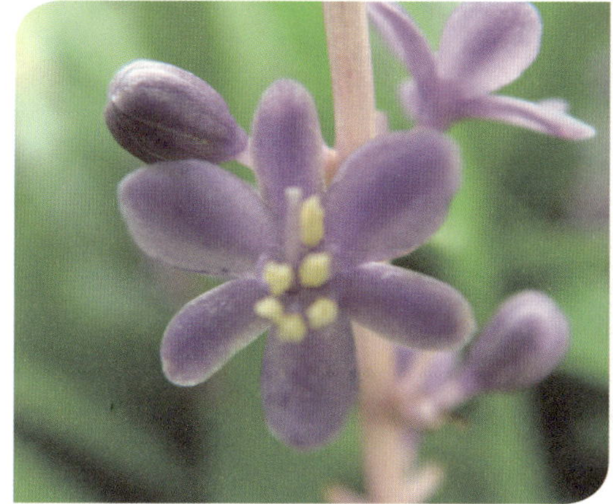

꽃

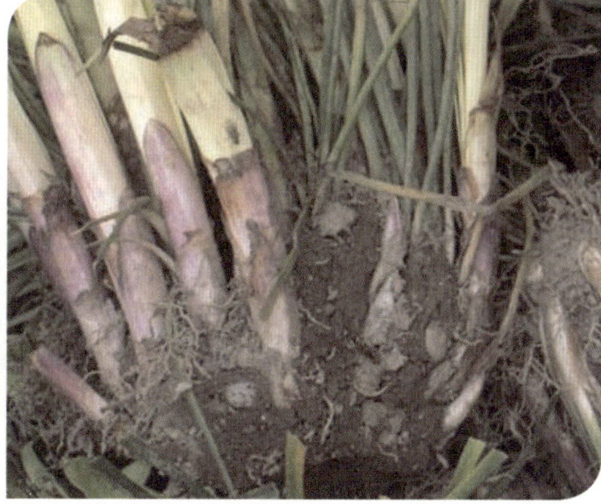

줄기

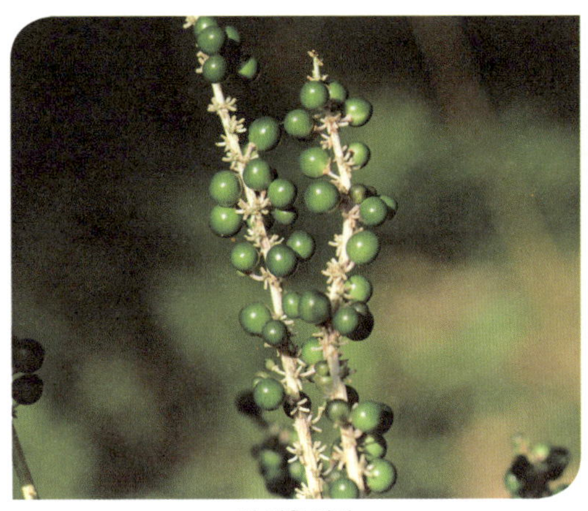
덜 익은 열매

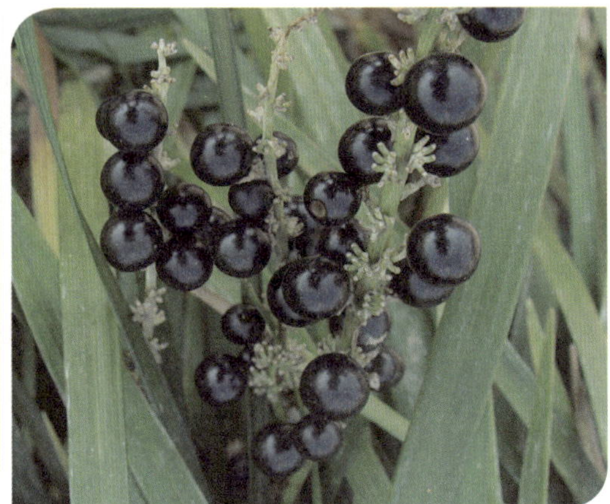
완숙 열매

에 쉽게 찾을 수 있다. 꽃은 자줏빛으로 5~7월에 1마디에 여러 송이가 피고, 꽃대는 30~50cm로 자라 맥문동의 키가 된다. 열매는 10~11월에 검푸른색으로 달리며 껍질이 벗겨지면 검은색 종자가 나타난다.

채취 시기 반드시 겨울을 넘겨 봄(4월 하순~5월 초순)에 채취하여 말리고, 포기는 다시 정리하여 분주묘(分株苗: 포기나누기용 묘)로 사용한다.

약초의 성분 오피오코고닌(ophiopogonin) A~D, 베타-시토스테롤(β-sitosterol), 스티그마스테롤(stigmaterol) 등이 함유되어 있다.

약초의 성미 성질이 약간 차고, 맛은 달며 조금 쓰고, 독성은 없다.

약초의 작용부위 심(心), 폐(肺), 위(胃) 경락에 작용한다.

약초의 효능과 치료 음기를 자양하고 폐를 윤활하게 하는 자음윤폐(養陰潤肺), 심의 기능을 맑게 하여 번다(煩多: 체한 것처럼 가슴이 답답하고 괴로운 증상) 증상을 제거하는 청심제번(淸心除煩), 위의 기운을 돕고 진액을 생성하는 익위생진(益胃生津) 등의 효능이 있어 폐의 건조함으로 오는 마른기침을 다스리는 폐조건해(肺燥乾咳), 토혈, 각혈, 폐의 기운이 위축된 증상, 폐옹(肺癰), 허로번열(虛勞煩熱), 소갈(消渴), 열병으로 진액이 손상된 열병상진(熱病傷津) 증상, 인후부의 건조함과 입안이 마르는 인건구조(咽乾口燥) 증상, 변비 등을 치료한다.

약초 처방 및 약용법과 용량 말린 덩이뿌리 10g을 물 700mL에 넣어 끓기 시작하면 약하게 줄여 200~300mL가 될 때까지 달여 하루에 2회 나눠 마신다. 폐, 위의 음기를 청양(淸養: 맑게 하고 길러주는 것)하려면 맑은 물에 2시간 이상 담가서 습윤(濕潤: 습기를 머금어서 무르게 된 것)한 다음 거심(祛心: 약재의 중간부를 관통하는 실뿌리를 제거함)하여 사용한다. 자음청심(滋陰淸心: 음기를 기르고 심장의 열을 식힘)하려면 거심하여 사용하고, 자보(滋補)하는 약에 넣으려면 주침(酒浸: 청주를 자작하게 부어서 충분히 스며들게 함)하여 거심하여 사용하고, 정신을 안정시키는 안신(安神)약제에 응용하려면 주맥문동[朱麥門冬: 속심을 제거한 맥문동을 대야에 담고 물을 조금 뿌려서 눅눅하게 한 다음 여기에 부드러운 주사(朱砂) 가루를 뿌려줌과 동시에 수시로 뒤섞어 맥문동의 겉면에 주사가 고루 묻게 한 다음 꺼내 말린다. 맥문동 5kg에 주사 110g 사용]을 만들어 사용하기도 한다.

사용 시 주의사항 이 약재는 자이성(滋膩性: 매끄럽고 끈적끈적 들러붙는 성질)으로 약하지만 달고 윤(潤: 젖은)한 성질, 약간의 찬 성질 등이 있기 때문에 비위가 허하고 찬 원인으로 인해 설사를 하거나 풍사(風邪)나 한사(寒邪)로 인해 기침과 천식이 유발된 경우에는 모두 피해야 한다.

특허로 입증된 기능성 물질

맥문동 추출물을 유효성분으로 포함하는 염증성 질환 치료 및 예방용 조성물

본 발명은 맥문동 추출물을 유효성분으로 포함하는 것을 특징으로 하는 염증성 질환 치료 및 예방용 조성물에 관한 것으로, 더욱 상세하게는 맥문동 추출물 중 악티제닌의 함량이 일정 범위로 포함되도록 규격화 및 표준화시키고 제제화하여 진통 억제, 급성 염증 억제 및 급성 부종 억제 등의 염증성 변화에 의하여 나타나는 제증상의 억제 효과가 우수하게 발현되어 관절염 등의 염증성 변화에 의한 질환 치료 및 예방에 유용한 약제로 사용할 수 있는 맥문동 추출물에 관한 것이다.

-등록번호 : 10-1093731, 출원인 : 신도산업(주)

비슷한 약초

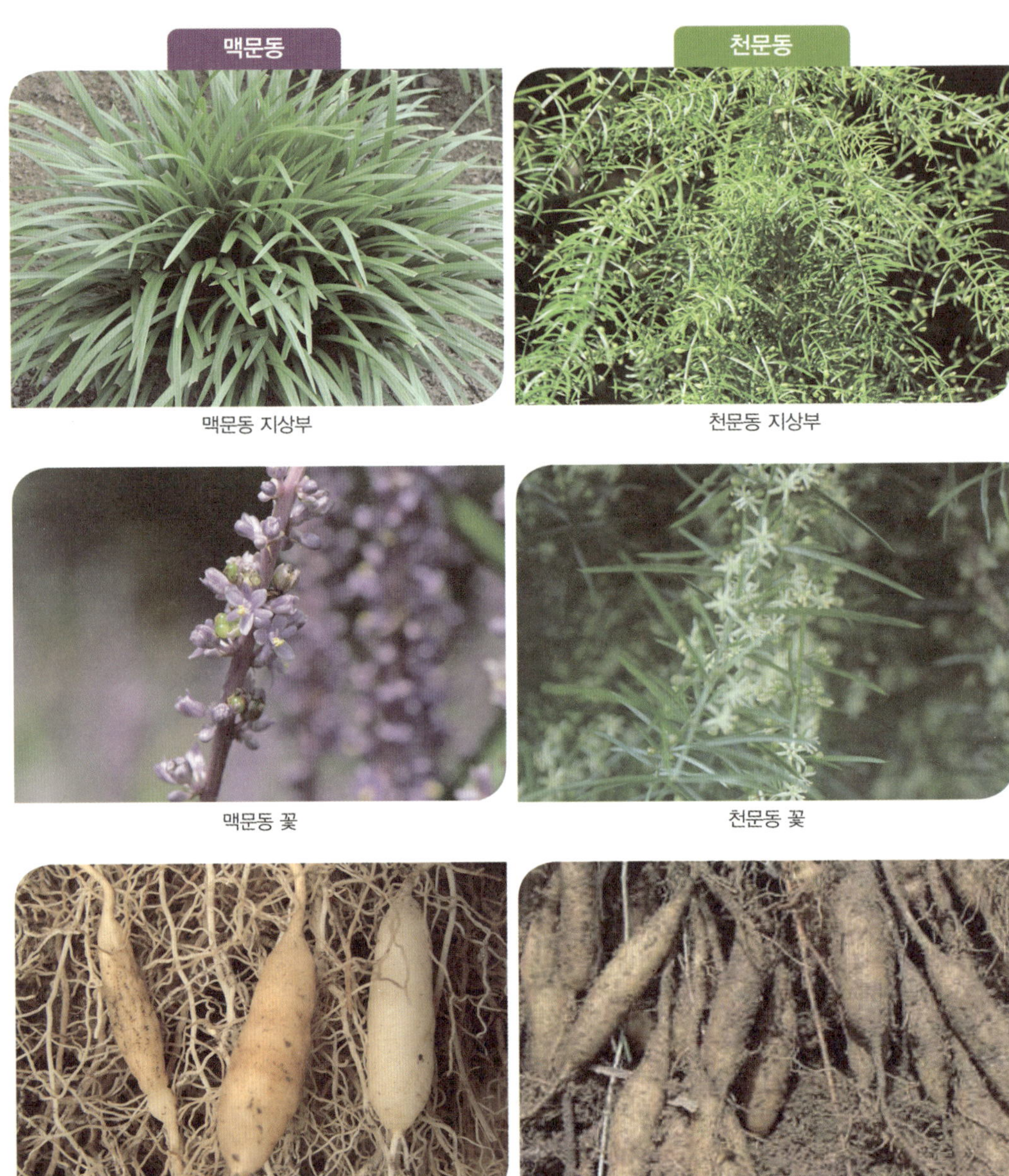

맥문동 지상부

천문동 지상부

맥문동 꽃

천문동 꽃

맥문동 알뿌리

천문동 알뿌리

● 맥문동과 천문동의 차이점

맥문동과 천문동의 차이는 지상부는 각기 다르나, 알뿌리가 비슷하여 혼동하기 쉽다.

맥문동 꽃차

채취 방법

맥문동 봉오리에서 바로 핀 꽃을 채취한 후 그늘에서 일주일 정도 말린다. 말린 꽃은 밀폐 용기에 보관해 사용한다.

꽃차 만들기

말린 맥문동 꽃줄기 2~3개를 찻잔에 넣고 끓는 물을 부어 1~2분간 우려 차로 마신 후 남은 건더기는 재탕하여 마셔도 된다.

꿀 또는 설탕을 가미하여 마셔도 되지만 당뇨병이 있다면 고려하여 결정하는 게 좋다.

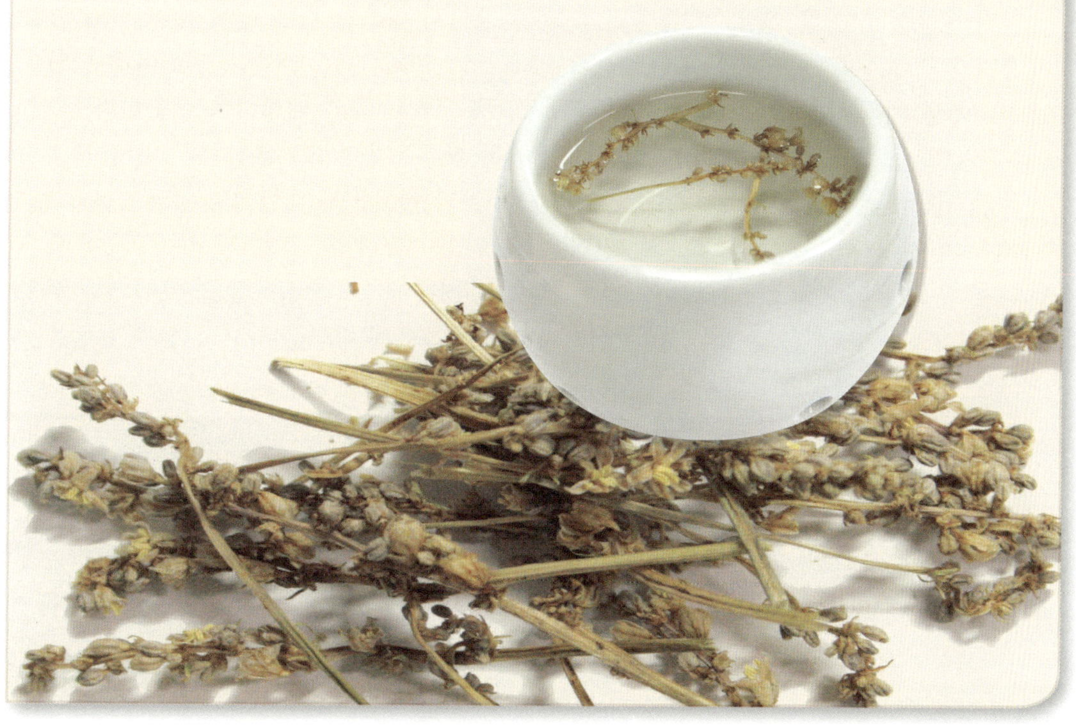

채취 방법

반드시 겨울을 넘긴 4월 말에서 5월초인 봄에 맥문동 뿌리를 채취해 말리며 포기는 다시 정리하여 분주묘(分株苗: 포기나누기용 묘)로 이용한다.

약차 만들기

말린 맥문동 뿌리 4~16g을 사용하며, 보통 말린 약재 10g을 물 2L에 넣어 끓기 시작하면 약하게 줄여 2시간 정도 더 끓여 차로 마신다. 꿀 또는 설탕을 가미하여 마셔도 되지만 당뇨병이 있다면 고려하여 결정하는게 좋다.

약차 더하기

말린 맥문동 뿌리를 인삼, 오미자 등과 함께 달여서 여름철 땀을 많이 흘린 뒤의 갈증과 기력 회복에 최고의 음료수로 이용한다[생맥산(生脈散)]. 또 위(胃)의 진액이 손상된 경우에는 맥문동에 사삼(沙蔘), 건지황(乾地黃), 옥죽(玉竹) 등을 배합하여 이용한다[익위탕(益胃湯)]. 보통 정신불안에 사용하는 처방에는 맥문동을 쓰고, 유정(遺精), 강장(强壯) 등의 처방에는 천문동(天門冬)을 사용한다. 맥문동과 천문동을 배합하면 마른기침[건해(乾咳)]과 지나친 방사(성행위)로 인한 기침[노수(勞嗽)]을 치료한다. 또한 맥문동 15g에 오미자와 구기자 각 10g을 배합하여 잘게 찧어서 찻잔에 넣어 끓는 물을 부어 5분 정도 우려낸 뒤 차로 하루에 3~4회 정도 마시면 자음윤폐(滋陰潤肺)하고 신장과 심장을 보양하여 노년기 체력 저하나 기억력 감퇴 등의 증상, 현기증이나 입안이 건조한 증상 치료에도 매우 효과가 좋다. 또 적당량의 물에 맥문동 10g을 행인(살구씨, 반드시 씨의 뾰족한 끝을 제거하고 써야 한다) 5g의 비율에 부은 뒤 달여서 하루 2~3회 차로 만들어 마시면 오래된 기침을 멎게 하고 진액을 생성하는 데 도움이 된다.

민들레

Taraxacum platycarpum Dahlst.

한약의 기원

이 약은 민들레, 서양민들레, 털민들레, 흰민들레의 전초이다.

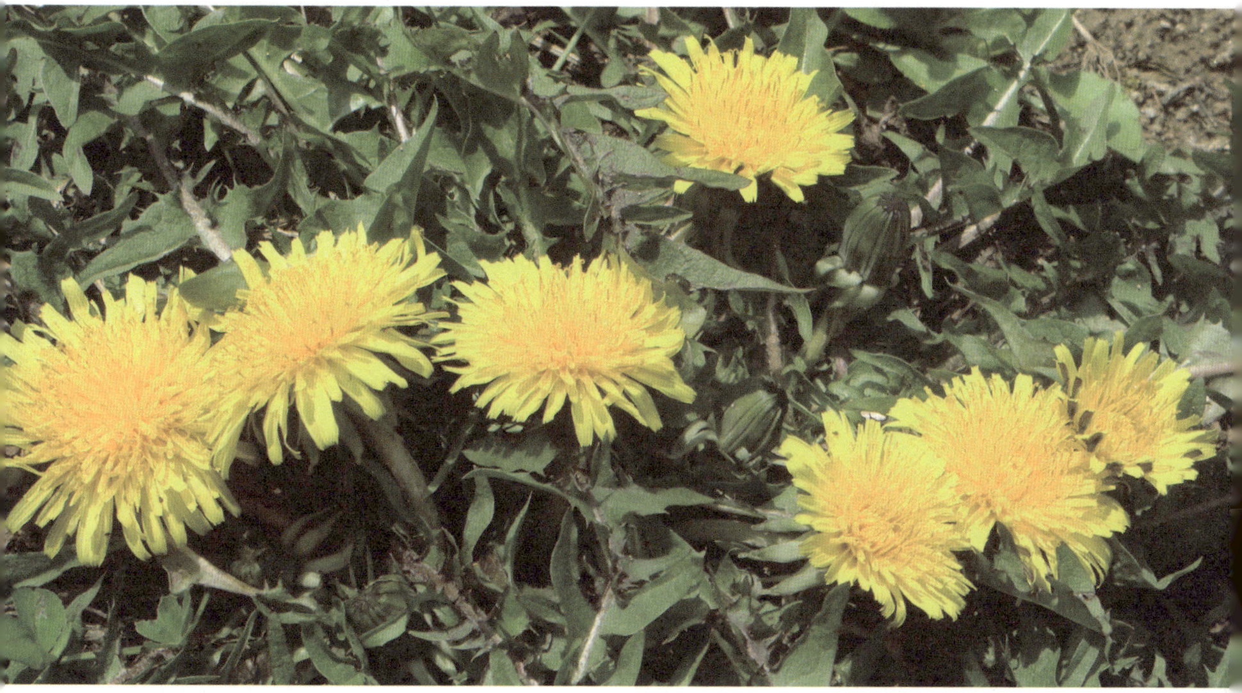

- **생약명** : 포공영(蒲公英)
- **이명** : 안질방이, 부공영(鳧公英), 포공초(蒲公草), 지정(地丁)
- **사용부위** : 전초
- **꽃 피는 시기** : 4~5월
- **과명** : 국화과(Compositae)

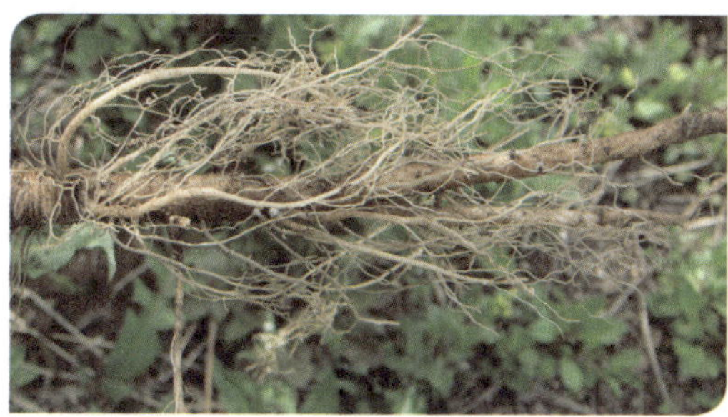

뿌리(채취품)

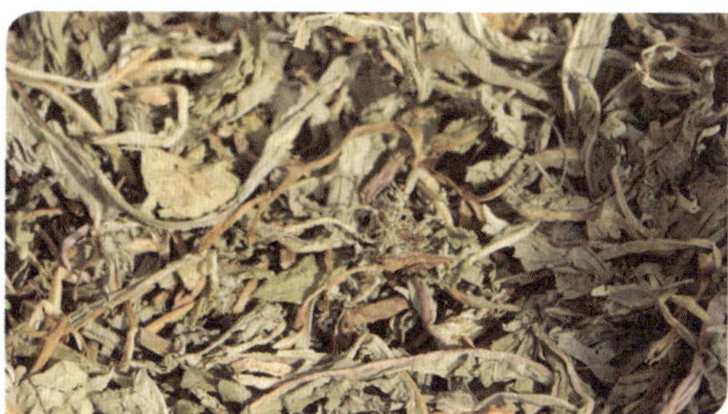

전초(약재)

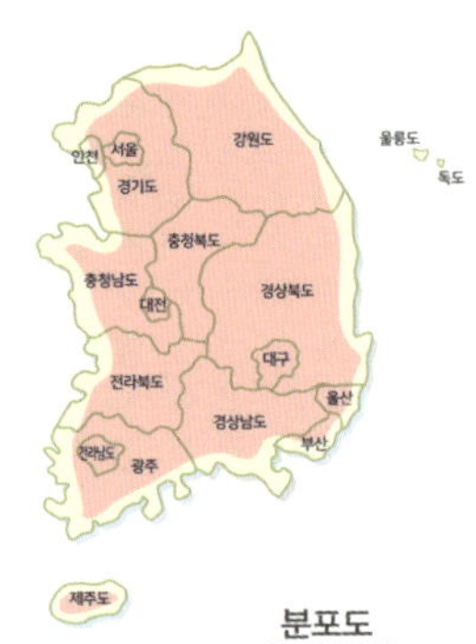
분포도

 민들레는 여러해살이풀로, 전국 각지에서 분포하며 경남 의령과 강원도 양구에서 많이 재배한다. 뿌리는 육질로 길며 포공영이라 해서 약재로 사용한다. 생명력이 강해 뿌리를 잘게 잘라도 다시 살아난다. 키는 30cm 정도로 자라며, 원줄기 없이 잎이 뿌리에서 모여나 옆으로 퍼진다. 잎의 길이는 6~15cm, 너비는 1.2~5cm이고 뾰족하다. 잎몸은 무 잎처럼 깊게 갈라지고 갈래는 6~8쌍이며

각 부위별 생김새

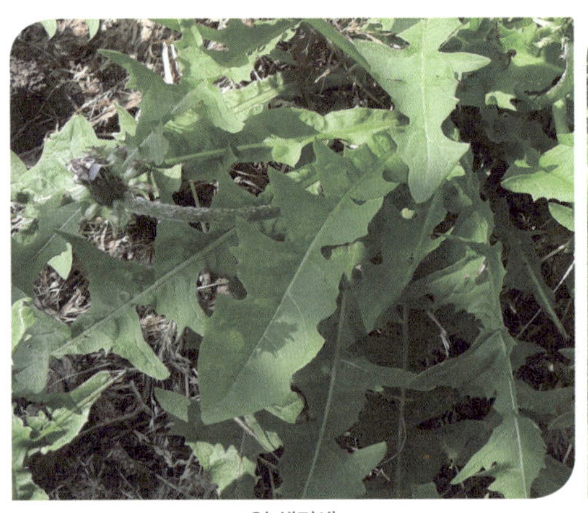
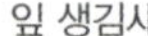

잎 생김새

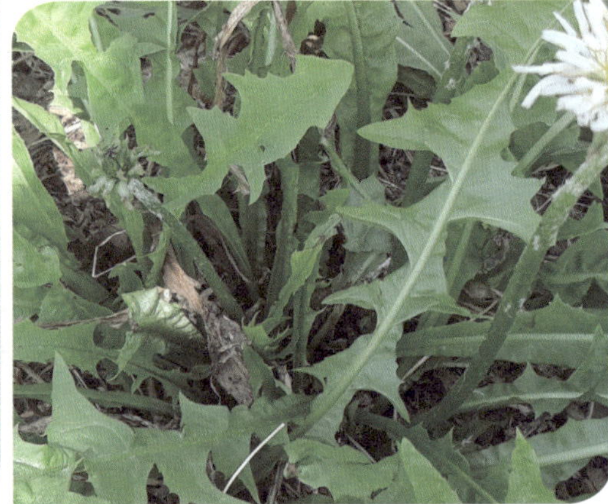

잎 뒷면

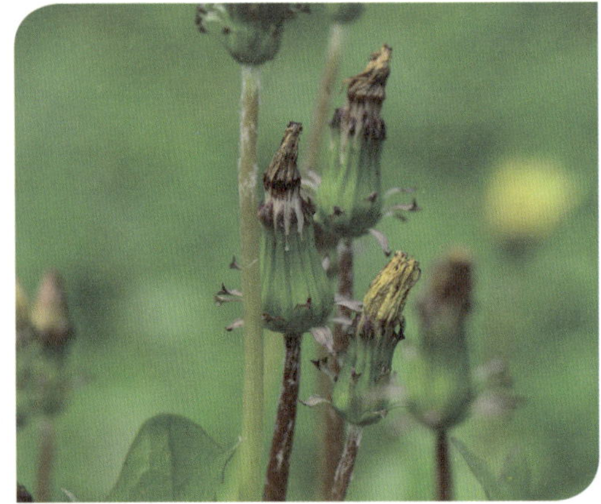

꽃봉우리

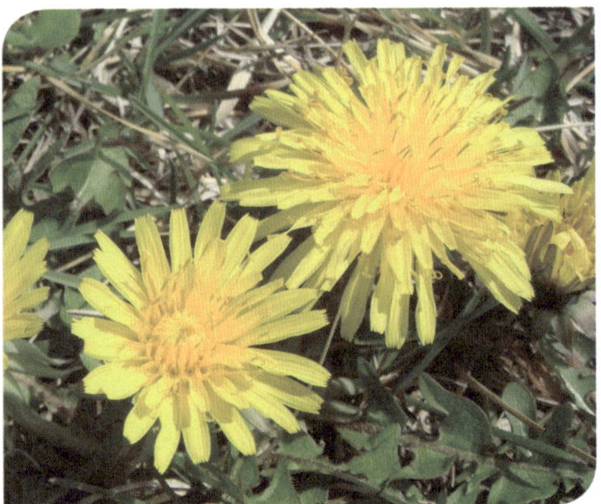

꽃

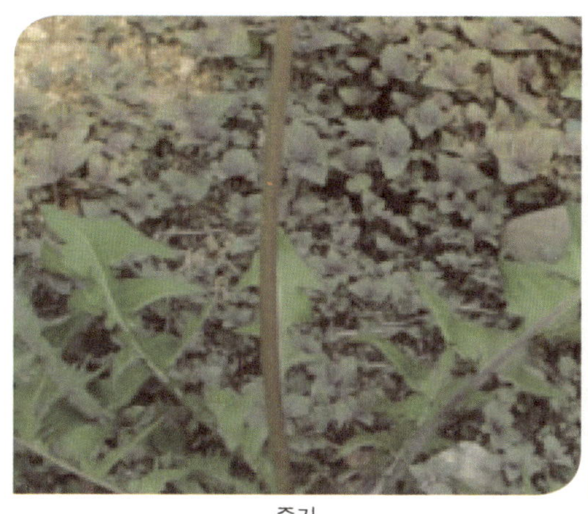

줄기

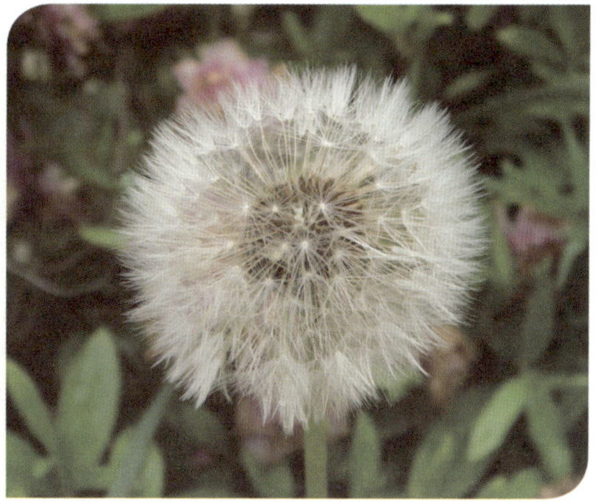

열매

가장자리에 톱니가 있다. 꽃은 노란색으로 4~5월에 잎과 같은 길이의 꽃줄기 위에서 피고 지름은 3~7cm이다(서양민들레는 3~9월에 핀다). 토종 민들레는 꽃받침이 그대로 있지만 서양민들레는 뒤집혀서 아래로 처진다. 열매는 5~6월경에 검은색 종자가 달리며 종자에는 하얀색이나 은색 날개 같은 갓털이 붙어 있다. 종자는 공처럼 둥글게 안쪽에 뭉쳐 있고 이것이 바람에 날려 사방으로 퍼져 번식한다.

채취 시기　꽃이 피기 전이나 후인 봄과 여름에 채취해 흙먼지나 이물질을 제거하고 가늘게 썰어 말린 후 사용한다.

약초의 성분　전초에는 타락사스테롤(taraxasterol), 타락사롤(taraxarol), 타락세롤(taraxerol), 잎에는 루테인(rutein), 비오악산틴(vioxanthin), 플라스토퀴논(plastoquinone), 꽃에는 아르니디올(arnidiol), 루테인(lutein), 플라복산틴(flavoxanthin)이 함유되어 있다.

약초의 성미　성질이 차고, 맛은 쓰며 달며, 독성은 없다.

약초의 작용부위　간(肝), 위(胃), 신(腎) 경락에 작용한다.

약초의 효능과 치료　열을 내리고 독을 푸는 청열해독, 종기를 없애고 기가 뭉친 것을 흩어지게 하는 소종산결(消腫散結), 소변을 잘 나가게 하고, 종기 또는 배가 그

득하게 차오르는 종창, 유옹(乳癰), 연주창, 눈이 충혈되고 아픈 목적(目赤), 목구멍의 통증, 폐의 농양, 장의 농양, 습열황달(濕熱黃疸) 등을 치료하는 효과가 있다.

약초 처방 및 약용법과 용량　말린 전초 15g을 물 700mL에 넣어 끓기 시작하면 약하게 줄여 200~300mL가 될 때까지 달여 하루에 2회 나눠 마신다.

사용 시 주의사항　쓰고 찬 성미로 인해 열을 내리고 습사를 다스리는 청열이습(淸熱利濕)작용이 있으므로 실증(實症: 주로 급성 열병이나 기혈의 울혈, 담음, 식적 등이 있다)이 아니거나 음달(陰疸: 황달의 일종)인 경우에는 신중하게 사용해야 한다.

특허로 입증된 기능성 물질

포공영 추출물을 함유하는 급·만성 간염 치료 및 예방용 조성물

본 발명은 급·만성 간염 치료 및 예방 효과를 갖는 포공영 추출물 및 이를 함유하는 조성물에 관한 것으로, 각종 식이 방법에 의해 유발된 증가된 GOT 및 GPT 수치를 유의적으로 억제하여 급·만성 간염의 예방 및 치료에 효과적이고 안전한 의약품 및 건강기능식품을 제공한다.

- 공개번호 : 10-2005-0051629, 출원인 : 학교법인 인제학원

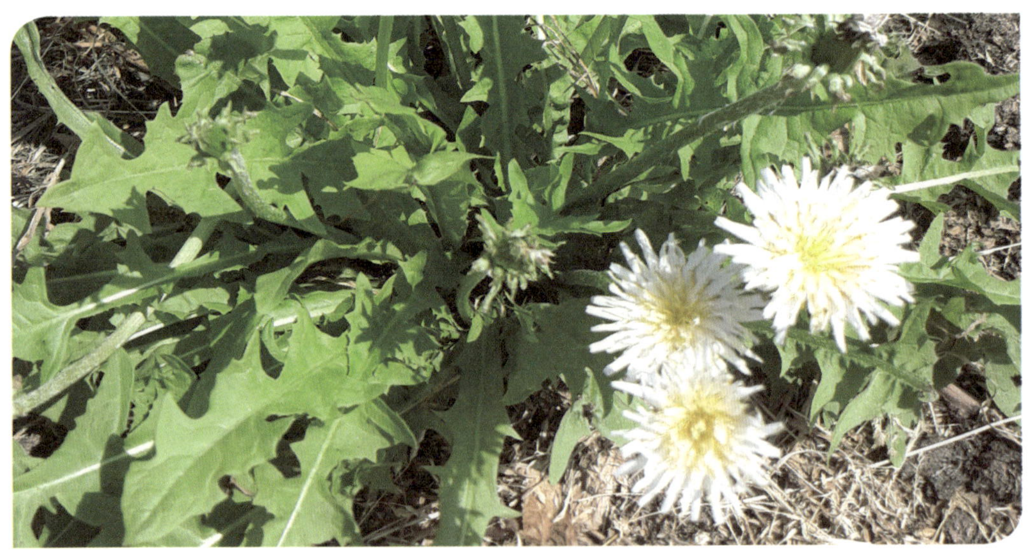

흰민들레

채취 방법

해가 질 무렵에는 민들레 꽃이 오므라들어 채취하기 어렵기 때문에 오전에 봉오리에서 바로 핀 꽃을 꽃받침 바로 밑에서 잘라 채취해 사용한다. 간혹 민들레씨를 봉오리로 착각해 채취하기도 하는데 주의해야 한다.

꽃차 만들기

민들레 꽃봉오리를 따서 깨끗이 씻은 뒤 1~2분 정도 찐 후 채반에 펼쳐 놓고 그늘에서 전체 양의 70%를 말리고 나머지는 햇볕에서 말린다. 말린 민들레 꽃은 프라이팬에 살짝 볶아 내어 차로 우려내어 마신다. 꿀 또는 설탕을 가미하여 마셔도 되지만 당뇨병이 있다면 고려하여 결정하는 게 좋다. 민들레 꽃봉오리를 따서 꽃 무게와 같은 양의 꿀에 재고 15일 이상 그늘지고 선선한 곳에서 숙성시킨 후 냉장고에 보관한다. 재어 둔 민들레 꽃 1~2송이를 찻잔에 넣고 끓는 물을 부어 우려내어 차로 마신다. 마시고 난 건더기는 다시 말린 뒤 베갯속이나 목욕제로 사용한다.

꽃차 더하기

민들레 꽃을 소금에 절였다가 살짝 데쳐서 잠시 우려낸 후 무쳐서 나물로 만들어 먹는다. 민들레 뿌리를 갈아 참쌀가루와 섞어 부치고 그 위에 민들레 꽃을 얹어 먹으면 맛과 향, 보기에도 좋다.

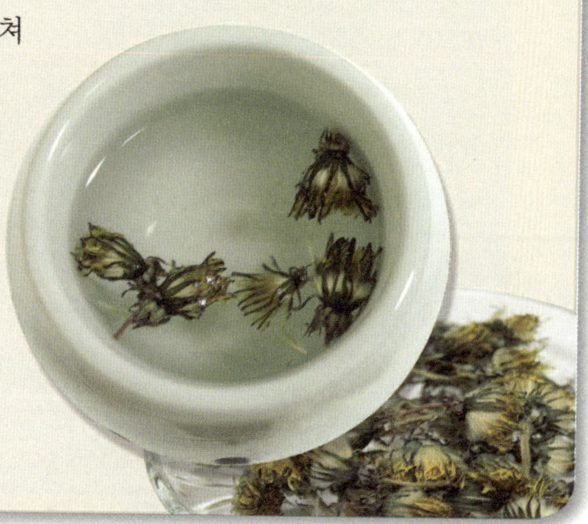

민들레 약차

채취 방법

꽃이 피기 전이나 후인 봄과 여름에 민들레 전초를 채취한 후 흙먼지나 이물질을 제거하고 깨끗이 씻어 가늘게 썰어서 말린 후 사용한다.

약차 만들기

말린 민들레 전초 12~20g을 사용하며, 보통 말린 약재 10~15g을 물 2L에 넣어 끓기 시작하면 약하게 줄여 2시간 정도 더 끓여서 차로 마신다. 꿀 또는 설탕을 가미하여 마셔도 되지만 당뇨병이 있다면 고려하여 결정하는 게 좋다. 녹차처럼 가볍게 덖어서 우려 차로 마시기도 하며, 티백 차나 환으로 만들어 복용하기도 한다.

약차 더하기

말린 약재를 가루로 만들어 국수 등 다양한 식품으로 개발, 판매되기도 한다. 간의 피로를 풀고, 위를 튼튼하게 만들어 소화력을 돕는 귀한 약재로 활용 가치가 매우 높다.

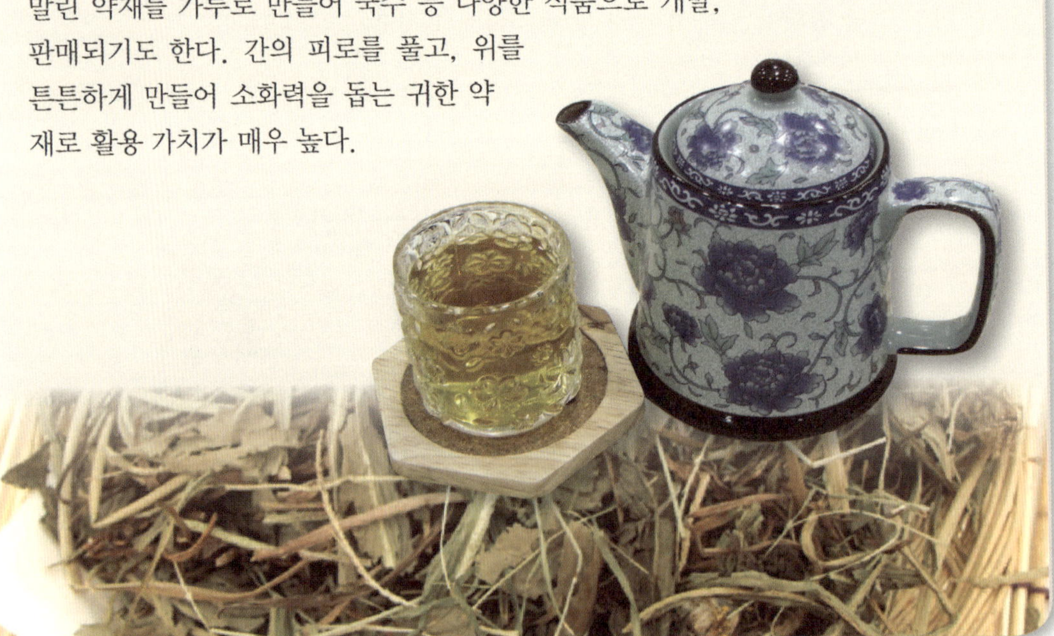

정력감퇴, 활혈, 기억력 개선

복분자딸기

Rubus coreanus Miq. = [*Rubus tokkura* Sieb.]

한약의 기원

이 약은 복분자딸기의 덜 익은 열매이다.

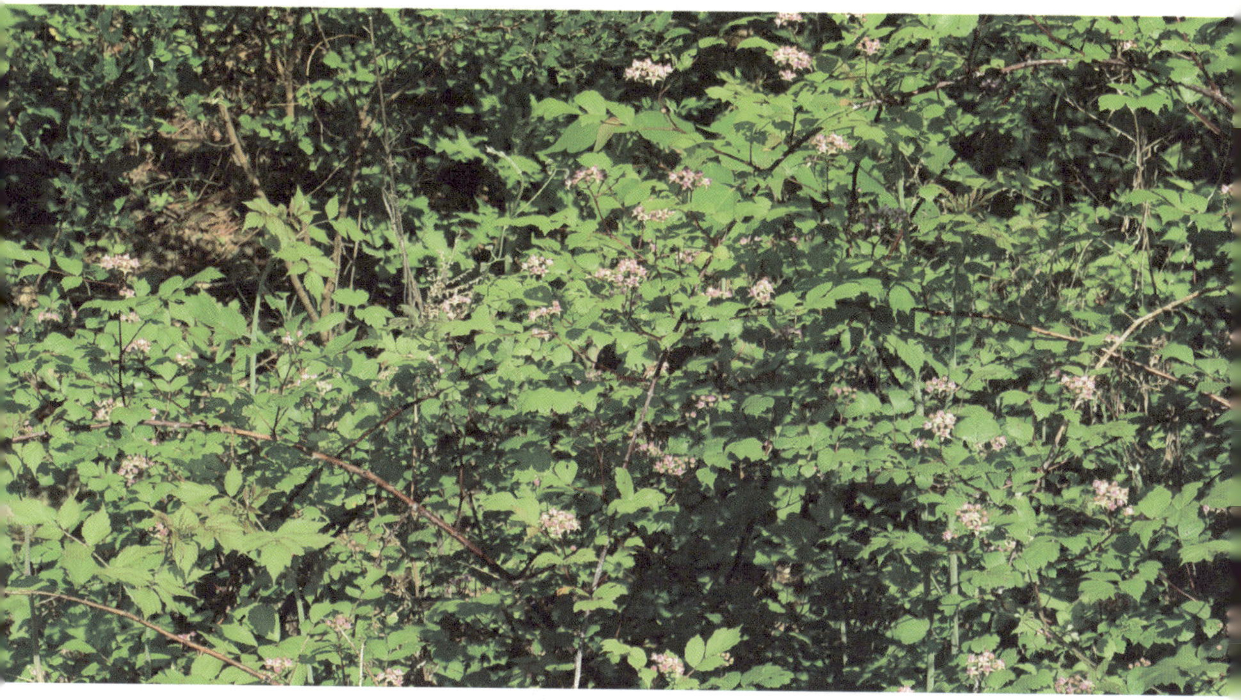

■ **생약명** : 복분자(覆盆子)

■ **이명** : 곰딸, 곰의딸, 복분자딸, 복분자, 교맥포자(蕎麥抛子), 조선현구자(朝鮮懸鉤子), 호수묘(胡須苗), 삽전포(揷田泡)

■ **사용부위** : 뿌리, 줄기, 잎, 열매

■ **꽃 피는 시기** : 5~6월

■ **과명** : 장미과(Rosaceae)

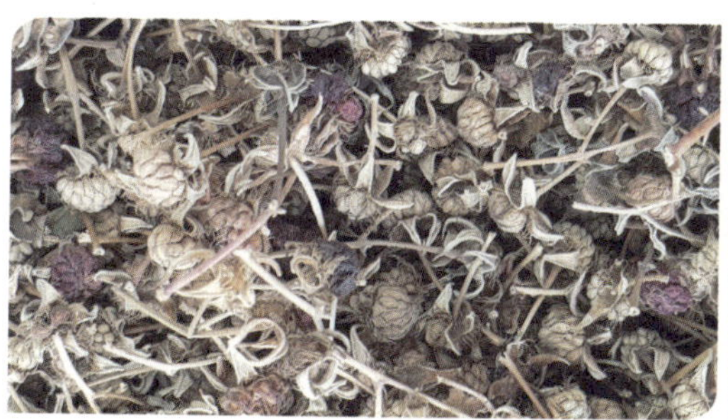

열매(약재 전형)

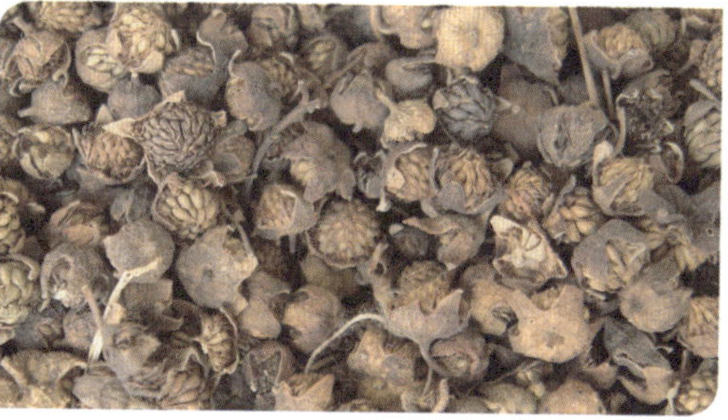

열매(약재)

 복분자딸기는 중·남부 지방의 산기슭 계
곡 양지에서 자생 또는 재배하는 낙엽활엽관목이다. 높이
는 3m 전후로 자라고, 줄기는 곧게 서지만 덩굴처럼 휘어
져 땅에 닿으면 뿌리를 내리며 적갈색에 백분(白粉)이 덮여
있고 갈고리 모양의 가시가 있다. 잎은 홀수깃꼴겹잎이며
어긋나고 잎자루가 있으며 잔잎은 3~7장이다. 가지 끝에
붙어 있는 잔잎은 비교적 크고 달걀 모양으로 잎끝은 날카

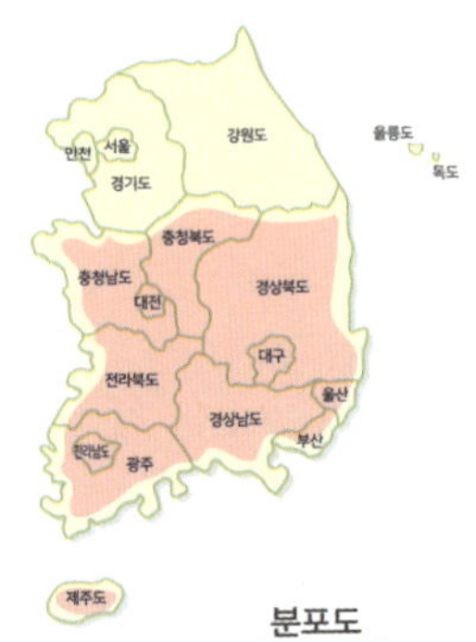

분포도

각 부위별 생김새

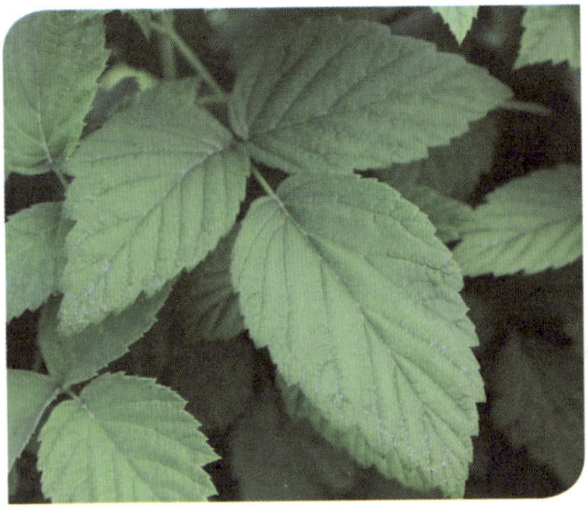

잎 생김새

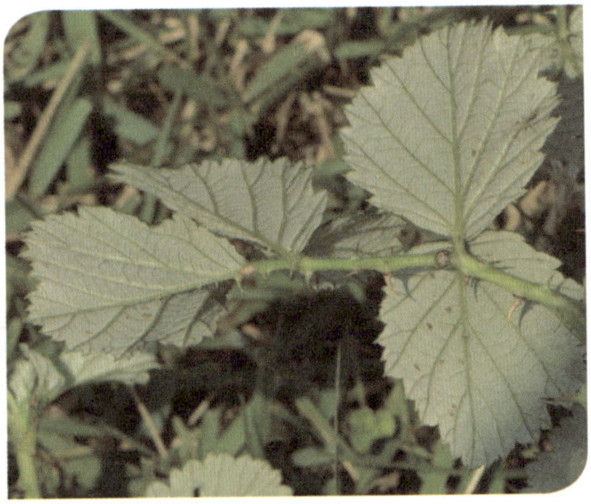

잎 뒷면

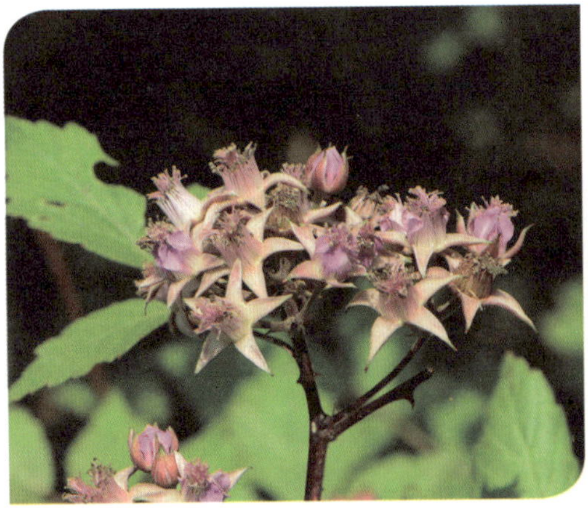

꽃

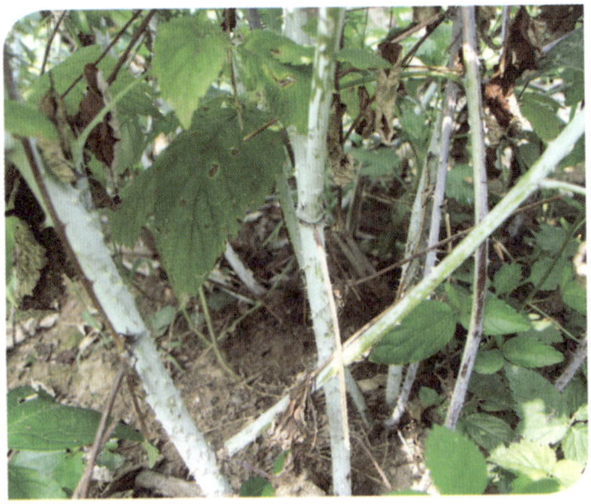

수피

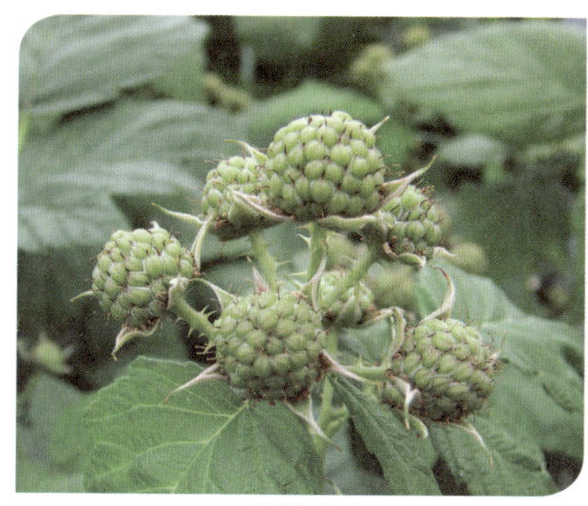

덜 익은 열매

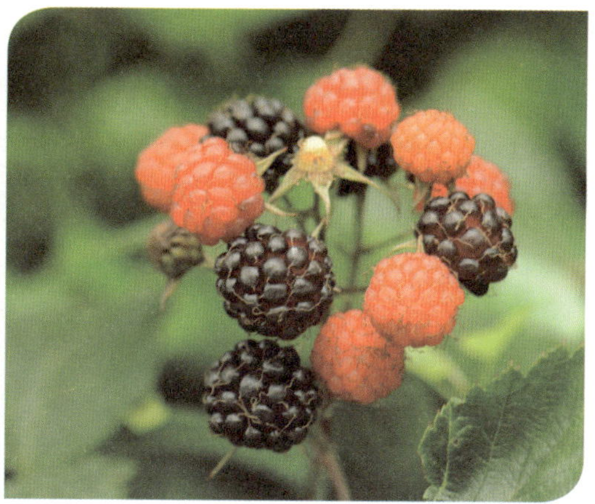

완숙 열매

롭고 가장자리에는 불규칙한 크고 날카로운 톱니가 있다. 꽃은 담홍색으로 5~6월에 산방꽃차례로 가지 끝이나 잎겨드랑이에서 핀다. 열매는 취합과로 작은 달걀 모양으로 7~8월에 붉은색으로 달리지만 나중에 검은색이 된다.

 열매는 익기 전인 7~8월, 뿌리는 연중 수시, 줄기와 잎은 봄부터 가을에 채취한다.

 뿌리 및 줄기와 잎에는 플라보노이드(flavonoid) 배당체가 함유되어 있다. 열매에는 필수아미노산과 비타민 B_2, 비타민 E, 주석산(tartaric acid), 구연산, 트리테르페노이드글리코시드(triterpenoid glycoside), 카보닉산(carvonic acid), 소량의 비타민 C, 당류가 함유되어 있다.

 뿌리는 성질이 평범하고, 맛은 짜고 시고, 독성은 없다. 줄기와 잎은 성질이 평범하고, 맛은 짜고 시고, 독성은 없다. 열매는 성질이 평범하고, 맛은 달고 시다.

 간(肝), 비(脾), 신(腎) 경락에 작용한다.

 뿌리는 생약명을 복분자근(覆盆子根)이라 하여 지혈, 활혈, 토혈, 월경불순, 타박상 등을 치료한다. 줄기와 잎은 생약명을 복분자경엽(覆盆子莖葉)이라 하여 명목(明目), 지누(止淚), 다누(多淚), 습기수렴(濕氣收斂), 치통, 염창(膁瘡) 등을 치료한다. 덜 익은 열매는 생약명을 복분자(覆盆子)라 하여 보간(補肝), 보신(補腎), 정력 감퇴, 명목(明目), 양위(陽痿), 유정 등을 치료한다. 복분자 추출물은 골다공증, 기억력 개선, 비뇨기 기능 개선, 우울증, 치매 등의 예방 및 치료 효과도 인정되고 있다.

 말린 뿌리 20~30g을 물 900mL에 넣어 반이 될 때까지 달여 하루에 2~3회 나눠 마신다. 외용할 경우에는 뿌리를 짓찧어 환부에 붙인다. 줄기와 잎을 외용할 경우에는 짓찧어 즙을 내어 살균 후 눈에 넣거나 달인 액을 눈에 넣는다. 가루로 만들어 환부에 바르기도 한다. 소금물에 담갔다가 말린 열매 30~50g을 물 900mL에 넣어 반이 될 때까지 달여 하루에 2~3회 나눠 마신다. 또 술을 담거나 가루, 환, 고(膏)로 만들어 사용한다.

복분자 추출물을 함유하는 골다공증 예방 또는 치료용 조성물
본 발명의 조성물은 조골세포 활성 유도뿐만 아니라 파골세포 활성 억제효과를 동시에 나타내므로 다양한 원인으로 인해 유발되는 골다공증의 예방 또는 치료에 유용하게 사용될 수 있다.

－등록번호 : 10-0971039, 출원인 : 한재진

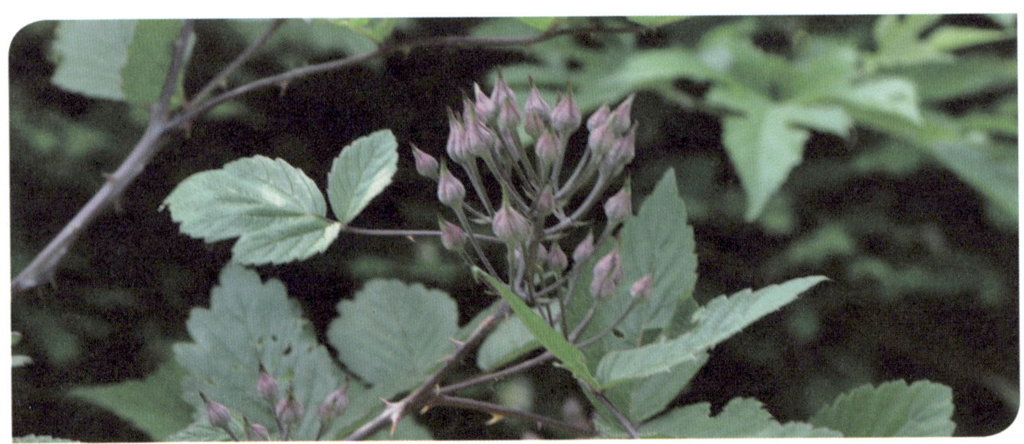

꽃봉우리

비슷한 약초

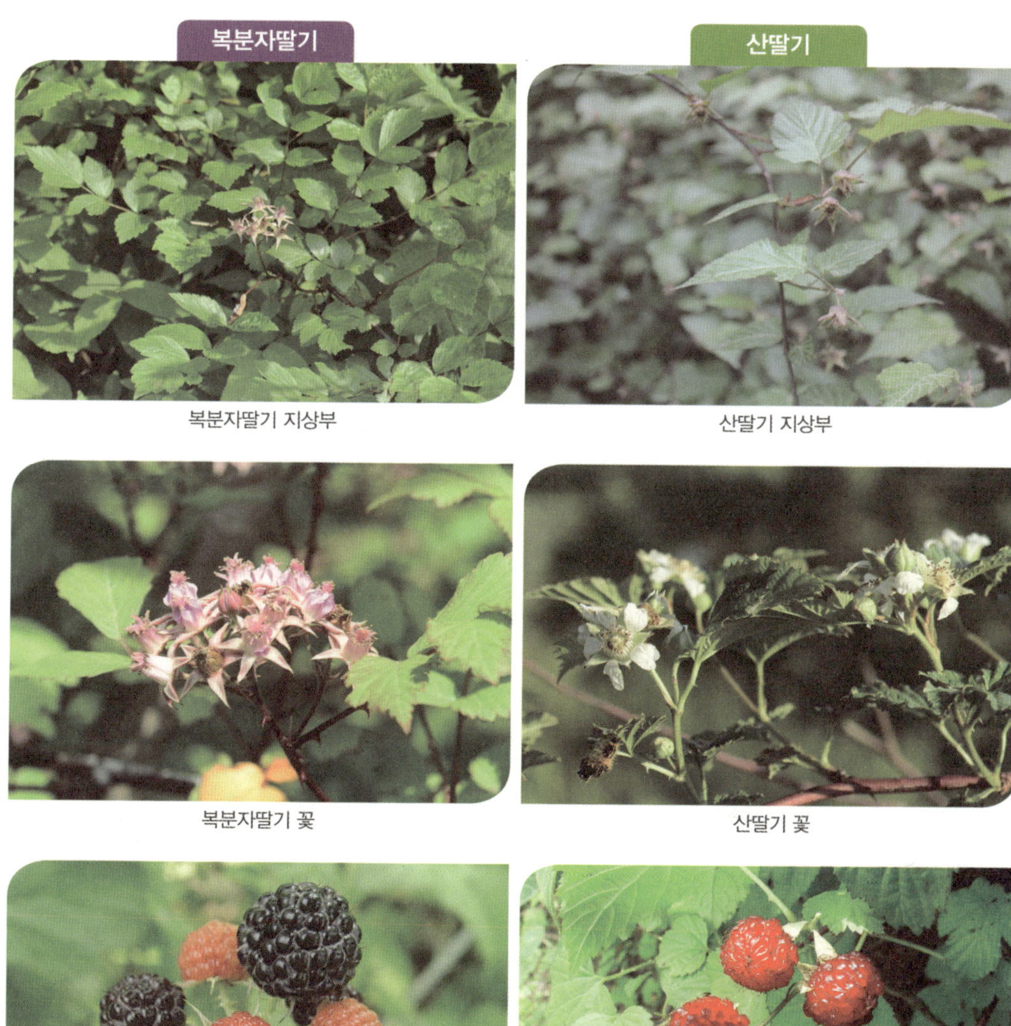

● **복분자딸기와 산딸기의 차이점**
복분자딸기는 꽃이 주황색이고, 산딸기는 흰색이며, 복분자딸기 열매는 검정색이 완숙열매이고 산딸기 열매는 빨간색이다.

채취 방법

6월 하순에서 7월경 복분자딸기의 덜 익은 녹색 열매를 채취한 후 깨끗이 씻어 햇볕
에 말리거나 끓는 소금물에 1~2분 정도 넣었다가 꺼내어 햇볕에 말린다. 까맣게 잘
익은 복분자딸기 열매를 채취해 깨끗이 씻어 술을 담거나 주스로 만들어 마시기도
한다.

약차 만들기

말린 복분자딸기의 덜 익은 열매 6~12g을 사용하며, 보통 말린 약재 5~10g을 물
2L에 넣어 중불로 2시간 정도 끓여 차로 마신다. 가루 또는 환으로 만들어 복용하기
도 한다.

약차 더하기

민간에서는 까맣게 잘 익은 복분자딸기 열매 500g을 술(소주) 1.8L에 넣어 한 달 이상
우린 다음 마시기도 한다.

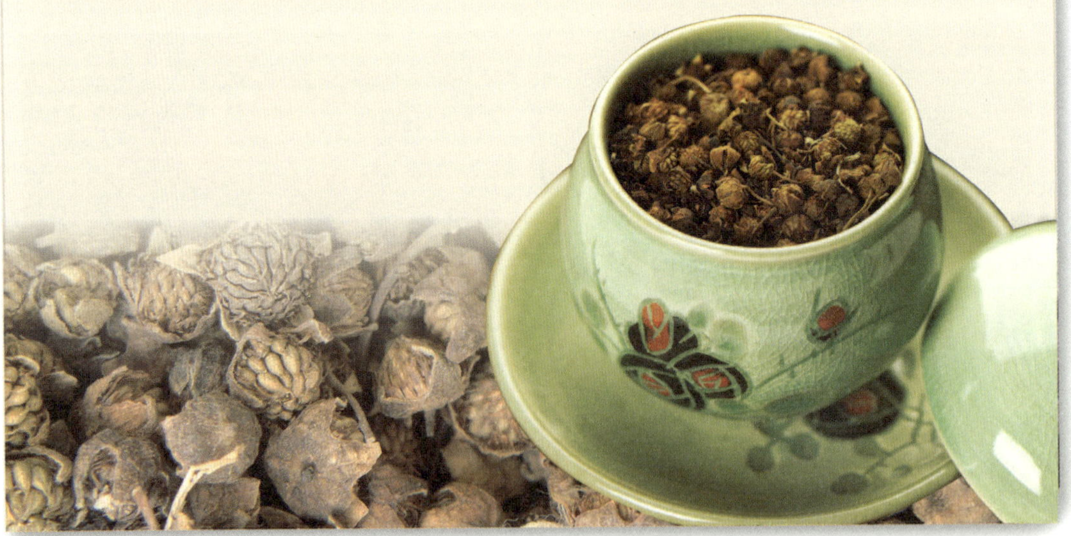

뽕나무

Morus alba L.

한약의 기원

이 약은 뽕나무의 주피를 제거한
뿌리껍질, 완전히 익기 전의 열매,
잎, 어린 가지이다.

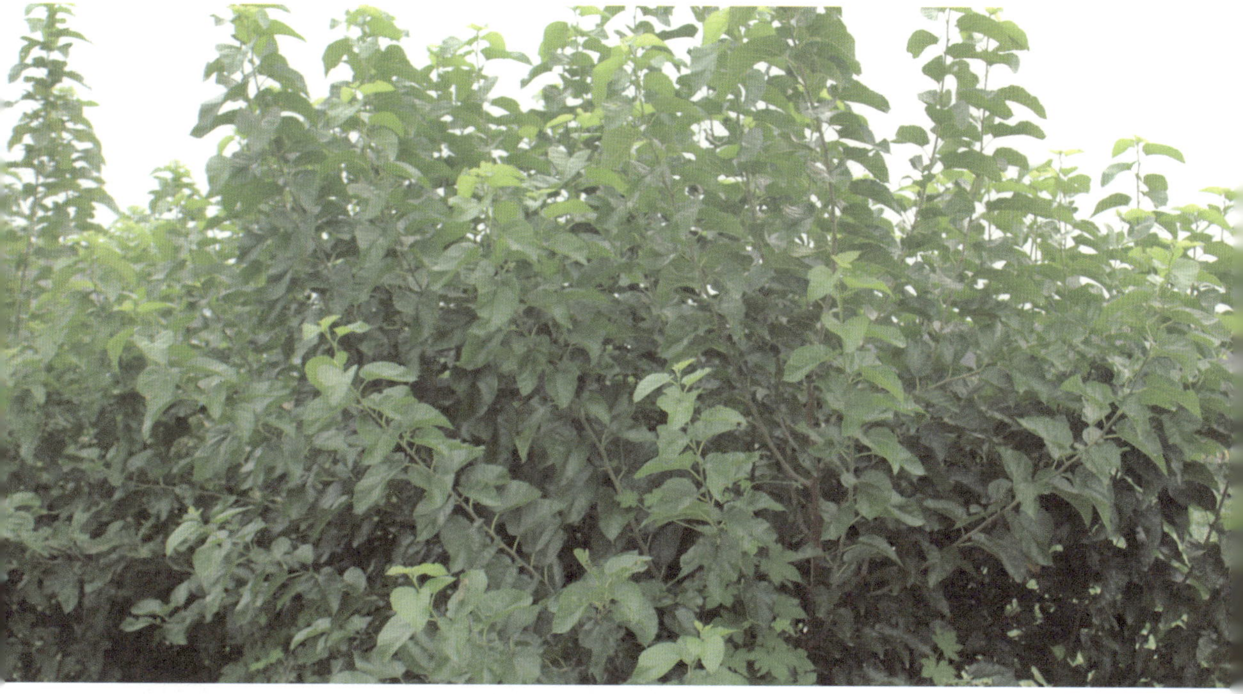

- **생약명** : 상엽(桑葉), 상백피(桑白皮), 상지(桑枝), 상심자(桑椹子)
- **이명** : 오듸나무, 새뽕나무, 상목(桑木), 상근(桑根)
- **사용부위** : 뿌리, 뿌리껍질, 가지, 잎, 열매
- **꽃 피는 시기** : 5~6월
- **과명** : 뽕나무과(Moraceae)

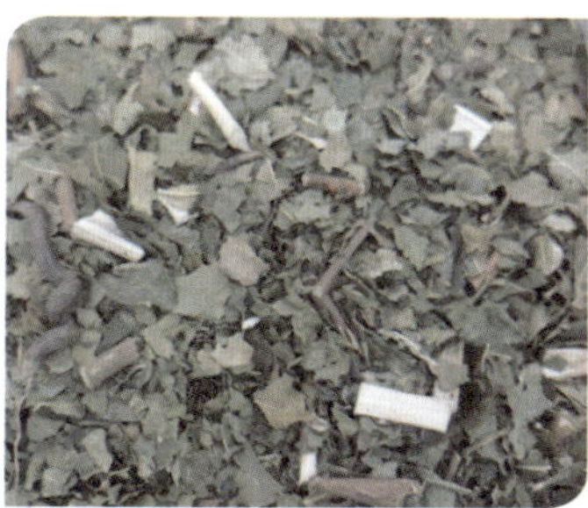

잎 약재

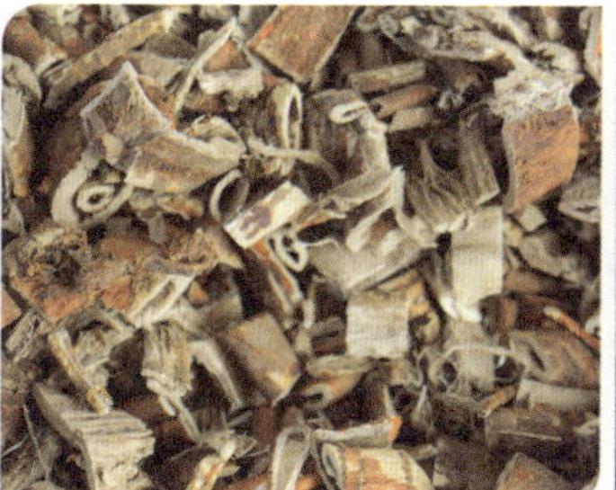

뿌리껍질 약재

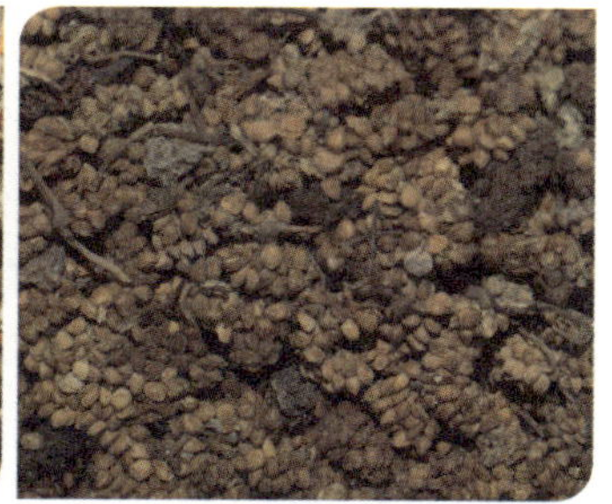

열매 약재

 뽕나무는 전국의 산기슭이나 마을 부근에
서 자생하거나 심어 가꾸는 낙엽활엽교목 또는 관목으로,
작은 가지가 많고 회백색 혹은 회갈색으로 잔털이 나 있으
나 차츰 없어진다. 잎은 달걀 모양의 원형 또는 긴 타원형
달걀 모양으로 3~5장으로 갈라지고 가장자리에는 둔한 톱
니가 있으며 잎끝이 뾰족하고 표면은 거칠거나 평활하다.
꽃은 황록색으로 5~6월에 단성으로 암수딴그루이며 잎과

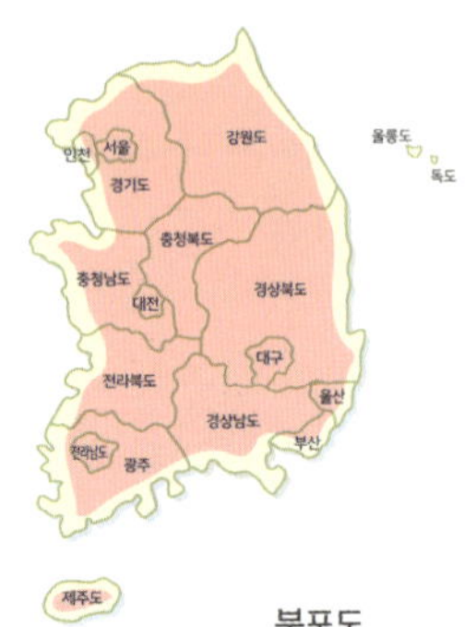
분포도

각 부위별 생김새

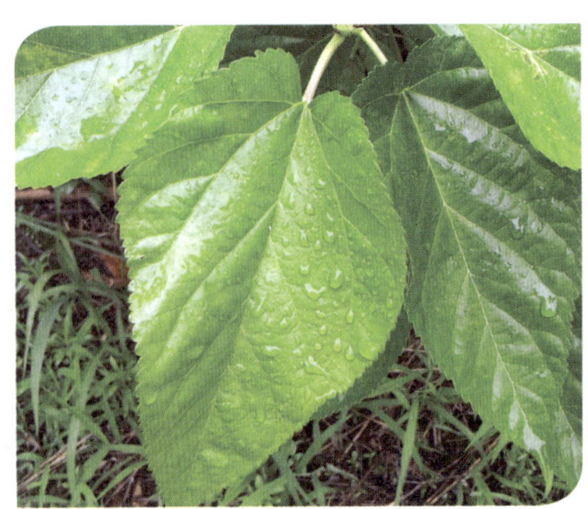
잎 생김새

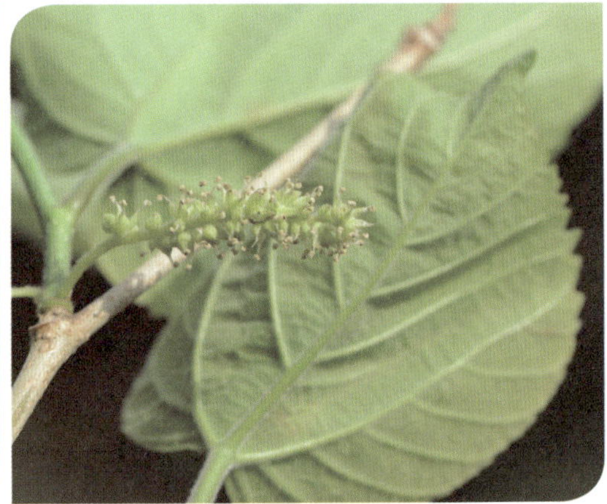
잎 뒷면

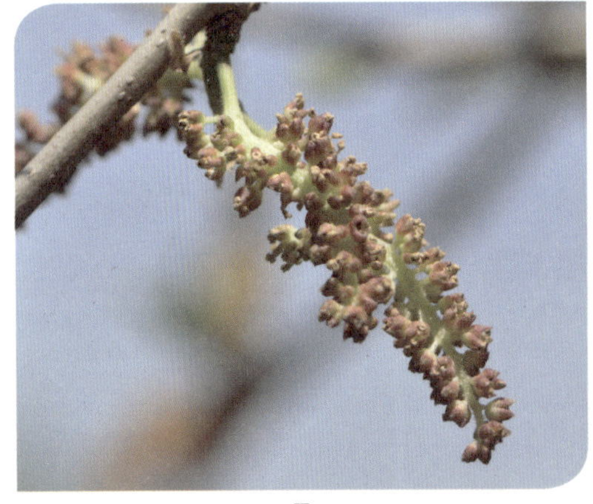
꽃

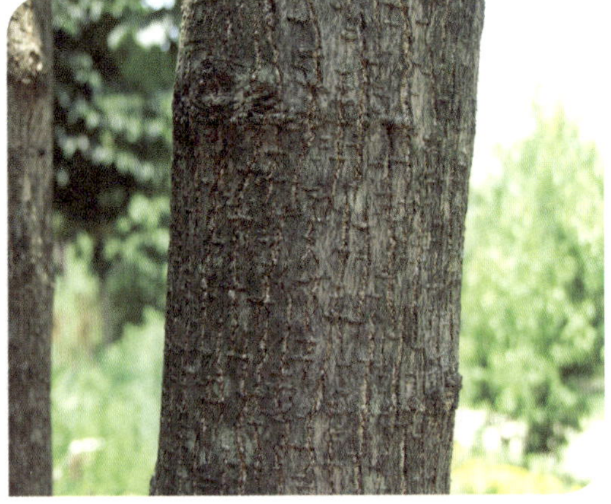
수피

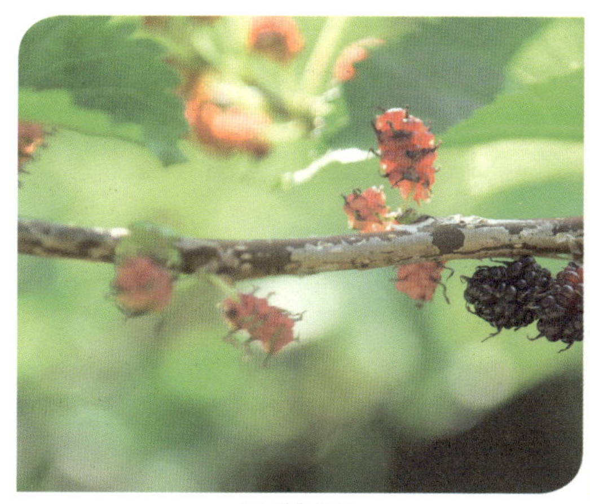

덜 익은 열매

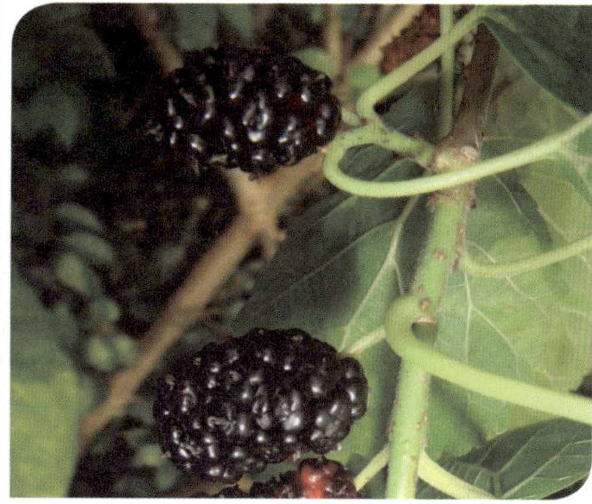

완숙 열매

거의 동시에 피며, 수꽃은 새 가지의 밑부분 잎겨드랑이에서 밑으로 처지는 미상꽃차례로 달리고 암꽃은 길이가 0.5~1cm이고 암술대는 거의 없다. 열매는 6월에 검은색으로 달린다.

채취 시기 잎은 봄·여름, 뿌리와 뿌리껍질은 겨울, 가지는 늦은 봄부터 초여름, 열매는 6월에 익었을 때 채취한다.

약초의 성분 뿌리껍질(상백피)에는 움벨리페론(umblliferone), 멀베로크로멘(mulberrochromene), 시클로멀베린(cyclomulberrin), 시클로멀베로크로맨(cyclomulberro-chromene), 스코폴레틴(scopoletin), 트리고넬린(trigonelline), 타닌(tannin)질 등이 함유되어 있고 플라보노이드(flavonoid)계의 모루신(morusin), 트리테르페노이드(triterpenoid)계의 알파,베타−아미린(α,β−amyrin), 시토스테롤(sitosterol), 베물린산, 아데닌(adenin), 베타인(betaine), 팔미트산(palmitic acid), 스테아르산(stearic acid) 등이 함유되어 있다. 잎(상엽)에는 곤충 변태성 호르몬인 이노코스테론(inokosterone), 엑다이스테론(ecdysterone), 트리테르페노이드계 베타−시토스테롤(β−sitosterol), 베타−시토스테롤−베타−글루코시드(β−sitosterol−β−glucoside)가 함유되어 있고, 플라보노이드계의 루틴(rutin), 모라세틴(moracetin), 이소쿼세틴(isoquercetin)이 함유되어 있으며, 쿠마린(coumarin)계의 움벨리페

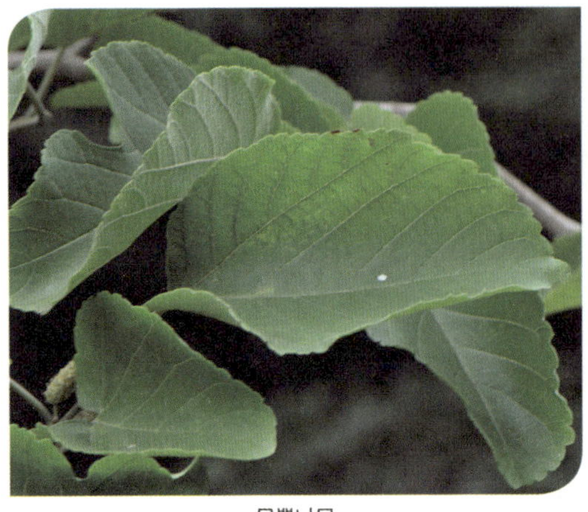

물뽕나무

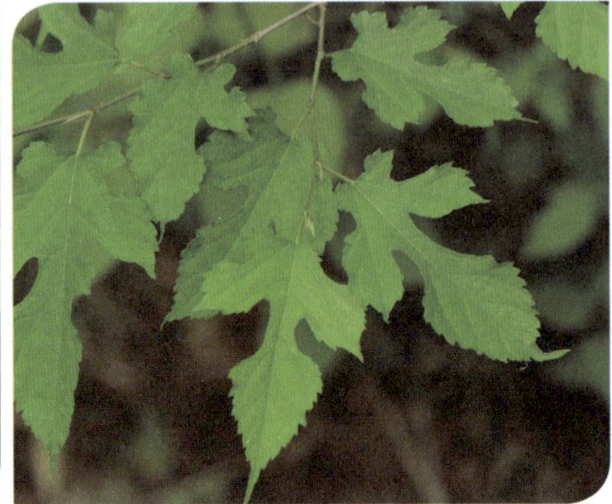

가세뽕나무

론(umbelliferone), 스코폴레틴, 스코폴린(scopolin) 등이 함유되어 있다. 정유(精油, essential oils) 성분으로 알파,베타−헥세날(α,β−hexenal), 오이게놀(eugenol), 과이어콜(guaiacol), 메틸살리실레이트(methyl salicylate) 등 20여 종의 물질로 이루어져 있다. 그 밖에 염기성물질인 트리고넬린, 아데닌과, 유기산인 클로로겐산(chlorogenic acid), 푸마르산(fumal acid), 엽산(folate: 비타민 B₉) 등, 아미노산인 아스파라긴산(asparaginicacid), 글루탐산(glutamic acid), 감마−아미노부틸산(γ−Aminobutyric Acid), 피페콜산(pipecolic acid), 클루타치온(glutathione) 등이 함유되어 있다. 이 밖에도 티아민(thiamine), 리보플라빈(rivoflavin: 비타민 B₂), 피리독신(pyridoxine: 비타민 B₆), 니코틴산(nicotinic acid), 판토텐산(pantothenic acid), 타닌질 등이 함유되어 있다. 열매(상심)에는 당분, 탄닌이 함유되어 있고, 사과산(malic acid), 레몬산(citric acid) 같은 유기산과, 비타민 B₁, B₂, C, 카로틴(carotene), 리놀산(linolic acid), 스테아린산(stearic acid), 올레인산(oleic acid) 등이 함유되어 있다.

약초의 성미 뿌리는 성질이 따뜻하고, 맛은 달고, 독성은 없다. 뿌리껍질, 열매는 성질이 차고, 맛은 달다. 가지는 성질이 평범하고, 맛은 쓰다. 잎은 성질이 차고, 맛은 쓰고 달다.

약초의 작용부위 뿌리껍질은 비(脾), 폐(肺), 신(腎) 경락에 작용한다. 줄기는 간(肝)

경락에 작용한다. 잎은 간(肝), 비(脾), 폐(肺) 경락에 작용한다. 열매는 간(肝), 신(腎) 경락에 작용한다.

 뿌리는 상근(桑根)이라 하여 진균 억제작용이 있고 어린이의 경풍, 관절통, 타박상, 눈충혈, 아구창을 치료한다. 뿌리껍질의 코르크층을 제거한 가죽질의 껍질은 생약명을 상근백피(桑根白皮)라 하여 이뇨, 고혈압, 해열, 진해, 천식, 종기, 황달, 토혈, 수종, 각기, 빈뇨를 치료한다. 가지는 생약명을 상지(桑枝)라 하여 고혈압, 각기부종, 거풍습, 수족마비, 손발저림 등을 치료한다. 잎은 생약명을 상엽(桑葉)이라 하여 당뇨, 거풍, 청열, 양혈, 두통, 목적, 고혈압, 구갈, 중풍, 해수, 습진, 하지상피종 등을 치료한다. 열매는 오디라 하며 생약명은 상심자(桑椹子)이고 보간, 익신, 진해, 소갈, 당뇨, 변비, 이명, 피로해소, 자양강장, 관절 부위를 치료한다.

 말린 뿌리 50~100g을 물 900mL에 넣어 반이 될 때까지 달여 하루에 2~3회 나눠 마신다. 말린 뿌리껍질 20~50g을 물 900mL에 넣어 반이 될 때까지 달여 하루에 2~3회 나눠 마신다. 외용할 경우에는 짓찧어 환부에 바른다. 말린 가지 100~150g을 물 900mL에 넣어 반이 될 때까지 달여 하루에 2~3회 나눠 마신다. 말린 잎 20~30g을 물 900mL에 넣어 반이 될 때까지 달여 하루에 2~3회 나눠 마신다. 생열매 50~100g을 하루에 2~3회 나눠 먹거나, 물 900mL에 넣어 반이 될 때까지 달여 하루에 2~3회 나눠 마신다.

항당뇨 기능성 뽕나무 오디 침출주 및 그 제조 방법

본 발명은 뽕나무 오디를 시료로 오디 주스분말, 오디 침출주, 오디 발효주 및 오디 식초를 제조하고 식이군으로 나누어 스트렙토조토신(streptozotocin) 유발 당뇨 쥐를 실험동물로 하여 실험한 결과, 오디 침출주 투여군이 혈당 수준, 혈청인슐린 수준 및 혈청콜레스테롤과 중성지방에 있어서 가장 우수하였다.

－ 공개번호 : 10-2012-0118379, 출원인 : 대구가톨릭대학교 산학협력단

채취 방법

뽕나무 뿌리[상백피(桑白皮)]는 수시로 캐서 깨끗이 씻은 뒤 껍질을 벗겨서 말린다. 가지 [상지(桑枝)]는 잎이 진 이후인 늦가을이나 이른 봄 싹이 나기 전에 잔가지를 채취하여 깨끗이 씻은 뒤 그대로 잘게 잘라서 말려 사용한다. 가을에 서리가 내린 뒤에 뽕나무 잎[상엽(桑葉)]을 따서 말리고, 열매[상심자(桑椹子)]는 자홍색을 띨 때 채취하여 이물질을 제거하고 깨끗이 씻어서 말린다.

약차 만들기

뽕나무 열매는 생으로 먹기도 하고, 소주를 부어 술을 담기도 하고(잘 익은 뽕나무 열매 500g을 소주 1.8L짜리 2병 정도에 넣어 한 달 이상 우려낸 다음 밀봉해 두고 마신다), 즙액을 짜서 마시기도 한다. 말린 뽕나무 열매는 12~20g을 사용하며, 말린 것을 그대로 사용하거나 소금물(약재 무게 2% 정도의 소금을 물에 풀어서 사용)에 담갔다가 말려서 사용하기도 한다. 꿀 또는 설탕을 가미하여 마셔도 되지만 당뇨병이 있다면 고려하여 결정하는 게 좋다.

약차 더하기

뽕나무 열매를 추출한 액에 벌꿀 [봉밀(蜂蜜)]을 첨가해 중탕하여 엿 처럼 졸여서[오고(熬膏)] 사용하기도 한다.

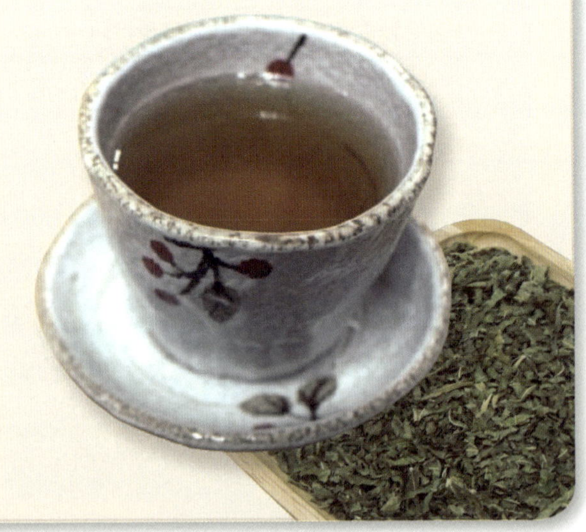

식적, 요통, 건위, 퇴행성뇌질환

산사나무

Crataegus pinnatifida Bunge

한약의 기원

이 약은 산사나무 및 그 변종의 잘 익은 열매이다.

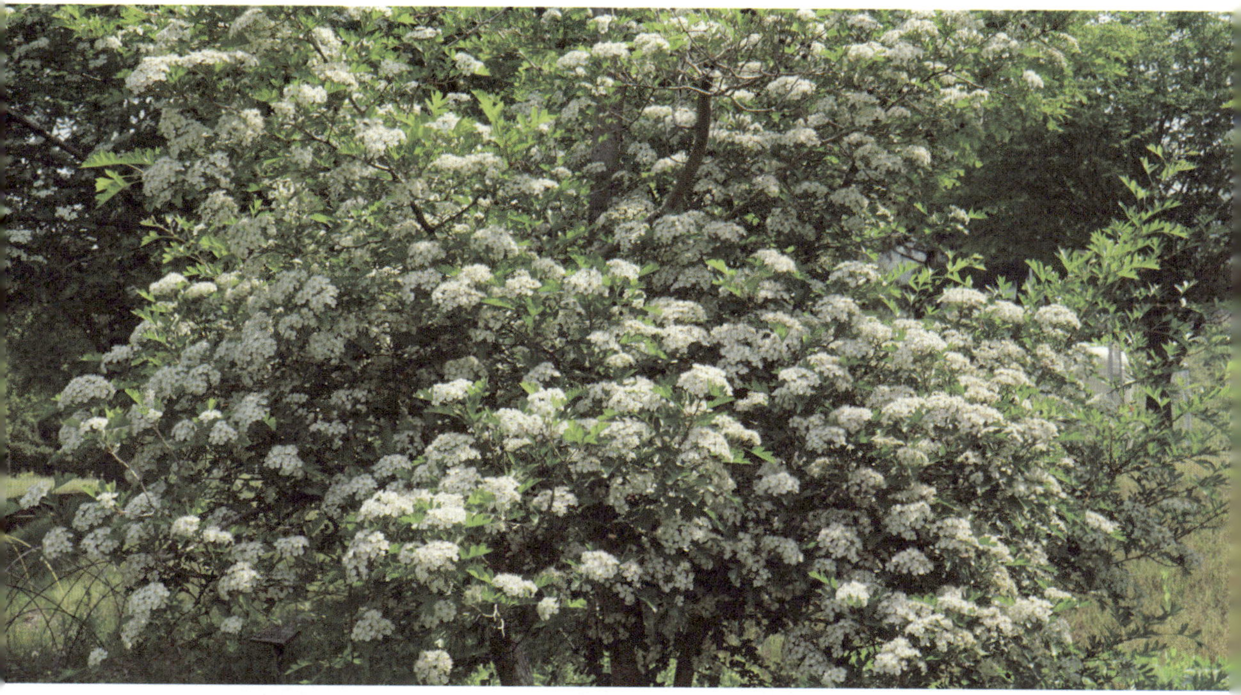

- **생약명** : 산사(山査)
- **이명** : 아아가위나무, 아그배나무, 찔구배나무, 질배나무, 동배, 애광나무, 산사, 양구자(羊仇子), 산사자(山査子)
- **사용부위** : 뿌리, 목재, 나무껍질, 열매
- **꽃 피는 시기** : 4~5월
- **과명** : 장미과(Rosaceae)

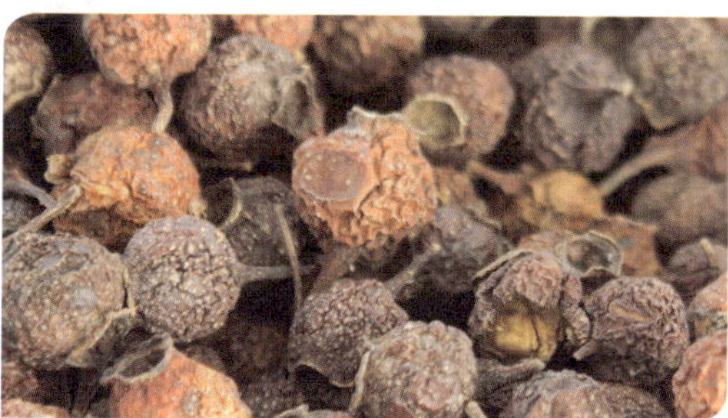

열매(약재 전형)

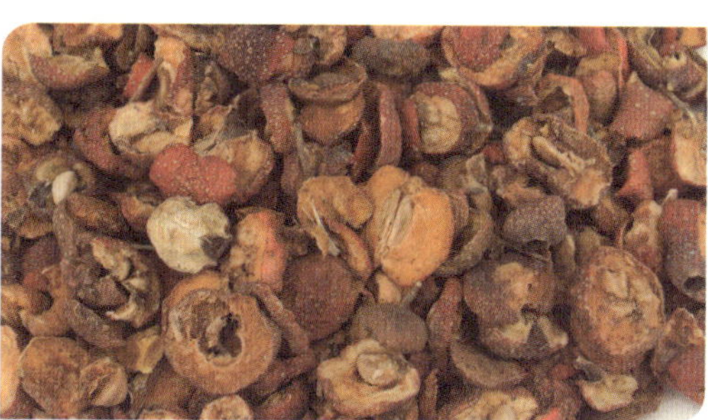

열매(약재)

 산사나무는 전국 각지의 산과 들, 촌락 부
근에서 자생 또는 심어 가꾸는 낙엽활엽교목으로, 높이는
6m 정도이며, 가지에는 털이 없고 가시가 나 있다. 잎은 넓
은 달걀 모양 또는 삼각상 달걀 모양으로 서로 어긋나고 새
날개깃처럼 깊게 갈라지며 가장자리에는 불규칙한 톱니가
있다. 꽃은 흰색으로 4~5월에 산방꽃 차례로 10~12송이
가 모여서 피고, 열매는 이과(梨果)로 둥글며 흰색 반점이 있

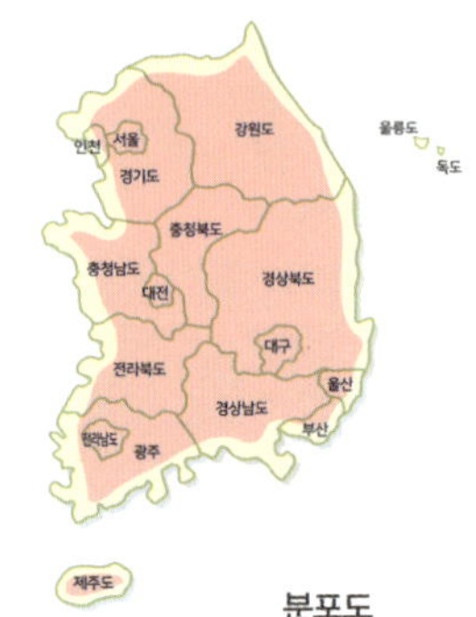

분포도

각 부위별 생김새

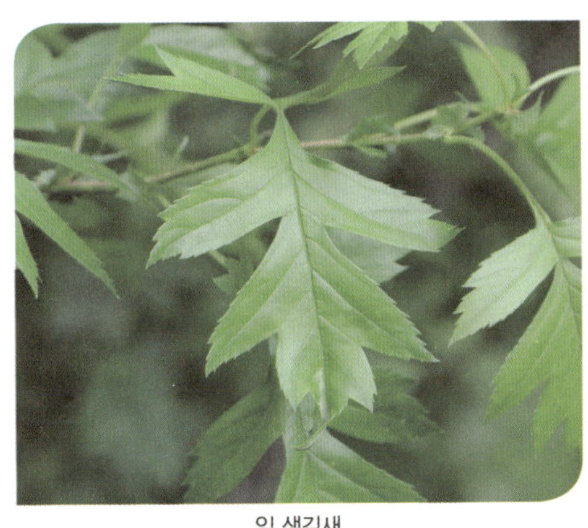

잎 생김새

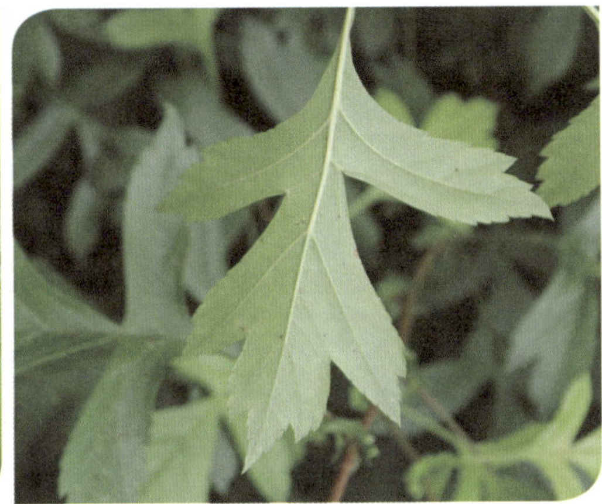

잎 뒷면

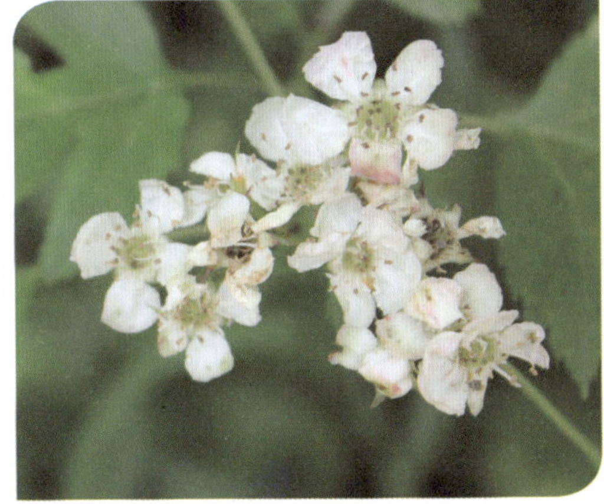

꽃

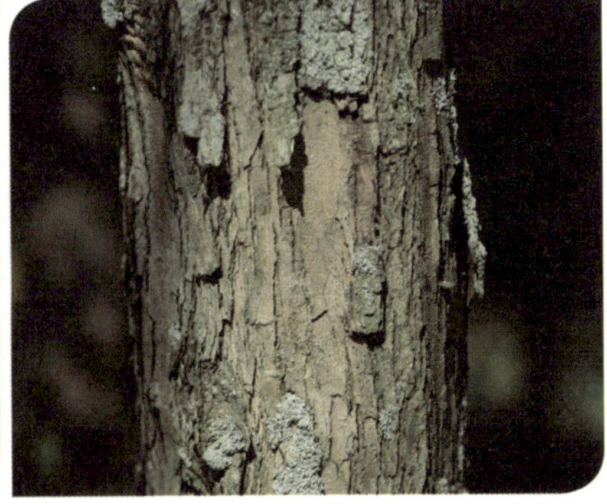

수피

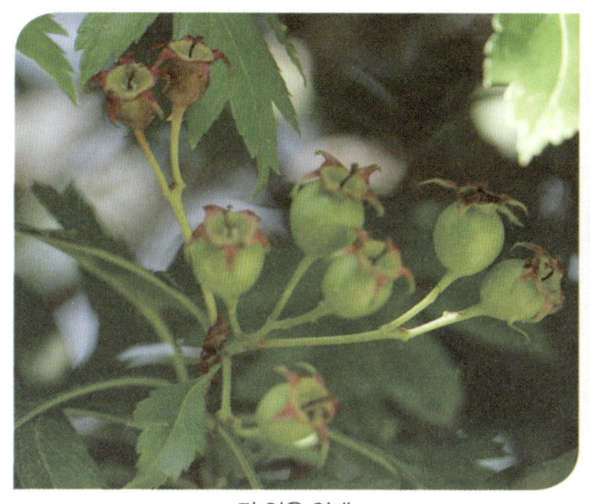

덜 익은 열매

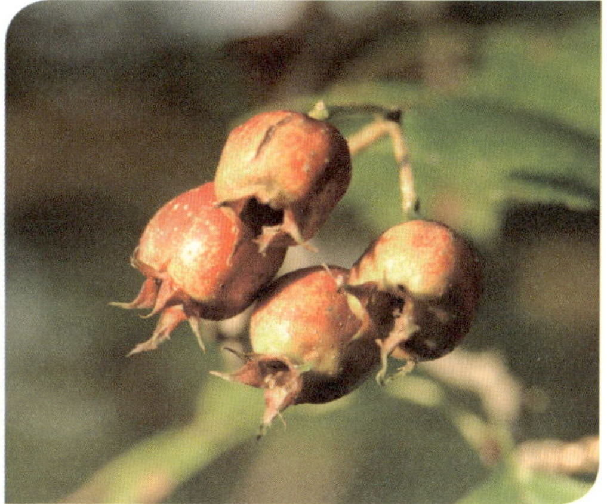

완숙 열매

고 9~10월에 붉게 익는다.

채취 시기　열매는 가을에 익었을 때, 뿌리는 봄·겨울, 목재는 연중 수시 채취한다.

약초의 성분　뿌리 및 나무껍질, 목재에는 애스쿠린(aesculin)이 함유되어 있다. 열매에는 하이페로사이드(hyperoside), 쿼세틴(quercetin), 안토시아니딘(anthocyanidin), 올레아놀산(oleanolic acid), 당류, 산류 등이 함유되어 있고, 비타민 C가 많이 들어 있다. 그 외 타닌(tannin), 하이페린(hyperin), 클로로겐산(chlorogenic acid), 아세틸콜린(acetylcholine), 지방유, 시토스테롤(sitosterol), 주석산(tartaric acid), 사과산(malic acid) 등도 함유되어 있다. 종자에는 아미그달린(amygdalin), 하이페린, 지방유가 함유되어 있다.

약초의 성미　뿌리는 성질이 평범하고, 맛은 달다. 목재는 성질이 차고, 맛은 쓰고, 독성은 없다. 열매는 성질이 조금 따뜻하고, 맛은 시고 달다.

약초의 작용부위　간(肝), 심(心), 비(脾), 위(胃) 경락에 작용한다.

약초의 효능과 치료　뿌리는 산사근(山査根)이라고 하여 소적(消積), 거풍, 지혈, 식적, 이질, 관절염, 객혈을 치료한다. 목재는 산사목(山査木)이라고 하여 심한 설사,

두풍(頭風: 머리 통증이 오랫동안 수시로 발작하는 증상), 가려움증을 치료한다. 열매는 생약명을 산사(山査)라고 하며 혈압강하작용과 항균작용이 있고 식적(食積: 음식이 잘 소화되지 않고 뭉쳐 생기는 증상)을 치료하고 어혈을 풀어주며 조충(條蟲: 촌충)을 구제해주는 효능이 있고 건위, 육고기 정체(肉積), 소화불량, 식욕부진, 담음(痰飮: 체내의 수액이 잘 돌지 못해 만들어진 병리적인 물질), 하리, 장풍(腸風: 대변을 볼 때 피가 나오는 증상), 요통, 선기(仙氣) 등을 치료한다. 산사 추출물은 최근에 지질 관련 대사성질환과 건망증 및 뇌질환 치료에 유용한 약학조성물이라는 연구결과가 발표된 바 있다.

약초 처방 및 약용법과 용량 말린 뿌리 30~50g을 물 900mL에 넣어 반이 될 때까지 달여 하루에 2~3회 나눠 마신다. 말린 목재 50~60g을 물 900mL에 넣어 반이 될 때까지 달여 하루에 2~3회 나눠 마신다. 말린 열매 20~30g을 물 900mL에 넣어 반이 될 때까지 달여 하루에 2~3회 나눠 마신다. 외용할 경우에는 열매 달인 액으로 환부를 씻거나 짓찧어서 붙인다.

사용 시 주의사항 비위 허약자는 복용에 주의해야 한다. 많은 양을 오래 복용하면 치아가 손상될 수 있으니 주의해야 한다.

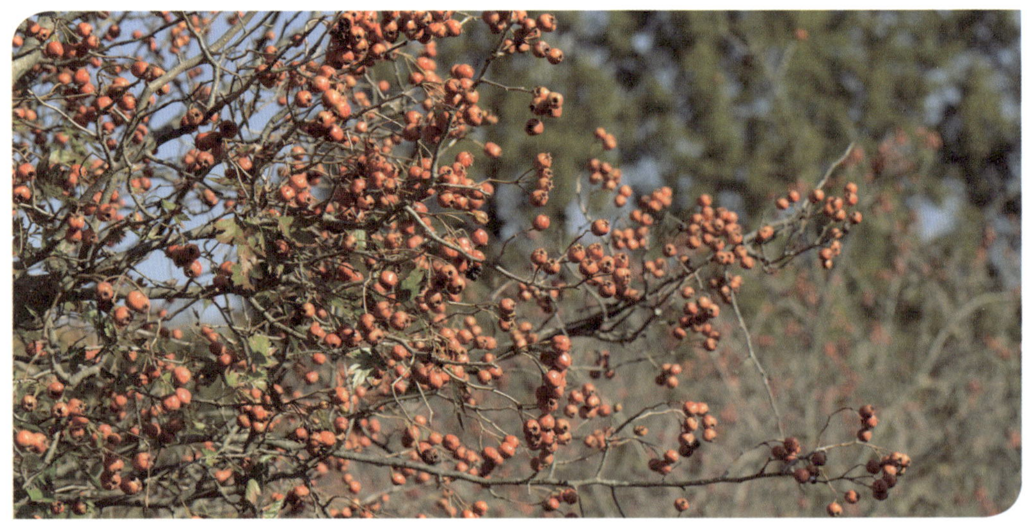

낙엽진 산사열매

산사나무 약차

채취 방법

가을에 잘 익은 산사나무 열매를 채취해 깨끗이 씻은 다음 0.15~0.3cm 두께로 절단하여 햇볕에 말리거나 압착하여 말려 두고 사용한다.

약차 만들기

말린 산사나무 열매 6~15g을 사용하며, 물 2L에 말린 약재 5~10g을 넣어 중불로 끓여서 차로 마신다. 꿀 또는 설탕을 가미하여 마셔도 되지만 당뇨병이 있다면 고려하여 결정하는 게 좋다.

약차 더하기

고기 먹고 체한 증상, 위가 더부룩하고 부풀어 오르는 증상, 설사를 하면서 배가 아픈 증상, 어혈과 월경이 막힌 증상, 산후에 어혈이 다 빠져나오지 못한 증상, 고지혈증 등의 치료에 사용할 수 있다. 산사 160g, 백출 160g, 신곡 80g을 가루로 만들어 쪄서 오동나무씨 크기로 환을 만들어 따뜻한 물과 함께 마시면 각종 소화불량을 다스리는 데 효과가 매우 좋다. 또 고기를 먹고 소화가 되지 않는 증상에는 산사육(山肉) 160g을 삶아서 먹고 그 물도 마신다. 산사 50g과 맥아(엿기름) 30g을 적당량의 물에 넣어 중불로 20분 이상 달여서 매 식후에 마시면 각종 소화불량과 식욕부진 치료에 도움이 된다. 산사 15g과 맥아 10g, 나복자(무씨) 8g, 대황 2g을 잘게 다져서 찻잔에 넣고 끓는 물을 부어 우려낸 다음, 하루 3~4회 수시로 매 식후에 마시면 식욕부진 치료에 매우 효과적이다. 산사를 말린 뒤 가루로 만들어 쑥을 달인 물 한 잔에 산사 가루 5g 정도를 타서 마시면 장출혈 증상 치료에 매우 효과적이다.

자양강장, 정기수렴, 강정, 항산화

산수유

Cornus officinalis Siebold & Zucc. = [*Macrocarpium officinale* (Sieb. et Zucc.) Nakai]

한약의 기원

이 약은 산수유나무의 씨를 제거한 잘 익은 열매이다.

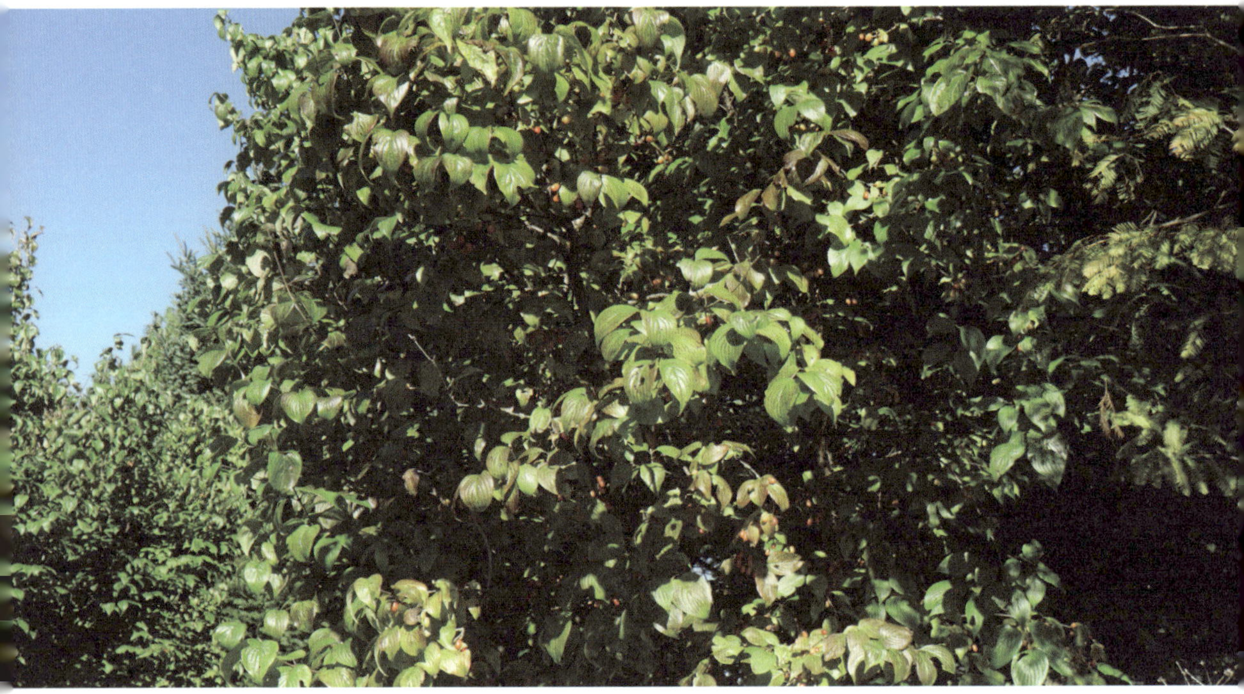

- **생약명** : 산수유(山茱萸)
- **이명** : 산수유나무, 산시유나무, 실조아(實棗兒), 촉산조(蜀酸棗), 약조(藥棗), 홍조피(紅棗皮), 육조(肉棗), 계족(鷄足)
- **사용부위** : 과육
- **꽃 피는 시기** : 3~4월
- **과명** : 층층나무과(Cornaceae)

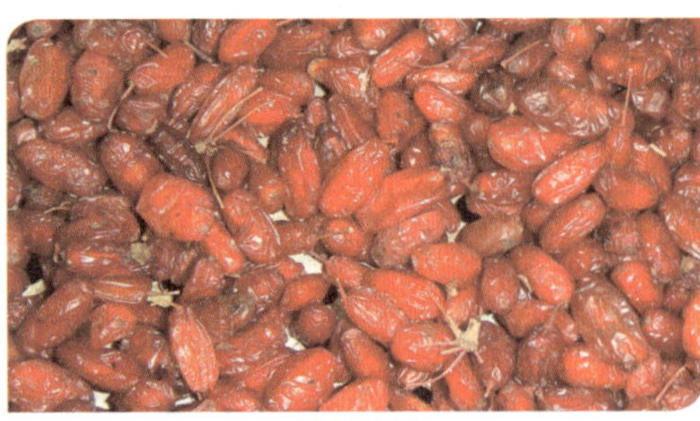

열매(채취품)

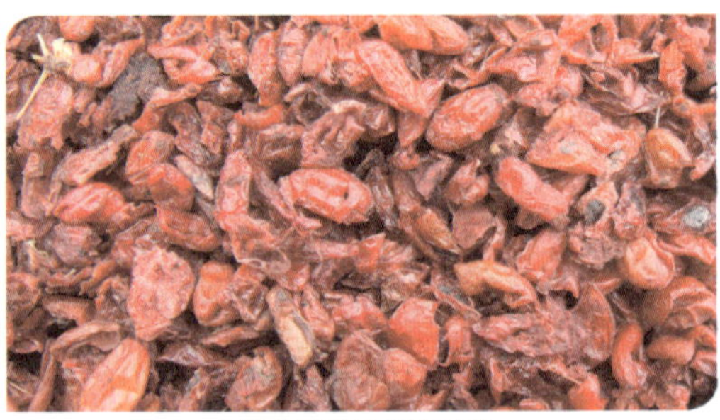

씨를 제거한 과육(약재)

생태적 특성 산수유는 전국 각지의 인가 근처에 조경용 또는 약용으로 재배하는 낙엽활엽소교목으로, 높이 7m 전후로 자란다. 나무껍질은 연한 갈색이며 잘 벗겨지고 큰 가지나 작은 가지에는 털이 없다. 잎은 달걀 모양, 타원형 또는 긴 타원형에 서로 마주나고 잎끝이 좁고 날카로우며 밑은 둥글거나 넓은 쐐기형이고 가장자리는 밋밋하다. 꽃은 양성화이며 황색으로 3~4월에 잎보다 먼저 피고 작은 꽃

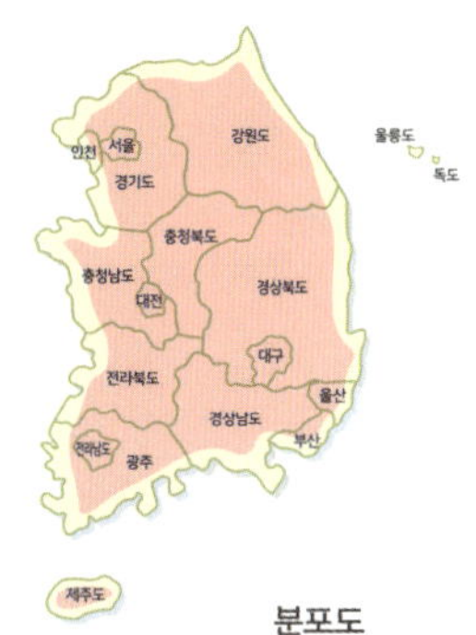

분포도

각 부위별 생김새

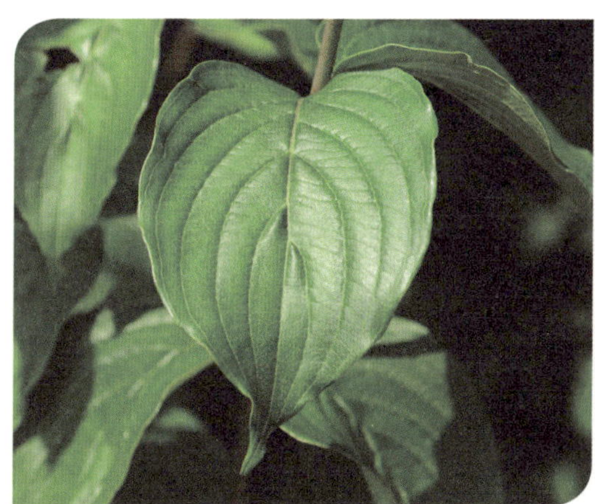

잎 생김새

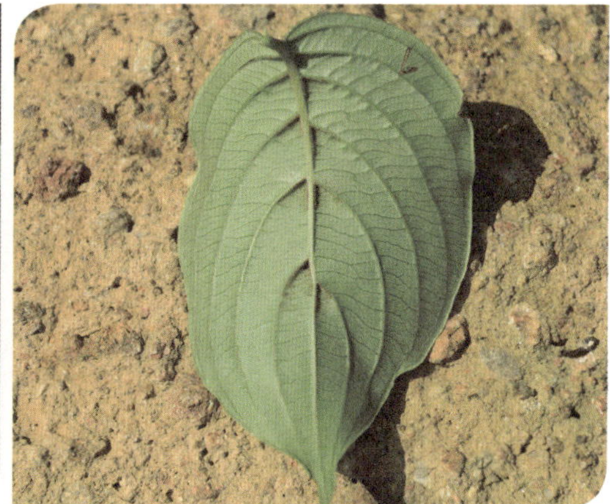

잎 뒷면

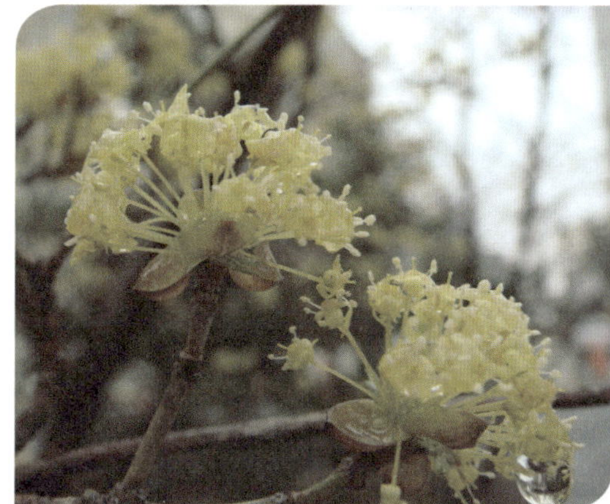

꽃

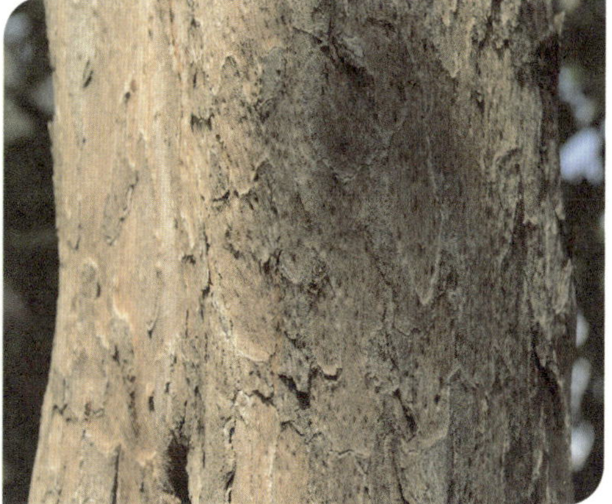

수피

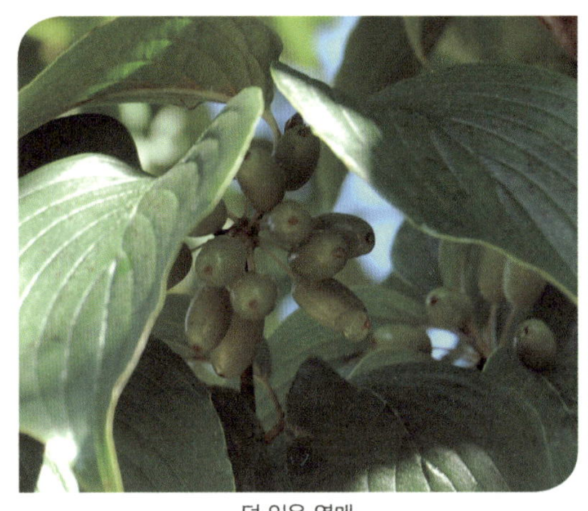

덜 익은 열매

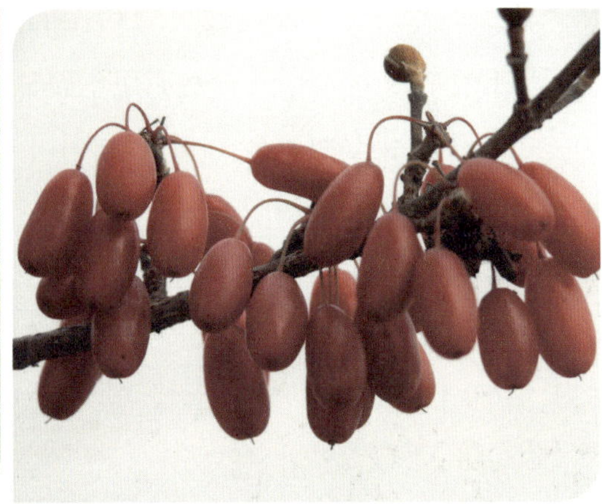

완숙 열매

이 산형꽃차례로 20~30송이씩 달려 있다. 열매는 씨열매로 긴 타원형에 9~10월경에 적색으로 익는다.

채취 시기 9~10월에 열매를 채취한다.

약초의 성분 과육의 주성분은 코르닌(cornin), 즉 벨베나린사포닌(verbenalin saponin), 타닌(tannin), 우르솔산(ursolic acid), 몰식자산(galic acid), 사과산(malic acid), 주석산(tartaric acid), 비타민 A가 함유되어 있으며, 종자의 지방유에는 팔미틴산(palmitic acid), 올레산(oleic acid), 리놀산(linolic acid) 등이 함유되어 있다.

약초의 성미 성질이 약간 따뜻하고, 맛은 시고 달고, 독성은 없다.

약초의 작용부위 간(肝), 신(腎) 경락에 작용한다.

약초의 효능과 치료 과육은 생약명을 산수유(山茱萸)라고 하며 항균작용과 혈압강하 및 이뇨작용이 있고 보간, 보신, 정기수렴, 요슬둔통(腰膝鈍痛), 이명, 양위, 유정, 빈뇨, 간허한열 등을 치료한다.
산수유 추출물은 협전증, 항산화, 노화방지 등에 약효가 있다는 것이 연구결과 밝혀졌다.

 말린 과육 20~30g을 물 900mL에 넣어 반이 될 때까지 달여 하루에 2~3회 나눠 마신다.

 길경(桔梗), 방풍(防風), 방기(防己) 등은 산수유와 배합금기이므로 사용해서는 안 된다.

특허로 입증된 기능성 물질

산수유 추출물을 함유하는 혈전증 예방 또는 치료용 조성물

산수유 추출물을 유효성분으로 함유하는 약학조성물은 트롬빈 저해활성 및 혈소판 응집 저해 활성을 나타내어 혈전 생성을 효율적으로 억제할 수 있으며 추출액, 분말, 환, 정 등의 다양한 형태로 가공되어 상시 복용 가능한 제형으로 조제할 수 있는 뛰어난 효과가 있다.

– 공개번호 : 10-2013-0058518, 출원인 : 안동대학교 산학협력단

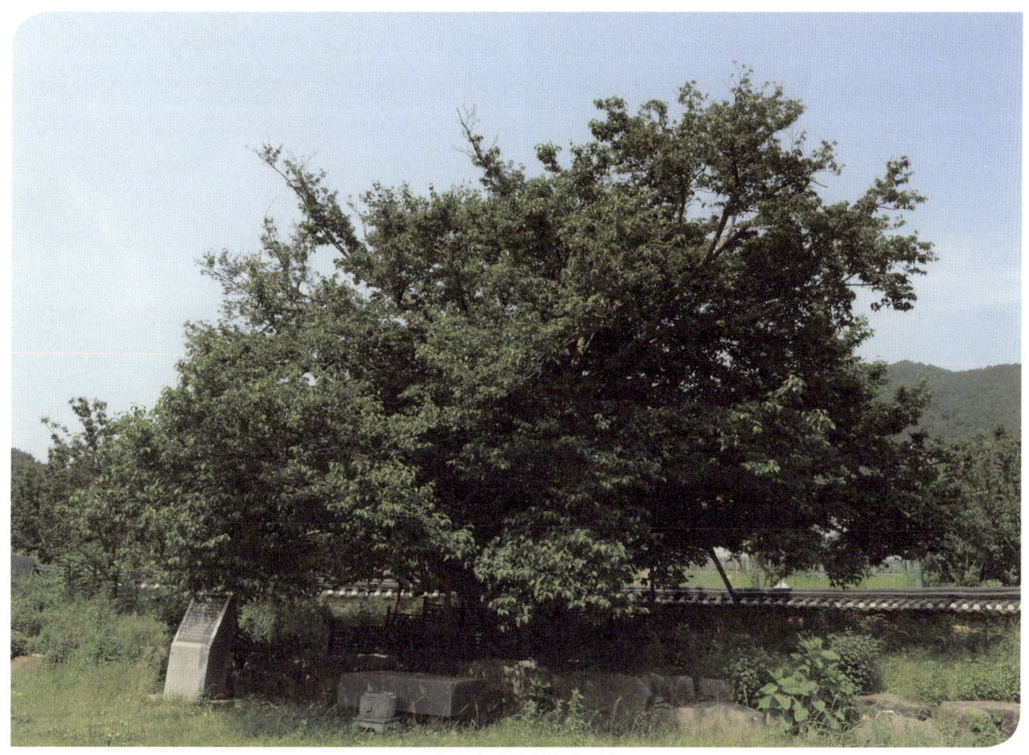

구례에 소재한 산수유 시목

비슷한 약초

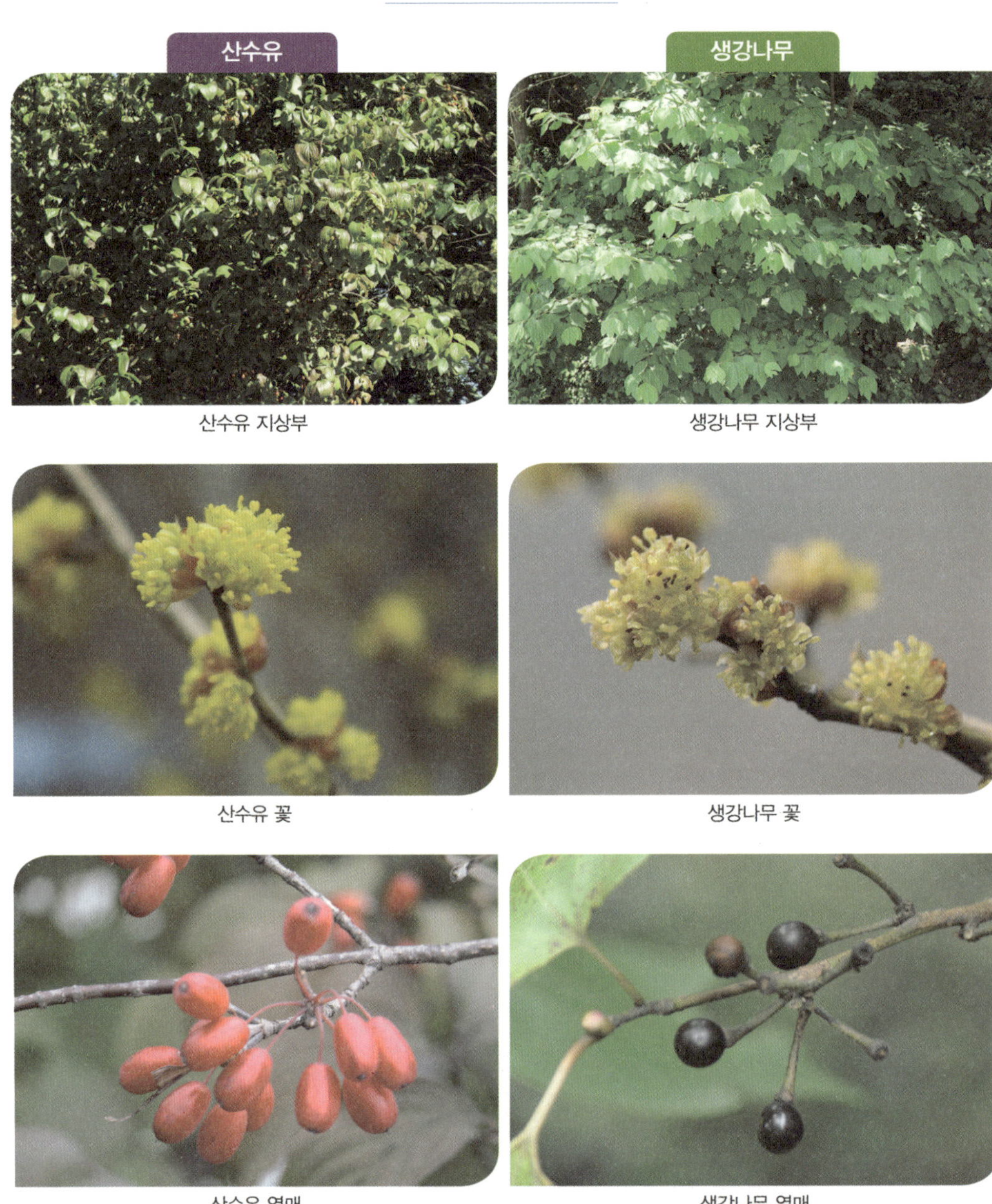

산수유 지상부

생강나무 지상부

산수유 꽃

생강나무 꽃

산수유 열매

생강나무 열매

●산수유와 생강나무의 차이점
식물개체는 서로 다르나, 꽃이 피는 시기와 꽃모양이 비슷하여 혼동하기 쉽다.

산수유 꽃차

채취 방법

산수유나무 봉오리에서 바로 핀 꽃을 봉오리째 채취한 후 이물질을 제거하고 소금물에 씻은 뒤 그늘에서 잘 말려 밀폐용기에 넣어 보관해 사용한다.

꽃차 만들기

말린 산수유나무 꽃 2~3송이를 찻잔에 담고 끓는 물을 부어 우려내어 차로 마신다. 산수유나무 꽃으로 얼음을 만들어 두었다가 냉차로 마셔도 좋다. 꿀 또는 설탕을 가미하여 마셔도 되지만 당뇨병이 있다면 고려하여 결정하는 게 좋다.

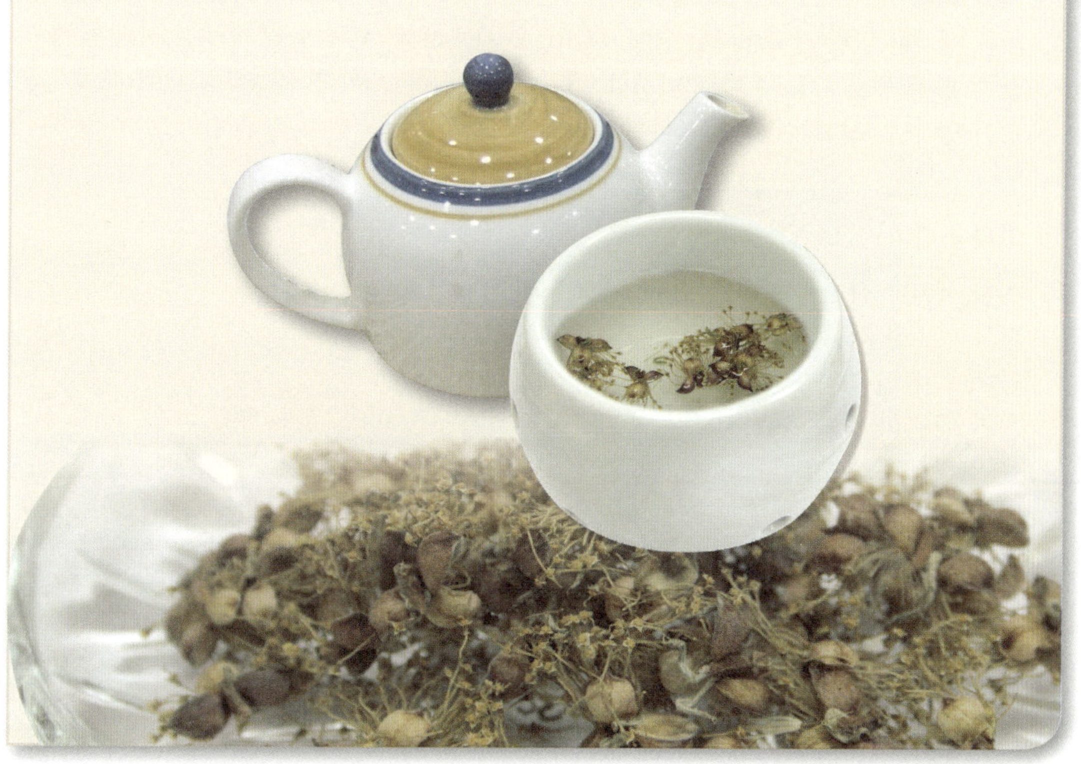

채취 방법

늦가을과 초겨울에 홍색으로 변한 산수유나무 열매껍질[과피(果皮)]을 채취한 후 끓는 물에 살짝 삶아(끓인 물을 80℃ 정도로 식힌 후 산수유나무 생열매를 담가 2~3분 정도 데친 다음 바로 꺼내면 씨와 과육이 분리되어 씨를 제거하기 쉽다.) 핵(과육 속의 딱딱한 씨)을 빼내고 햇볕에 말린다. 이물질과 남아 있는 씨, 열매자루[과병(果柄)] 등을 제거하고 과육만을 취하여 주증(酒蒸: 술을 흡수시켜 시루에 찌는 방법)하면 신장의 정기를 보하는 보신정(補腎精)의 작용이 증강되고, 씨를 제거해 말린 산수유나무 열매를 그대로 생용(生用)하면 염음지한(斂陰止汗: 체내의 음적 에너지 소스를 거두어들이고 땀을 멈추게 하는 작용)이 우수하다.

약차 만들기

씨를 제거한 말린 산수유나무 열매 8~16g을 사용하며, 보통 말린 약재 8~10g을 물 2L에 넣어 중불로 끓여 차로 마신다. 꿀 또는 설탕을 가미하여 마셔도 되지만 당뇨병이 있다면 고려하여 결정하는 게 좋다.

약차 더하기

씨를 제거한 산수유나무 열매 60g에 익지인 50g, 당삼과 백출 각 25g을 배합하여 적당량의 물을 붓고 달인 다음 10회 정도로 나누어 마시면 비(脾)와 신(腎)을 덥게 보하고 정(精)을 간직하여 빈뇨를 다스린다. 또한 신허로 인한 허리와 무릎의 시큰거림을 다스리고 현기증, 이명, 발기부전, 유정 등의 치료에도 좋다.

삼백초

Saururus chinensis (Lour.) Baill.

한약의 기원

이 약은 삼백초의 뿌리를 포함한 전초이다.

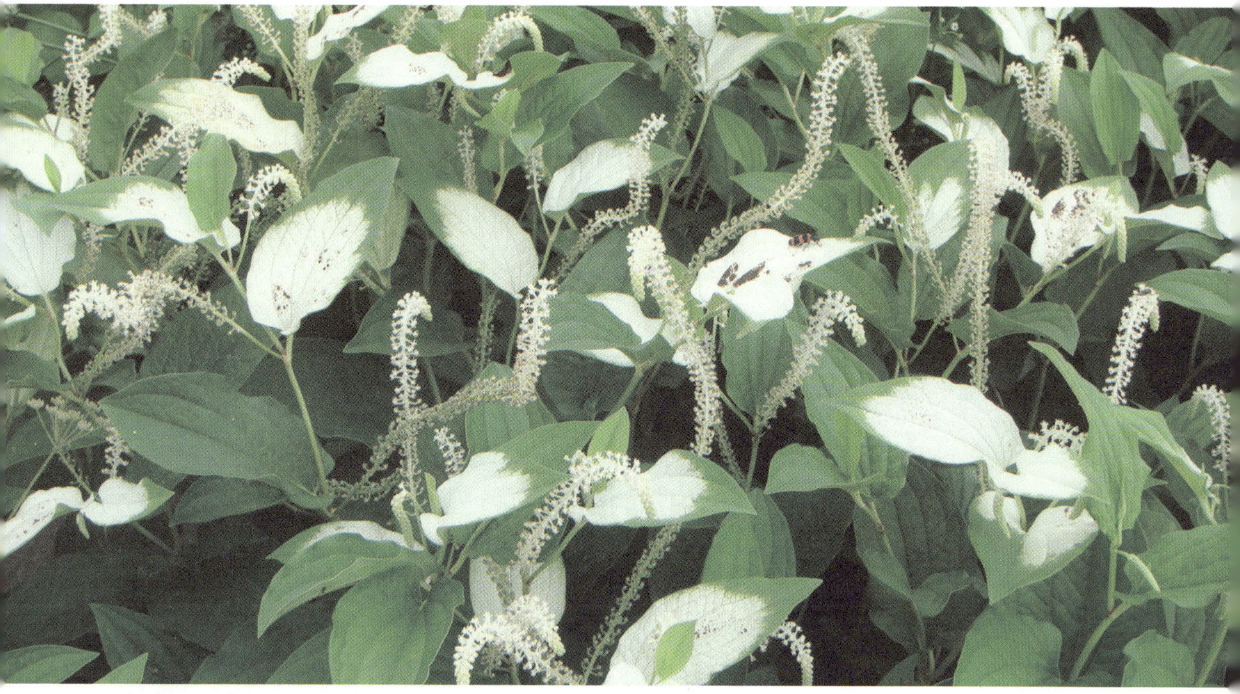

- **생약명** : 삼백초(三白草)
- **이명** : 수목통(水木通), 오로백(五路白), 삼점백(三點白)
- **사용부위** : 전초
- **꽃 피는 시기** : 4~6월
- **과명** : 삼백초과(Saururaceae)

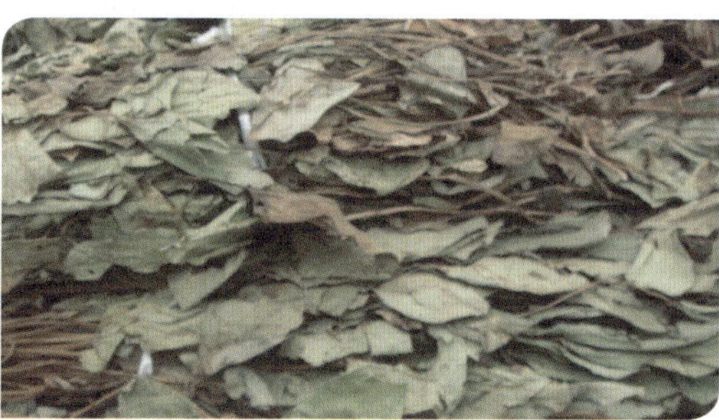

전초(약재 전형)

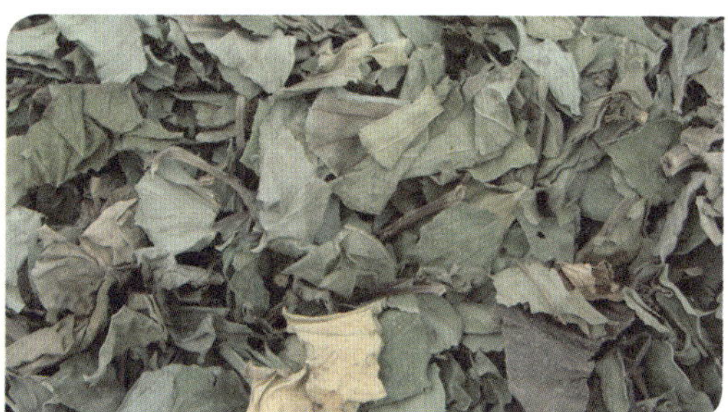

잎(약재)

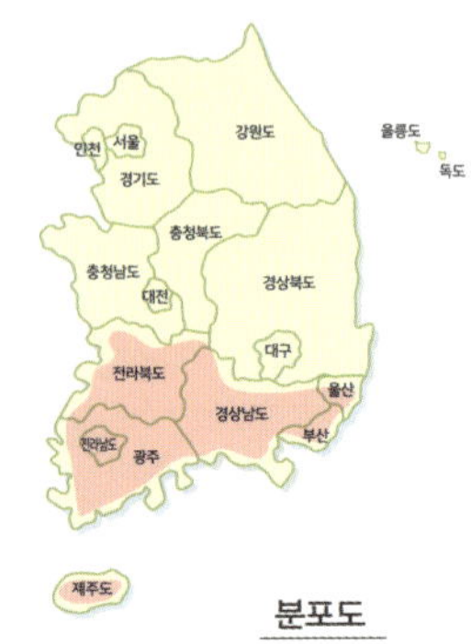

생태적 특성 삼백초는 제주도에서 자생하고 남부 지방에서 많이 재배하는 숙근성 여러해살이풀로, 꽃·잎·뿌리의 세 곳이 흰색을 띤다고 하여 삼백(三白)으로 이름이 붙여졌다. 키는 50~100cm이다. 잎은 어긋나고 5~7개의 맥이 있으며 뒷면은 연한 흰색이고 끝부분의 2~3장과 잎의 앞면은 흰색이다. 꽃은 흰색으로 6~8월에 수상꽃차례를 이루며 처음에는 처져 있으나 꽃이 피면 곧추서고 양성화이

각 부위별 생김새

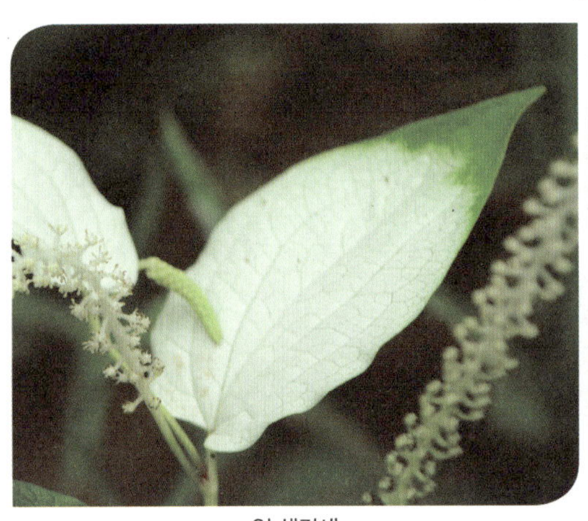

잎 생김새

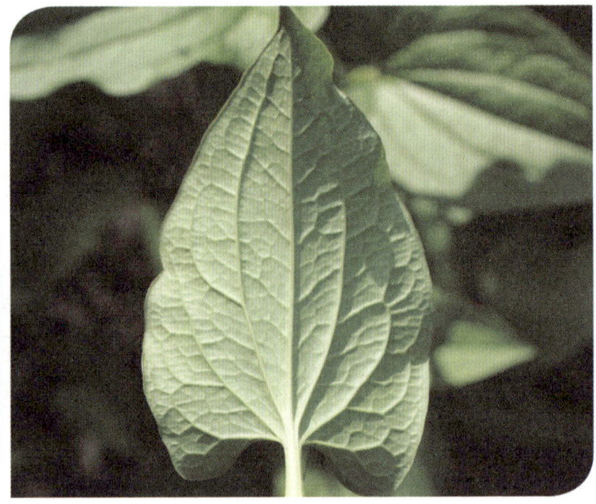

잎 뒷면

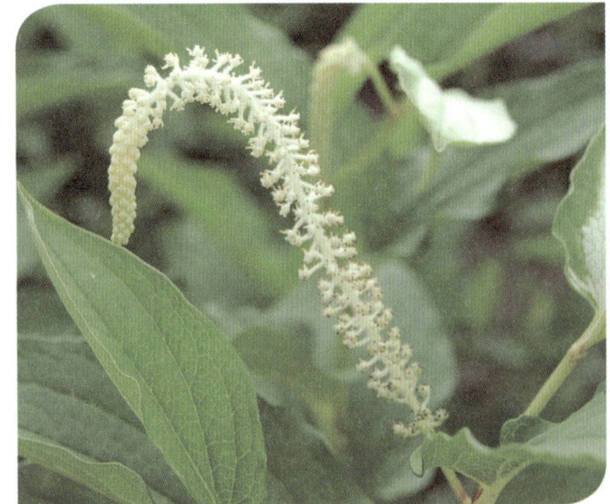

꽃

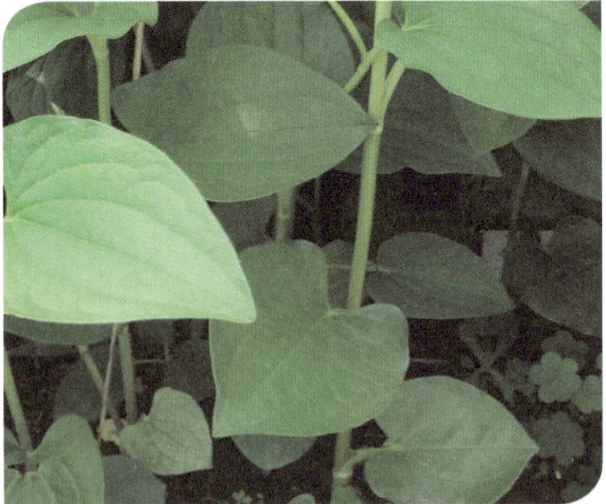

줄기

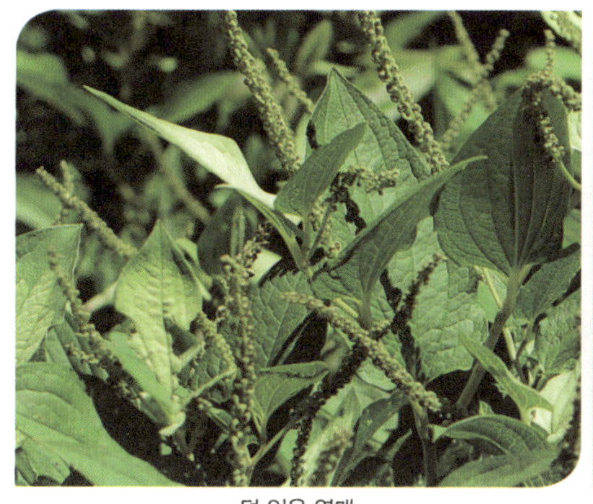

덜 익은 열매

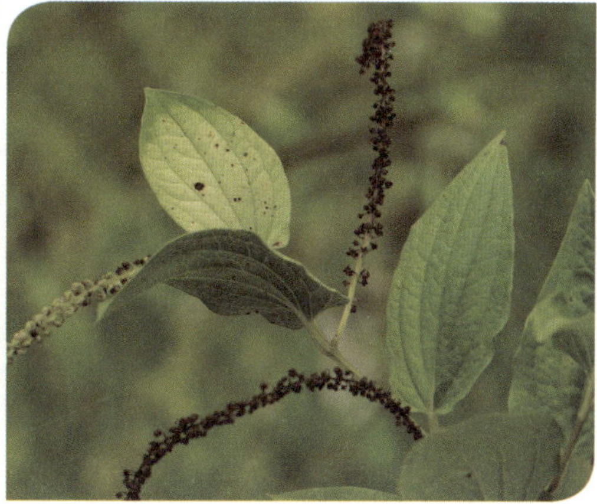

완숙 열매

며 꽃잎은 없다. 열매는 둥글고, 종자는 각 실에 1개씩 들어 있다.

채취 시기　7~8월에 전초를 채취하여 햇볕에 말리고 흙모래와 이물질을 제거하고 가늘게 썰어서 사용한다.

약초의 성분　정유가 함유되어 있으며 주성분은 메틸-n-노닐케톤(methyl-n-nonylketone)이다. 그 외에 퀘세틴(quercetin), 이소퀘시트린(isoquercitrin), 아비쿨라린(avicularin), 하이페린(hyperin), 루틴(rutin) 등이 함유되어 있다.

약초의 성미　성질이 차고, 맛은 쓰고 매우며, 독성은 없다.

약초의 작용부위　비(脾), 신(腎), 담(膽), 방광(膀胱) 경락에 작용한다.

약초의 효능과 치료　열을 식히고 소변을 잘 나가게 하는 청열이수, 독을 풀고 종기를 삭히는 해독소종, 담을 제거하는 거담 등의 효능이 있어서 수종과 각기, 황달, 임탁, 대하, 옹종, 종독 등을 치료한다.

약초 처방 및 약용법과 용량　청열, 이수, 대하 등의 치료를 위해서는 한 가지 약재를 사용한다. 말린 전초 15g을 물 700mL에 넣어 끓기 시작하면 약하게 줄여 200~300mL가 될 때까지 달여 하루에 2회 나눠 마신다. 특히 민간에서는 간암으로 인해 복수(腹水)가 생길 때, 황달이나 각기, 여성의 대하 치료에 사용한다고 한다.

사용 시 주의사항 찬 성질의 약재이므로 비위가 허하고 냉한 경우에는 사용에 신중을 기해야 한다.

특허로 입증된 기능성 물질

삼백초 추출물을 포함하는 당뇨병 예방 및 치료용 조성물

본 발명은 현저한 혈당강하 효과를 갖는 삼백초 잎 추출물을 유효성분으로 함유하는 조성물에 관한 것으로서, 본 발명의 삼백초 잎 추출물은 우수한 α-글루코시다제 저해활성을 나타낼 뿐만 아니라 식후 탄수화물의 소화속도를 느리게 하여 혈중 포도당(glucose) 농도의 급격한 상승을 억제하므로, 이를 포함하는 조성물은 당뇨병 예방 및 치료를 위한 의약품 및 건강기능식품으로 유용하게 이용될 수 있다.

— 공개번호 : 10-2005-0093371, 특허권자 : 학교법인 인제학원

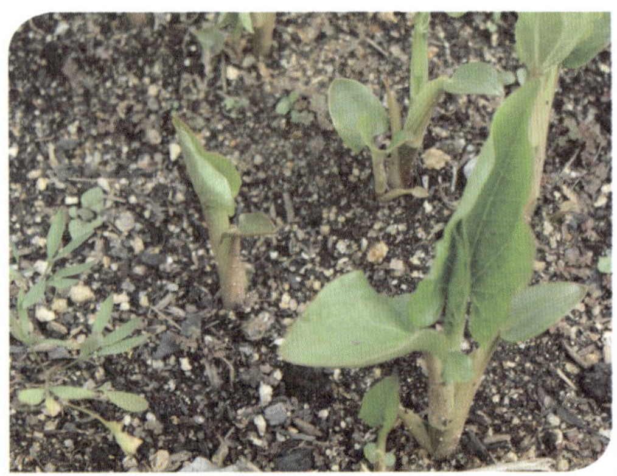

새싹이 올라온 모습

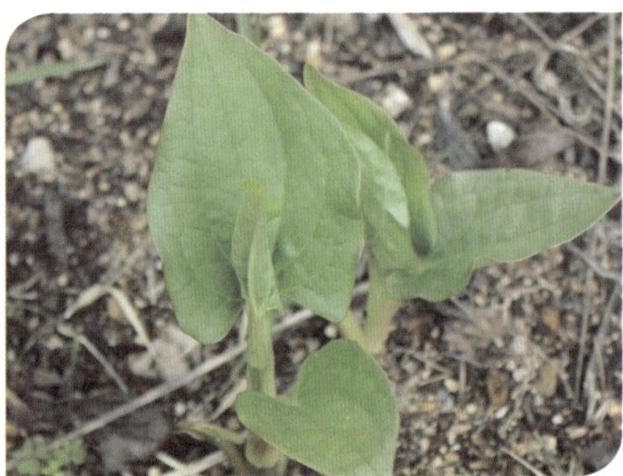

잎이 활착된 모습

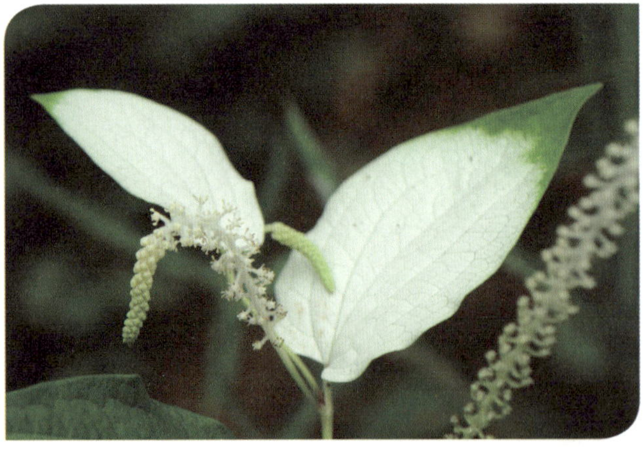

※ 잎의 변화 모습

삼백초는 어린 식물일 때에는 잎이 파란색을 띠나, 성장하면 흰색으로 변색한다.

삼백초 약차

채취 방법

7~8월에 삼백초 뿌리와 전초를 채취한 후 이물질을 제거하고 깨끗이 씻어 햇볕에 말려 가늘게 썰어 사용한다.

약차 만들기

말린 삼백초 지상부 12~20g을 사용하며 청열, 이수, 대하 등의 치료를 위해서는 말린 약재 10~15g을 물 2L에 넣어 끓기 시작하면 약하게 줄여 2시간 정도 더 끓인 뒤 차로 마신다. 흔히 삼백초만을 사용해 만드는 데, 다른 약재들을 적당하게 배합하여 사용하기도 한다.

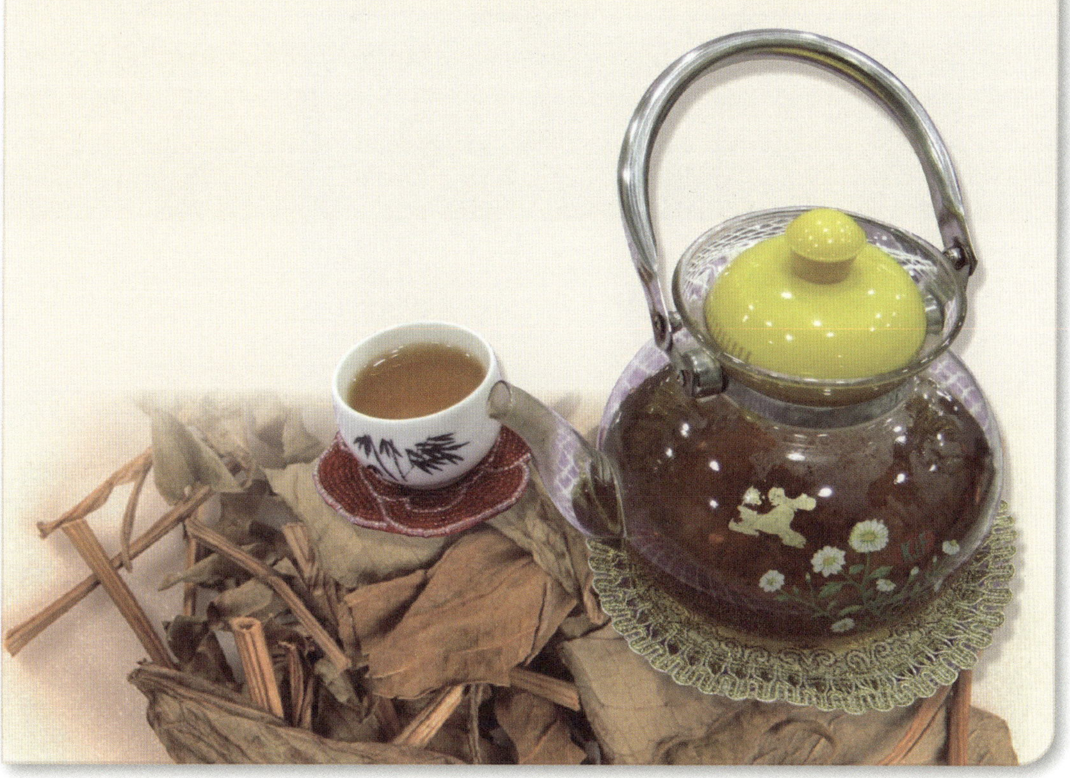

양기를 보하고, 허리와 무릎의 무력증

삼지구엽초

Epimedium koreanum Nakai

한약의 기원

이 약은 삼지구엽초, 음양곽(淫羊藿), 유모음양곽(柔毛淫羊藿), 무산음양곽(巫山淫羊藿), 전엽음양곽(箭葉淫羊藿)의 지상부이다.

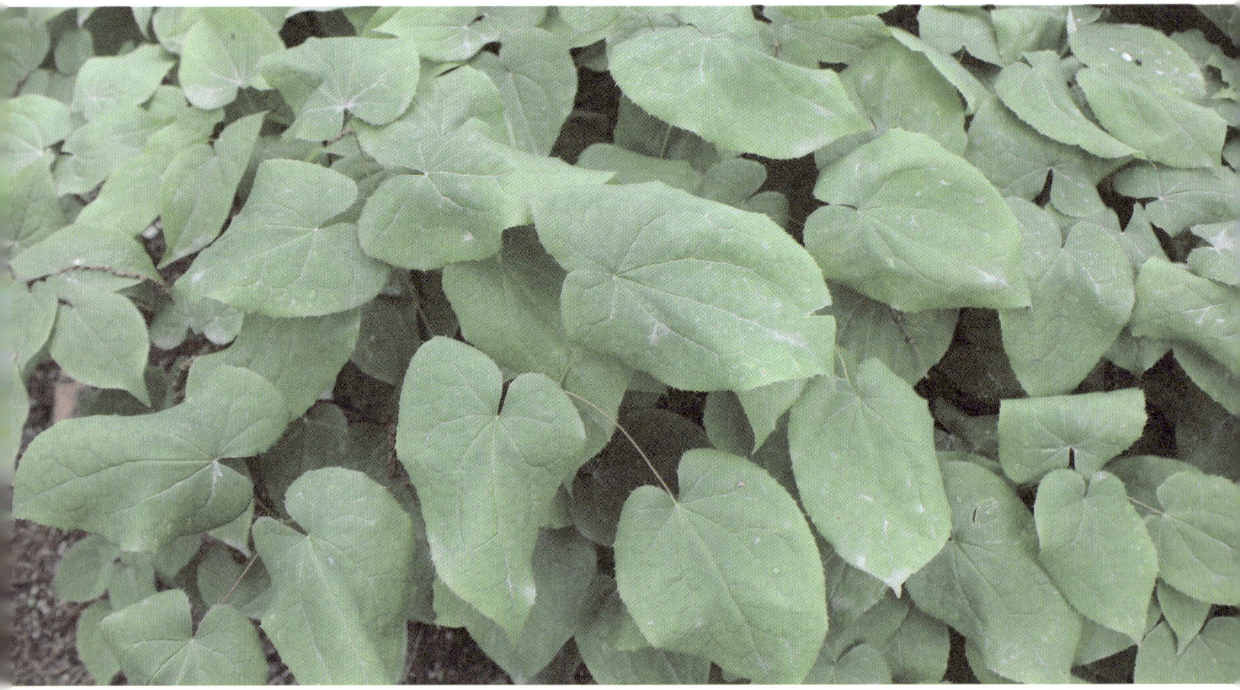

- **생약명** : 음양곽(淫羊藿)
- **이명** : 음양각, 선령비(仙靈脾), 천냥금(千兩金)
- **사용부위** : 전초
- **꽃 피는 시기** : 4~5월
- **과명** : 매자나무과(Berberidaceae)

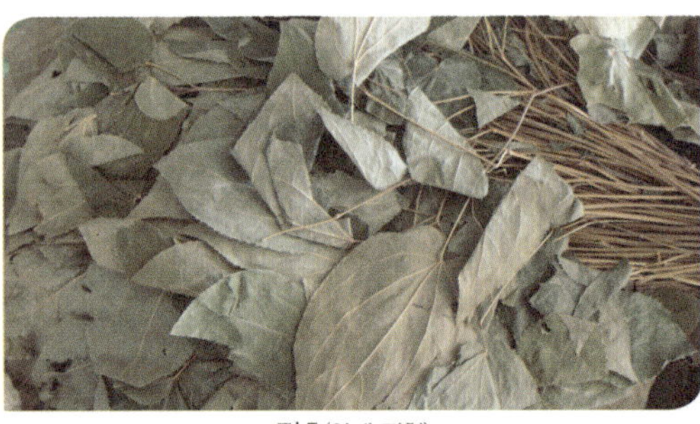

전초(약재 전형)

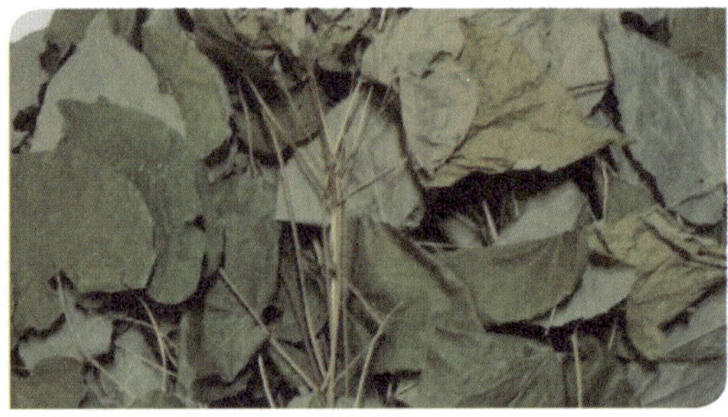

잎(약재)

 삼지구엽초는 강원도와 경기도 등 주로 경기 이북의 산속, 숲에서 자생하는 여러해살이풀이다. 키는 30cm 정도로 자라며, 3갈래로 갈라진 가지에 각각 달린 3개의 잔잎은 조금 긴 작은 잎자루를 가지며 끝이 뾰족하고 긴 달걀 모양이다. 잔잎은 길이 5~13cm, 너비 2~7cm이다. 표면은 녹갈색이며 잔잎 뒷면은 엷은 녹갈색이다. 잎의 가장자리에는 잔 톱니가 있고 밑부분은 심장 모양이며 옆

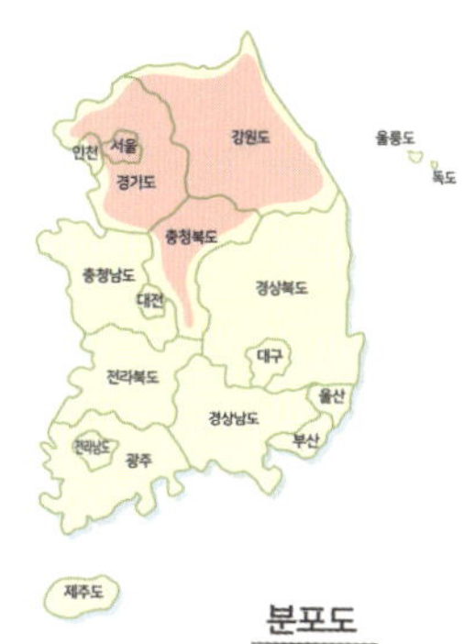
분포도

각 부위별 생김새

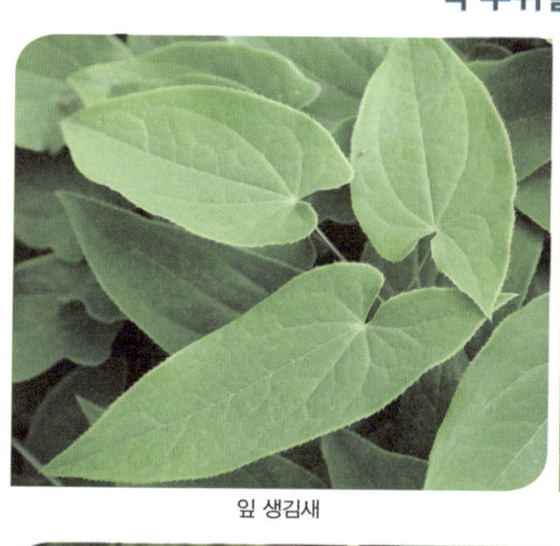
잎 생김새

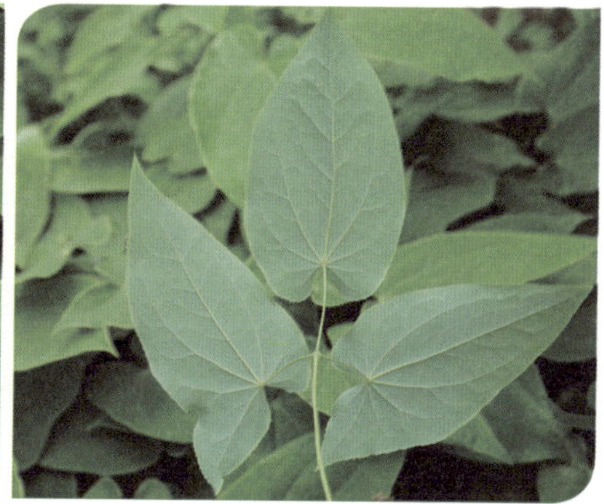
잎 뒷면

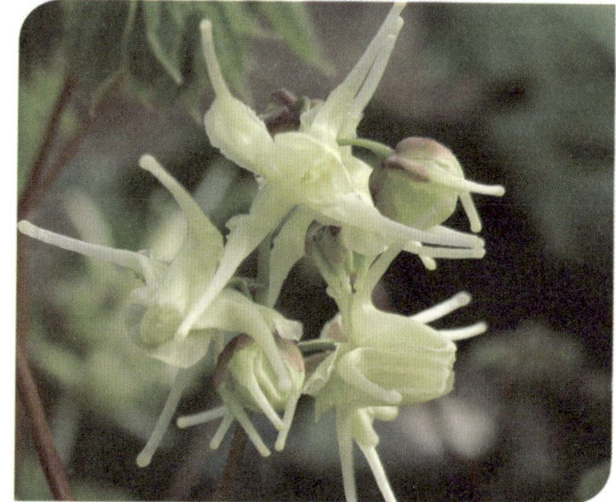
꽃

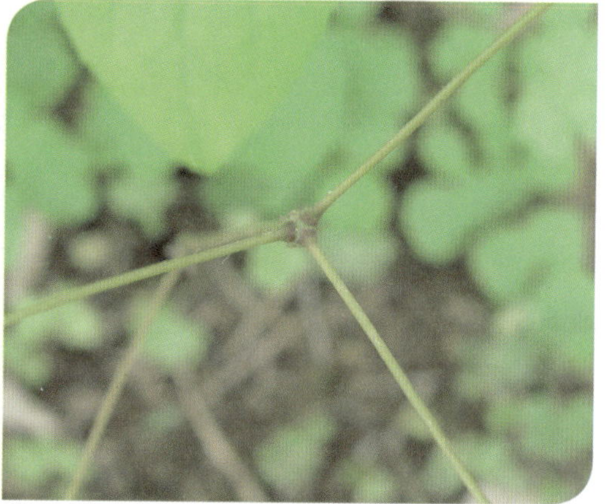
줄기

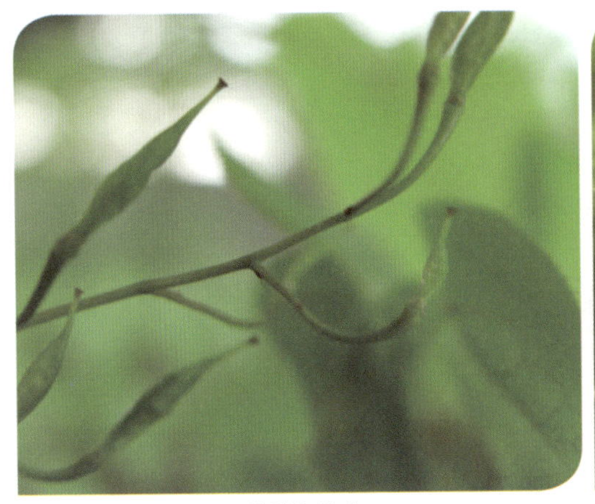

덜 익은 열매

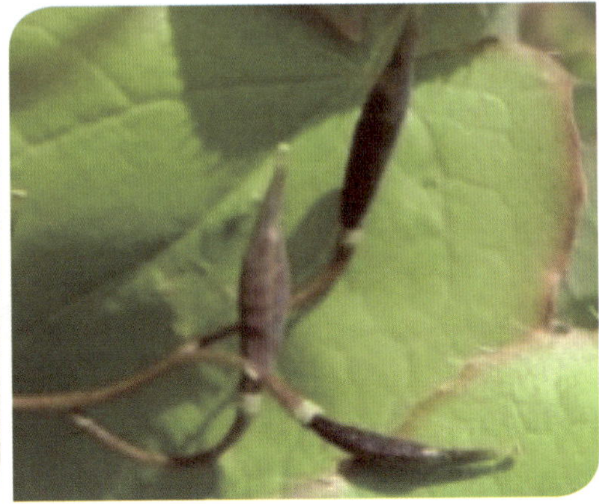

완숙 열매

으로 난 잔잎은 좌우가 고르지 않고 질은 빳빳하며 부스러지기 쉽다. 줄기는 속이 비었으며 약간 섬유성이다. 꽃은 황백색으로 4~5월에 아래를 향하여 피고, 열매는 튀는 열매로 방추형이며 2개로 갈라진다.

채취 시기　　여름과 가을에 줄기와 잎이 무성할 때 전초를 채취하여 햇볕 또는 그늘에서 말린다. 사용할 때에는 그대로 사용하거나 특별한 가공을 하여 사용하는데 가공해 사용하면 약효를 높일 수 있다.

- 양지유(羊脂油) 가공 : 양지유(양의 지방 부위를 팬에 눌러가며 기름을 추출하여 모은 것)를 가열하여 용화(溶化)하고 가늘게 절단한 음양곽을 넣어 약한 불[文火]로 볶아서[炙] 음양곽에 양지유가 충분히 흡수되어 겉면이 고르게 광택이 날 때 꺼내어 말린 후 사용한다.

- 연유(酥乳: 수유) 가공 : 연유는 음양곽 무게의 약 15%를 사용하며 용기에 넣고 약한 불로 가열하여 완전히 녹인 뒤에 재차 음양곽을 넣고 고르게 저어주면서 볶아낸다.

- 술 가공[주제(酒製)] : 음양곽에 황주(막걸리)를 분사하여 황주가 음양곽에 충분히 스며들게 한 뒤에 볶아준다(황주 20~25%).

 뿌리에는 데스-O-메틸이카린(des-O-methylicariin)이 함유되어 있다. 지상부(잎과 줄기)에는 이카린(icariin), 케릴알코올(cerylalcohol), 헤니트리아콘탄(henitriacontane), 파이토스테롤(phytosterol), 팔미트산(palmitic acid), 올레산(oleic acid), 리놀레산(linoleic acid)이 함유되어 있다.

 성질이 따뜻하고, 맛은 맵고 달며, 독성은 없다.

 간(肝), 신(腎) 경락에 작용한다.

 신(腎)을 보하며 양기를 튼튼하게 하는, 풍사를 물리치고 습사를 제거하는 등의 효능이 있어서 양도가 위축되어 일어서지 않는 증상을 치료한다. 또한 소변임력(小便淋瀝), 반신불수, 허리와 무릎의 무력증인 요슬무력(腰膝無力), 풍사와 습사로 인하여 결리고 아픈 통증인 풍습비통(風濕痺痛), 기타 반신불수나 사지불인(四肢不仁), 갱년기 고혈압증(更年期高血壓症) 등을 치료하는 데 사용한다. 또한 빈혈, 부인의 냉병 치료 등에도 널리 사용되었다.

 말린 약재 15g을 물 700mL에 넣어 끓기 시작하면 약하게 줄여 200~300mL가 될 때까지 달여 하루에 2회 나눠 마신다. 풍습을 제거[거풍습(祛風濕)]할 목적이라면 말린 약재를 그대로 사용하고(生用), 신(腎)의 양기를 보하고자[익신보양(益腎補陽)] 할 목적이거나 몸을 따뜻하게 하여 한사(寒邪)를 흩어지게 하고자 할 목적[온산한사(溫散寒邪)]이라면 양지유(羊脂油)로 가공하여 사용한다.
중국에서는 음양곽(*E. brevicornum* Maxim.), 유모음양곽(柔毛淫羊藿, *E. pubescens* Maxim.) 등을 사용한다.

 성미가 맵고 따뜻하면서 양기를 튼튼하게 하는 작용이 있으므로 음허로 스트레스가 쉽게 생기는 경우에는 사용을 피한다. 일부 민간에서 '꿩의다리' 종류를 삼지구엽초라고 잘못 알고 사용하는 사람이 있으나 기원이 다르므로 주의해야 한다.

특허로 입증된 기능성 물질

삼지구엽초 추출물을 포함하는 허혈성 뇌혈관 질환 예방 또는 개선용 조성물

본 발명은 삼지구엽초 추출물을 포함하는 허혈성 뇌혈관 질환 예방 또는 개선용 조성물에 관한 것으로, 보다 상세하게는 뇌허혈에 민감하다고 알려져 있는 해마조직 CA1 영역의 신경세포 손상을 효과적으로 예방할 뿐만 아니라, 인체에 부작용을 발생시키지 않는 무해한 삼지구엽초 추출물을 포함하는 허혈성 뇌혈관 질환 예방 또는 개선용 조성물을 제공할 수 있다.

– 공개번호 : 10-2007-0092497, 출원인 : (주)네추럴에프앤피

삼지구엽초 꽃의 종류

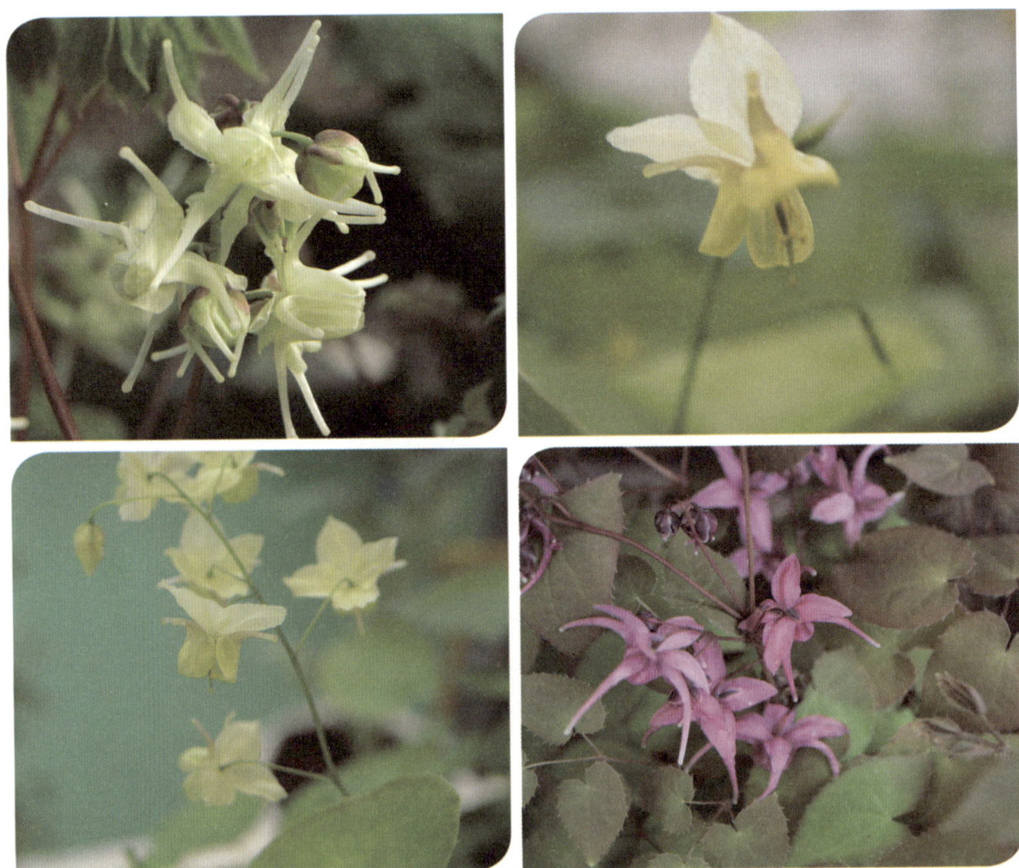

채취 방법

여름과 가을, 삼지구엽초 줄기와 잎이 무성할 때 채취한 후 깨끗이 씻어 햇볕이나 그늘에서 말려 그대로 사용하거나 특별한 가공을 하여 사용한다. 가공해 사용하면 약효를 높일 수 있는 양지유(羊脂油) 가공, 연유(酥乳, 수유) 가공, 술 가공[주제(酒製)] 등이 있다.

약차 만들기

말린 삼지구엽초 줄기와 잎 4~12g을 사용하며, 보통 말린 약재 4~5g을 물 2L에 넣어 끓기 시작하면 약하게 줄여 2시간 정도 더 달여서 차로 마신다. 꿀 또는 설탕을 가미하여 마셔도 되지만 당뇨병이 있다면 고려하여 결정하는 게 좋다. 전통적으로 민간에서는 남성불임 치료를 위해 음양곽 20g을 차처럼 달여 하루에 여러 차례 나누어 마셨다.

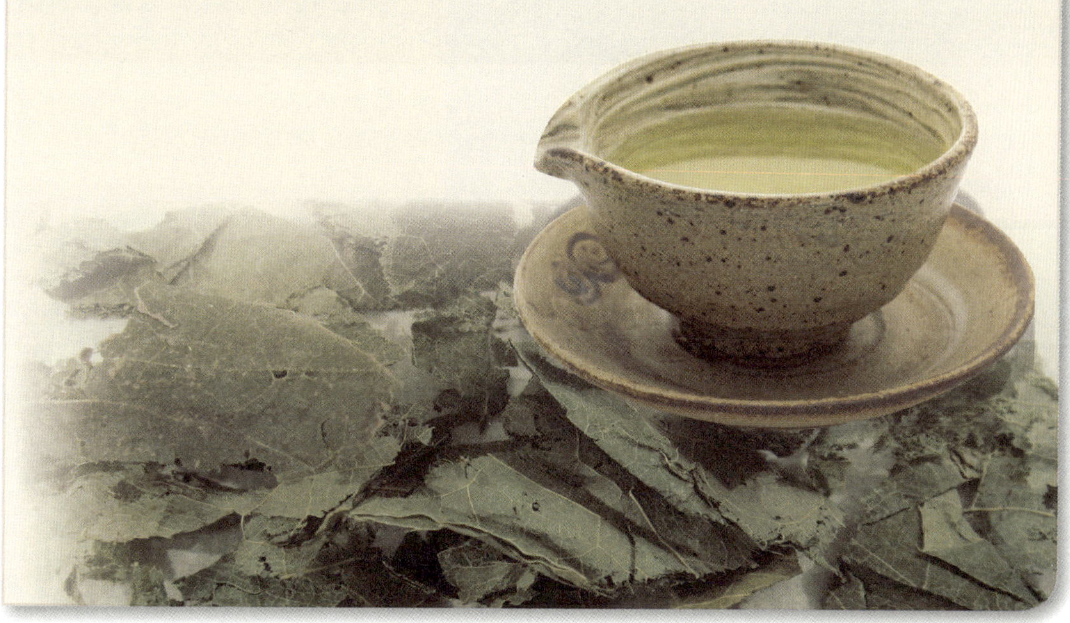

생강나무

Lindera obtusiloba Blume = [*Benzoin obtusiloboum* (Bl.) O. Kuntze.]

한약의 기원

이 약은 생강나무의 싹이 트기 전 채취한 어린가지이다.

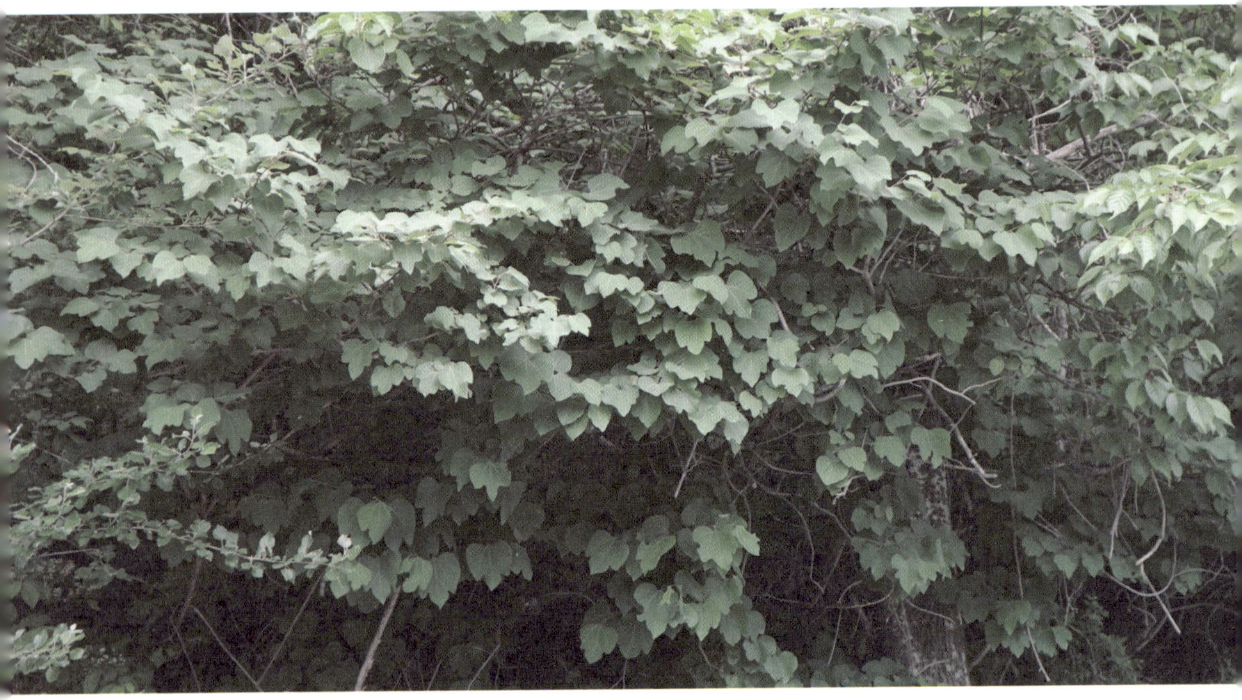

- **생약명** : 황매목(黃梅木)
- **이명** : 아귀나무, 동백나무, 아구사리, 개동백나무, 삼각풍(三角楓), 향려목(香麗木), 단향매(檀香梅), 삼찬풍(三鑽風)
- **사용부위** : 나무껍질
- **꽃 피는 시기** : 3월
- **과명** : 녹나무과(Lauraceae)

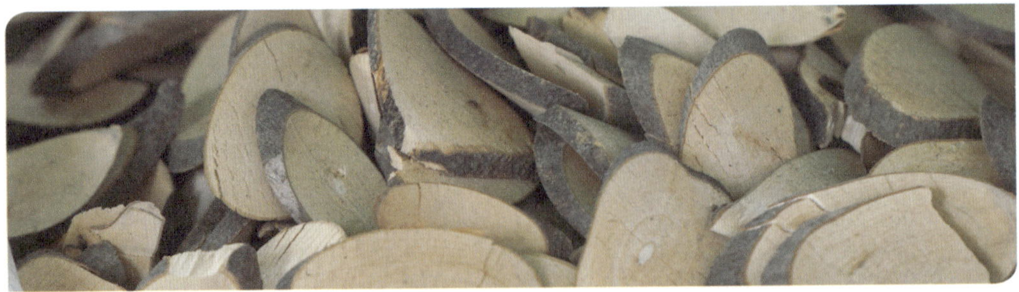

줄기(약재)

 생강나무는 전국의 산기슭 계곡에서 잘 자
라는 낙엽활엽관목으로, 높이는 3m 정도로, 가지가 많이
갈라지며 꺾으면 생강 냄새가 난다. 잎은 달걀 모양 또는
넓은 달걀 모양에 서로 어긋나고 잎 밑은 날카로우며 양 끝
은 뭉툭하고 가장자리에는 톱니가 없이 윗부분은 3개로 갈
라진다. 윗면은 녹색이고 처음에는 단모(短毛)가 있으나 뒤
에는 털이 없어지며 아랫면은 명주털이 빽빽하게 나 있거

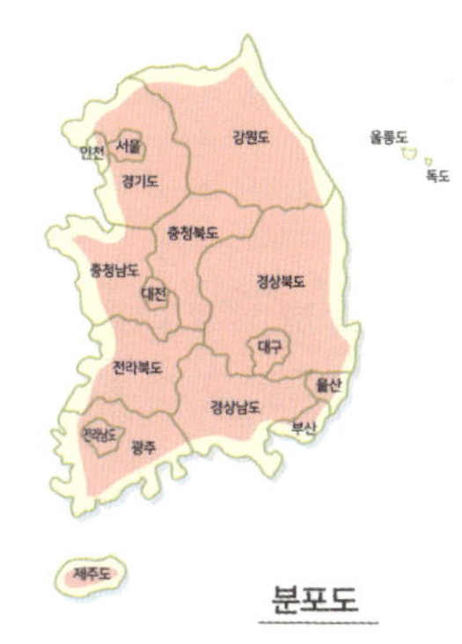

분포도

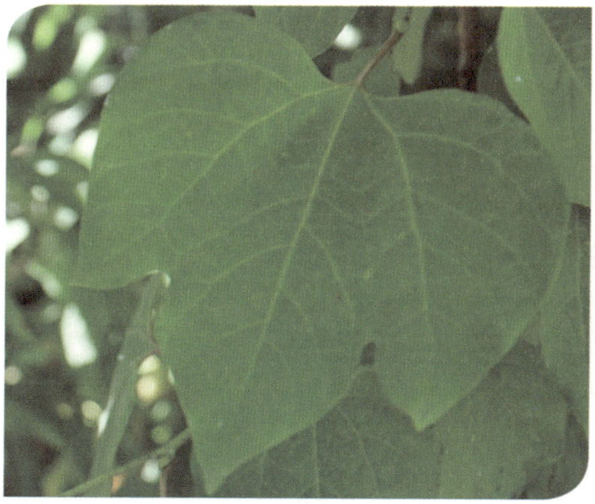

잎 생김새

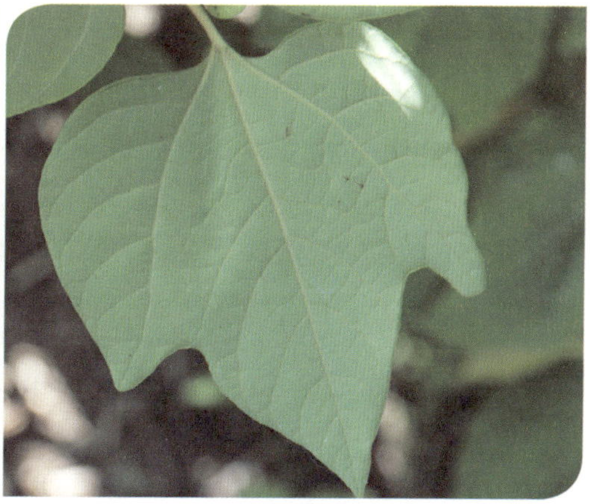

잎 뒷면

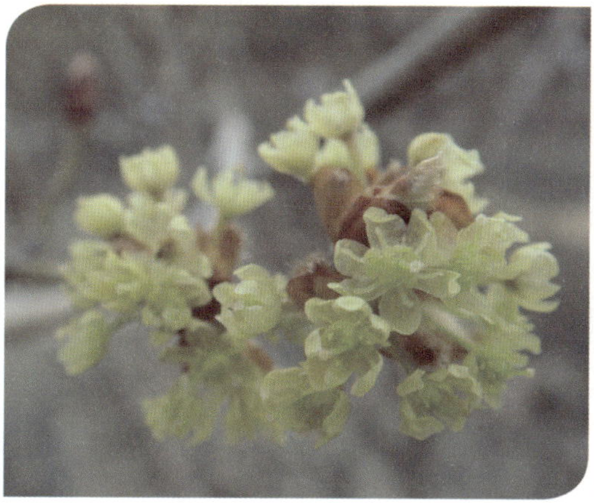

꽃

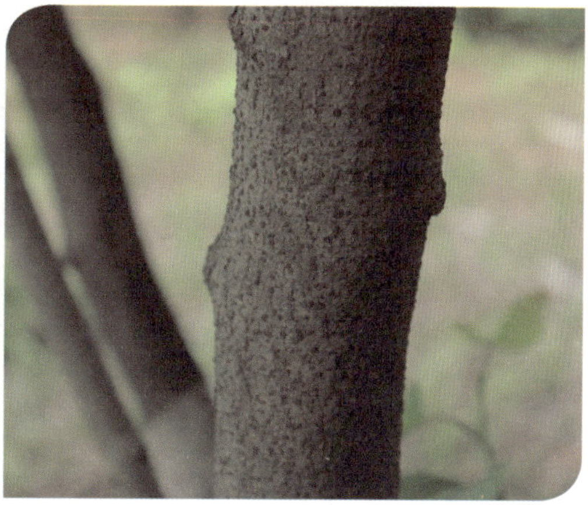

수피

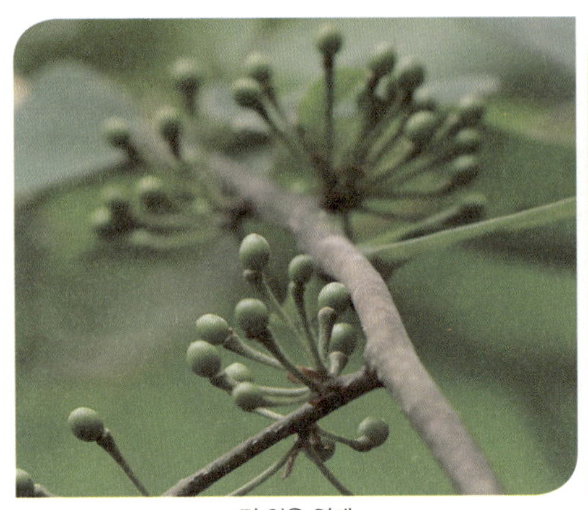

덜 익은 열매

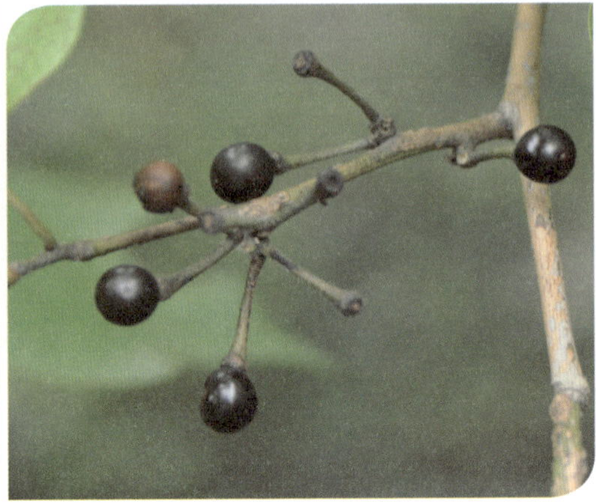

완숙 열매

나 털이 없다. 꽃은 암수딴그루이며 황색으로 3월에 잎보다 먼저 피고 꽃자루가 없이 산형꽃차례로 많이 핀다. 열매는 씨열매로 둥글고 9~10월에 검은색으로 익 는다.

채취 시기　나무껍질을 연중 수시 채취한다.

약초의 성분　나무껍질에는 시토스테롤(sitosterol), 스티그마스테롤(stigmasterol), 캄페스테롤(campesterol), 가지와 잎에는 방향유가 함유되어 있으며 주성분은 린데롤(linderol), 즉 l-보르네올(l-borneol)이다. 종자유 속에는 카프린산(capric acid), 라우린산(lauric acid), 미리스틴산(myristic acid), 린데린산(linderic acid), 동백산(decan-4-oic acid), 추주산(tsuzuic acid), 올레인산(oleic acid), 리놀레산(linoleic acid) 등이 함유되어 있다.

약초의 성미　성질이 따뜻하고, 맛은 맵다.

약초의 작용부위　심(心), 폐(肺), 간(肝) 경락에 작용한다.

약초의 효능과 치료　생강이 도입되기 전 생강 대용으로 활용되던 생강나무는 소종, 활혈, 어혈의 효능이 있고 타박상, 어혈종통(瘀血腫痛), 진통, 신경통, 염좌를 치료한다. 생강나무 추출물은 피부질환의 아토피, 염증, 알레르기, 혈액순환, 심혈관질환, 피부미백 등의 효과도 있다.

 말린 나무껍질 20~30g을 물 900mL에 넣어 반이 될 때까지 달여 하루에 2~3회 나눠 마신다. 외용할 경우에는 생것을 짓찧어 환부에 붙인다.

특허로 입증된 기능성 물질

생강나무 추출물을 유효성분으로 함유하는 혈행 개선 조성물

본 발명은 생강나무 추출물을 유효성분으로 함유하는 혈행 개선 조성물에 관한 것으로서, 더욱 상세하게는 생강나무 추출물을 유효성분으로 함유하는 혈행 개선에 의한 혈전 질환의 예방 및 치료용 약학조성물 및 건강보조식품에 관한 것이다. 본 발명의 생강나무 추출물 및 조정제물은 물, 에탄올, 메탄올, 부탄올 등의 다양한 용매로 추출하여 획득할 수 있으며, 추출물 및 조정제물은 시험관 내에서 다양한 응집유도에 의해 유도된 혈소판 응집 저해효과가 우수할 뿐 아니라, 생체 내 급격한 혈전생성 저해효과가 우수하므로 혈전 색전증 등과 같이 혈액순환 장애로 수반되는 질환의 예방 및 치료에 유용하게 사용될 수 있다.

– 공개번호 : 10-2011-0055872, 특허권자 : 양지화학(주)

생강나무 가지의 추출물을 포함하는 심혈관계 질환의 예방 및 치료용 조성물

본 발명은 생강나무 가지의 추출물을 포함하는 심혈관계 질환의 치료 및 예방을 위한 조성물에 관한 것으로서 구체적으로 생강나무 추출물은 혈관 질환의 주요 원인인 NAD(P)H 옥시다제(oxidase)를 강력하게 저해하는 동시에 혈관평활근(vascular smooth muscle)의 수축과 이완을 조절하여 강력한 혈관 이완효과를 나타내어 혈압조절 및 혈관 내 피세포 기능장애(endothelial dysfunction)를 개선시키므로, 이를 유효성분으로 함유하는 조성물은 심혈관계 질환의 예방 및 치료를 위한 의약품 또는 건강기능식품으로 유용하게 이용될 수 있다.

– 공개번호 : 10-2009-0079584, 특허권자 : 한화제약(주)

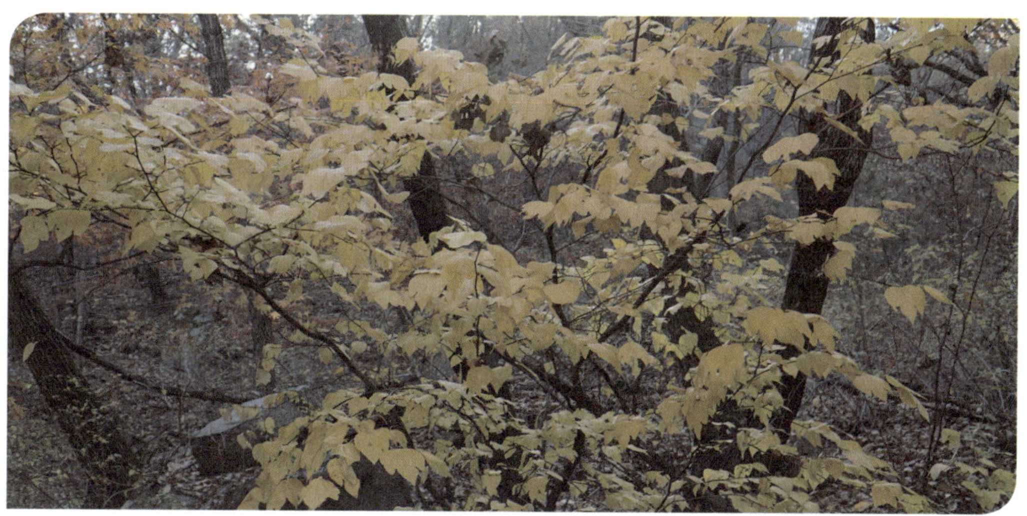

가을 단풍 든 사진

생강나무 약차

채취 방법

생강나무는 전국에 분포하는데 이른 봄 산에 산수유처럼 노랗게 피는 꽃은 거의 생강나무다. 1년 내내 채취가 가능하며 채취한 어린가지를 깨끗이 씻어 햇볕에 말려 사용한다.

약차 만들기

말린 생강나무 어린 가지 15~30g을 사용하며, 보통 말린 약재 10~15g을 물 2L에 넣어 끓기 시작하면 약하게 줄여 2시간 정도 더 끓인 뒤 차로 마신다. 꿀 또는 설탕을 가미하여 마셔도 되지만 당뇨병이 있다면 고려하여 결정하는 게 좋다.

약차 더하기

산행 중 타박상 등의 부상을 입었을 때, 생강나무의 신선한 잎이나 줄기 등을 짓찧어 환부에 붙이면 상당한 치료 효과를 볼 수 있다.

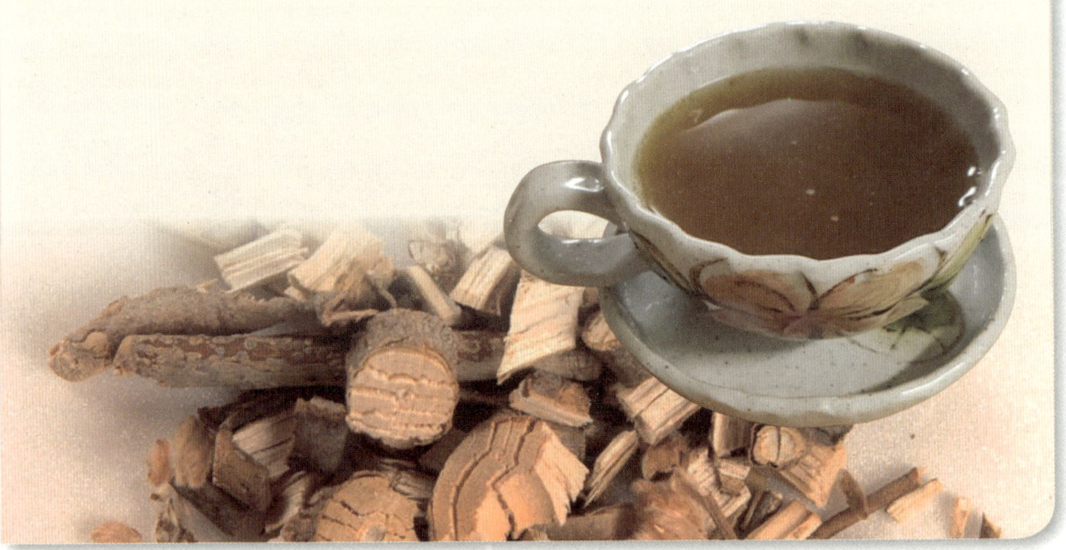

쇠뜨기

Equisetum arvense L.

한약의 기원

이 약은 쇠뜨기의 전초이다.

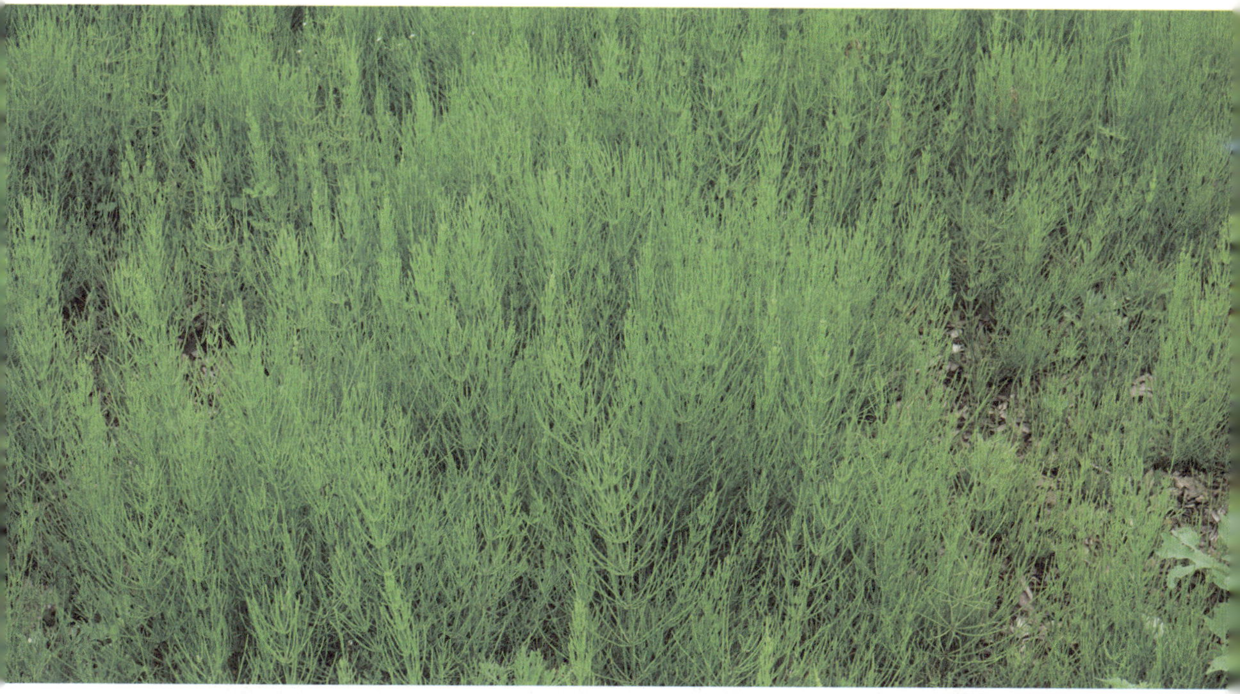

- **생약명** : 문형(問荊)
- **이명** : 뱀밥, 쇠띠기, 즌솔, 토필(土筆), 필두채(筆頭菜), 마봉초(馬蜂草)
- **사용부위** : 전초
- **꽃 피는 시기** : 포자 번식
- **과명** : 속새과(Equisetaceae)

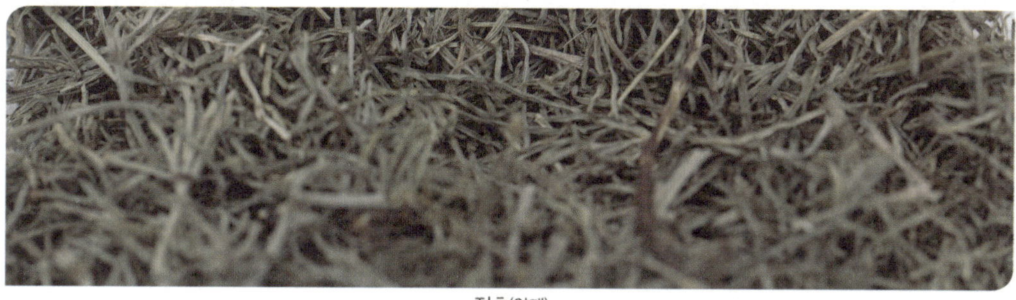

전초(약재)

 쇠뜨기는 전국 각지에서 분포하는 여러해
살이풀로, 쇠뜨기라는 이름은 소가 이 풀을 잘 먹어서 '소가
뜯는 풀'이라는 뜻이다. 키는 30~40cm로 자라며, 땅속줄
기는 옆으로 뻗으며 번식한다. 생식줄기는 이른 봄에 나와
서 포자낭수(胞子囊穗: 이삭 모양의 포자주머니)를 형성하고 마디에
는 비늘 같은 잎이 돌려나며 가시는 없다. 포자낭수는 5~6
월에 나와서 줄기의 맨 끝에 나며, 영양줄기는 뒤늦게 나오

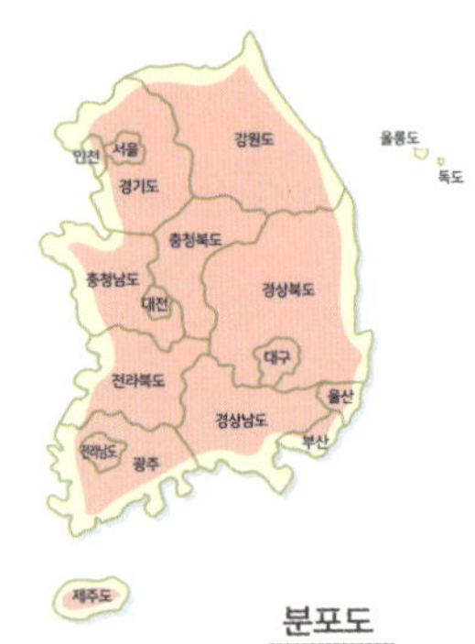

분포도

각 부위별 생김새

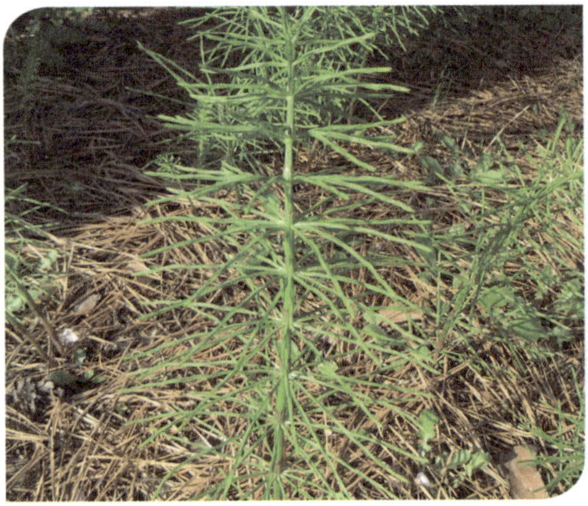

잎 생김새

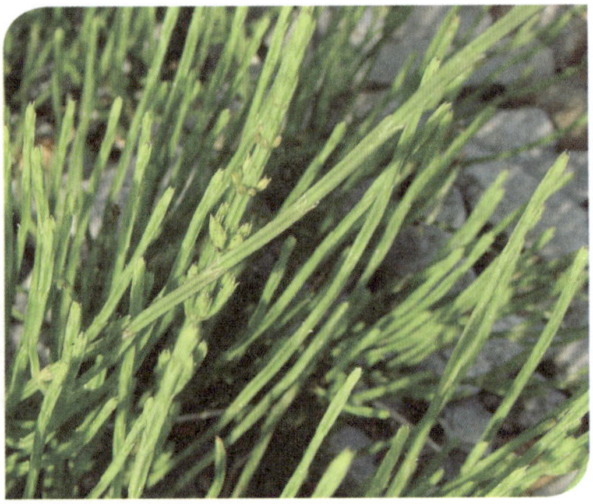

잎 뒷면

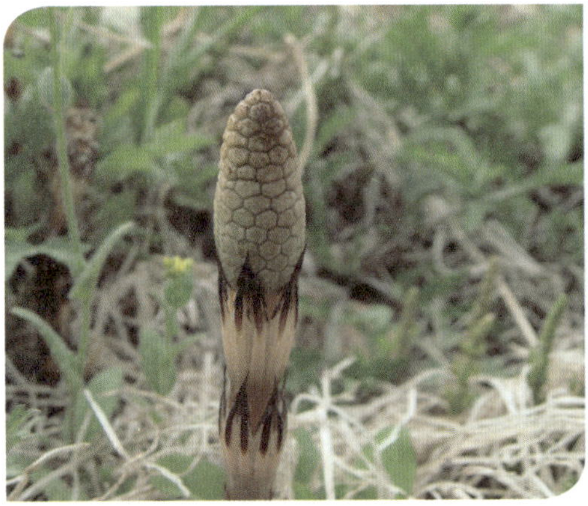

포자낭

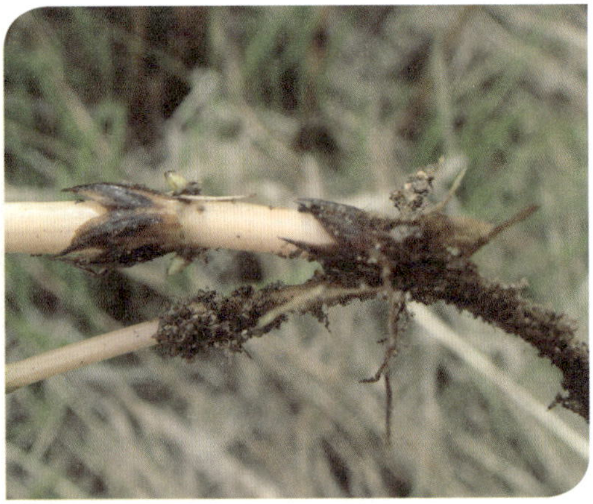

뿌리

고 키 30~40cm로 속이 비어 있고 마디에는 비늘 같은 잎이 돌려난다.

채취 시기　여름철에 전초를 채취하여 그늘에서 말리거나 더러는 생식하기도 한다.

약초의 성분　에퀴세토닌(equisetonin), 에퀴세트린(equisetrin), 마티쿨라린(articulain), 이소퀘레이트린(isoquereitrin), 갈루테올린(galuteolin), 포풀닌(populnin), 캠페롤-3,7-디클루코사이드(kaempferol-3,7-diglucoside), 아스트라갈린(astragalin), 팔러스트린(palustrine), 고시피트린(gossypitrin), 3-메톡시피리딘(3-methoxypyridine), 허바세트린(herbacetrin) 등이 함유되어 있다.

약초의 성미　성질이 시원하고, 맛은 쓰다.

약초의 작용부위　심(心), 폐(肺), 방광(膀胱) 경락에 작용한다.

약초의 효능과 치료　양혈, 진해, 이뇨의 효능이 있고 토혈, 장출혈, 코피, 해수, 기천(氣喘), 소변불리, 임질 등의 치료에 응용할 수 있다.

약초 처방 및 약용법과 용량　말린 전초 10g을 물 700mL에 넣어 끓기 시작하면 약하게 줄여 200~300mL가 될 때까지 달여 하루에 2회 나눠 마신다. 생식줄기는 생즙을 내어 마시기도 하며, 짓찧어 환부에 붙이기도 한다. 연한 생식줄기는 나물로 만들어 먹고, 영양줄기는 이뇨제 등의 약재로 사용한다.

사용 시 주의사항　성미가 서늘하고 맛이 쓰기 때문에 비위가 냉해서 설사를 하는 사람은 신중하게 사용하여야 한다.

특허로 입증된 기능성 물질

이뇨작용을 갖는 쇠뜨기 등의 천연식물의 음료 조성물

본 발명은 탁월한 이뇨작용을 갖고 있는 것으로 알려진 쇠뜨기 줄기, 등칡 줄기, 으름덩굴 줄기 등, 여러 천연식물의 추출물에 비타민 C, 감미료, 유기산 등을 첨가하여 맛의 신선함과 동시에 이러한 천연식물의 생리적 효능(이뇨작용)을 기대하는 새로운 음료 조성물 및 이에 함유되는 천연식물 추출액의 제조방법에 관한 것이다.

－ 등록번호 : 10-0177548-0000, 출원인 : 씨제이(주)

비슷한 약초

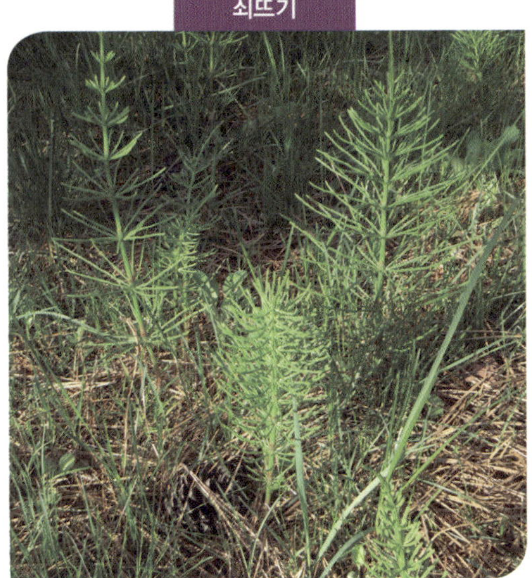

쇠뜨기 지상부

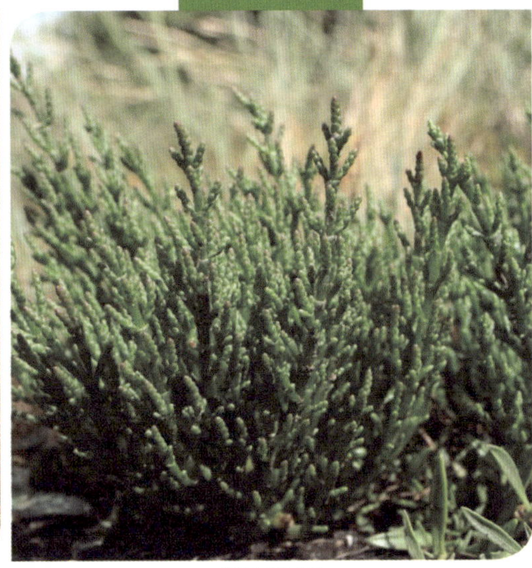

함초 지상부

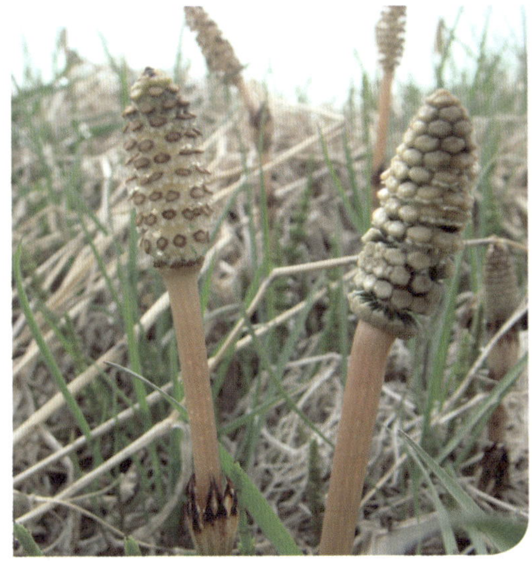

쇠뜨기 포자낭

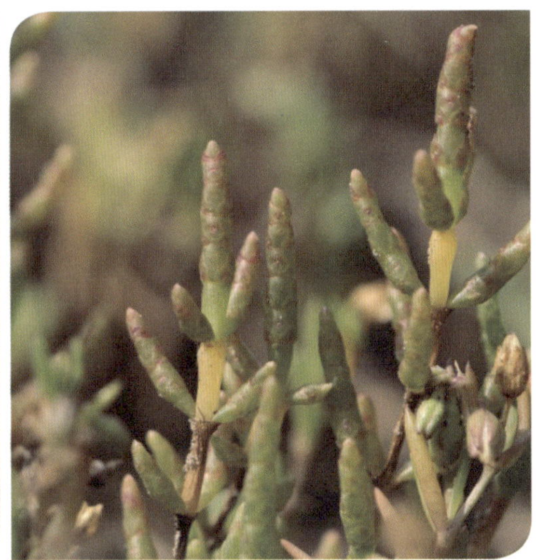

함초 포자낭

● 쇠뜨기와 함초의 차이점

둘다 꽃이 없이 포자낭으로 번식한다.

채취 방법

쇠뜨기 꽃봉오리가 터지기 전에 마디의 껍질을 떼어 내 채취한 후 마르는 과정에서 자체의 수분으로 인해 꽃이 피기도 하므로 물기를 털어서 그늘에서 말린 뒤 밀폐 용기에 담아 보관해 사용한다.

꽃차 만들기

말린 쇠뜨기 꽃 3~4송이를 찻잔에 넣고 뜨거운 물을 부어 1분 정도 우려내어 차로 마신다. 꿀 또는 설탕을 가미하여 마셔도 되지만 당뇨병이 있다면 고려하여 결정하는 게 좋다. 차를 마시고 난 뒤의 건더기는 눌러서 다시 말려 열쇠고리 등의 압화 소품으로 사용하기도 한다.

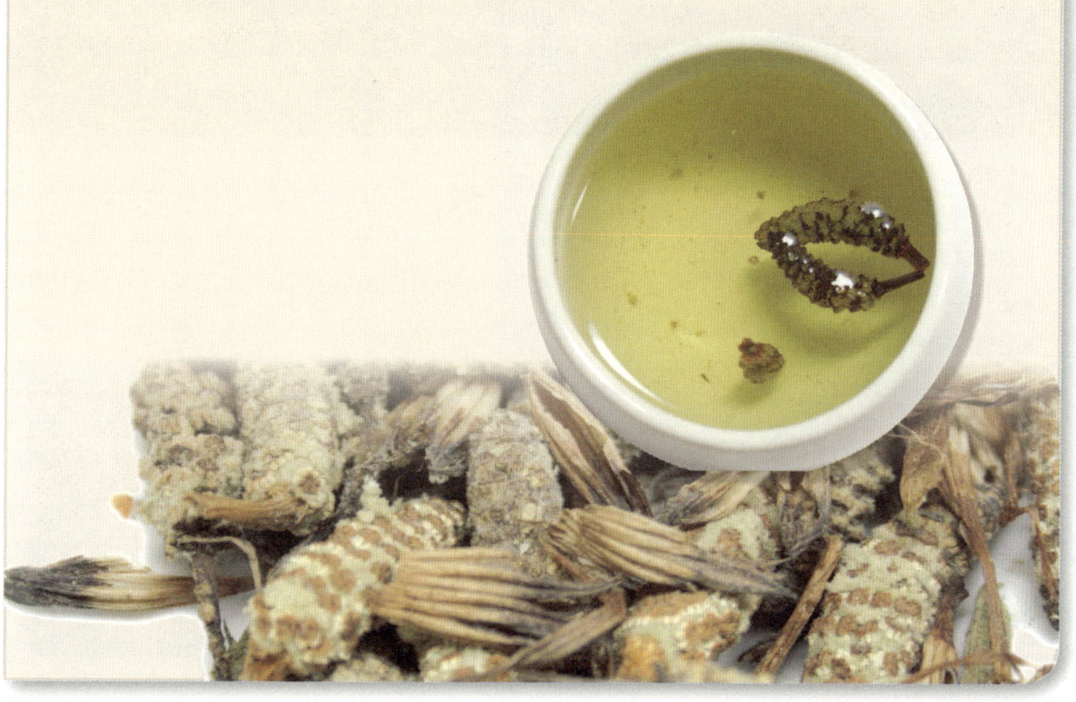

허리와 무릎이 아프고 시린 증상, 월경부조

쇠무릎

Achyranthes japonica (Miq.) Nakai

한약의 기원

이 약은 쇠무릎, 우슬의 뿌리이다.

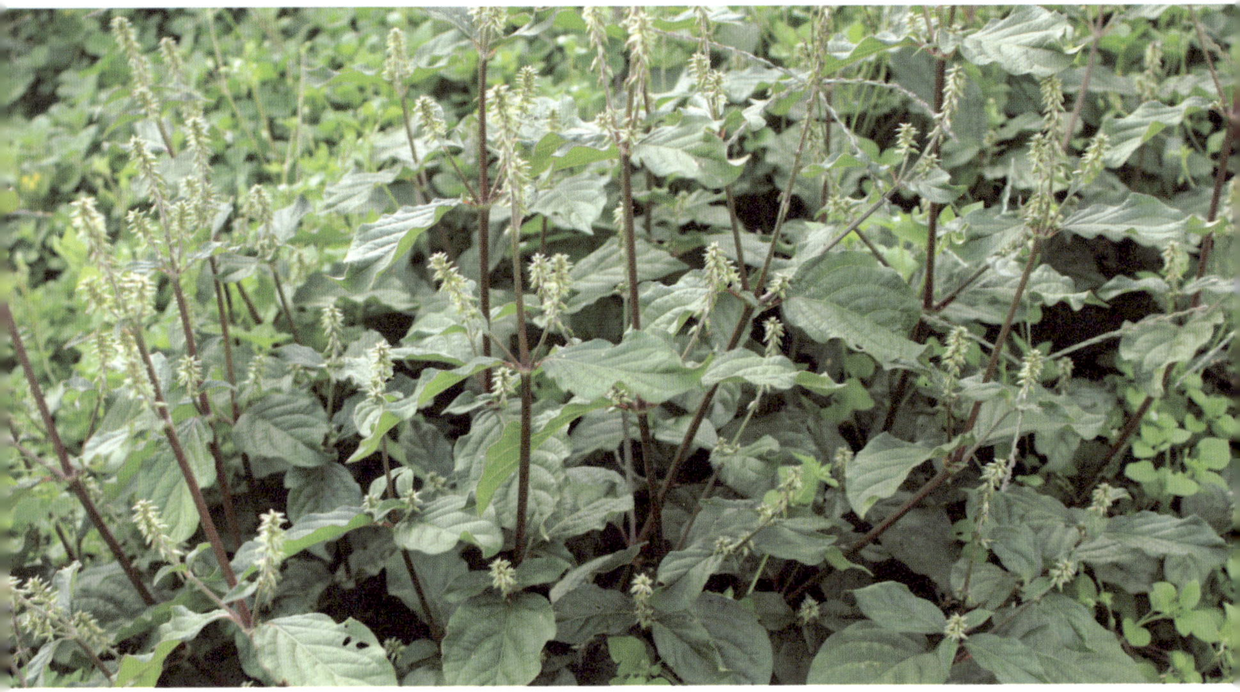

- **생약명** : 우슬(牛膝)
- **이명** : 쇠무릅, 우경(牛莖), 우석(牛夕), 백배(百倍), 접골초(接骨草)
- **사용부위** : 뿌리
- **꽃 피는 시기** : 8~9월
- **과명** : 비름과(Amaranthaceae)

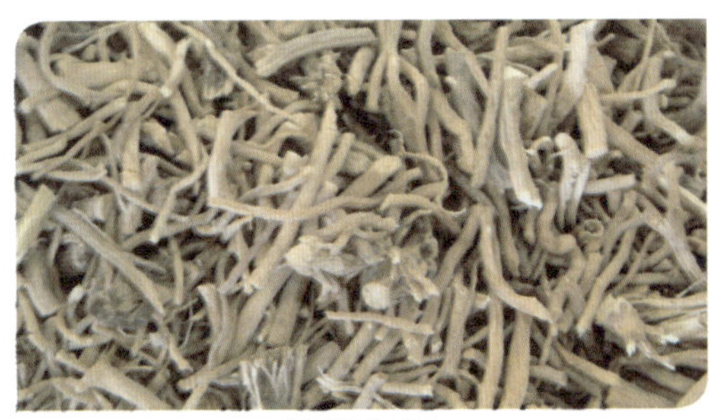

뿌리(약재 전형)

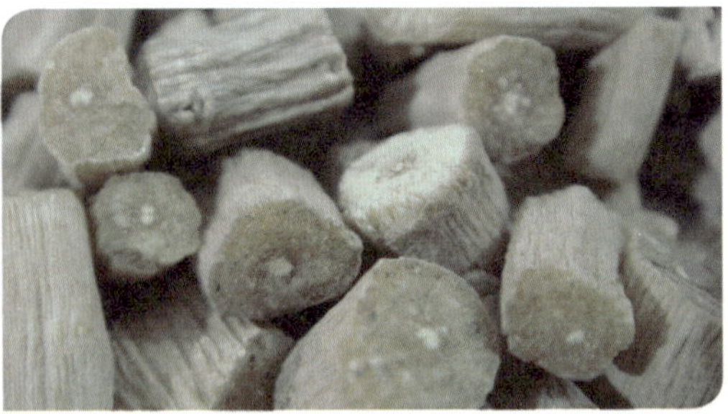

뿌리(약재)

 쇠무릎은 여러해살이풀로, 전국 각처의 산
과 들에 분포하며, 줄기 마디가 소의 무릎처럼 굵어서 쇠무
릎이라고 부른다. 당우슬은 남서부 섬 지방에, 붉은쇠무릎
은 제주도 등지에 분포한다. 키는 50~100cm로 자라고, 뿌
리는 가늘고 길며 토황색이다. 원줄기는 네모지고 곧추서
며 가지가 많이 갈라지고, 줄기에는 털이 나 있다. 잎은 마
주나고 타원형 또는 거꿀달걀 모양이며, 꽃은 녹색으로 8~

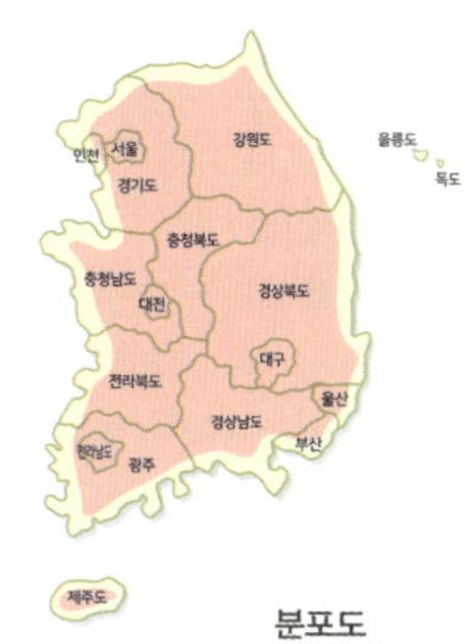

분포도

각 부위별 생김새

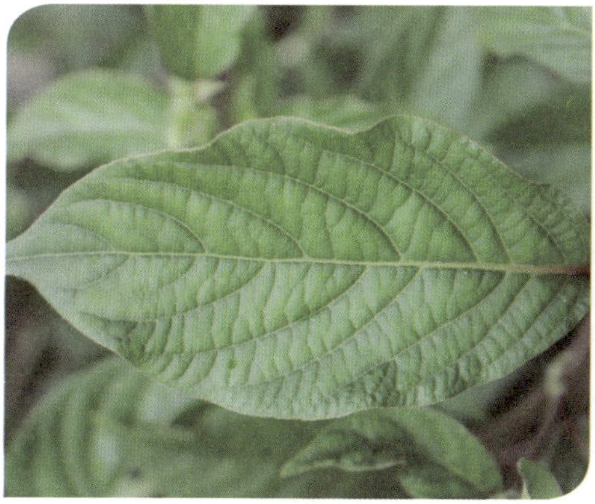

잎 생김새

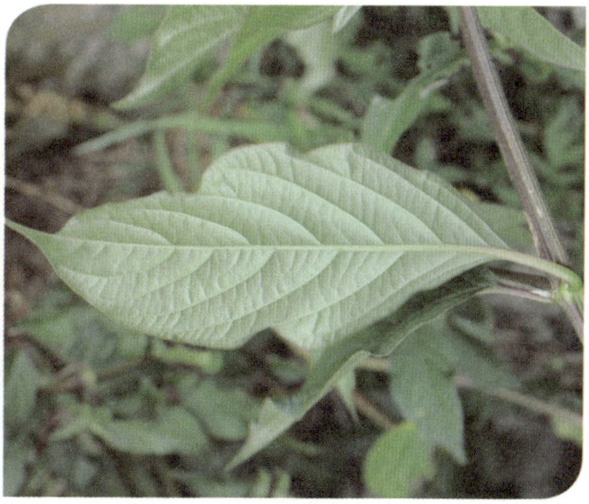

잎 뒷면

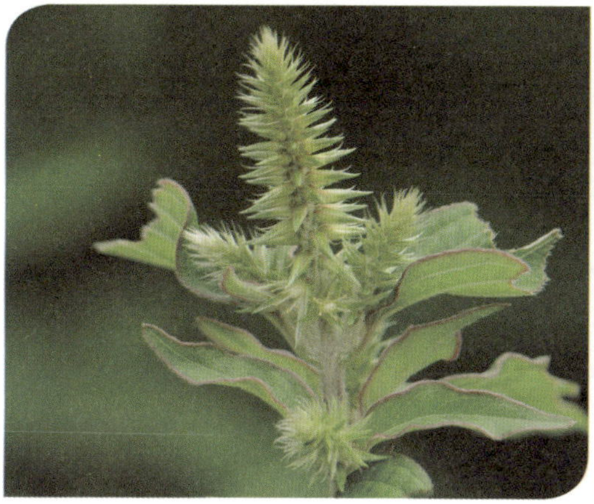

꽃

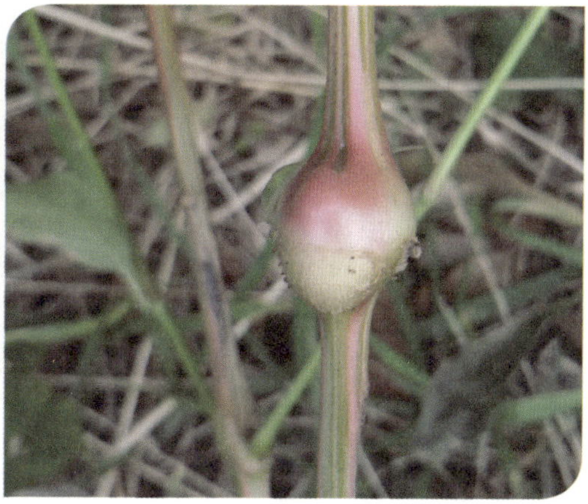

줄기

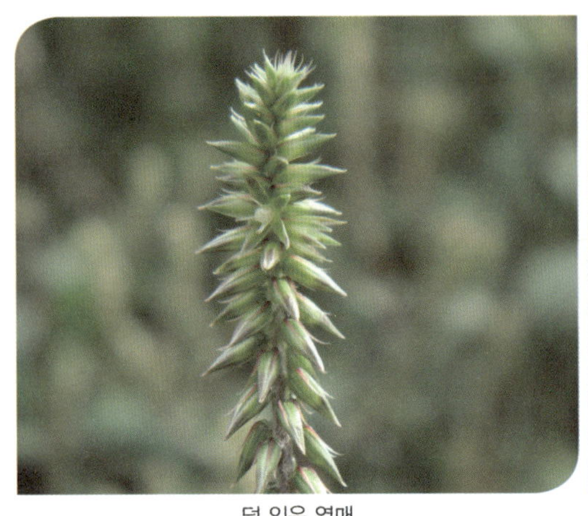

덜 익은 열매

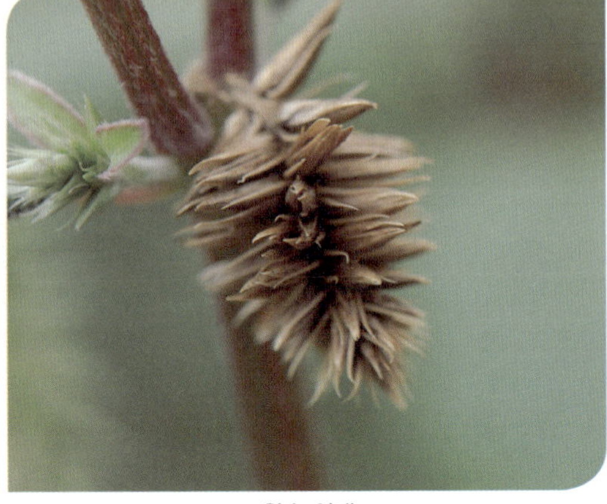

완숙 열매

9월에 잎겨드랑이와 원줄기 끝에서 이삭 모양으로 핀다. 열매는 포과(胞果)로 긴 타원형이며 9~10월에 달린다.

채취 시기 가을부터 이듬해 봄 사이에 줄기와 잎이 마른 뒤 뿌리를 채취하되 잔털과 이물질을 제거하고 말린다. 약재로 사용할 때에는 노두(蘆頭: 뿌리 꼭대기 줄기가 나오는 부분)를 제거하고 잘게 썰어서 그대로 또는 주초(酒炒: 약재 무게의 약 20%의 술을 흡수시켜 프라이팬에서 약한 불로 노릇노릇하게 볶음)하여 사용한다.

약초의 성분 엑다이스테론(ecdysterone), 이노코스트론(inokostrone), 미시스틱산(mysistic acid), 팔미틱산(palmitic acid), 올레산(oleic acid), 리놀릭산(linolic acid), 아키란테스 사포닌(achiranthes saponin) 등이 함유되어 있다.

약초의 성미 성질이 평범하고, 맛은 쓰고 시다.

약초의 작용부위 간(肝), 심(心), 신(腎) 경락에 작용한다.

약초의 효능과 치료 혈액순환과 경락을 잘 통하게 하는 활혈통락(活血通絡), 관절을 편하고 이롭게 하는 통리관절(通利關節), 혈을 하초로 인도하는 인혈하행(引血下行), 간과 신장의 기능을 보하는 보간신, 허리와 무릎을 강하게 하는 강요슬(强腰膝), 임질 등의 병증으로 소변이 원활하지 못할 때 이를 잘 통하게 하는 이뇨통림(利尿通淋) 등의 효능이 있어서 월경이 좋지 않은 월경부조(月經不調), 월경을 통하게 하는 통경(通經), 월경이 막힌 경폐(經閉), 출산 후의 태반이 나오지 않아서 오는 복통(腹痛), 습사와 열사로 인하여 관절이 결리고 아플 때, 코피를 흘릴 때, 입안의 종기나 상처, 두통, 어지럼증, 허리와 무릎이 시리고 아프며 무력한 병증인 요슬산통무력(腰膝痠痛無力) 등의 치료에 응용할 수 있다.

약초 처방 및 약용법과 용량 말린 뿌리 10g을 물 700mL에 넣어 끓기 시작하면 약하게 줄여 200~300mL가 될 때까지 달여 하루에 2회 나눠 마신다. 환이나 가루 또는 고로 만들거나 주침(酒浸)하여 복용하기도 한다.

말린 약재에 간과 신을 보하는 기능이 있는 두충(杜冲), 상기생(桑寄生), 금모구척(金毛狗脊), 모과(木瓜) 등의 약재를 배합하여 허리와 대퇴부의 시리고 아픈 증상, 발과 무릎이 연약해지고 무력해지는 증상 등을 치료하는 데 응용한다.

보통 이들 약재를 같은 양의 물을 붓고 달여서 마시기도 하지만, 식혜를 만들어 마시기도 한다.

사용 시 주의사항 월경과다, 몽정이나 유정, 임산부 등은 사용해서는 안 된다.

특허로 입증된 기능성 물질

우슬 또는 유백피 추출물을 함유한 류마토이드 관절염 치료용 약제 조성물

본 발명은 관절염 치료를 위하여 슈퍼옥사이드(Superoxide), 프로스타글란딘(PGE2), 인터루킨-1β(Interleukin-1β)의 생성을 억제할 뿐만 아니라 결합조직의 기질인 콜라겐 단백질을 분해하는 콜라게나제 효소의 활성을 억제시킴과 동시에 콜라겐 단백질 합성을 촉진시키는 우슬(쇠무릎 뿌리) 추출물, 유백피 추출물, 또는 이들의 혼합물을 함유한 류마토이드 관절염 치료용 약제 조성물에 관한 것이다.

- 공개번호 : 공개번호 : 10-1999-0039416, 출원인 : (주)엘지생활건강

쇠무릎 약차

채취 방법

늦가을부터 이듬해 이른 봄 사이에 쇠무릎(우슬)의 뿌리를 채취해 잔털과 흙모래, 줄기와 연결된 뇌두(腦頭)를 제거하고 깨끗이 씻어 말린 뒤 밀봉하여 사용한다. 술을 약재에 흡수시켜 볶은 뒤에 사용할 수도 있다.

약차 만들기

말린 우슬 뿌리 5~10g을 물 2L에 넣어 중불로 2시간 정도 끓여 차로 마신다. 꿀 또는 설탕을 가미하여 마셔도 되지만 당뇨병이 있다면 고려하여 결정하는게 좋다. 우슬 뿌리 달인 물에 식혜나 술을 담가 마시기도 한다.

약차 더하기

우슬 뿌리에 당귀, 도인, 홍화를 배합하면 어혈을 푸는 작용이 강해지고, 당귀, 구맥, 동규자와 배합하면 출산 후 태반이 잘 나오지 않을 때 치료 효과가 있으며, 두충, 속단, 보골지를 배합하면 신장이 허약하여 허리와 무릎이 아프거나 힘이 없을 때 치료 효과가 있고, 생지황, 택사, 차전자와 배합하면 소변불리나 수종 치료에 효과가 있다.

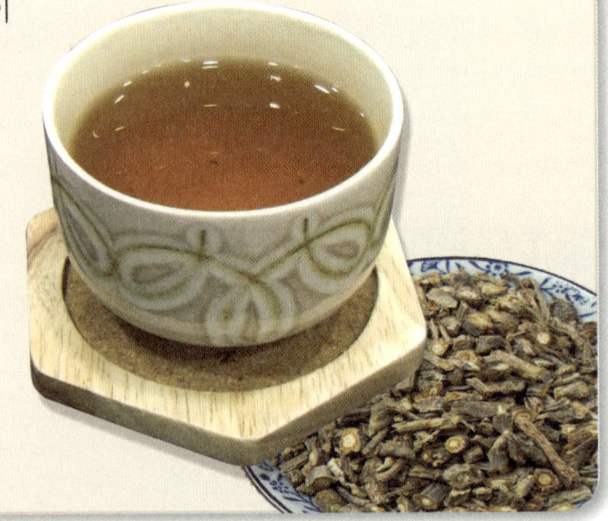

쇠비름

Portulaca oleracea L.

한약의 기원

이 약은 쇠비름의 전초로, 그대로 또는 쪄서 말린 것이다.

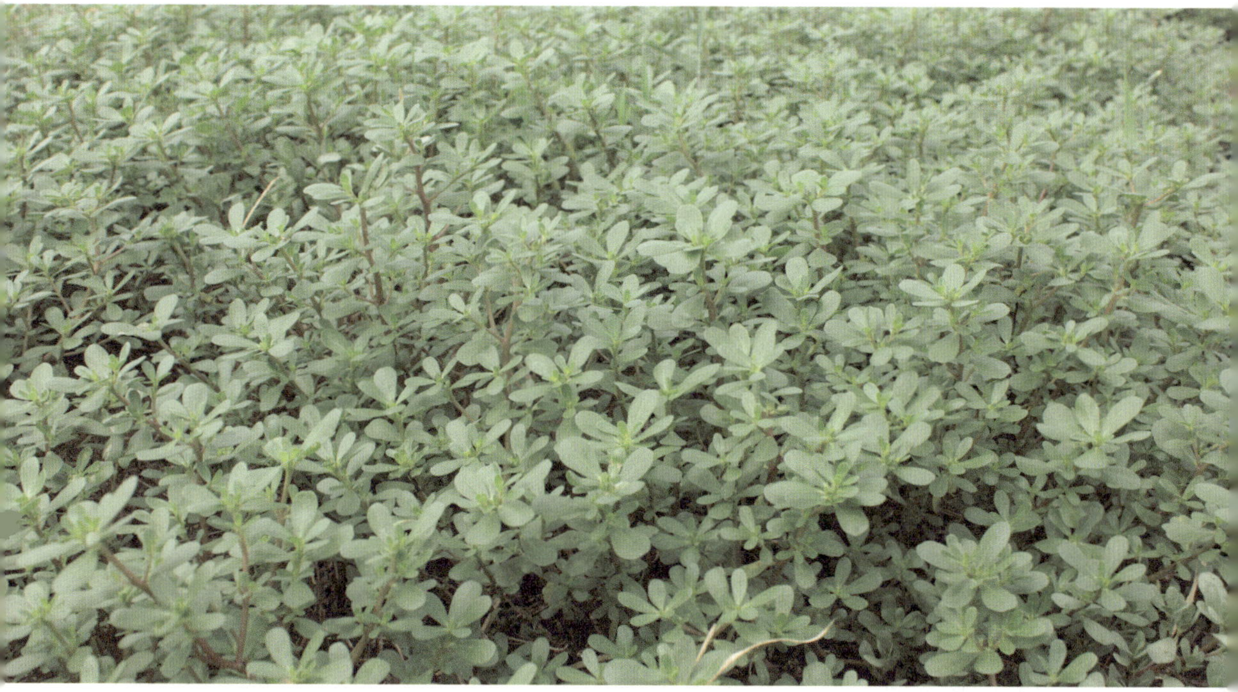

- **생약명** : 마치현(馬齒莧)
- **이명** : 돼지풀, 마현(馬莧), 오행초(五行草), 마치채(馬齒菜), 오방초(五方草)
- **사용부위** : 지상부
- **꽃 피는 시기** : 6~9월
- **과명** : 쇠비름과(Portulacaceae)

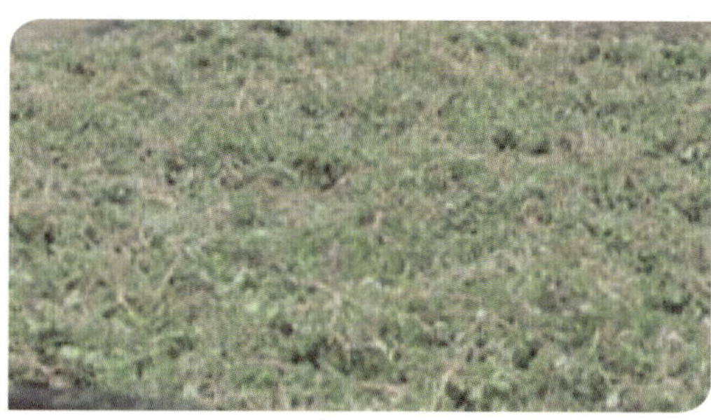

줄기(채취품)

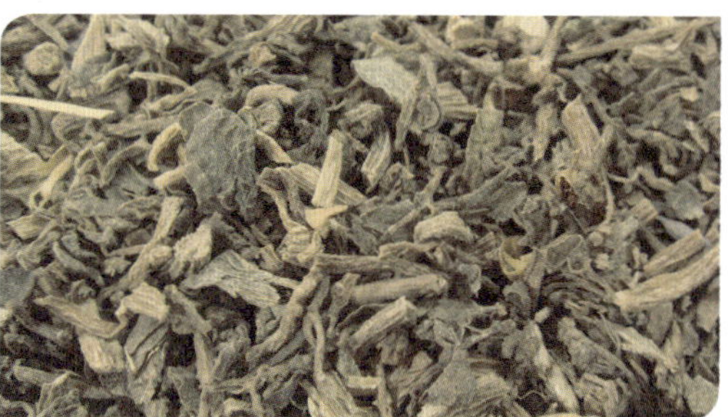

지상부(약재 전형)

 쇠비름은 한해살이풀로, 각지의 산과 들에
서 분포하며 밭이나 밭둑, 나대지 등에 잡초로 많이 난다.
키는 30cm 정도이며, 뿌리는 흰색이지만 손으로 훑으면 원
줄기처럼 붉은색으로 변한다. 줄기는 갈적색의 육질이며
둥근기둥 모양으로 가지가 많이 갈라져 옆으로 비스듬히
퍼진다. 잎은 마주나거나 어긋나지만 밑부분의 잎은 돌려
난 것처럼 보인다. 긴 타원형의 잎은 끝이 둥글고 밑부분은

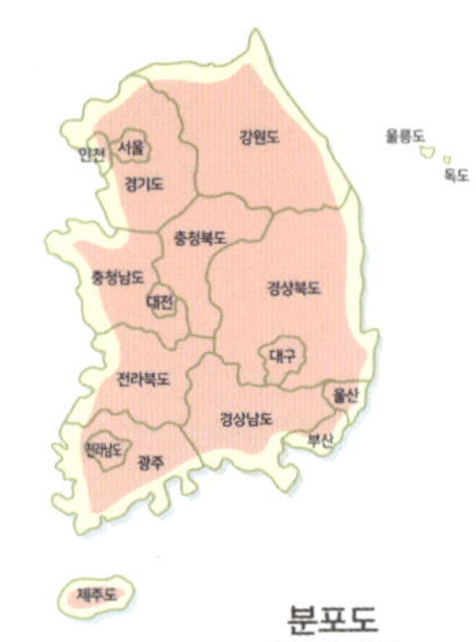

분포도

각 부위별 생김새

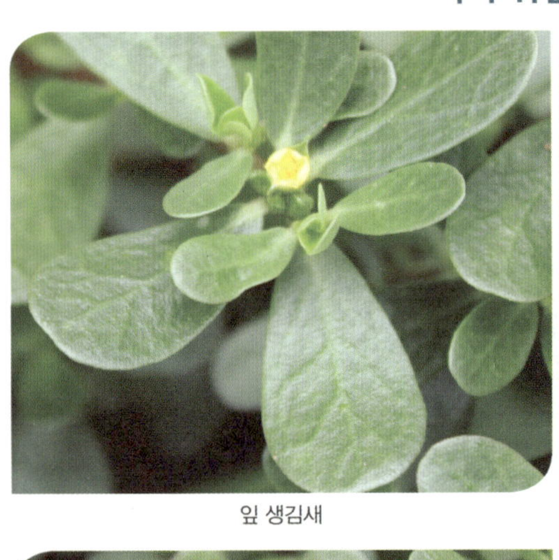
잎 생김새

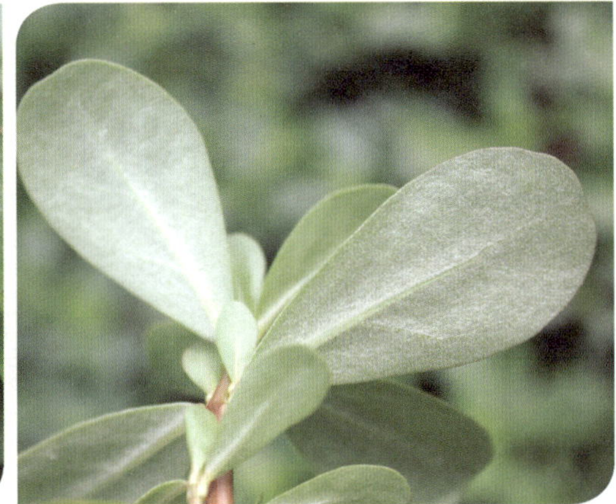
잎 뒷면

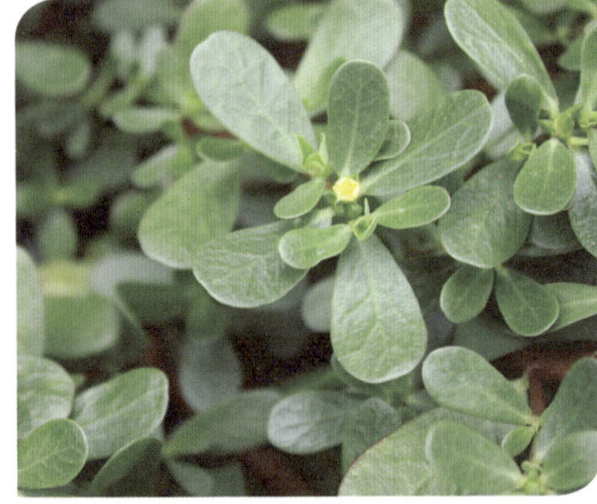
꽃봉우리

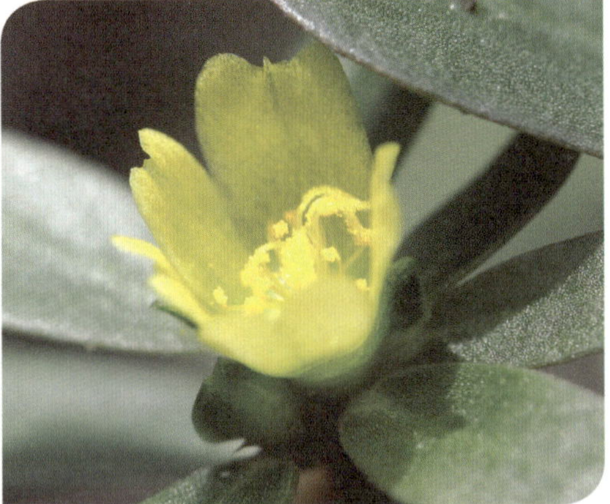
꽃

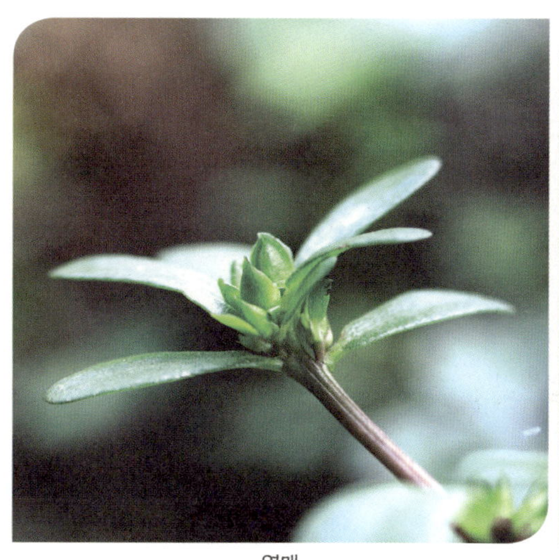

열매

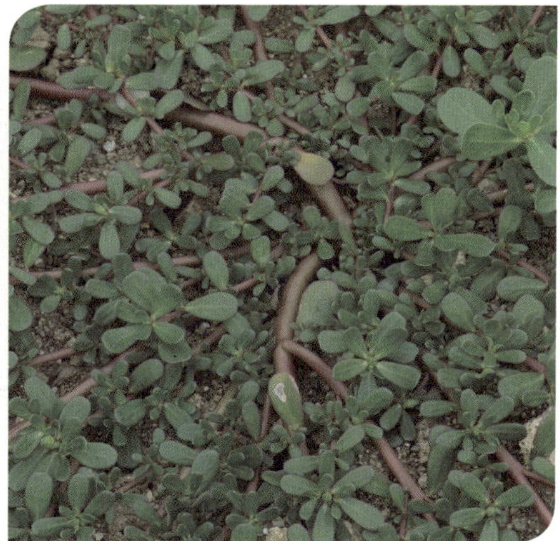

줄기

좁아진다. 잎의 길이는 1.5~2.5cm, 지름은 0.5~1.5cm이다.

꽃은 노란색으로 6월부터 가을까지 줄기나 가지 끝에서 3~5송이씩 모여서 피고 양성화이다.

열매는 타원형으로 가운데가 옆으로 갈라져 많은 종자가 퍼진다.

채취 시기 여름과 가을에 지상부를 채취한 후 이물질을 제거하고 씻은 다음 살짝 찌거나 끓는 물에 담갔다가 햇볕에 말린 뒤 절단하여 사용한다. 잘 마르지 않으므로 절단하여 열풍식 건조기에 말려 사용하는 것이 효과적이다.

약초의 성분 칼륨염, 카테콜라민(catecholamines), 노르에피네프린(norepinephrine), 도파민, 비타민 A와 B, 마그네슘 등이 함유되어 있다.

약초의 성미 성질이 차고, 맛은 시며, 독성은 없다.

약초의 작용부위 간(肝), 대장(大腸) 경락에 작용한다.

약초의 효능과 치료 열을 식히고 독을 풀어주는 청열해독, 혈의 열을 식히고 출혈을 멈추게 하는 양혈지혈 등의 효능이 있어서 열독과 피가 섞인 설사(대부분 세균성 설사를 말함)를 치료한다. 또한 옹종, 습진, 단독(丹毒), 뱀이나 벌레에 물린 상처인 사충교상을 치료한다.

그리고 변혈, 치출혈(痔出血), 붕루대하 등을 다스리며 눈을 밝게 하고, 청맹(靑盲: 눈뜬 장님)과 시력감퇴 등을 다스린다.

약초 처방 및 약용법과 용량 말린 지상부 4~8g을 물 1L에 넣어 끓기 시작하면 약하게 줄여 200~300mL가 될 때까지 달여 하루에 2회 나눠 마시거나 생즙을 내어 마시기도 한다.

짓찧어서 환부에 붙이거나, 태워서 재로 만든 뒤 개어서 환부에 붙이거나, 물에 끓여서 환부를 세척하기도 한다.

민간에서는 말린 약재를 태워 재로 만든 뒤 물을 부어 한동안 놓아 두면 위에 맑은 물이 생기는데 이 물에 발을 10~15분씩 담궈 무좀을 치료하기도 했다.

사용 시 주의사항 청열작용을 하기 때문에 비허변당(脾虛便糖: 비의 기운이 허하여 진흙처럼 무른 설사를 하는 증상) 또는 임신부의 경우에는 신중하게 사용하여야 한다.

특허로 입증된 기능성 물질

항암 기능을 가지는 쇠비름 추출물

본 발명은 각종 암세포 성장을 억제할 수 있는 항암 기능을 가진 쇠비름 추출물을 이용한 항암제에 관한 것이다. 본 발명은 쇠비름을 헥산, 메탄올 등의 용매를 사용하여 용해한 후 고순도의 쇠비름 추출물을 구하는 것으로, 본 발명에 의하여 얻어진 쇠비름 추출물은 정상 세포에는 거의 영향을 미치지 않으나 각종 암세포, 즉 간암세포, 대장암세포, 위암세포, 자궁경부암세포 등에는 탁월한 암세포 성장 억제력을 발휘하여 각종 암의 치료효과를 기대할 수 있는 것이다.

– 공개번호 : 10-1999-0064952, 출원인 : 배지현

비슷한 약초

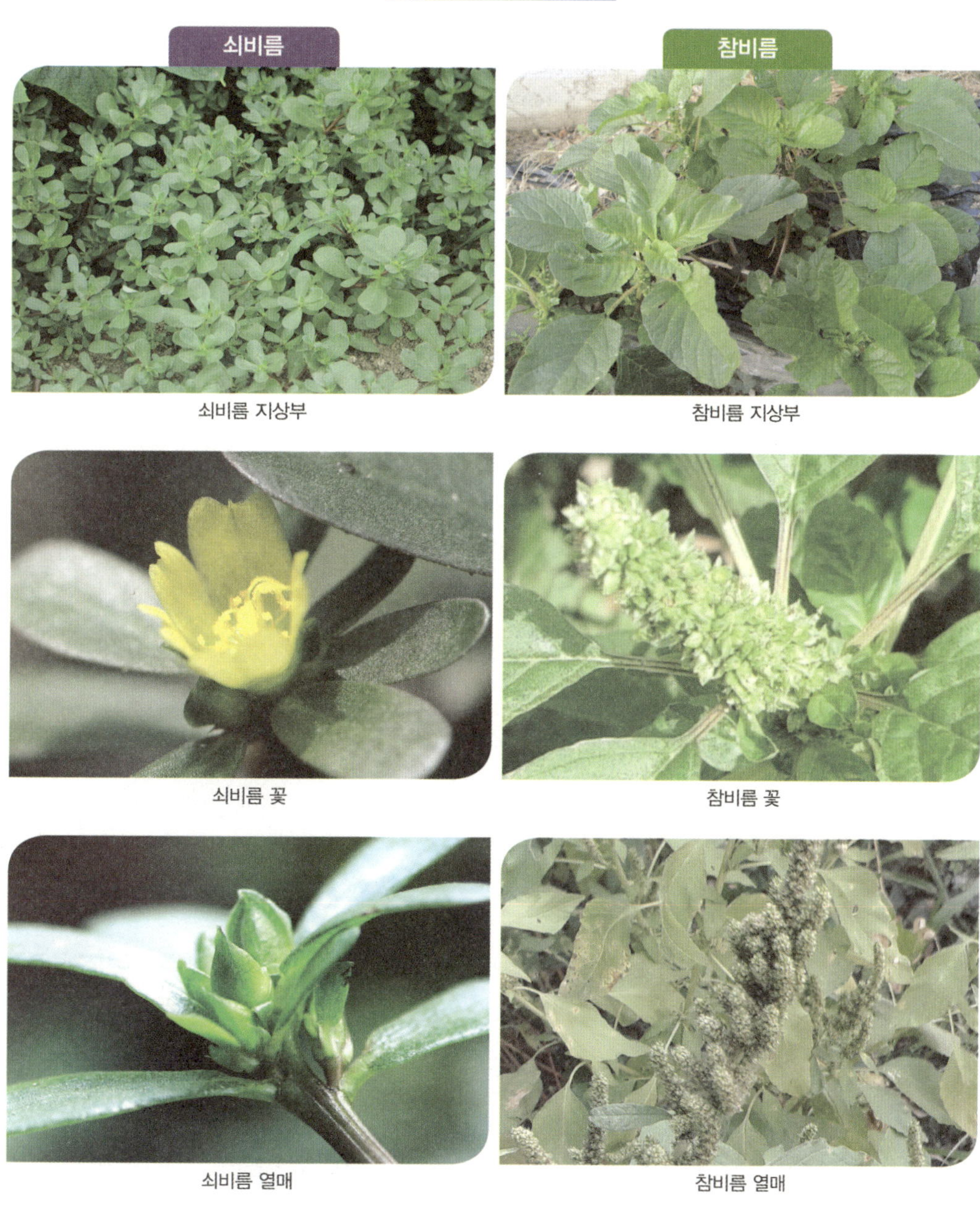

쇠비름 지상부

참비름 지상부

쇠비름 꽃

참비름 꽃

쇠비름 열매

참비름 열매

●쇠비름과 참비름의 차이점

쇠비름은 약용으로 쓰나 참비름은 식용으로 쓰인다.

쇠비름 약차

채취 방법

여름과 가을에 쇠비름 전초를 채취한 후 이물질을 제거하고 깨끗이 씻어 살짝 찌거나 끓는 물에 담근 뒤 햇볕에 말린다. 잘 마르지 않으므로 절단하여 열풍식 건조기에 말리는 것이 효과적이다.

약차 만들기

말린 쇠비름 전초 4~8g을 사용하며, 보통 말린 약재 4~5g을 물 2L에 넣어 중불로 2시간 정도 끓여 차로 마신다. 기호에 따라 꿀 또는 설탕을 가미하여 마셔도 되지만 당뇨병이 있다면 고려하여 결정하는 게 좋다.

약차 더하기

중풍에 의한 반신불수라면 쇠비름 4~5근(약 3kg)을 삶아서 나물과 국물을 함께 먹으면 증상이 좋아진다. 예로부터 쇠비름나물은 많이 먹으면 장수한다 하여 장명채(長命菜)라는 이름으로도 불려 잘 말려서 매달아 두고 수시로 먹었다.

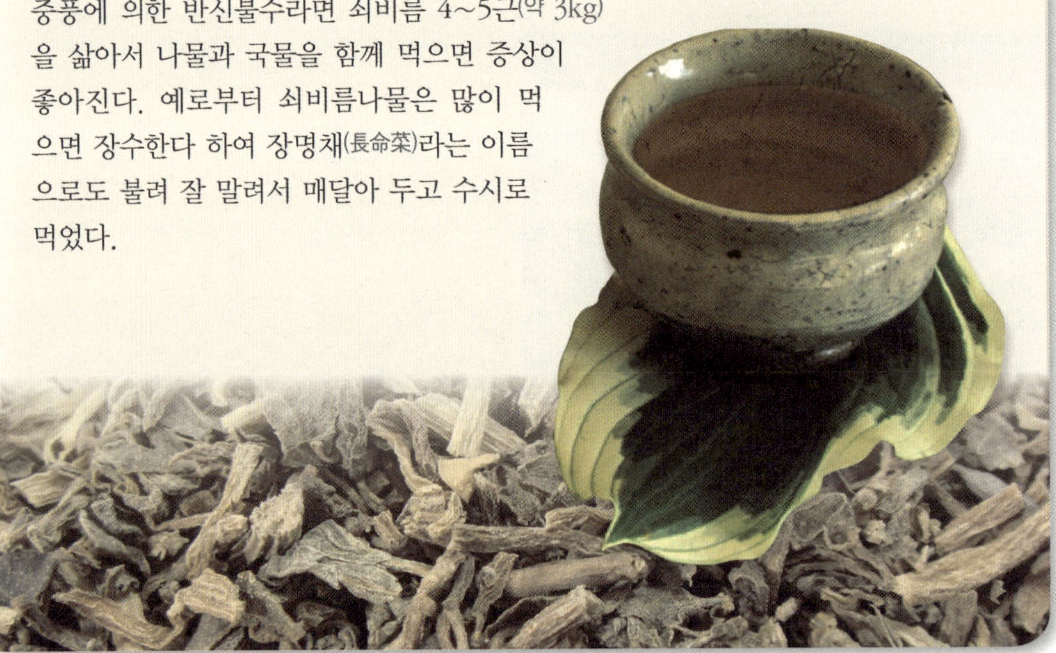

폐농양, 폐렴, 수종, 암종, 자궁염, 냉증

약모밀

Houttuynia cordata Thunb.

한약의 기원

이 약은 약모밀의 뿌리를 포함한 전초이다.

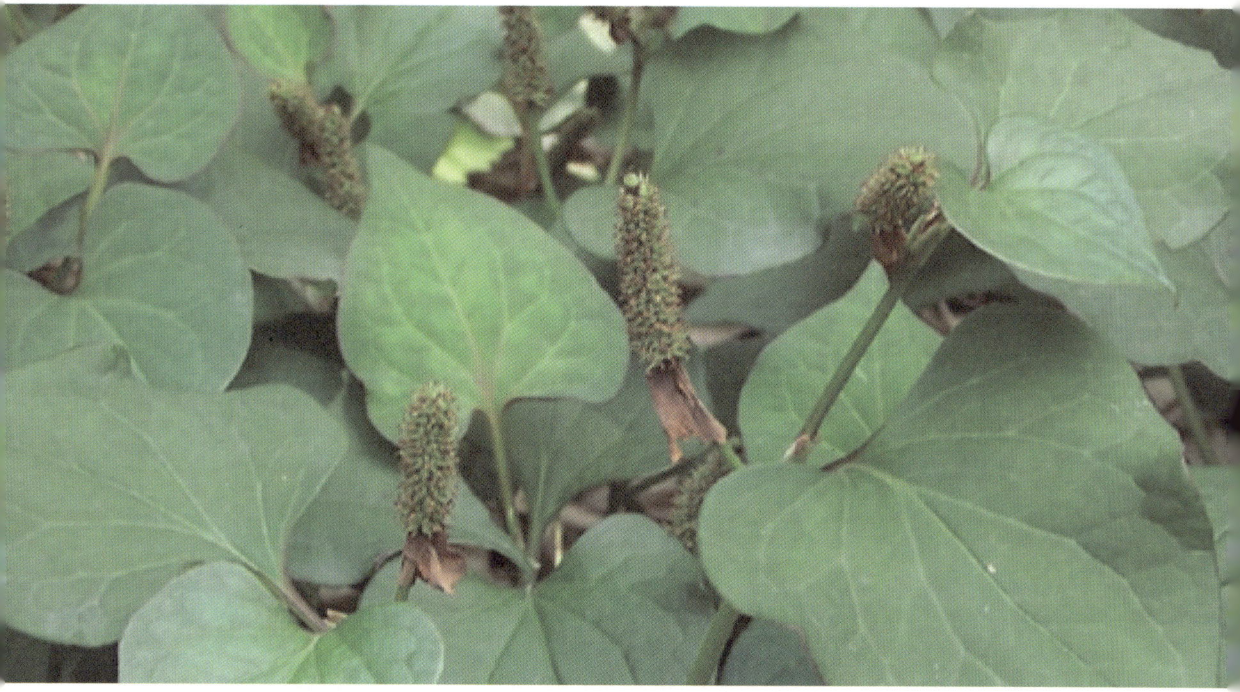

- **생약명** : 어성초(魚腥草)
- **이명** : 즙채, 십약, 집약초, 십자풀, 자배어성초(紫背魚星草), 중약(重藥)
- **사용부위** : 전초
- **꽃 피는 시기** : 5~6월
- **과명** : 삼백초과(Saururaceae)

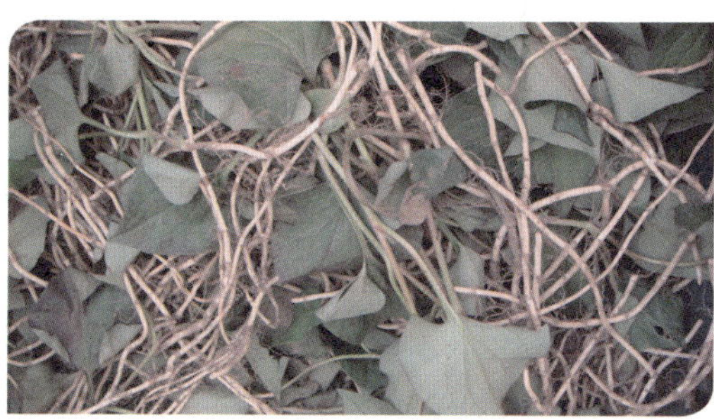

전초(채취품)

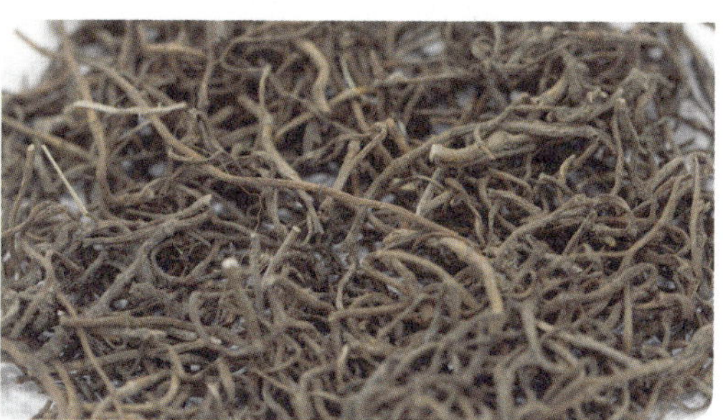

전초(약재 전형)

 약모밀은 여러해살이풀로, 흔히 생약명인
어성초로도 불리며 잎을 비비면 생선 비린내가 난다고 하
여 어성초(魚腥草)라는 이름이 붙여졌다. 제주도, 남부 지방
의 습지에서 잘 자라지만 중부 지방에서도 분포하고 농가
에서 재배하고 있다. 키는 20~50cm이고, 줄기는 납작한
둥근기둥 모양으로 비틀려 구부러졌고 표면은 갈황색으로
세로로 능선이 여러 개가 있는데 마디는 뚜렷하여 하부의

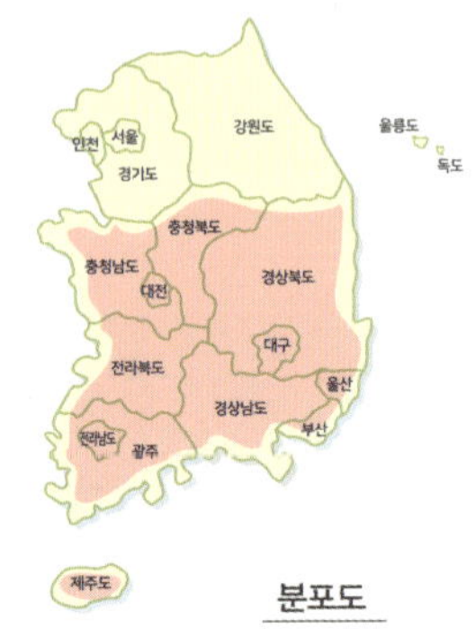

각 부위별 생김새

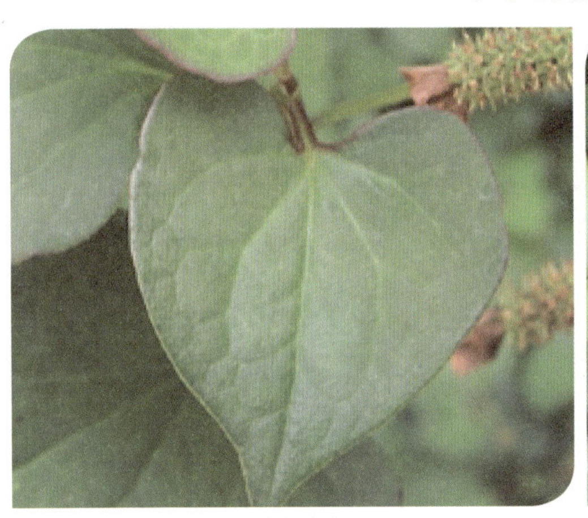

잎 생김새

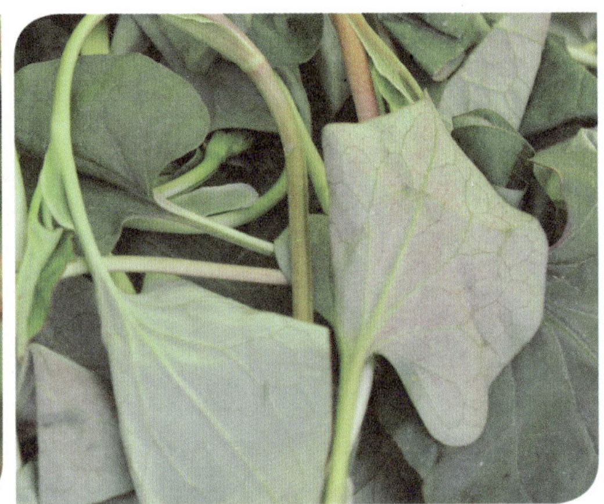

잎 뒷면

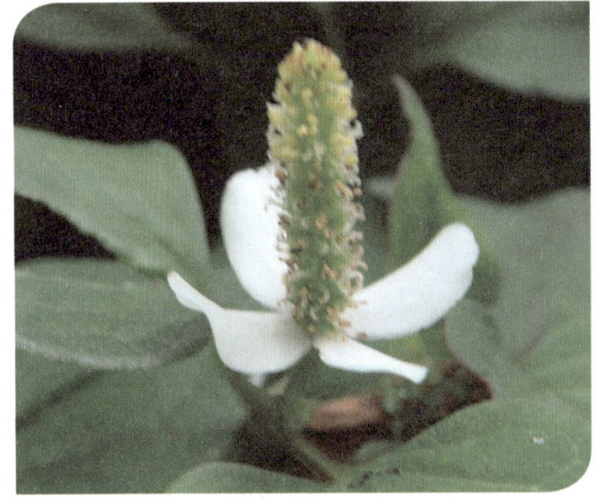

꽃

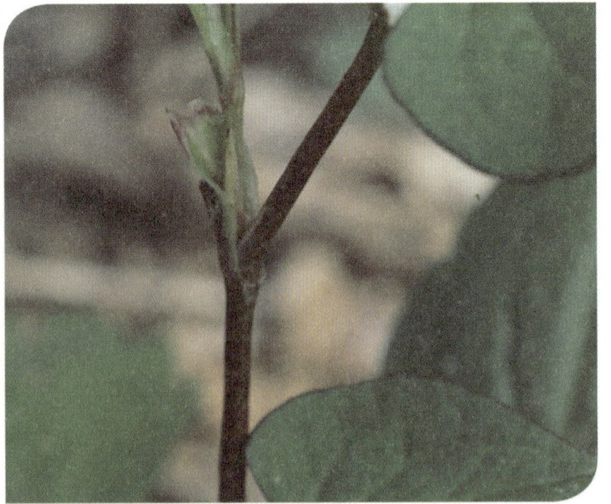

줄기

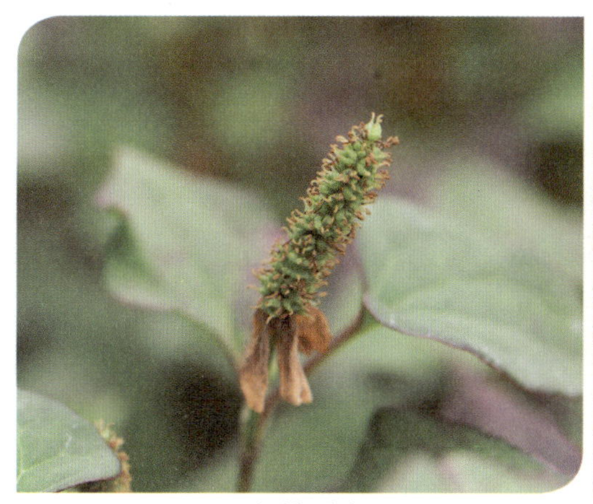

덜 익은 열매

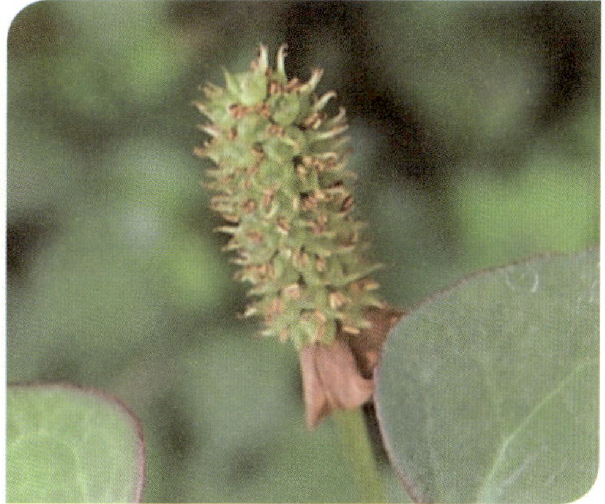

완숙 열매

마디 위에는 수염뿌리가 남아 있으며, 질은 부스러지기 쉽다. 잎은 어긋나고 잎몸은 말려 쭈그러지는데 펴보면 심장 모양으로 길이 3~8cm, 너비 3~6cm이다. 끝은 뽀족하고 가장자리에는 톱니가 없이 매끈하며, 잎자루는 가늘고 길다. 꽃은 흰색으로 5~6월에 이삭 모양의 수상꽃차례로 줄기 끝에서 피는데 삼백초와는 달리 꽃차례가 짧다.

채취 시기 주로 줄기와 잎이 무성하고 꽃이 많이 피는 여름철에, 때로는 가을까지 뿌리를 포함한 전초를 채취하여 햇볕에 말린 후 이물질을 제거하고 절단해 사용한다.

약초의 성분 지상부에는 정유, 후투이니움(houttuynium), 데카노일아세트알데하이드(decanoyl acetaldehyde), 쿼시트린(quercitrin), 이소쿼시트린(isoquercitrin) 등이 함유되어 있다.

약초의 성미 성질이 약간 차고(약간 따뜻하다고 함), 맛은 맵다.

약초의 작용부위 폐(肺), 대장(大腸), 방광(膀胱) 경락에 작용한다.

약초의 효능과 치료 열을 식히고 독을 푸는 청열해독, 염증을 없애는 소염, 종기를 삭히는 소종 등의 효능이 있어서 폐에 고름이 고이는 폐농양, 폐렴, 기관지염, 인후염, 수종, 자궁염, 대하, 탈항, 치루, 일체의 옹종, 악창, 습진, 이질, 암종 등의 치료에 다양하게 사용되고 있다.

 그냥 사용하면 생선 비린내 때문에 복용하기 힘들다. 따리서 채취한 후 약간 말려 시들시들할 때 술을 뿌려서 시루에 넣어 찌고 햇볕에 널어 말리고, 다시 술을 뿌려 찌고 말리는 과정을 반복하여 비린내가 완전히 가시고 고소한 냄새가 날 때까지 반복하면 복용하기도 좋고 약효도 더 좋아진다.

말린 전초 15g을 물 700mL에 넣어 끓기 시작하면 약하게 줄여 200~300mL가 될 때까지 달여 하루에 2회 나눠 마신다.

민간에서는 길경, 황금, 노근 등을 배합하여 폐옹(肺癰: 폐의 악창)을 다스리거나 기침과 혈담을 치료하는 데 사용했고, 폐렴이나 급·만성 기관지염, 장염, 요로감염증 등의 치료에 사용하여 많은 효과를 보았다.

물을 부어 달여 마시기도 하고, 환이나 가루로 만들어 복용하기도 한다. 외용할 경우에는 짓찧어 환부에 바르기도 한다.

 이뇨작용이 있으므로 허약한 사람은 피한다.

특허로 입증된 기능성 물질

항당뇨 활성을 갖는 어성초 혼합 추출액

본 발명에 따른 어성초(약모밀 전초) 혼합 추출액은 당뇨 흰쥐의 체중 감소를 억제시키고 식이효율 저하를 방지하며, 췌장 β-세포로부터의 인슐린 분비를 증진시킬 뿐만 아니라 췌장조직을 보호하는 효과가 있어 항당뇨 활성이 우수하다.

― 공개번호 : 10-2010-0004328, 출원인 : 성숙경 외

약모밀 약차

채취 방법

주로 여름철 약모밀 줄기와 잎이 무성하고 꽃이 많이 필 때, 때로는 가을까지 채취한 후 이물질을 제거하고 깨끗이 씻은 뒤 절단해 햇볕에 말린다. 보통 약모밀 전초를 채취한 뒤 술을 뿌려서 시루에 찌고 말리는 과정을 반복하여 생선 비린내를 제거한 뒤 사용한다.

약차 만들기

말린 약모밀 지상부 12~20g을 사용하며, 포제해 특유의 생선 비린내를 없앤 말린 약재 5~10g을 물 2L에 넣어 중불로 2시간 정도 끓여 차로 마신다.
꿀 또는 설탕을 가미하여 마셔도 되지만 당뇨병이 있다면 고려하여 결정하는 게 좋다.

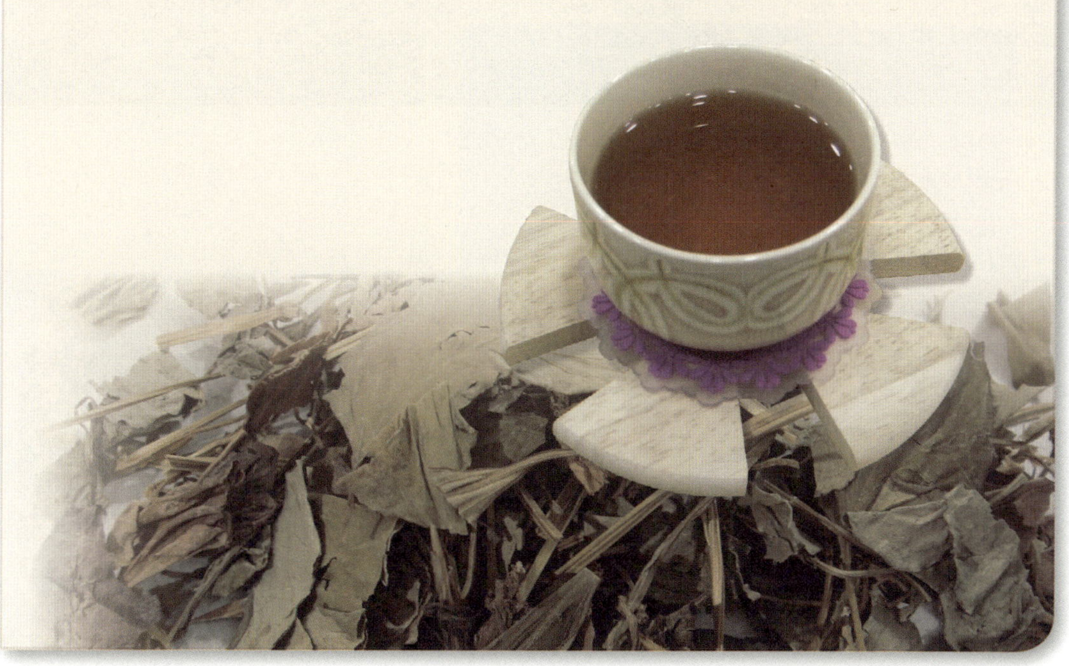

연꽃

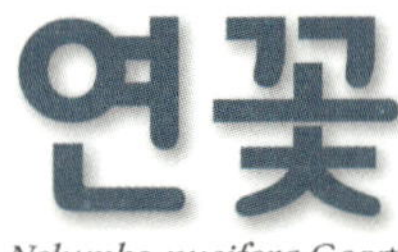

Nelumbo nucifera Gaertn.

한약의 기원

이 약은 연꽃의 뿌리줄기, 잎,
열매, 종자이다.

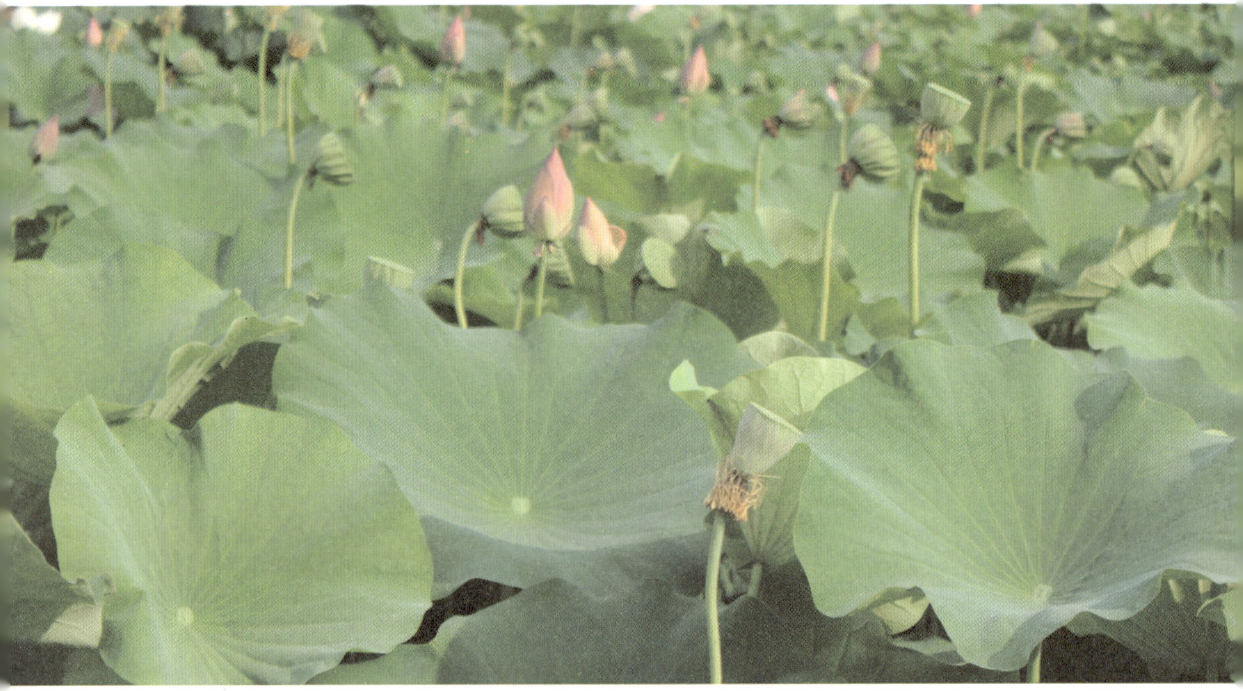

- **생약명** : 연자심(蓮子心), 연자육(蓮子肉), 우절(藕節), 하엽(荷葉)
- **이명** : 연
- **사용부위** : 뿌리, 잎, 열매, 종자
- **꽃 피는 시기** : 7~8월
- **과명** : 수련과(Nymphaeaceae)

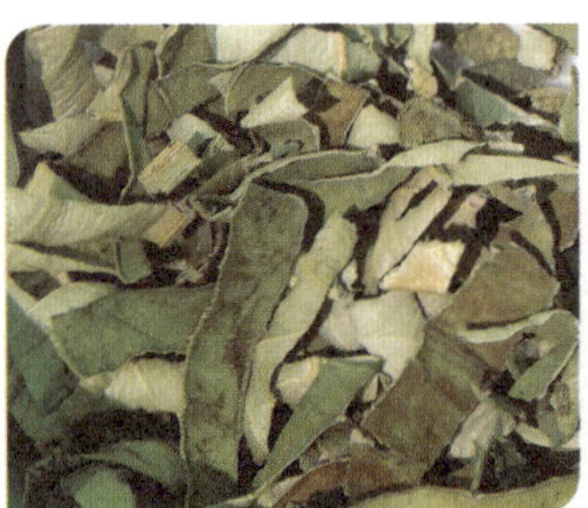

연잎(약재)

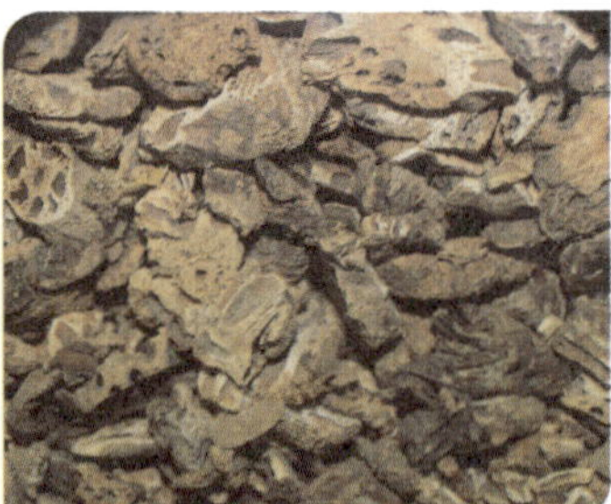

뿌리(우절, 약재)

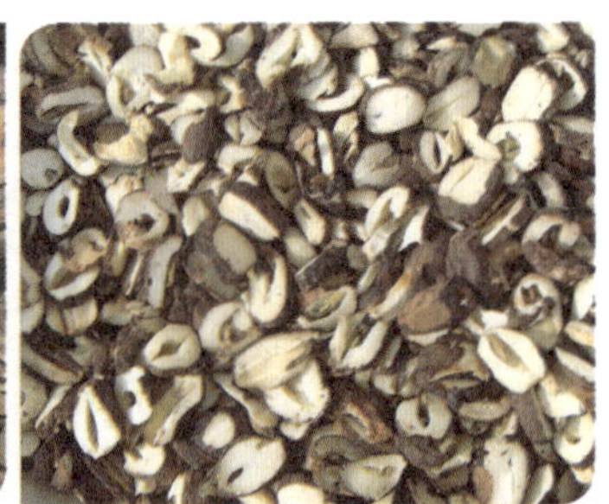

종인(연꽃씨앗 연자육)

분포도

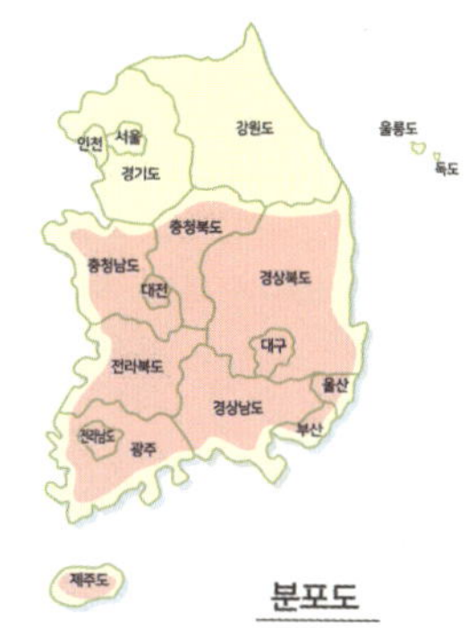

 연꽃의 원산지는 인도로 추정되나 확실치 않고 일부에서는 이집트라고도 한다. 우리나라에서는 중부 이남 지방에서 재배하는 여러해살이수초이다. 생육환경은 습지나 마을 근처의 연못과 같은 곳이다. 키는 1m 정도 자라고, 잎은 지름이 40cm 정도이며 방패 모양으로 물 위로 올라와 있다. 뿌리에서 나온 잎은 잎자루가 길며 물에 잘 젖지 않고 꽃잎과 같이 수면보다 위에서 전개된다. 꽃은 연

각 부위별 생김새

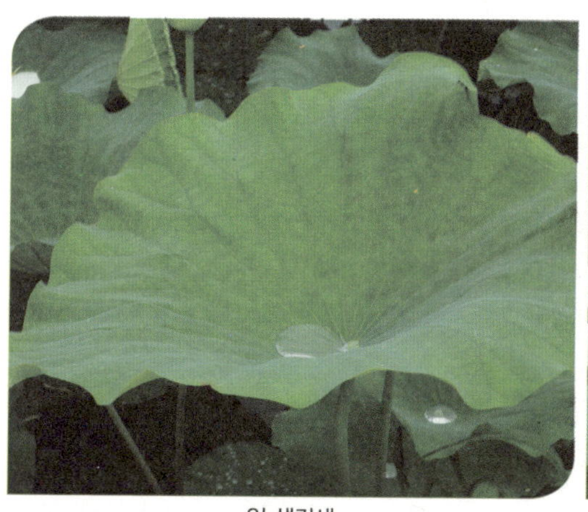

잎 생김새

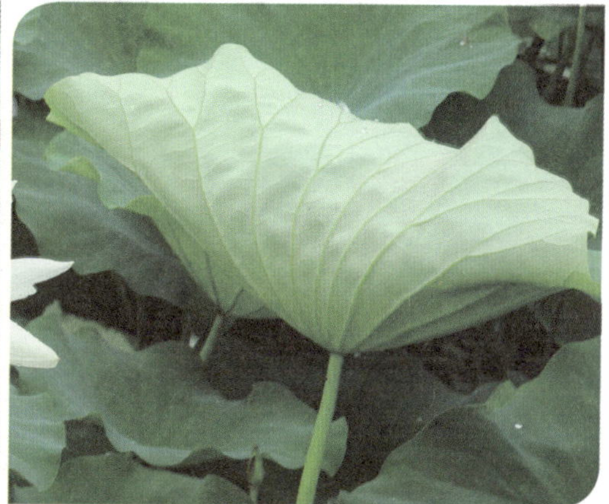

잎 뒷면

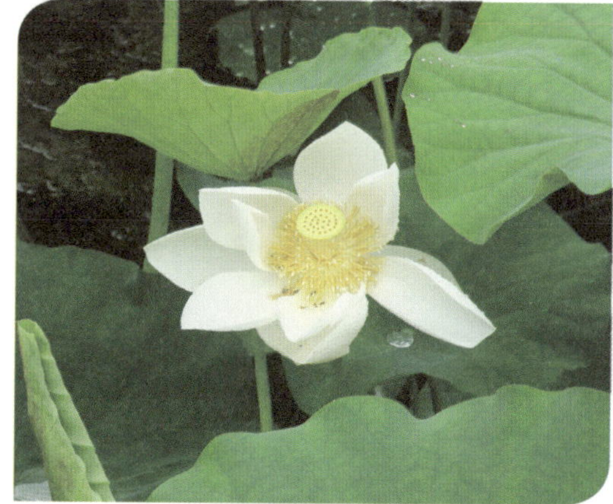

꽃

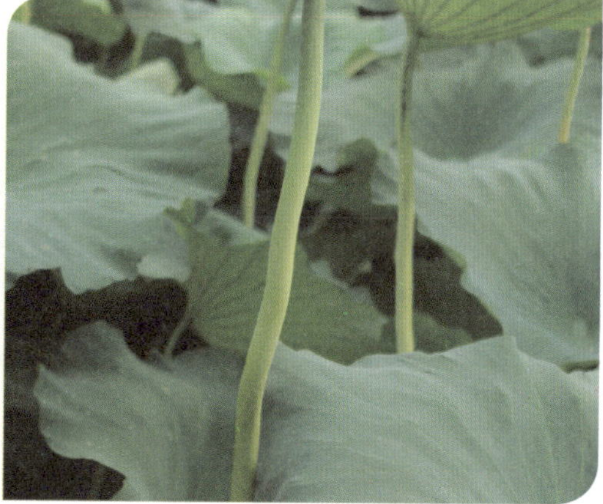

줄기

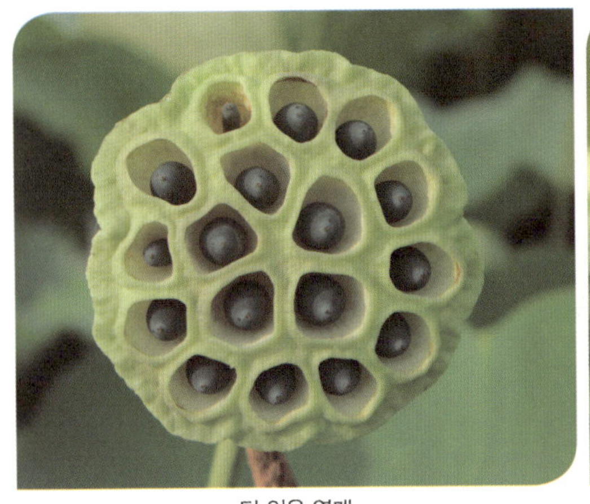

덜 익은 열매

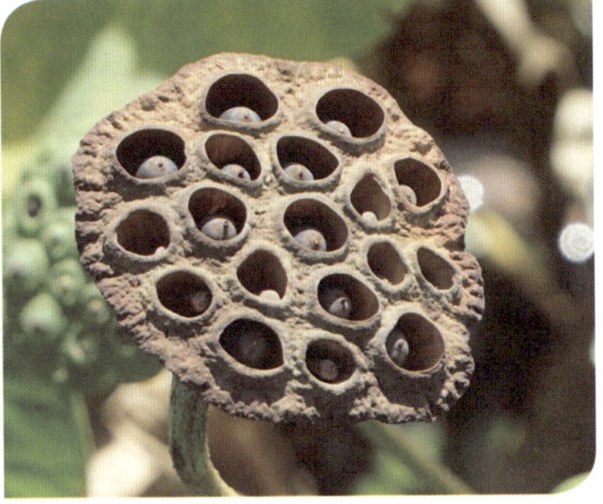

완숙 열매

한 홍색 또는 흰색으로 7~8월에 꽃줄기 끝에서 대형 꽃이 1송이 피며 지름이 15~ 20cm로 뿌리에서 꽃줄기가 나오고 꽃줄기는 잎자루처럼 가시가 나 있다. 열매는 검은색이고 타원형이며 길이는 2cm 정도이다.

채취 시기 　열매와 종자는 늦가을에 채취하고, 뿌리줄기와 뿌리줄기 마디는 연중 채취하며, 잎은 여름에 채취하여 말린다.

약초의 성분 　잎에는 로메린(roemerine), 누시페린(nuciferine), 노르누시페린(nornuciferine), 아르메파빈(armepavine), 프로누시페린(pronuciferine), 리리오데닌(liriodenine), 아노나인(anonaine), 퀘세틴(quercetin), 이소퀘시트린(isoquercitrin), 넬럼보사이드(nelumboside), 종자에는 누시페린, 노르누시페린, 노르마르메파빈(norarmepavine) 등이 함유되어 있다.

약초의 성미 　부위에 따라서 약간씩 차이가 있는데 연근(뿌리줄기)은 성질이 차고, 맛은 달다. 하엽(잎)은 성질이 평범하고, 맛은 쓰다. 연자육(열매, 종자)은 성질이 평범하고, 맛은 달고 떫다. 연자심(익은 종자에서 빼낸 녹색의 배아)은 맛이 달다.

약초의 작용부위 　뿌리는 심(心), 비(脾) 경락에 작용한다. 잎은 심(心), 비(脾), 간(肝)

경락에 작용한다. 열매는 심(心), 비(脾), 신(腎) 경락에 작용한다.

약초의 효능과 치료 부위에 따라 정리하면 다음과 같다.

- 우절(耦節: 뿌리줄기) : 열을 내리고 어혈을 제거하며 독성을 풀어주는 효능이 있어서 가슴이 답답하고 열이 나며 목이 마르는 열병번갈(熱病煩渴), 주독, 토혈, 열이 하초에 몰려 생기는 임질을 치료하는 데 사용한다.
- 하엽(荷葉: 잎) : 수렴제 및 지혈제로 사용하는데 민간요법에서는 야뇨증 치료에 사용하기도 했다.
- 꽃봉오리 : 혈액순환을 돕고 풍사와 습사를 제거하며 지혈의 효능이 있다.
- 연자(蓮子: 열매와 종자) : 허약한 심기를 길러주고 신(腎) 경락의 기운을 더해주어 유정을 멈추게 하는 효능이 있다. 또한 수렴작용 및 비장을 강화하는 효능이 있어서 오래된 이질이나 설사를 멈추게 하고 꿈을 많이 꾸어 숙면을 취하지 못하는 다몽(多夢), 임질, 대하를 치료하는 데 사용한다.
- 연방(蓮房) : 뭉친 응어리를 풀어주고 습사를 제거하며 지혈의 효능이 있다. 연꽃의 익은 종자에서 빼낸 녹색의 배아(胚芽), 즉 연자심(蓮子心)은 마음을 진정시키고 열을 내려주며 지혈, 신장 기능을 강화하여 유정을 멈추게 하는 효능이 있다.

약초 처방 및 약용법과 용량 말린 연잎 6~12g을 물 1L에 넣어 1/3이 될 때까지 달여 하루에 나눠 마시거나, 환 또는 가루로 만들어 복용한다. 말린 연자육 12~24g을 물 1L에 넣어 1/3이 될 때까지 달여 하루에 나눠 마시거나, 환 또는 가루로 만들어 복용한다.

사용 시 주의사항 임산부는 복용을 금한다.

특허로 입증된 기능성 물질

연잎 추출물 및 타우린을 함유하는 대사성 질환 예방 및 치료용 조성물
본 발명은 고지혈증 또는 지방간 예방 및 치료용 조성물에 관한 것으로서, 보다 상세하게는 연잎 추출물 및 타우린을 유효성분으로 함유하는 대사성 질환인 고지혈증 또는 지방간 예방 및 치료용 조성물에 관한 것이다
- 등록번호 : 10-1176435, 출원인 : 인하대학교 산학협력단

비슷한 약초

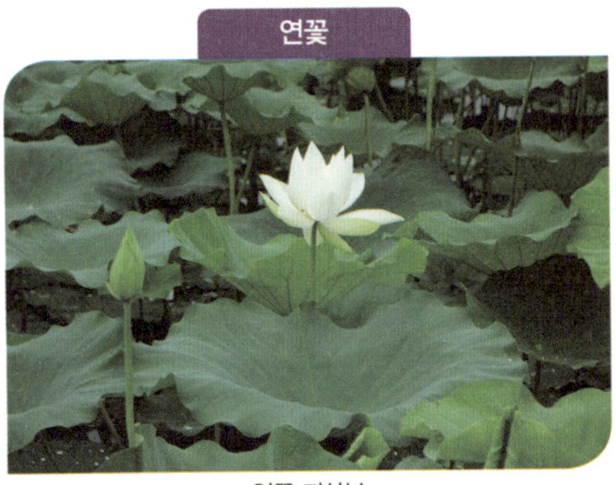

연꽃 지상부

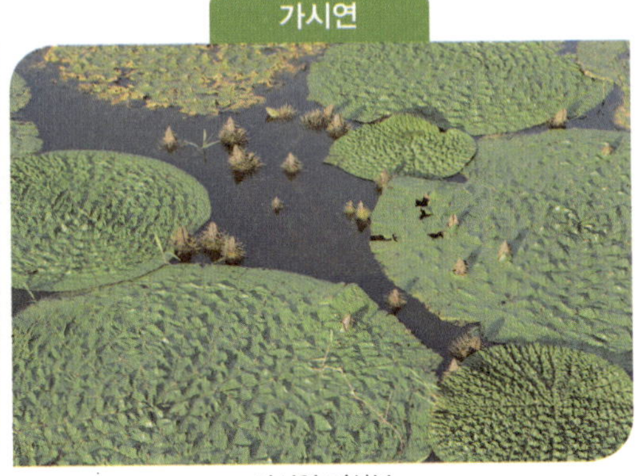

가시연 지상부

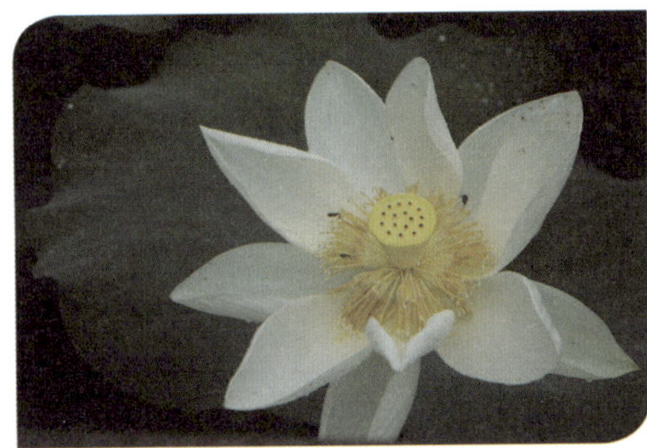

연꽃 꽃

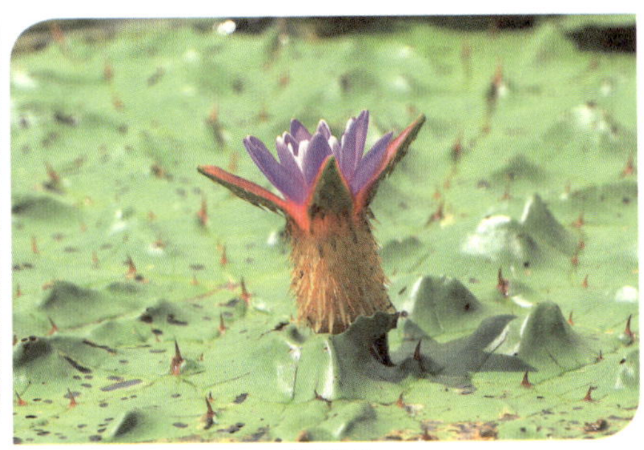

가시연 꽃

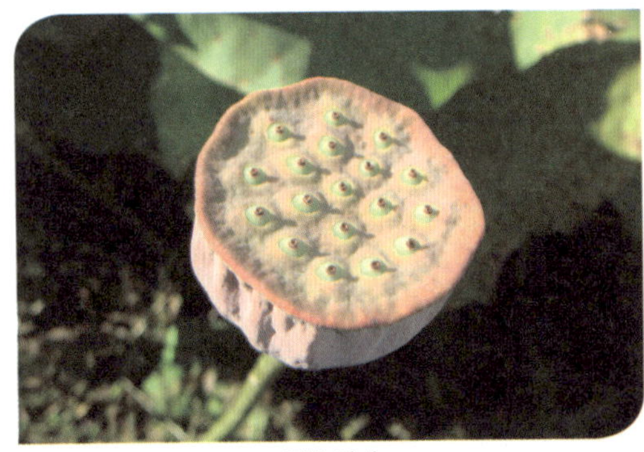

연꽃 열매

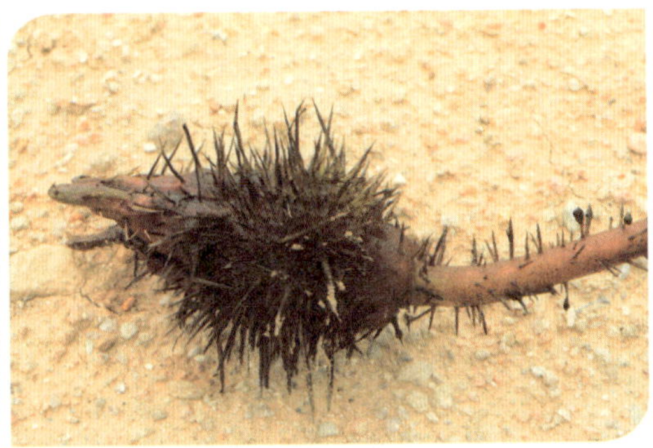

가시연 열매

● 연꽃과 가시연의 차이점

연꽃은 잎이 평탄하나 가시연은 잎에 가시가 나있으며, 꽃과 열매가 다르나 둘다 수생식물이다.

연꽃 꽃차

채취 방법

연꽃의 꽃이 절반 정도 피었을 때 채취하며 그늘에서 말린 뒤 방습제를 넣은 밀폐 용기에 넣어 보관해 사용한다.

꽃차 만들기

연꽃 꽃 크기가 크므로 꽃잎을 잘게 부순 뒤 반 숟가락 정도를 찻잔에 담아 끓는 물을 붓고 1~2분 정도 우려 차로 마신다. 꿀 또는 설탕을 가미하여 마셔도 되지만 당뇨병이 있다면 고려하여 결정하는 게 좋다.

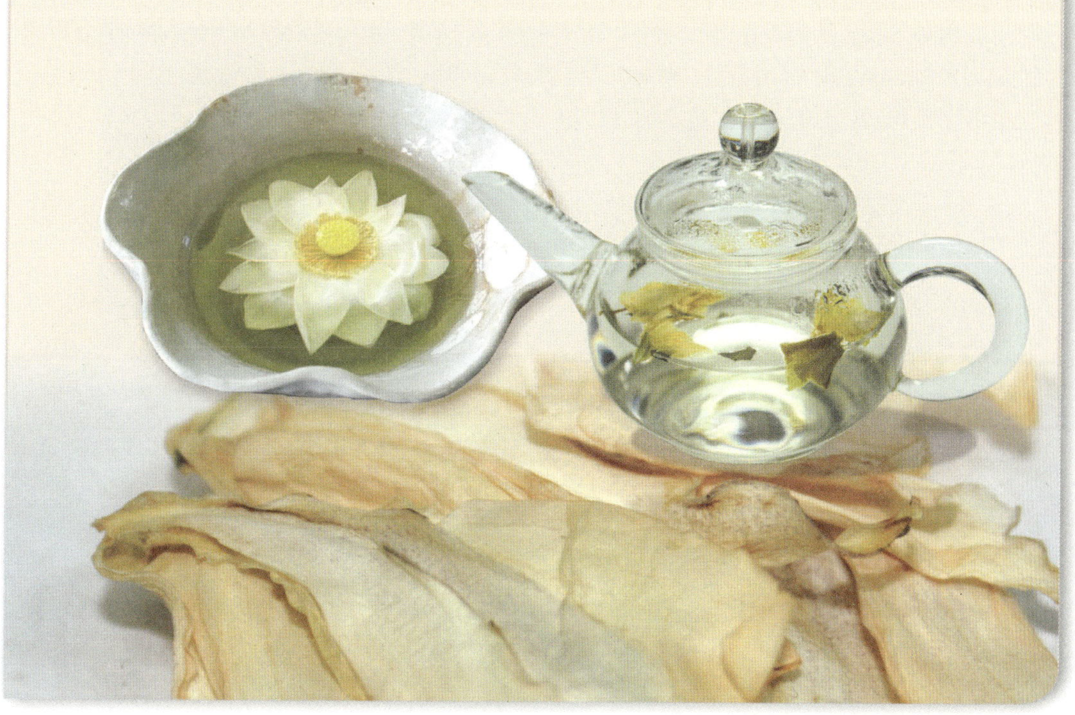

채취 방법

연꽃의 열매와 종자는 늦가을에 채취하고, 뿌리줄기와 뿌리줄기 마디는 언중 채취하며, 잎은 여름에 채취하여 말린다.

약차 만들기

연잎 5~10g을 물 2L에 넣어 중불로 끓여 차로 마시거나, 가늘게 썰어서 덖은 잎을 녹차 우리듯 80~90℃의 물에 우려서 마시기도 한다. 꽃봉오리가 활짝 피기 전에 녹차를 거즈에 싸서 꽃잎을 벌리고 저녁에 넣어 두었다가 아침에 꽃잎이 열릴 때 꺼내어 차로 우려 마시면 연꽃의 향이 녹차에 배어서 독특한 향을 즐길 수 있다. 연자육(연꽃의 익은 열매) 5~10g을 물 2L에 넣어 2시간 정도 중불로 끓여 차로 마시고, 환 또는 가루로 만들어 복용하기도 한다. 연자심(연꽃의 익은 종자의 싹눈을 말린 것) 5g을 찻잔에 넣고 끓는 물을 부어 5분 정도 우려서 하루에 차로 2~3회 마시기도 하며 특히 심화를 다스려 갈증을 없애고, 고혈압과 유정 치료에도 효과가 있으며 다이어트에도 도움이 된다.

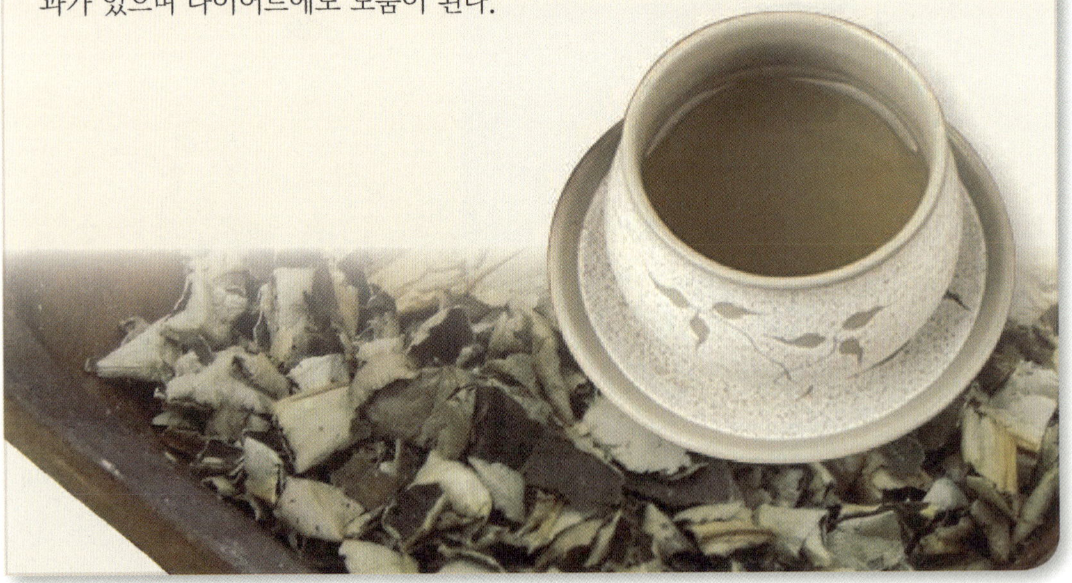

자양강장, 해수, 수렴, 항암

오미자

Schisandra chinensis (Turcz.) Baill.

한약의 기원

이 약은 오미자의 잘 익은 열매이다.

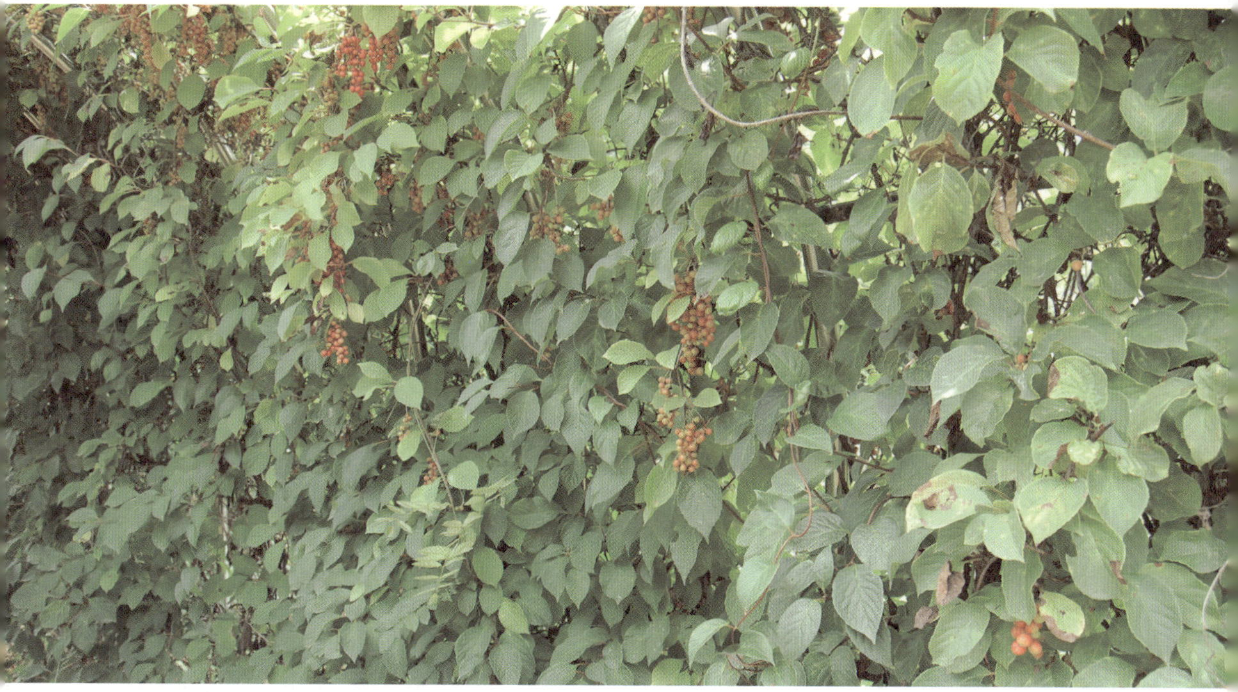

- **생약명** : 오미자(五味子)
- **이명** : 개오미자, 오매자(五梅子)
- **사용부위** : 열매
- **꽃 피는 시기** : 5~6월
- **과명** : 오미자과(Schisandraceae)

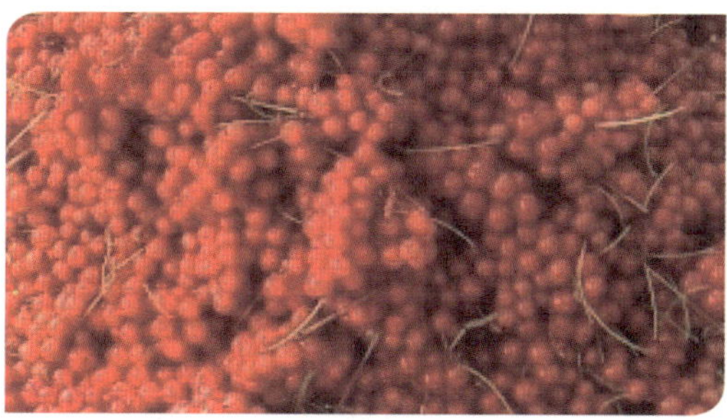

열매(채취품)

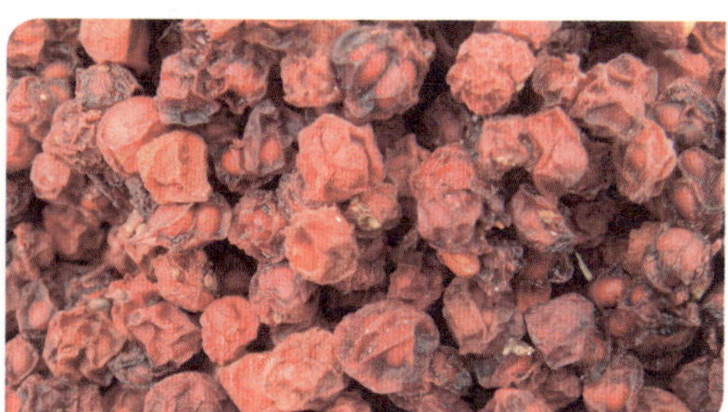

열매(약재 전형)

 오미자는 전국의 깊은 산 계곡 골짜기에서 자생 또는 재배하는 덩굴성 낙엽활엽목본으로, 높이가 3m 전후이다. 작은 가지는 홍갈색이고 오래된 가지는 회갈색이며 나무 겉껍질은 조각조각으로 떨어져 벗겨진다. 잎은 넓은 타원형, 타원형 또는 달걀 모양이고 서로 어긋나며 가장자리에는 치아 모양의 톱니가 있으며 잎자루 길이는 1.5~3cm이다. 꽃은 붉은빛이 도는 황백색으로 5~6월에

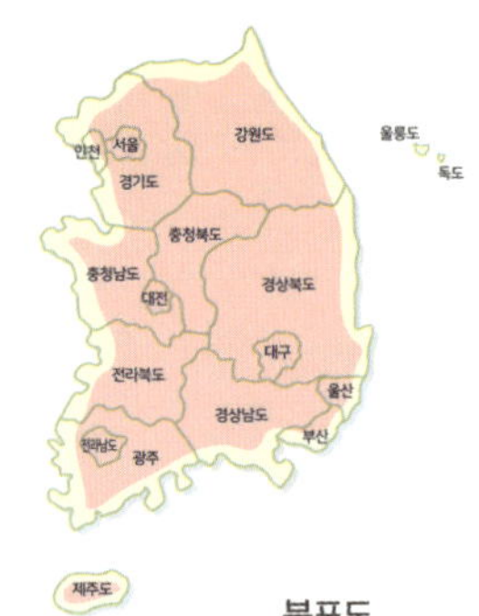

분포도

각 부위별 생김새

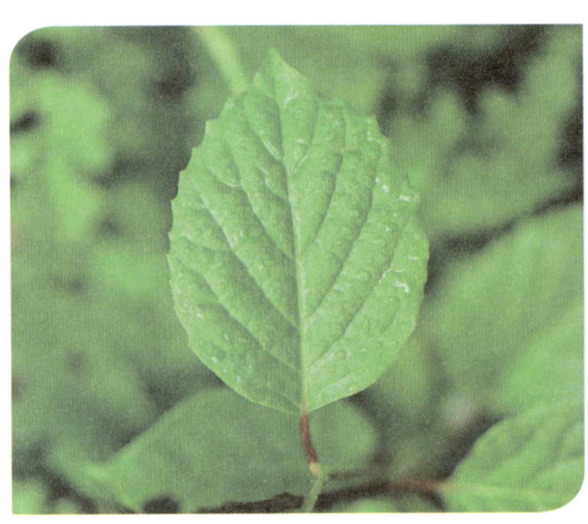

잎 생김새

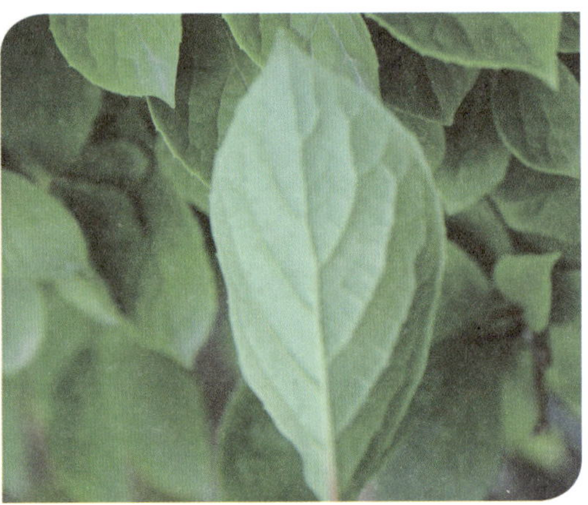

잎 뒷면

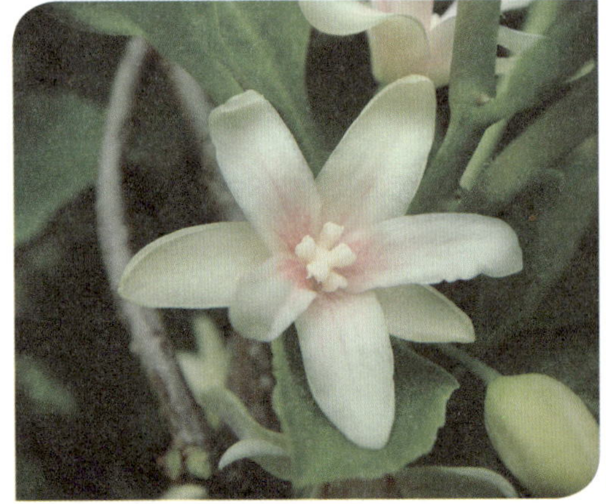

꽃

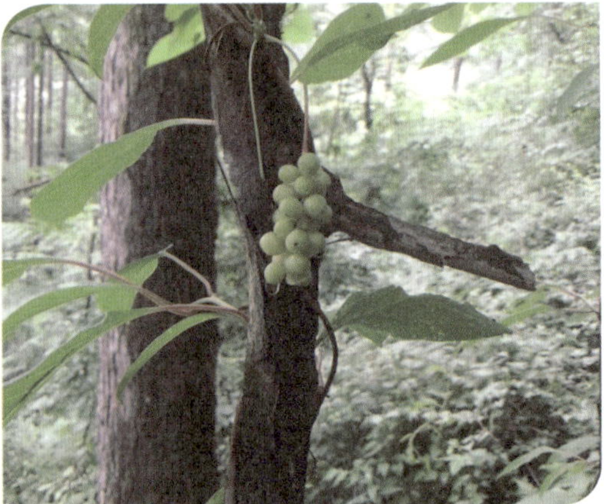

수피

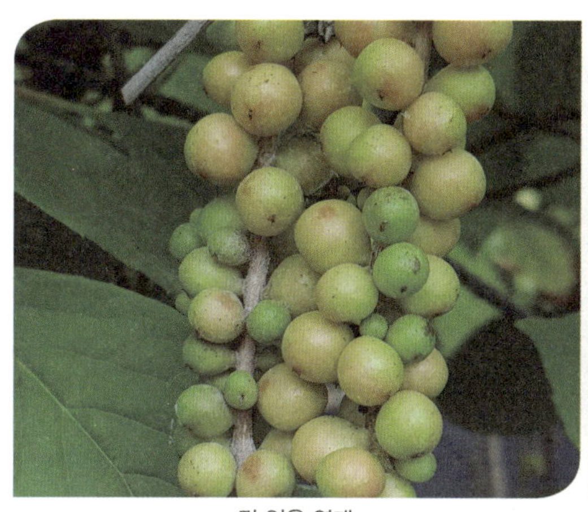

덜 익은 열매

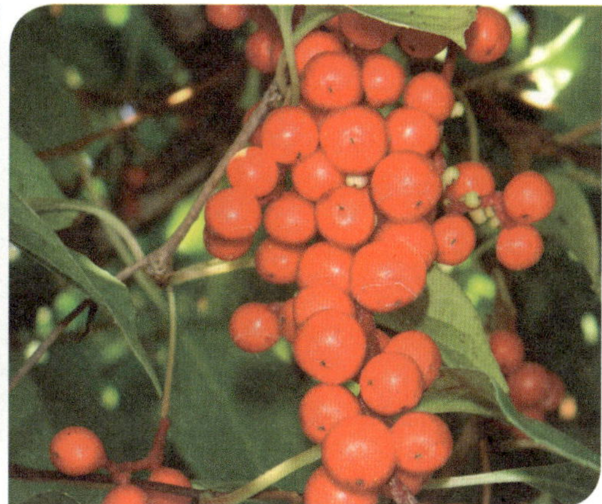

완숙 열매

자웅 암수딴그루로 피고, 열매는 물열매로 둥글며 9~10월에 심홍색으로 달린다.

채취 시기　9~10월에 열매를 채취한다.

약초의 성분　열매에는 데옥시쉬잔드린(deoxyschizandrin), 감마-쉬잔드린(γ-schizandrin), 쉬잔드린(schzandrin) A, B, C, 이소쉬잔드린(isoschizandrin), 안겔로일이소고미신(angeloylisogomisin) H, O, P, Q, 벤조일고미신(benzoylgomisin) H, 벤조일이소고미신(benzoylisogomisin) O, 티그로일고미신(tigloylgomisin) H, P, 에피고민(epigomin) O, 데옥시고미신(deoxygomisin) A, 프레곤미신(pregonmisin), 우웨이지수(wuweizisu) A~C, 우웨이지춘(wuweizichun) A, B, 쉬잔헤놀(shizanherol) 등이 함유되어 있고, 정유에는 시트랄(citral), 알파,베타-차미그레날(α,β-chamigrenal)과 기타 유기산인 시트린산(citric acid), 말린산(malic acid), 타타린산(tataric acid), 비타민 C, 지방산 등이 함유되어 있다.

약초의 성미　성질이 따뜻하고, 맛은 시고 달다.

약초의 작용부위　심(心), 폐(肺), 신(腎) 경락에 작용한다.

약초의 효능과 치료　열매는 생약명을 오미자(五味子)라고 하며 자양강장작용, 중추신경 흥분작용, 간세포 보호작용, 진해, 거담작용이 있고 수렴, 지사, 만성 설사,

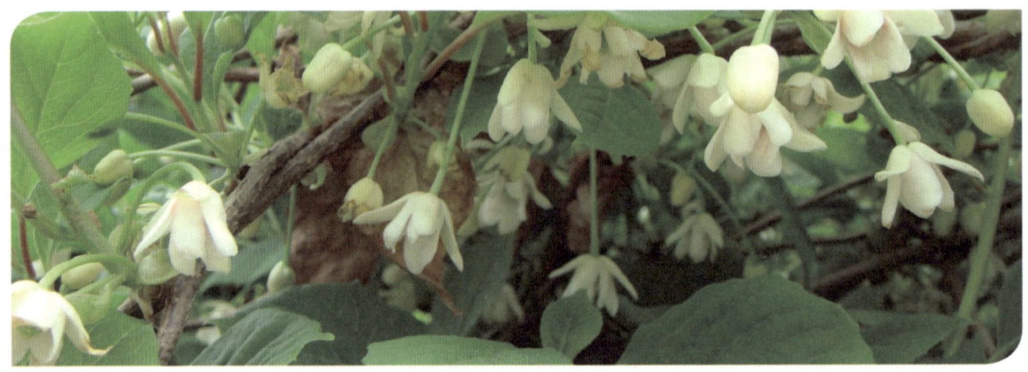

암 · 수꽃

몽정, 유정, 도한, 자한, 구갈, 해수, 삽정, 고혈압 등을 치료한다. 열매 및 종자 추출물은 항암, 대장염, 알츠하이머, 비만 등의 치료 효과도 있다.

약초 처방 및 약용법과 용량　말린 열매 20~30g을 물 900mL에 넣어 반이 될 때까지 달여 하루에 2~3회 나눠 마신다. 외용할 경우에는 가루로 만들어 환부에 문지르거나 달인 액으로 환부를 씻어준다.

특허로 입증된 기능성 물질

오미자 씨앗 추출물을 함유하는 항암 및 항암 보조용 조성물

본 발명은 항암 및 항암 보조용 조성물에 관한 것으로서, 오미자 씨앗 추출물을 유효성분으로 함유하는 것을 특징으로 한다.
　　　　　　　　　　　　　　　　　　　　　　　　　　　- 공개번호 : 10-2012-0060676, 출원인 : 문경시

오미자 추출물로부터 분리된 화합물을 유효성분으로 함유하는 대장염 질환의 예방 및 치료용 조성물

오미자 추출물로부터 분리된 화합물을 유효성분으로 함유하는 조성물을 대장염 질환의 예방 및 치료용 약학조성물 또는 건강기능식품으로 유용하게 이용할 수 있다.
　　　　　　　　　　　　　　　　　　　　　　　　　　　- 공개번호 : 10-2012-0008366, 출원인 : 김대기

오미자 씨앗 추출물을 함유하는 알츠하이머씨병 예방 및 치료용 조성물

본 발명은 알츠하이머씨병을 예방 및 치료하는 기능을 갖는 조성물에 관한 것으로서 본 발명에 따른 알츠하이머씨병 예방 및 치료용 조성물은 오미자 씨앗 추출물을 유효성분으로 함유하는 것을 특징으로 한다.
　　　　　　　　　　　　　　　　　　　　　　　　　　　- 공개번호 : 10-2012-0060678, 출원인 : 문경시

오미자 에틸아세테이트 분획물을 유효성분으로 포함하는 비만 예방 또는 치료용 조성물

본 발명의 오미자 에틸아세테이트 분획물 또는 이로부터 분리한 우웨이지수 C는 지방세포의 분화를 억제하고, 지질의 축적을 억제하는 효능이 우수하므로 비만의 예방 또는 치료에 유용하게 사용될 수 있다.
　　　　　　　　　　　　　　　　　　　　　　　　　- 공개번호 : 10-2012-0112137, 출원인 : 서울대학교 산학협력단

오미자의 종류

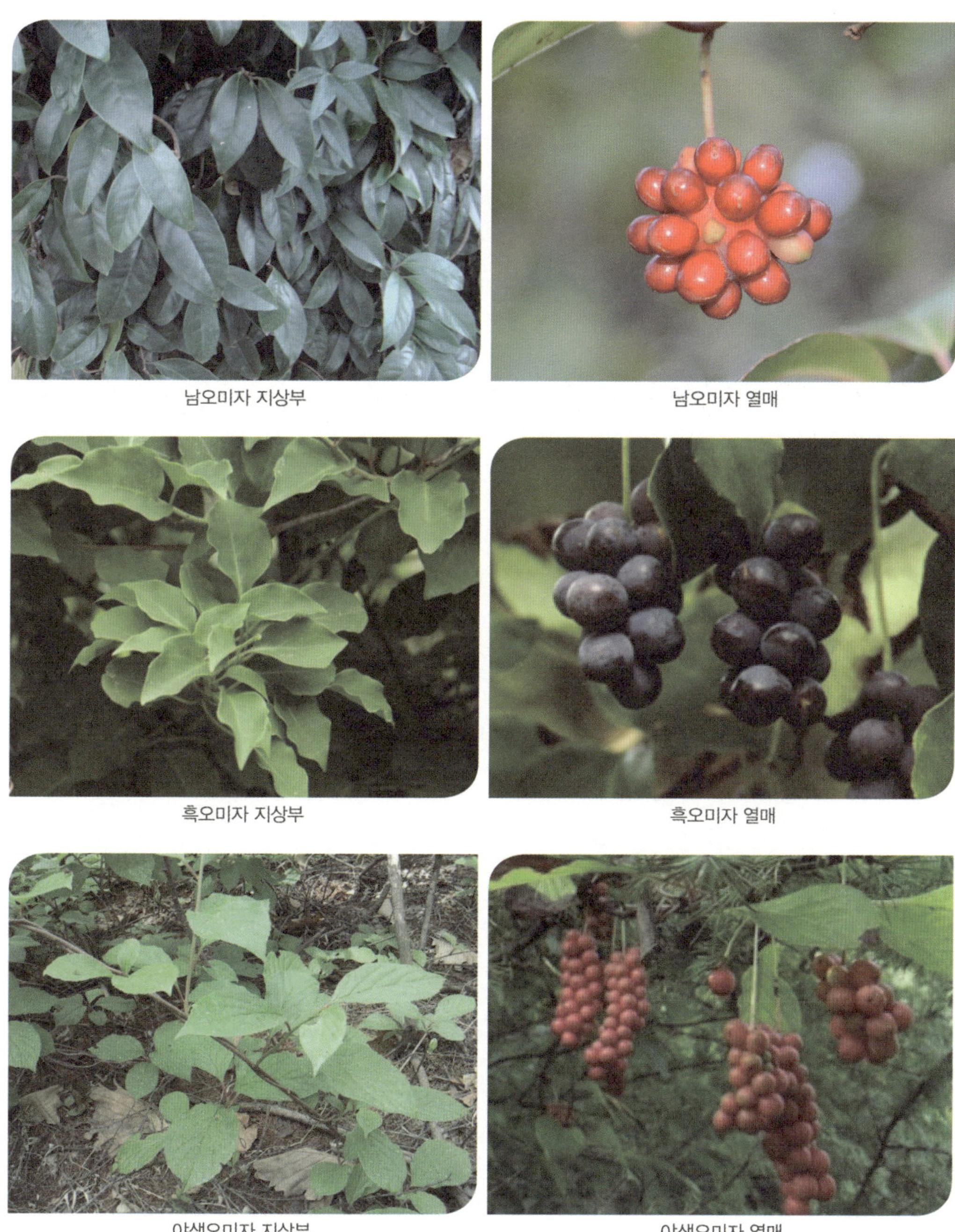

남오미자 지상부

남오미자 열매

흑오미자 지상부

흑오미자 열매

야생오미자 지상부

야생오미자 열매

채취 방법

절기상으로 상강(霜降) 이후에 오미자 열매를 채취하여 깨끗이 씻어 햇볕에 말려 사용하거나, 술을 흡수시켜 시루에 찌는 주증(酒蒸), 꿀물을 흡수시켜 약한 불에 볶아 내는 밀자(蜜炙), 식초를 흡수시켜 약한 불에 볶아 내는 초자(醋炙) 등을 하여 사용한다. 폐 기운을 수렴하고 기침을 멈추게 하는 염폐지해(斂肺止咳)의 목적으로 사용할 경우에는 이물질을 제거하고 그대로 사용하며(생용), 신기를 돕고 정을 단단하게 하는 익신고정(益腎固精)에는 주자(酒炙: 술을 흡수시켜서 프라이팬에 약한 불로 볶아 내는 것)하고, 산삽수렴(酸澀收斂)작용을 증강시켜 해수(咳嗽), 유정(遺精), 설사(泄瀉) 등의 증상에 적용할 경우에는 식초를 흡수시켜 프라이팬에 볶아 주는 초자(醋炙)를 하여 사용한다.

약차 만들기

말린 오미자 열매 3~12g을 사용하며, 오미자는 물을 붓고 끓이면 종자 속의 떫은맛이 지나치게 우러나와 마시기 힘들다. 따라서 오미자는 끓이지 말고 우려서 사용하는데 두 가지 방법이 있다. 첫째는 물을 먼저 끓여서 80~90℃ 정도로 식힌 다음 여기에 오미자를 넣고 2~3시간 정도를 우려내고 이것을 다시 끓여서 이용하는 방법이 있고, 둘째는 먼저 물을 끓인 후 충분히 식힌 다음 여기에 오미자를 넣고 하룻밤 정도를 우려내서 이용하는 방법이다. 우려낸 오미자 물은 다시 한 번 끓여서 식히고 이를 시원하게 보관해두고 마실 때 기호에 따라서 꿀이나 설탕을 약간 가미하여 마시면 떫은맛이 줄어들어 좋다(단 당뇨병이 있다면 고려하여 결정하는 게 좋다). 또한 이렇게 우려낸 오미자 물은 다른 요리나 다른 약재와의 배합을 위해 기본 물로 사용할 수 있으며, 이렇게 오미자 물을 우려내고 난 후의 오미자 건더기는 건져 내고 여기에 다른 약재를 넣어 본격적으로 끓이거나 조리를 시작하면 좋다. 말린 오미자를 끓여서 식힌 물을 하룻밤 정도 우려낸 뒤 다시 끓여서 음료로 사용하기도 한다.

약차 더하기

오미자는 여름철 음료로 인기가 좋다. 끓여서 80~90℃로 식힌 물 2L에 오미자 2컵을 넣어 2~3시간 동안 우려낸 뒤 체에 밭쳐 건더기를 걸러 내고 그 물에 인삼 2컵과 맥문동 4컵을 넣고 달인 다음 식혀서 냉장고에 넣어 두고 꿀이나 설탕을 적당량 타서 마시면 갈증을 해소하는 데 최고의 음료가 된다[생맥산(生脈散)]. 생 오미자를 설탕과 1:1로 당침하여 1달 정도 침출한 뒤 시럽 상태로 보관해두고 시원하게 음료로 사용하기도 한다. 오미자 50g에 차조기 줄기 6g과 인삼 6g, 설탕 100g의 비율로 준비하고 인삼은 미리 물에 충분히 달여 놓고, 오미자와 차조기 줄기는 물에 달여 진한 즙을 걸러 내어 미리 준비한 인삼즙에 섞어서 꿀이나 설탕을 가미하여 수시로 마시면 진액을 생성시키고 갈증을 멎게 하며 정기를 도와 음적 에너지원의 고갈로 인한 음허화왕(陰虛火旺)으로 생기는 기침
과 갈증, 숨이 차고 무기력한
증상 치료에 좋다.

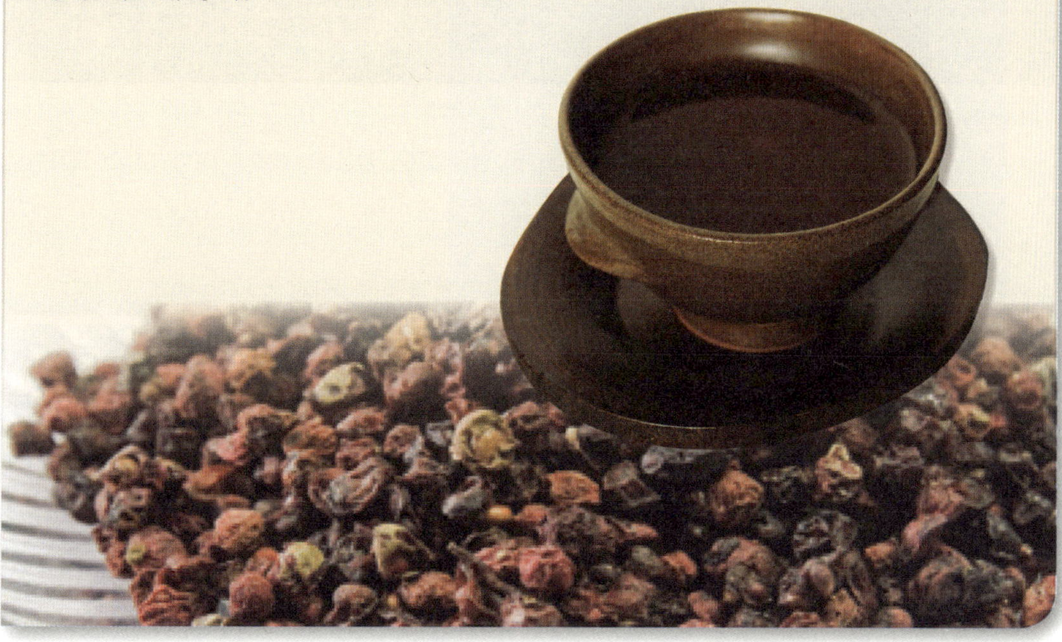

해열, 항균, 항염

인동덩굴

Lonicera japonica Thunb. = [*Lonicera acuminata var. japonica* Miq.]

한약의 기원

이 약은 인동덩굴의 꽃봉오리, 막 피기 시작한 꽃, 덩굴성 줄기, 잎이다.

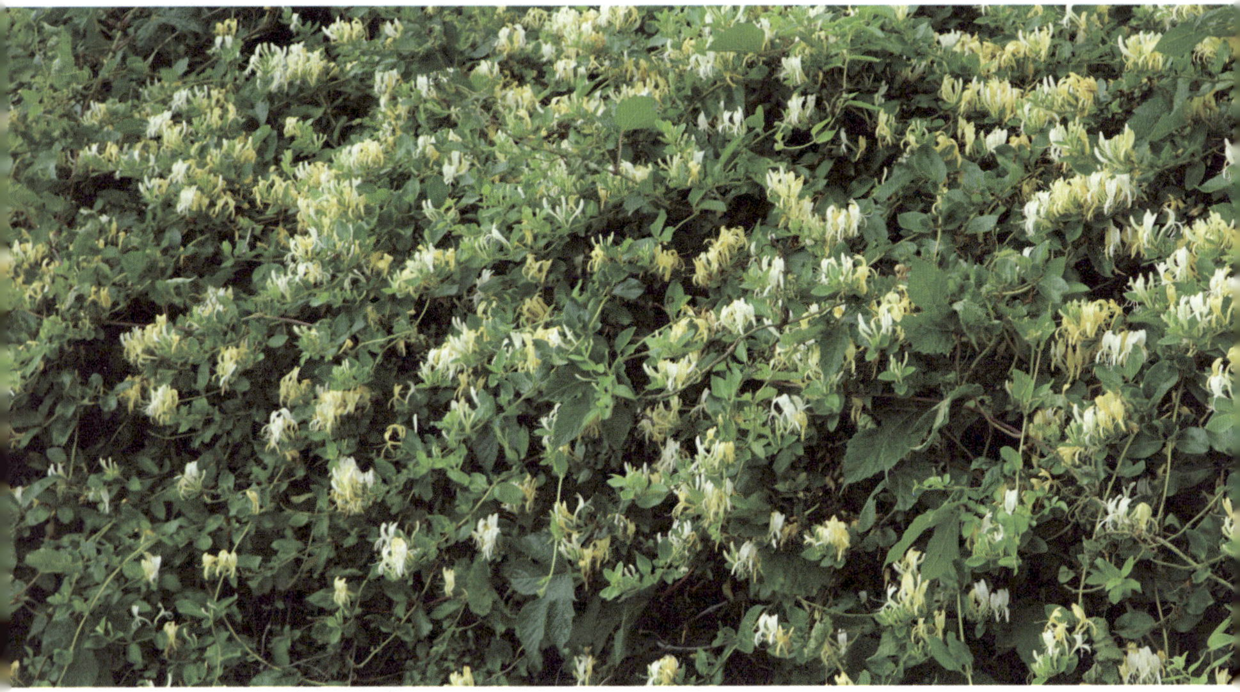

■ **생약명** : 금은화(金銀花), 인동(忍冬)

■ **이명** : 인동, 눙박나무, 능박나무, 털인동덩굴, 우단인동, 덩굴섬인동, 금은등(金銀藤), 이포화(二包花), 노옹수, 금채고

■ **사용부위** : 덩굴줄기, 잎, 꽃봉오리

■ **꽃 피는 시기** : 6~7월

■ **과명** : 인동과(Caprifoliaceae)

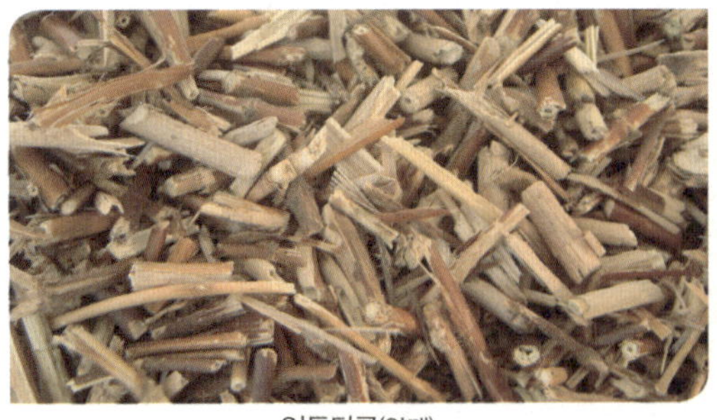

인동덩굴(약재)

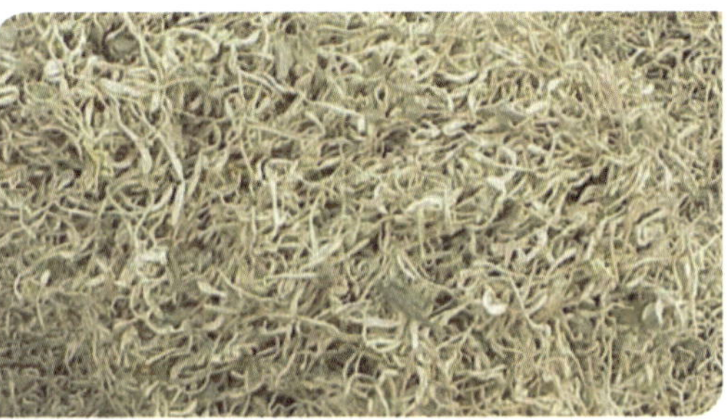

꽃봉오리(약재 전형)

분포도

생태적 특성　　인동덩굴은 전국 산기슭이나 울타리 근처에서 자생하는 덩굴성 반상록활엽관목으로, 덩굴줄기는 오른쪽으로 감아 올라가며 3m 전후로 뻗어나간다. 작은 가지는 적갈색에 털이 나 있고, 줄기 속은 비어 있으며, 잎은 달걀형 또는 긴 달걀 모양으로 서로 마주난다. 잎끝은 뾰족하고 밑부분은 둥글거나 심장 모양에 가깝고 가장자리는 밋밋하다. 꽃은 흰색으로 6~7월에 피고 3~4일이 지나면 황

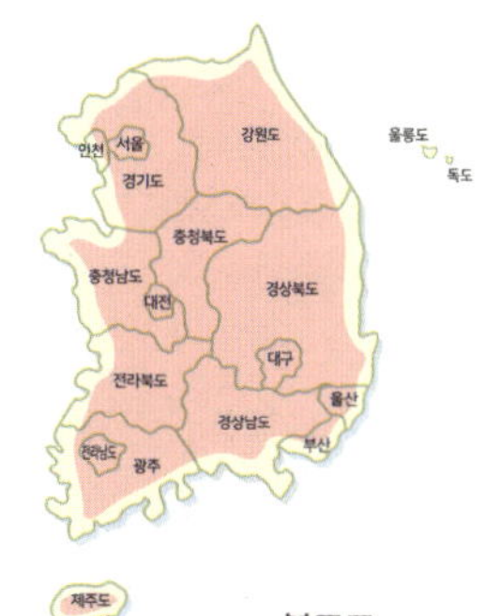

각 부위별 생김새

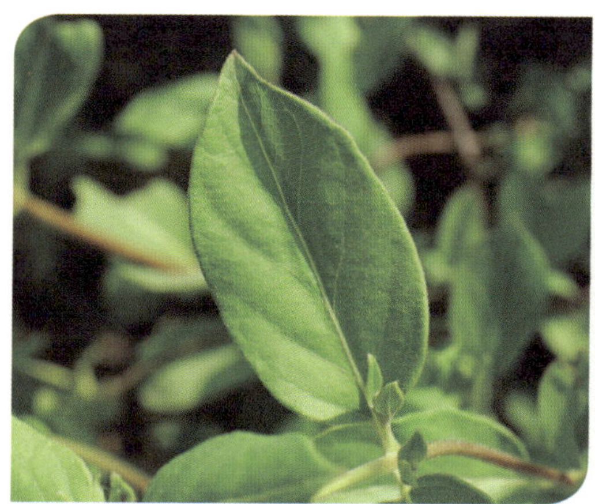

잎 생김새

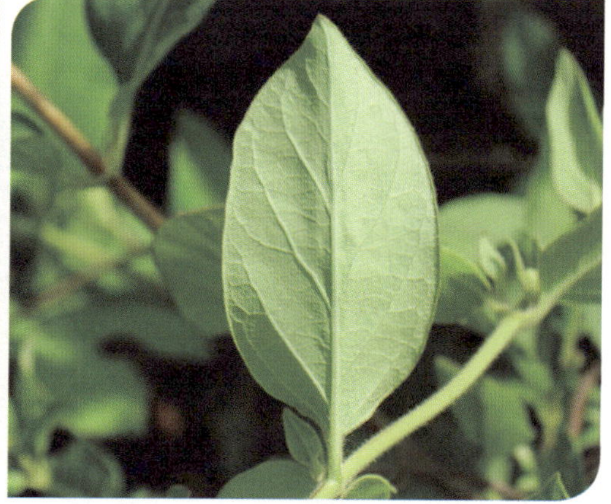

잎 뒷면

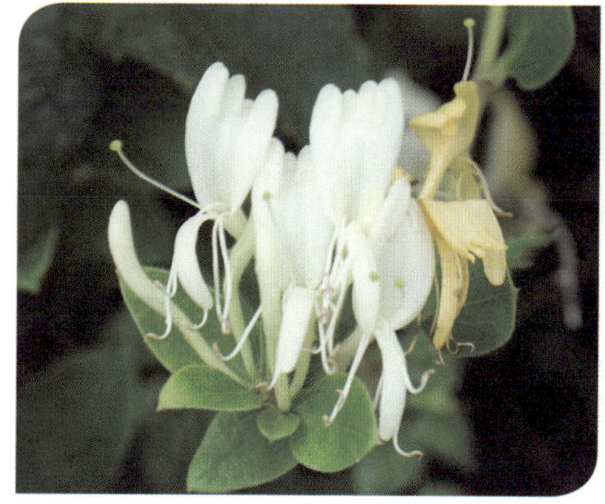

꽃

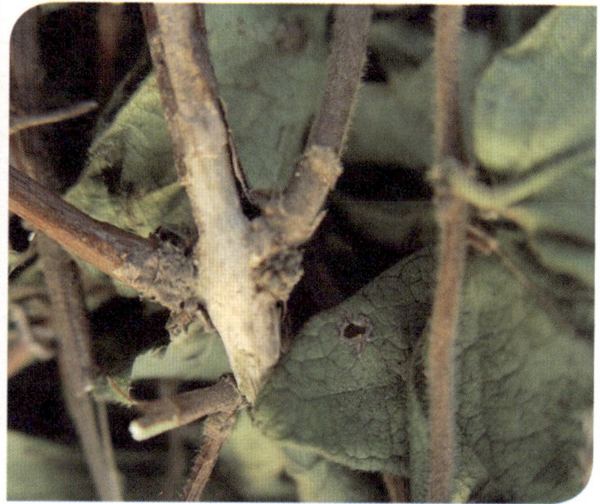

줄기

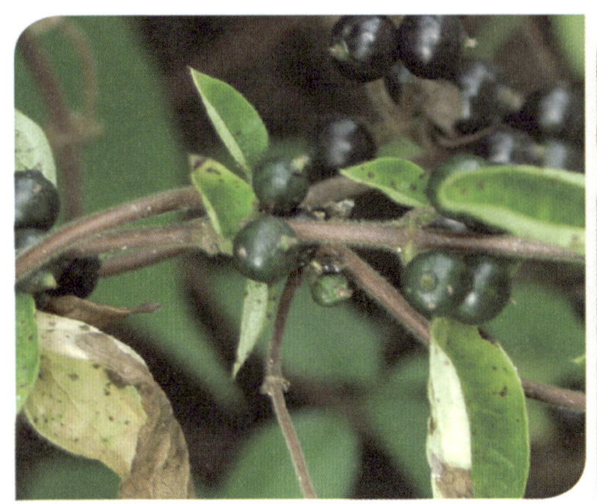

덜 익은 열매

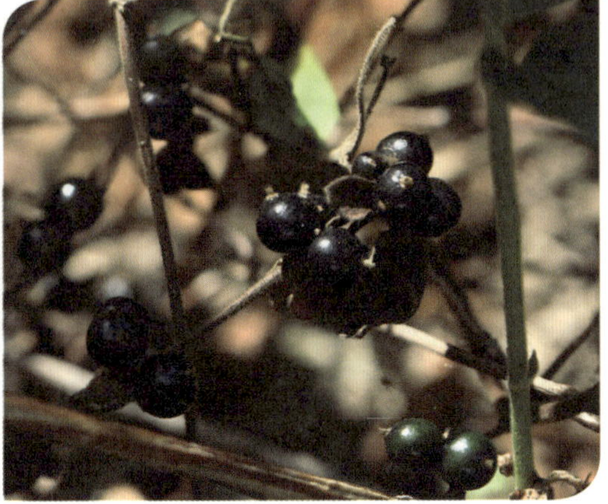

완숙 열매

금색으로 변하며, 꽃잎은 입술 모양으로 위쪽 꽃잎은 얕고 4개로 갈라지고 바깥면은 부드러운 털로 덮여 있다. 꽃이 처음 필 때에는 흰색을 띠는 은빛이고 3~4일이 지나면 황금색이 되어 이 꽃을 '금은화(金銀花)'라고 이름 지었다고 한다. 열매는 물열매로 둥글고 9~10월에 검은색으로 달린다.

채취 시기 덩굴줄기와 잎은 가을·겨울, 꽃봉오리는 5~6월에 채취한다.

약초의 성분 줄기에는 타닌(tannin), 알칼로이드(alkaloid)가 함유되어 있다. 그 외 로가닌(loganin), 세코로가닌(secologanin), 트리터펜사포닌(tritepene saponin)의 로니세로시드(loniceroside) A~C 등도 함유되어 있다. 잎과 덩굴줄기에는 로니세린(lonicerin), 루테올린(luteolin) 등의 플라보노이드류가 함유되어 있으며, 꽃봉오리에는 루테올린, 이노시톨(inositol), 로가닌, 세코로가닌, 로니세린, 사포닌 중에 헤데라게닌(hederagenin), 클로로게닌산(chlorogenic acid), 긴놀(ginnol), 아우로잔틴(auroxanthin) 등이 함유되어 있다.

약초의 성미 성질이 차고, 맛은 달다.

약초의 작용부위 심(心), 폐(肺) 경락에 작용한다.

 덩굴줄기와 잎은 생약명을 인동(忍冬)이라 하며 약성은 차고, 맛이 달며 달인 액은 황색포도상구균과 대장균 등의 발육을 억제하는 항균작용과 항염증작용이 있다. 또한 에탄올 추출물에는 고지혈증의 치료 효과가 있으며 메탄올 추출물은 암세포주에 대하여 세포 독성을 나타내고 감기몸살로 인한 해열작용이 있다. 또한 이뇨·소염약으로 종기의 부종을 삭여주고 버섯 중독의 해독제로도 사용하며 전염성 간염의 치료에도 도움을 준다. 꽃은 생약명을 금은화(金銀花)라고 한다. 또한 알코올 추출물은 살모넬라균, 티프스균, 대장균 등의 성장을 억제하는 항균작용이 있고 인플루엔자 바이러스에 대한 항바이러스작용도 있다. 특히 전염성 질환의 발열의 치료 효과가 있고 청열, 해독의 효능이 있으며 감기몸살의 발열, 해수, 장염, 종독, 세균성 적리, 이하선염, 염증, 패혈증, 외상감염, 종기, 창독 등을 치료한다. 인동덩굴 추출물은 성장호르몬 분비촉진, 자외선에 의한 세포변이 억제 효과가 있다.

 말린 덩굴줄기와 잎 50~100g을 물 900mL에 넣어 반이 될 때까지 달여 하루에 2~3회 나눠 마신다. 외용할 경우에는 달인 액으로 환부를 씻거나 달인 액을 조려서 고(膏)로 만들어 환부에 붙이거나 가루로 만들어 기름과 조합하여 환부에 붙인다. 말린 꽃봉오리 10~30g을 물 900mL에 넣어 반이 될 때까지 달여 하루에 2~3회 나눠 마신다.

성장호르몬 분비 촉진 활성이 뛰어난 인동 추출물, 이의 제조 방법 및 용도

본 발명의 인동초 추출물은 강력한 성장호르몬 분비 촉진 활성을 나타냄은 물론 천연 약재로서 안전성이 확보되어 있으므로 성장호르몬 분비 촉진제용 의약품, 화장품 및 식품 등으로 유용하게 사용될 수 있다.

– 공개번호 : 10-2005-0005633, 출원인 : (주)엠디바이오알파

자외선에 의한 세포 변이 억제 효과를 갖는 인동 추출물을 포함하는 조성물

본 발명에서는 인동을 이용하여 자외선에 의한 세포 손상 또는 세포 변이에 따른 질환을 방지, 억제할 수 있는 추출물 및 그 추출 방법을 제안한다. 본 발명에 따라 얻어진 인동 추출물은 예를 들어 자외선 노출로 인한 세포 계획사(apoptosis), 세포막 변이, 세포분열 정지, DNA 변이와 같은 핵 성분의 파괴 등을 억제할 수 있음을 확인하였다.

– 공개번호 : 10-2009-0001237, 출원인 : 순천대학교 산학협력단

인동덩굴

붉은인동덩굴

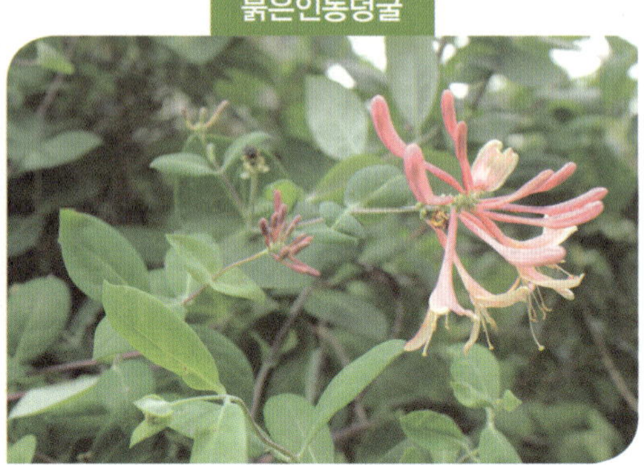

인동덩굴 지상부

붉은인동덩굴 지상부

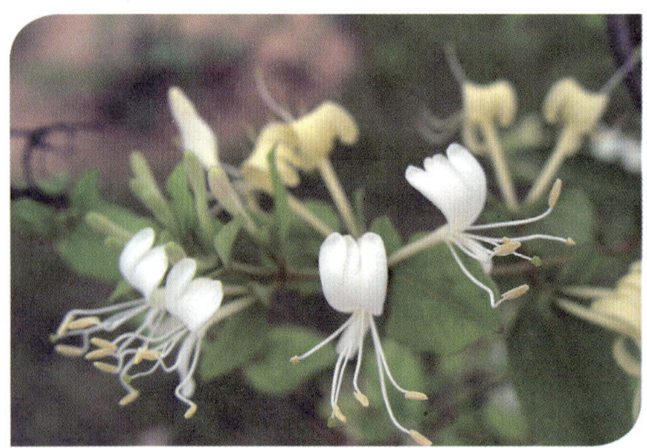

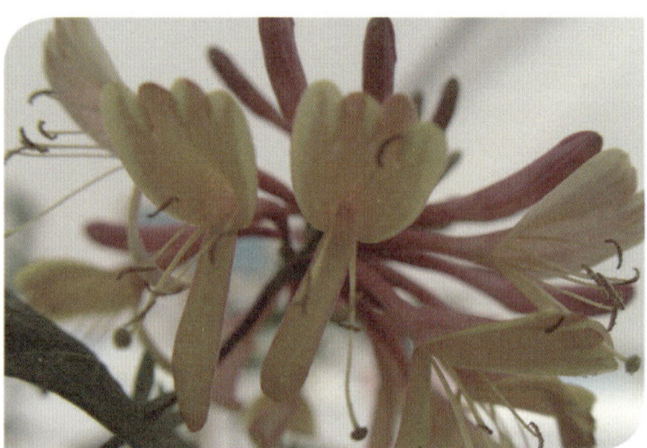

인동덩굴 꽃

붉은인동덩굴 꽃

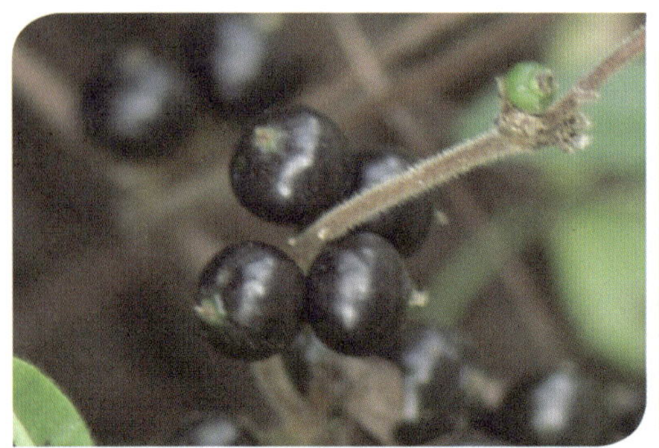

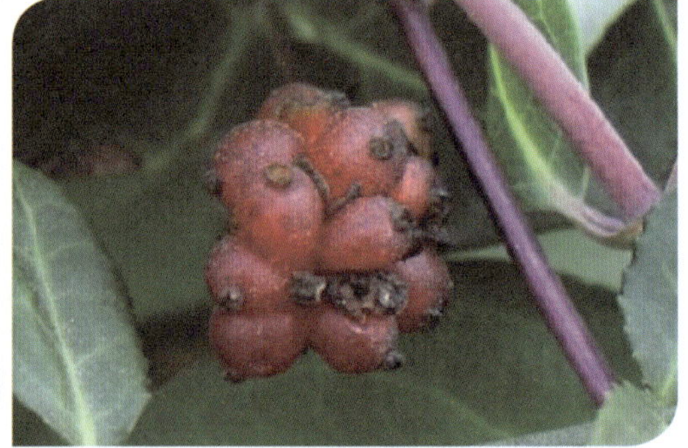

인동덩굴 열매

붉은인동덩굴 열매

●인동덩굴과 붉은인동덩굴의 차이점

꽃과 열매가 서로 색상이 다르다.

채취 방법

인동덩굴 봉오리에서 바로 핀 꽃을 채취한 후 암술과 수술을 제거하고 깨끗이 씻어 그늘에 말려 방습제를 넣은 밀폐 용기에 보관해 사용한다.

꽃차 만들기

찻잔에 말린 인동덩굴 꽃 3송이 정도를 넣고 끓는 물을 부어 1~2분 후 차로 마신다. 꿀 또는 설탕을 가미하여 마셔도 되지만 당뇨병이 있다면 고려하여 결정하는 게 좋다.

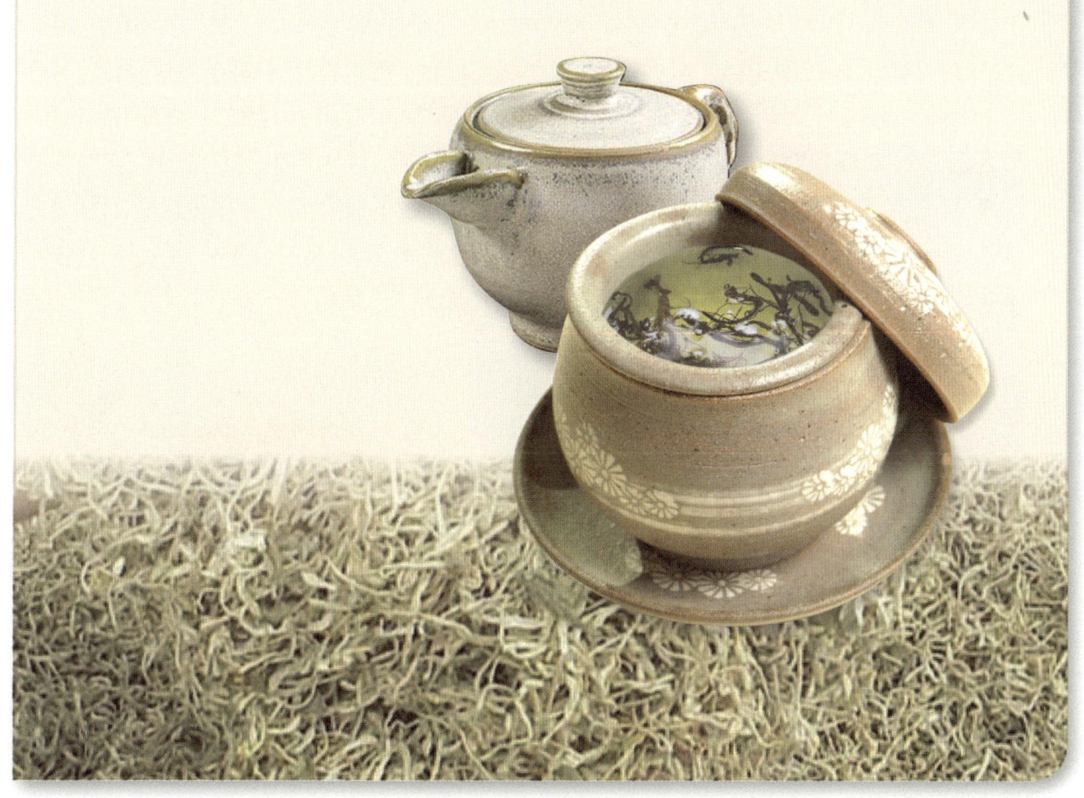

인동덩굴 약차

채취 방법

덩굴줄기와 잎은 가을에서 겨울 사이에 채취하여 햇볕에 말린다. 여름철 꽃이 피기 전에 개화되지 않은 화뢰(花蕾: 꽃봉오리)를 채취하여 이물질을 제거하고 말려 사용하거나[생용(生用)], 까맣게 탈 정도로 볶아서[초탄(炒炭)] 사용한다.

약차 만들기

말린 인동등 12~30g, 말린 금은화는 12~60g을 사용한다. 보통 인동등 10~15g을 물 2L에 넣어 중불로 2시간 정도 달여 마시거나 술을 담가서 마시기도 한다. 금은화는 위의 방법과 같이 물에 달여서 마시거나 가루 또는 환으로 만들어 복용한다. 민간에서는 늑막염, 감기, 생손앓이 등의 치료에 이 약재를 이용하고 있으며 늑막염 치료를 위해서는 5~6월 맑은 날 아침에 이슬이 마르면 화뢰를 채취하여 깨끗이 씻어 햇볕이나 그늘에서 말린 다음 이 약재 9~15g을 물 700mL에 넣어 끓기 시작하면 약하게 줄여서 200~300mL로 달여 아침저녁으로 두차례 나누어 마신다. 환 또는 가루로 만들어 복용하기도 한다. 감기 치료를 위해서는 꽃이 만발한 6~7월에 채취한 신선한 인동덩굴 꽃 40~50g을 물 700mL에 넣어 1/3로 달여서 한 번에 마시고 땀을 낸다. 말린 인도덩굴 꽃을 사용할 경우에는 15~20g이면 된다.

약차 더하기

민간에서 생손앓이 치료를 위해서는 먼저 인동덩굴과 고삼뿌리를 같은 양으로 섞어 부드러운 가루로 만든 다음 꿀을 섞어서 고약처럼 만들어 환부에 붙인다고 한다. 인동등과 금은화를 술로 담가서 반주로 이용하기도 한다.

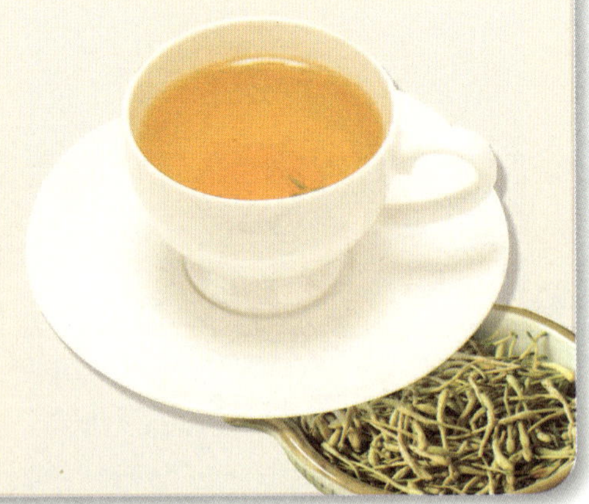

심신불안, 건망, 불면증 치료

자귀나무

Albizzia julibrissin Durazz.

한약의 기원

이 약은 자귀나무의 줄기껍질이다.

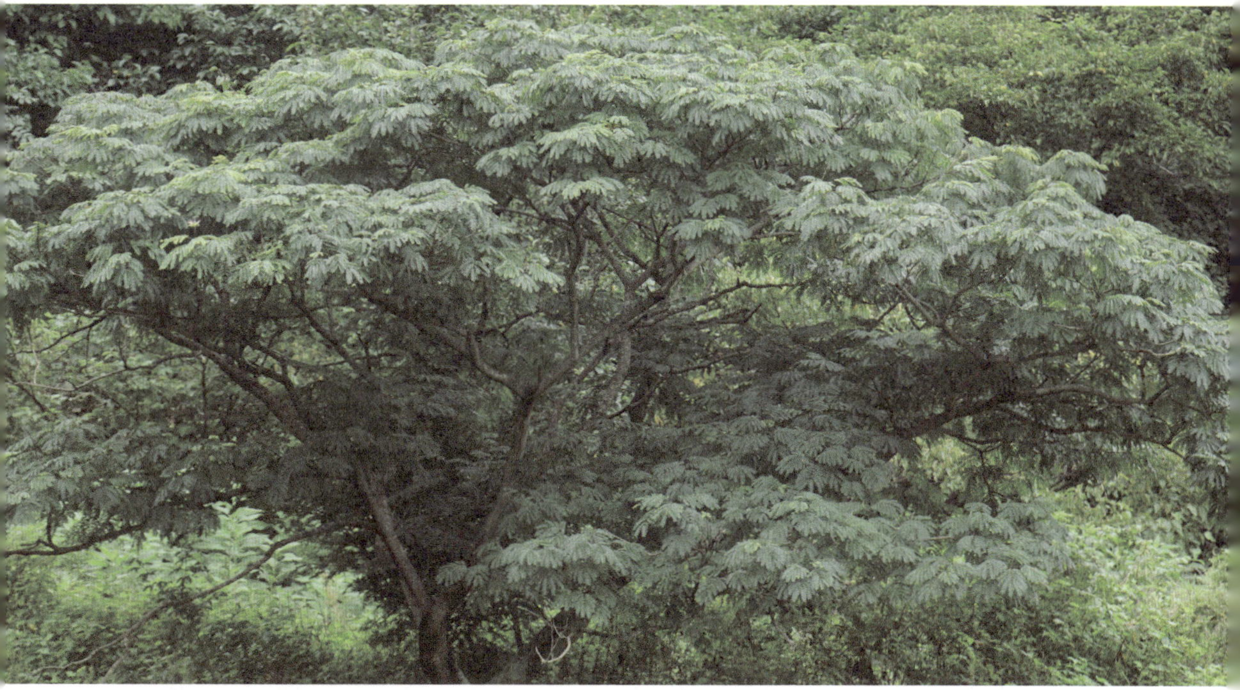

■ **생약명** : 합환피(合歡皮)

■ **이명** : 합혼피(合昏皮), 합환목, 애정목, 합환수, 합환화(合歡花)

■ **사용부위** : 나무껍질, 꽃봉오리, 꽃

■ **꽃 피는 시기** : 6~7월

■ **과명** : 콩과(Leguminosae)

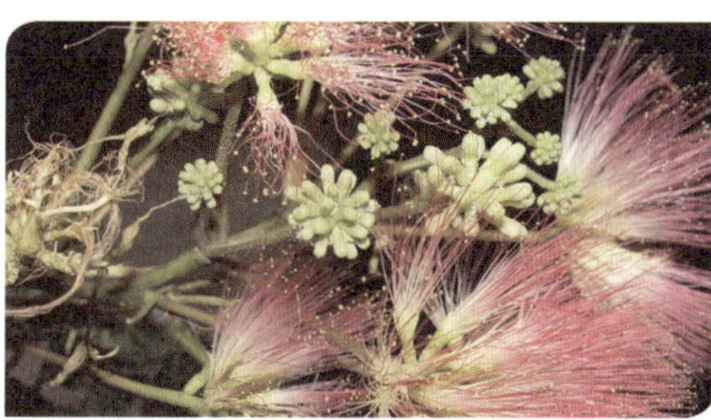

꽃과 꽃봉오리(약재)

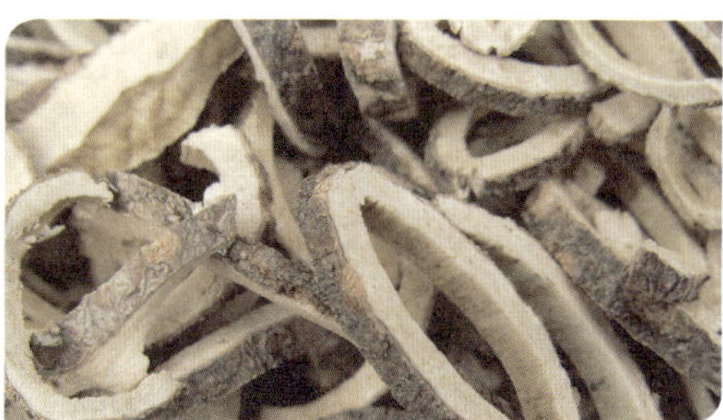

나무 겉껍질(약재)

 자귀나무는 전국에서 분포하는 낙엽활엽소
교목으로, 키는 3~5m이며 관목상으로 작은 가지는 털이
없고 능선이 있다. 잎은 2회 새 날개깃 모양의 겹잎이고 서
로 어긋나며 잔잎은 낫처럼 생기고 원줄기를 향해 굽어 좌
우가 같지 않은 타원형에 양면으로 털이 없거나 뒷면 맥 위
에 털이 나 있으며 밤에는 잎이 접힌다. 꽃은 담홍색이며
6~7월에 두상꽃차례로 가지 끝에서 핀다. 열매는 콩과로

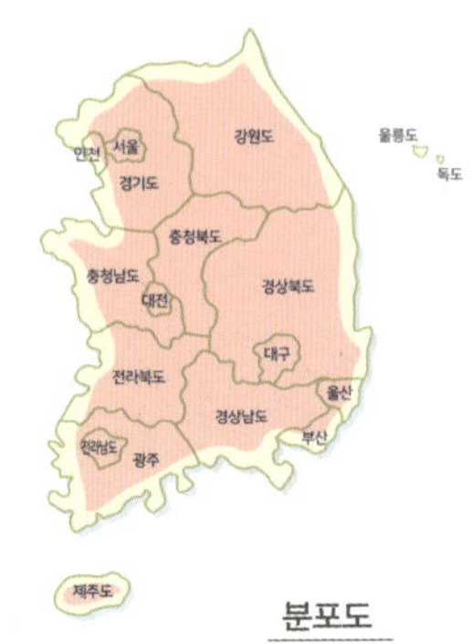
분포도

각 부위별 생김새

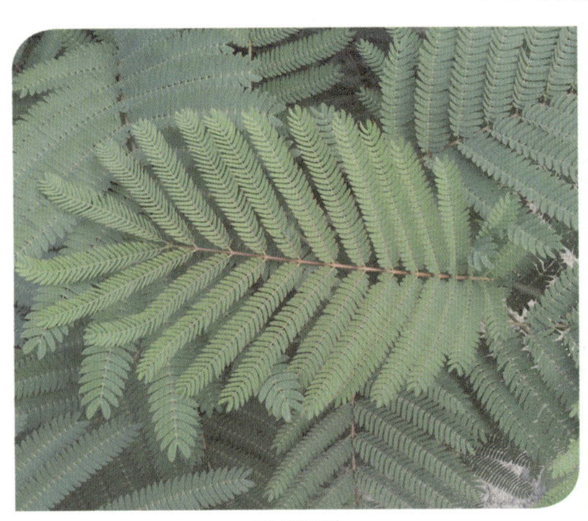
잎 생김새

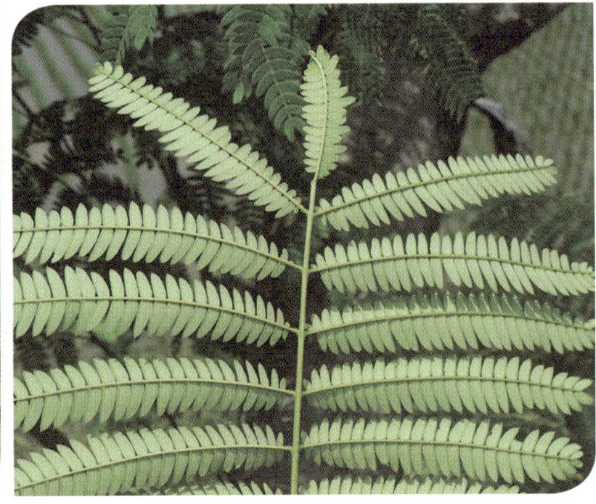
잎 뒷면

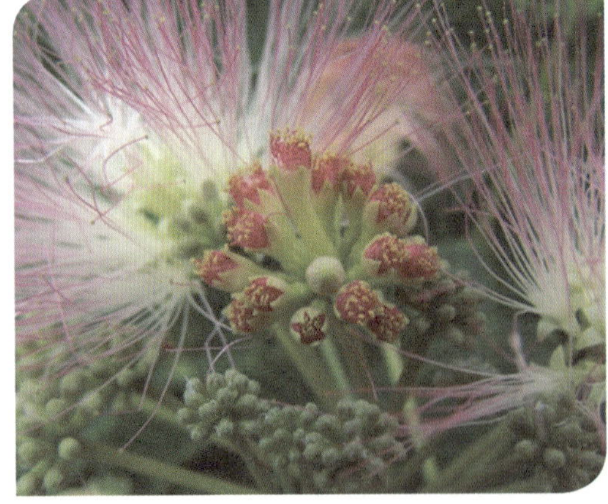
꽃

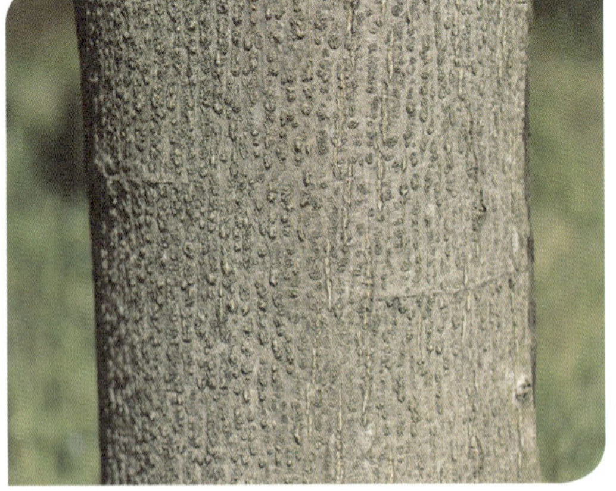
수피

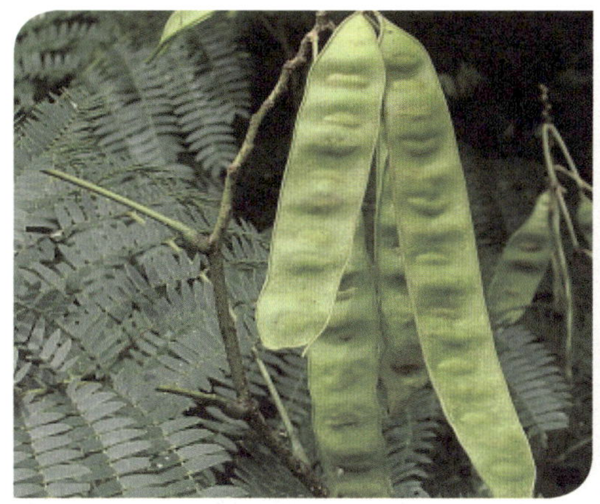

덜 익은 열매

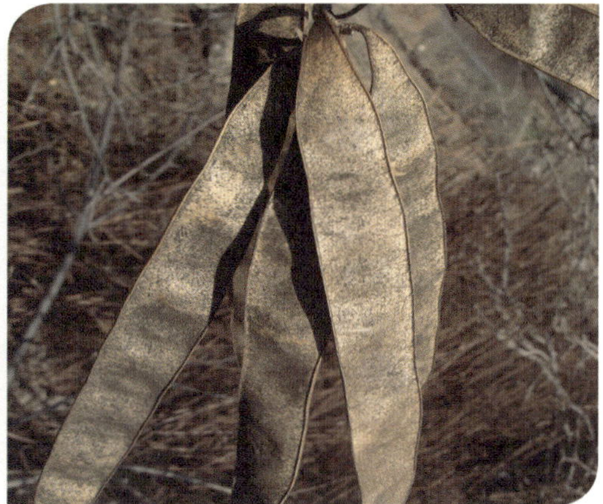

완숙 열매

편평하며 9~10월에 꼬투리 안에서 5~6개의 타원형의 종자가 갈색으로 달린다.

채취 시기　나무껍질은 여름·가을, 꽃, 꽃봉오리는 6~7월에 채취한다.

약초의 성분　나무껍질에는 사포닌, 타닌(tannin)이 함유되어 있으며, 처음 새로 핀 신선한 잎에는 비타민 C가 많이 함유되어 있다.

약초의 성미　성질이 평범하고, 맛은 달다.

약초의 작용부위　간(肝), 심(心), 폐(肺) 경락에 작용한다.

약초의 효능과 치료　나무껍질은 생약명을 합환피(合歡皮)라고 하며 약성은 평범하고 맛이 달아 심신불안을 안정화하고 근심, 걱정을 덜어주며 마음을 편안하게 하며 우울불면, 근골절상, 옹종종독, 소종, 신경과민, 히스테리 등을 치료한다. 꽃봉오리는 합환미(合歡米)라고 하여 불안, 초조, 불면, 건망, 옹종, 타박상, 동통 등을 치료한다. 꽃은 합환화(合歡花)라고 한다.

자귀나무 추출물은 항암작용이 있다.

약초 처방 및 약용법과 용량　말린 나무껍질 15~30g을 물 900mL에 넣어 반이 될 때까지 달여 하루에 2~3회 나눠 마신다. 외용할 경우에는 가루로 만들어 기름에

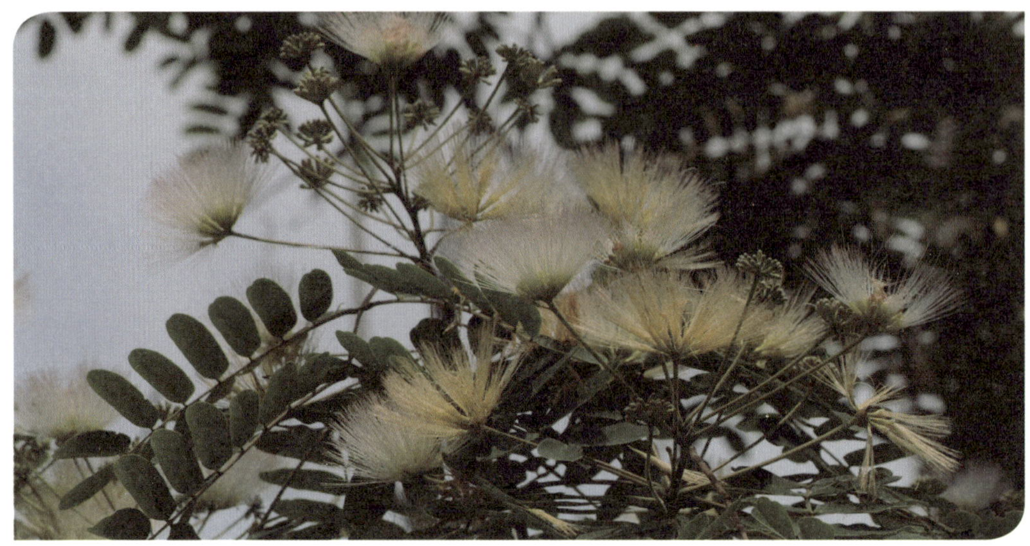

왕자귀나무 꽃

개어 환부에 붙인다. 말린 꽃봉오리와 꽃 10~20g을 물 900mL에 넣어 반이 될 때까지 달여 하루에 2~3회 나눠 마신다.

외용할 경우에는 가루로 만들어 기름에 개어 환부에 붙인다.

특허로 입증된 기능성 물질

자귀나무 추출물을 포함하는 항암 또는 항암 보조용 조성물

본 발명은 자귀나무 껍질 추출물을 포함하는 항암 또는 항암 보조용 조성물에 관한 것이다. 본 발명에 따른 자귀나무 껍질 추출물은 천연식물로부터 유래하여 소비자에게도 안전하며, 기존의 항암제와의 병용 투여 시 기존 항암제를 적은 용량으로 투여하는 경우에도 약물의 상승효과가 나타나 항암 활성이 극대화되므로 적은 투여용량의 기존 항암제를 사용함으로써 항암제 투여에 따른 독성 및 부작용은 줄일 수 있는 항암 또는 항암 보조용 조성물에 관한 것이다.

– 공개번호 : 10-2012-0090118, 출원인 : 학교법인 동의학원

자귀나무 꽃차

채취 방법

여름철 자귀나무 꽃이 필 때 꽃봉오리와 꽃을 따서 채취한 후 깨끗이 씻어 햇볕에 말려 사용한다.

꽃차 만들기

말린 자귀나무 꽃 3송이 정도를 찻잔에 넣고 뜨거운 물을 부어 차로 마신다. 꿀 또는 설탕을 가미하여 마셔도 되지만 당뇨병이 있다면 고려하여 결정하는 게 좋다.

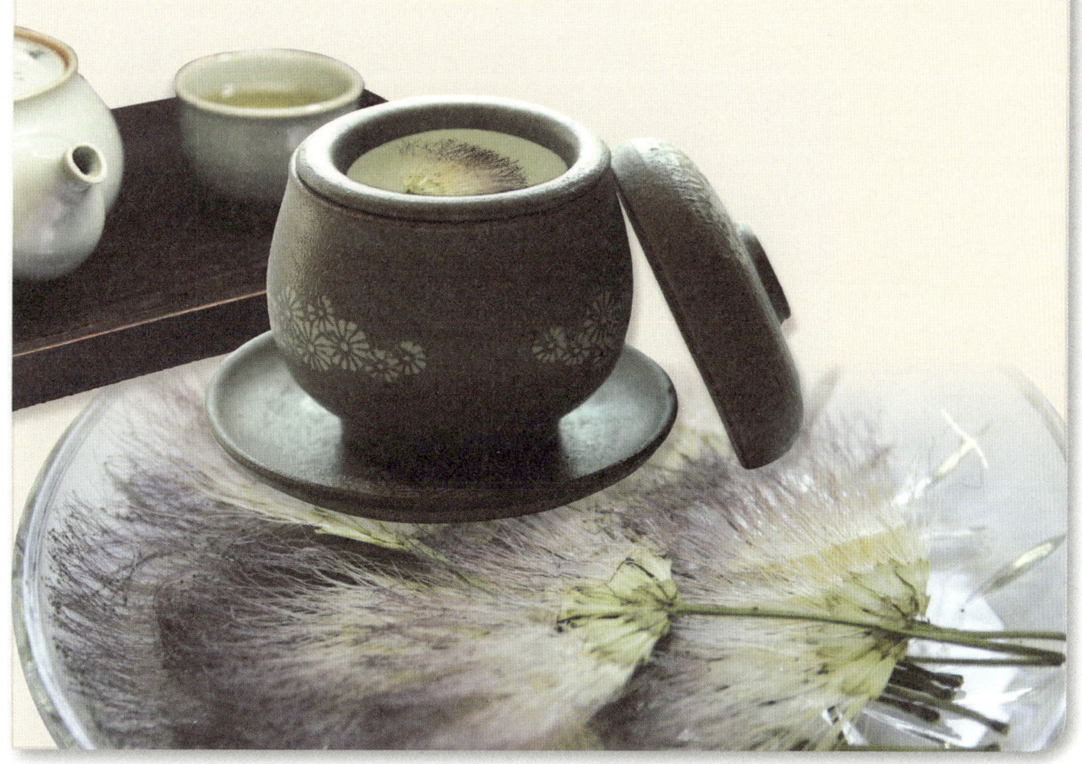

자귀나무 약차

채취 방법

합환피(合歡皮)는 여름에서 가을에 자귀나무 나무껍질을 벗겨 햇볕에 말린 것을 보관하여 두고 사용하며, 합환화(合歡花)는 여름철 자귀나무 꽃이 피기 전에 채취하여 그늘에서 말린 것을 보관해 두고 사용한다.

약차 만들기

말린 나무껍질 4~12g을 사용하며, 말린 약재 5~10g을 물 2L에 넣어 끓기 시작하면 약하게 줄인 뒤 2시간 정도 더 달여서 차로 마신다.

약차 더하기

합환화(合歡花)는 자귀나무의 꽃인데 일반적으로 여름철에 꽃이 아직 피기 전에 채취하여 말려 두었다가 사용하며 합환피와 성미, 효능이 비슷하다. 기가 부드럽고, 효능이 미약하여 차 대용으로 이용하면 좋고 우울증이나 신경이 예민한 증상, 건망증, 불면증 등의 치료를 위해서는 말린 자귀나무 꽃 5~10g을 차로 우려서 마시면 좋다.

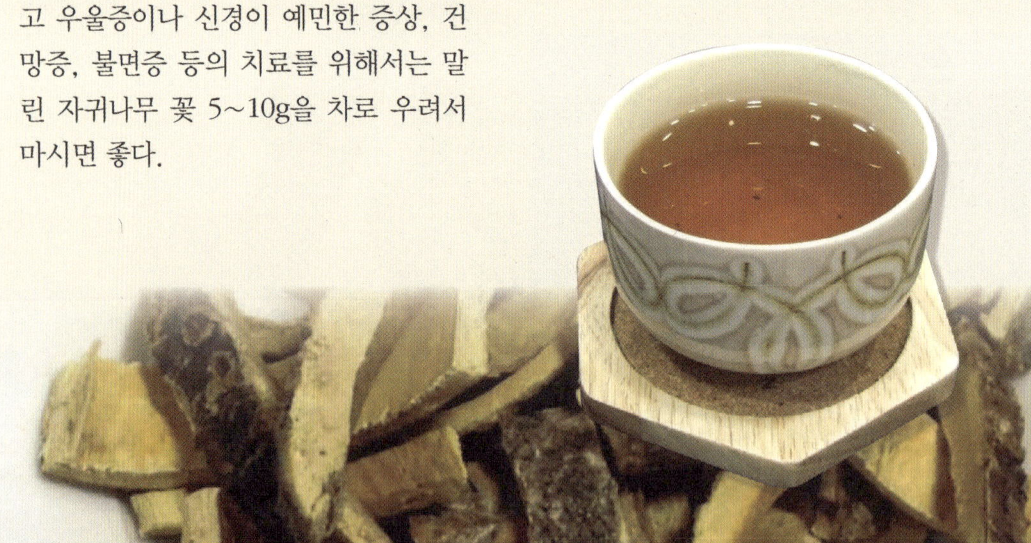

작약

Paeonia lactiflora Pall.

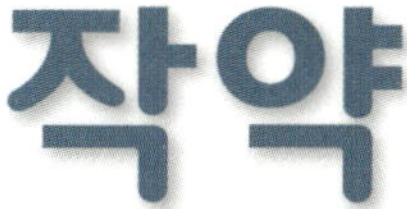

한약의 기원

이 약은 작약, 기타 동속 근연식물
의 뿌리이다.

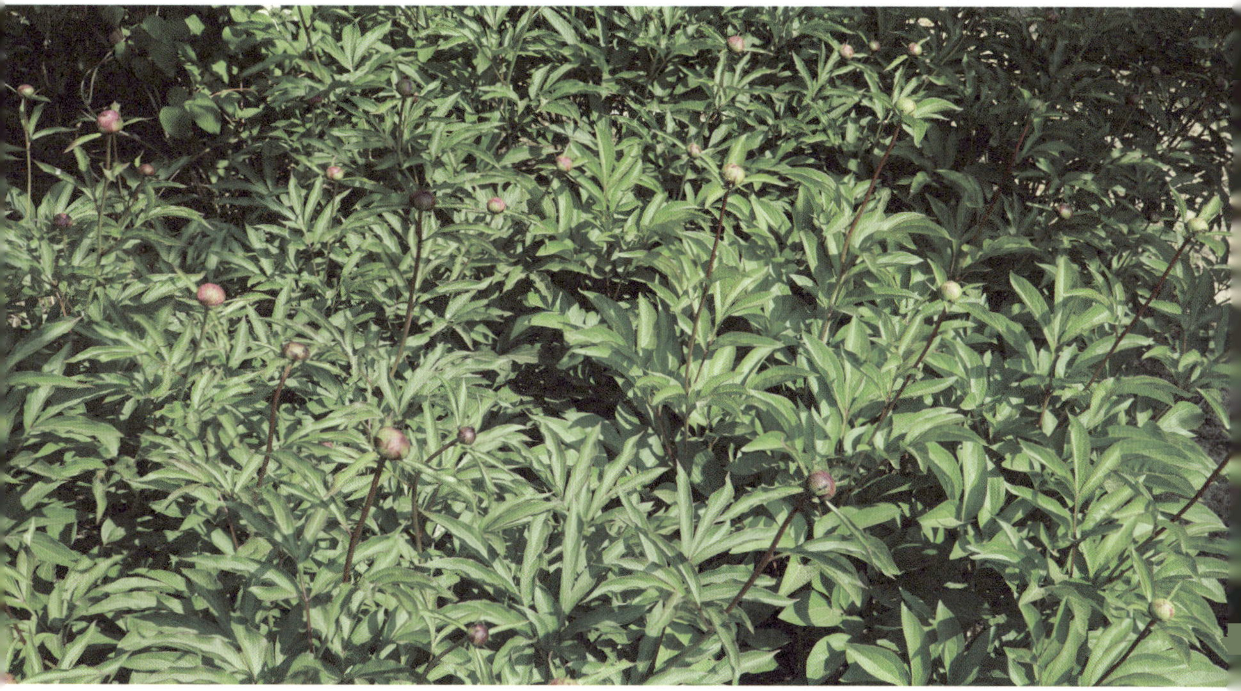

- **생약명** : 작약(芍藥)
- **이명** : 집함박꽃, 적작약(赤芍藥), 백작약(白芍藥), 관방(冠芳), 금작약(金芍藥)
- **사용부위** : 뿌리
- **꽃 피는 시기** : 5～6월
- **과명** : 작약과(Paeoniaceae)

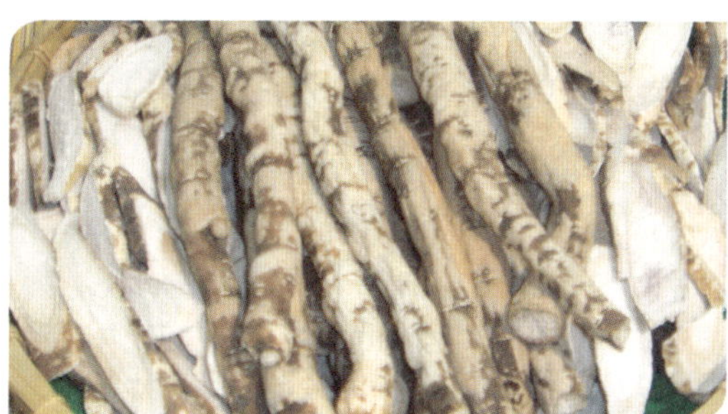

뿌리(약재 전형)

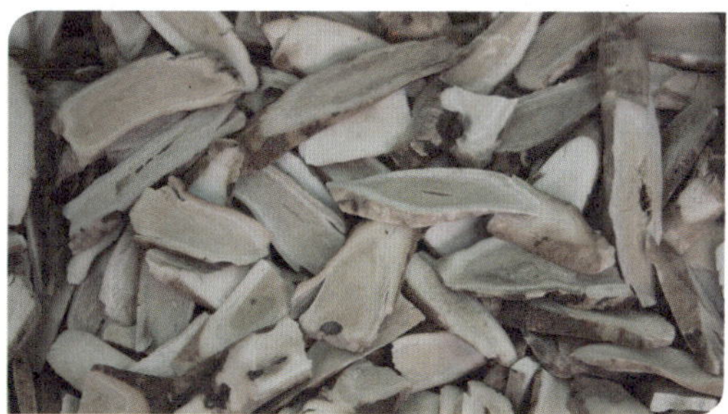

뿌리(약재)

 작약은 작약과에 속하는 여러해살이풀로, 중국, 일본, 한국 등 각지에 재배되고 있으며 우리나라에서는 꽃이 아름답기 때문에 약용 재배뿐만 아니라 관상용으로 화분 재배도 많이 하고 있다. 작약은 생약명(生藥名)으로 작약(芍藥)이라고 하며 꽃의 색깔에 따라서 흰색 꽃이 피는 것을 백작약(白芍藥), 홍색 꽃이 피는 것을 적작약(赤芍藥)이라 하고 있으나 이는 정확하지 않다(백작약 기원의 꽃이 적색인 것

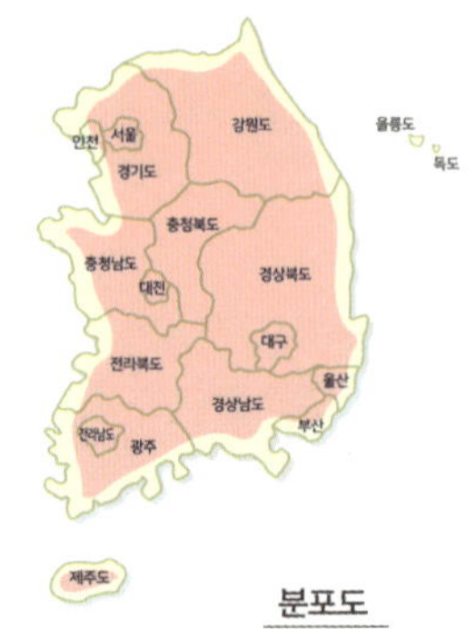

분포도

각 부위별 생김새

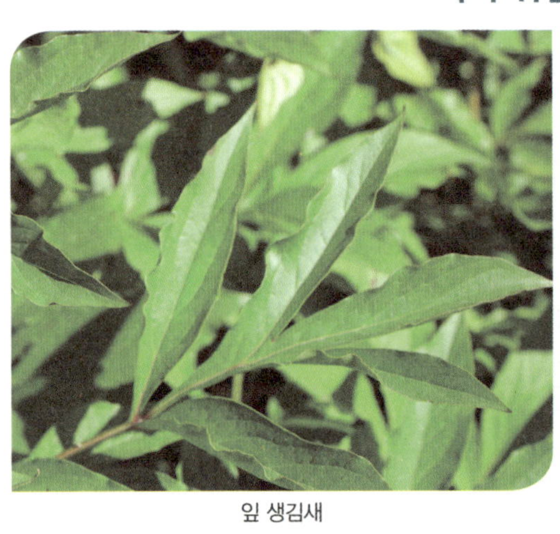

잎 생김새

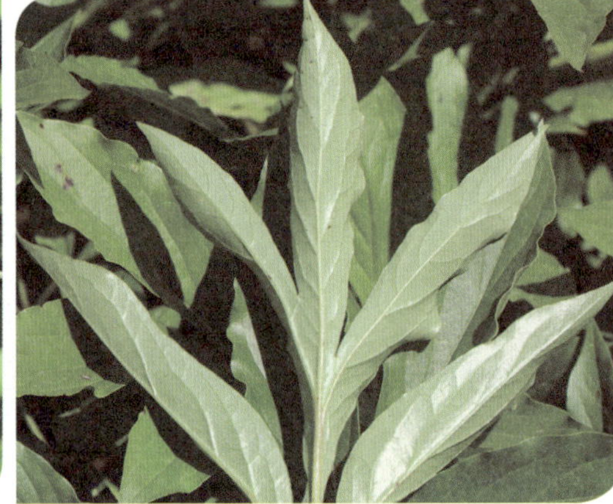

잎 뒷면

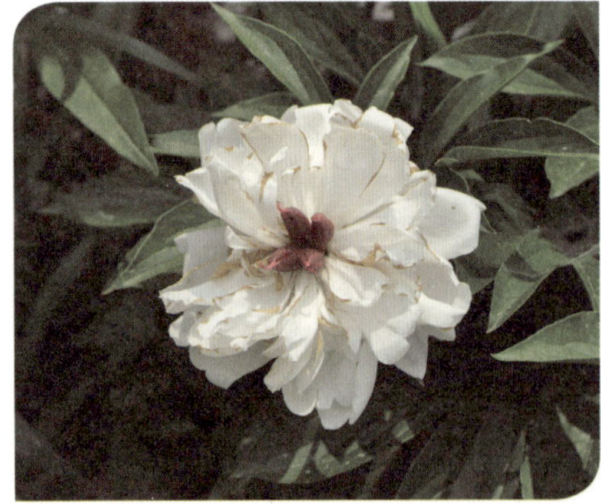

꽃

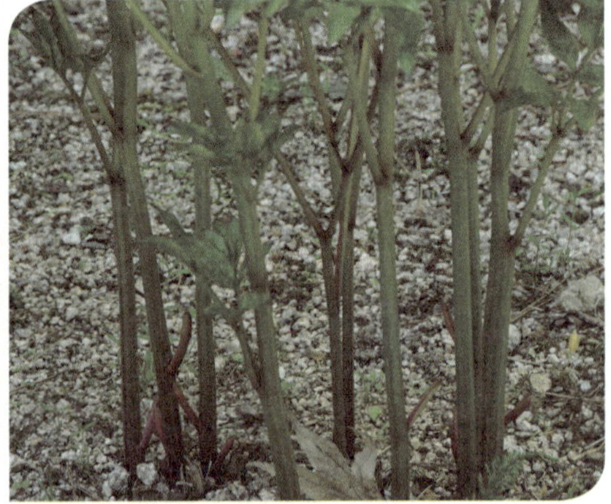

줄기

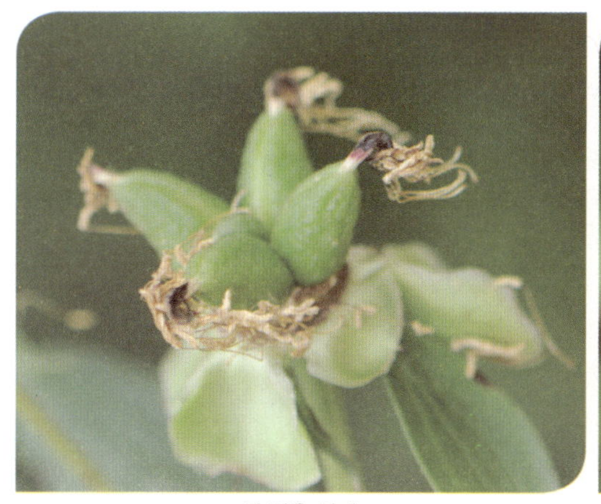

덜 익은 열매

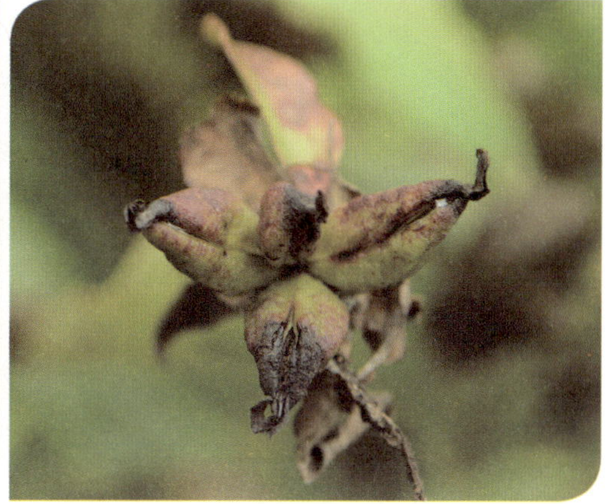

완숙 열매

도 있음). 현재 한국, 중국, 일본 등 주요 작약 재배국들의 농가에서는 모두 적작약 기원의 *Paeonia albiflora Pall.*을 재배하고 있으며, *Paeonia japonica Miyabe et Takeda*를 비롯하여 백작약 기원의 작약은 그 수량성이 너무 낮아서 농가에서 재배를 하지 않고 있는 실정이다. 여러해살이풀이기 때문에 집 안 베란다에서 키우면 매년 신경 쓰지 않아도 해마다 봄이 되면 풍성한 꽃을 볼 수 있어서 좋다. 특히 치통이나 복통 등의 환자가 생기면 바로 채취하여 약용으로 사용할 수가 있어 널리 이용되고 있다.

뿌리는 길고 곧고 두꺼우며 모양은 방추형이 많고 절단면은 적색을 띠는데 이 뿌리를 약용으로 쓴다.

줄기는 곧게 서고 60cm 안팎으로 자란다. 잎은 서로 어긋나고 두 번에 걸쳐 3배의 잎 조각이 한 자리에 합쳐 나거나 한 번 합치기도 한다. 꽃의 생김새가 모란과 비슷하나 꽃잎이 10~13장으로 더 많고 꽃이 피는 시기도 모란보다 조금 늦어 모란과 쉽게 구별할 수 있다. 꽃은 가지 끝에 각각 한 송이씩 정생(頂生)하며 대형이고 홍색 또는 흰색으로 5~6월에 핀다.

채취 시기 뿌리를 가을에 채취해 외피를 제거한 후 음건하거나 햇볕에 말려 사용한다.

 뿌리에는 파에오니플로린(paeoniflorin), 파에오놀(paeonol), 파에오닌(paeonin), 안식향산, 아스파라긴, 지방유, 타닌(tannin), 베타-시토스테롤(β-sitosterol) 등이 함유되어 있다.

 성질이 약간 차고, 맛은 쓰고 시다.

 간(肝), 비(脾) 경락에 작용한다.

 진통, 해열, 진경, 이뇨, 조혈, 지한 등의 효능을 지니고 있어 특히 복통, 위통, 두통 등의 치료에 좋으며 설사복통, 월경불순, 월경이 멈추지 않는 증세, 대하증, 식은땀 흘리는 증세, 신체허약, 치통 등의 치료에 사용한다.

 말린 작약 뿌리를 감초와 함께 1회 2~5g씩, 300mL의 물에 넣어 약한 불에서 물의 양이 반이 되도록 달인다. 아침저녁으로 식후에 약 2주일 정도 마시거나 가루로 만들어 복용하면 위경련, 신경통 치료에도 좋고 당귀와 함께 달여도 효과가 좋다.

현기증, 월경불순 등 부인병에 쓰는 사물탕(四物湯)에 작약은 천궁, 당귀, 지황과 함께 기본 처방으로 들어간다. 작약은 봄에 어린잎을 나물로 만들어 먹기도 하는데 쓰고 신맛이 있으므로 데쳐서 우려내야만 먹을 수 있다. 드물게 나는 풀이므로 나물을 만들어 먹기 어려워 다른 식물과 함께 섞어서 먹는다.

 성미가 차기 때문에 위나 장이 냉한 사람은 노릇노릇하게 볶아서 사용한다.

채취 방법

가을에 작약 뿌리를 채취하여 깨끗이 씻어 뿌리의 겉껍질[조피(粗皮)]을 벗긴 후 말리거나 쪄서 말리기도 한다. 말린 것을 그대로 사용하는 생용(生用)하면 음기를 수렴하여 간(肝)의 기를 평하게 하는 염음평간(斂陰平肝)의 작용이 강하여 간양상항(肝陽上亢)으로 인한 두통(頭痛), 현훈(眩暈: 어지럼증), 이명(耳鳴: 귀울음) 등의 증상에 적용하고, 술을 흡수시킨 후 볶아서 사용하는 주초용(酒炒用: 약재 무게의 20~25%에 해당하는 술을 미리 약재에 흡수시킨 뒤 프라이팬에서 약한 불로 노릇노릇하게 볶아 주는 것)으로 하면 시고 찬[산한(酸寒)] 성미가 완화되어 중초의 기운을 완화[화중완급(和中緩急)]하는 효능이 있어 협륵동통(脇肋疼痛)과 복통을 치료하는 데 응용하며, 주자(酒炙: 주초용과 같은 방법)하면 산후복통(産後腹痛)을 치료하고, 초용(炒用)하면 성이 완화되어 혈액을 자양하고 음기를 수렴하는 양혈렴음(養血斂陰)의 효능이 있어 간의 기운이 항성되고 비의 기운이 허한 간왕비허(肝旺脾虛)의 증상 치료에 사용한다.

약차 만들기

말린 작약 뿌리 5~6g을 물 2L에 넣어 중불로 2시간 정도 끓여서 수시로 차로 마신다.

약차 더하기

담석증의 치료를 위해서는 작약 뿌리 10g, 감초 6g을 물에 달여 하루 2~3회 나눠 식사하는 사이에 마시며 이것을 작약감초탕이라고 한다. 평활근 경련을 푸는 작용도 있어 담석증으로 오는 경련성 통증을 멈추게 한다.

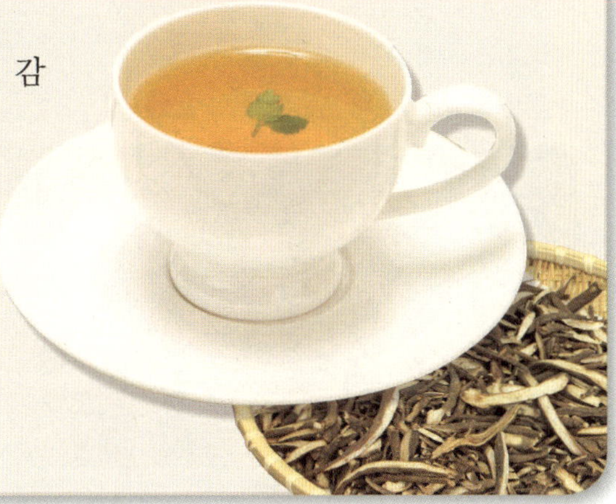

잔대

Adenophora triphylla var. *japonica* (Regel) H. Hara

한약의 기원

이 약은 잔대, 사삼의 뿌리이다.

- **생약명** : 사삼(沙參)
- **이명** : 갯딱주, 남사삼(南沙參), 지모(知母), 사엽사삼(四葉沙參)
- **사용부위** : 뿌리
- **꽃 피는 시기** : 7~9월
- **과명** : 초롱꽃과(Campanulaceae)

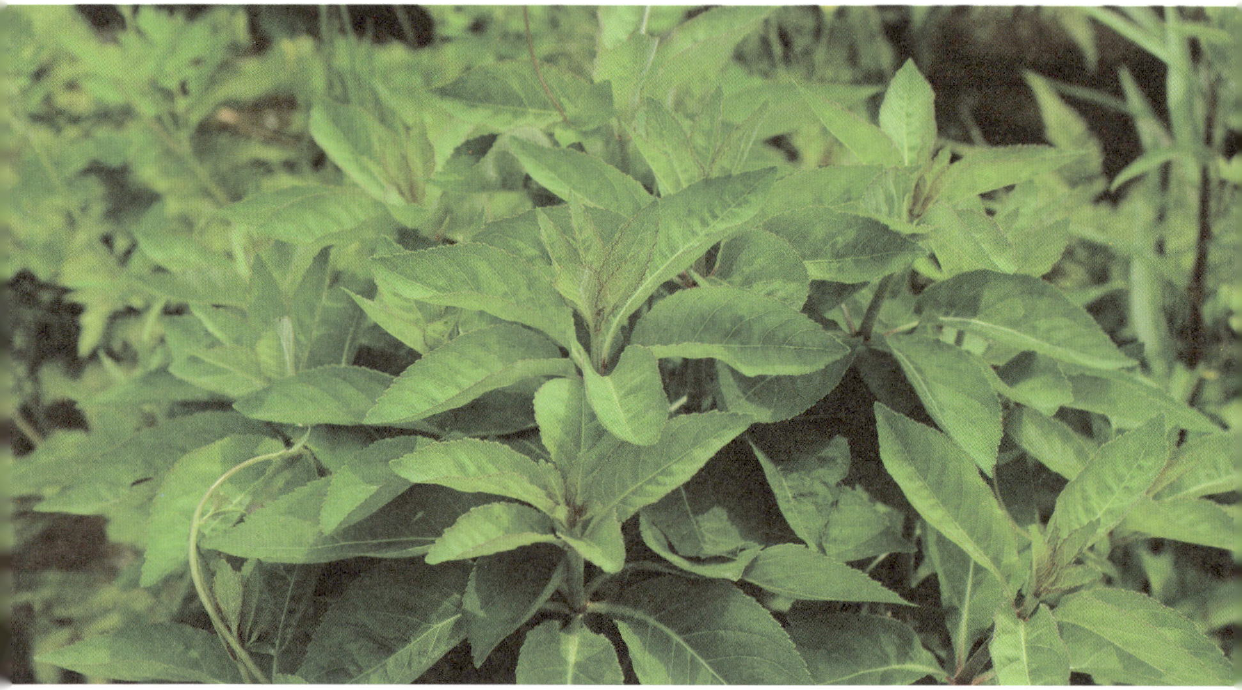

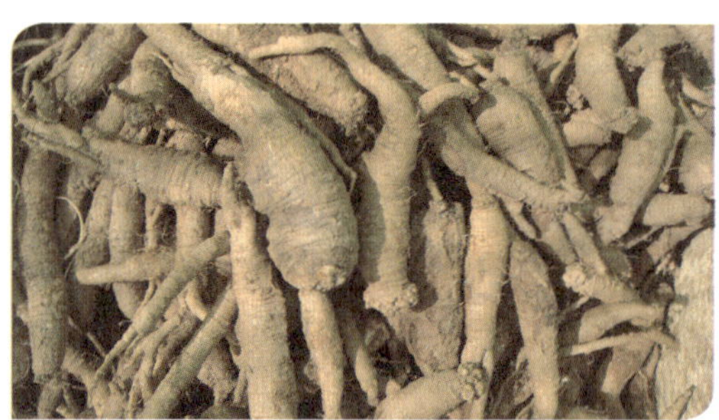

뿌리(채취품)

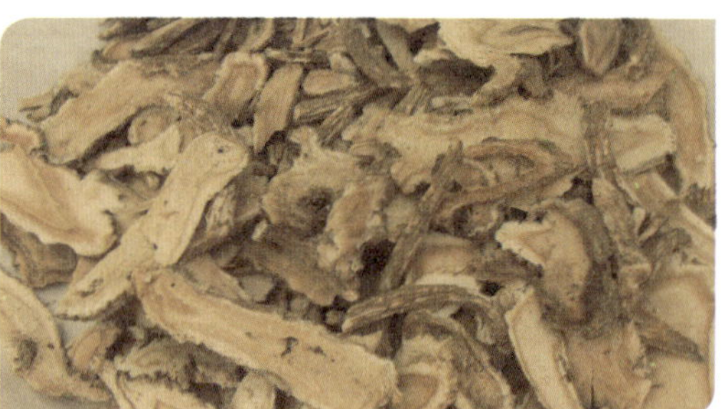

뿌리(약재)

 잔대는 여러해살이풀로, 전국의 산과 들에서 자생하며, 키는 40~120cm로 자란다. 뿌리는 도라지처럼 엷은 황백색을 띠며 굵은데 이를 '사삼(沙蔘)'이라 부르며 약으로 사용한다. 뿌리의 질은 가볍고 절단하기 쉬우며, 절단면은 유백색을 띠고 빈틈이 많다. 줄기는 곧추서고 잔털이 많이 나 있다. 뿌리에서 나온 잎은 원심형으로 길지만 꽃이 필 때쯤 사라지고, 줄기잎은 마주나기 또는 돌려나기,

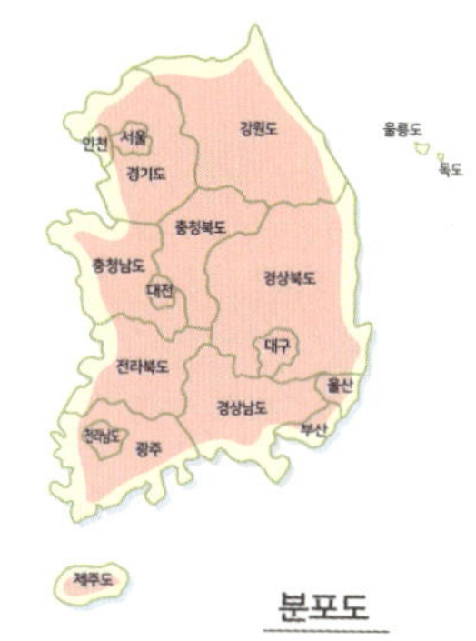

분포도

각 부위별 생김새

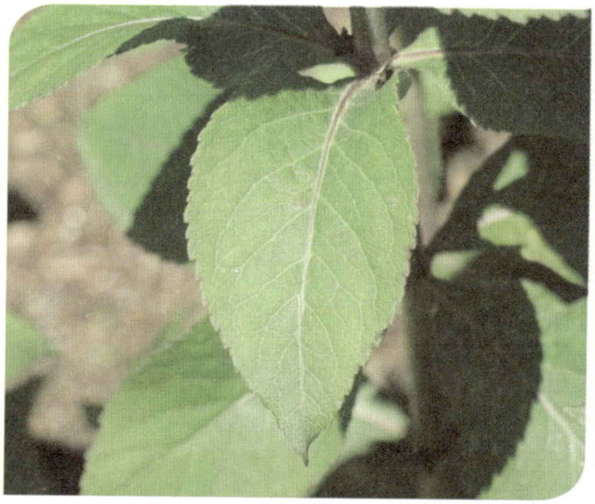

잎 생김새

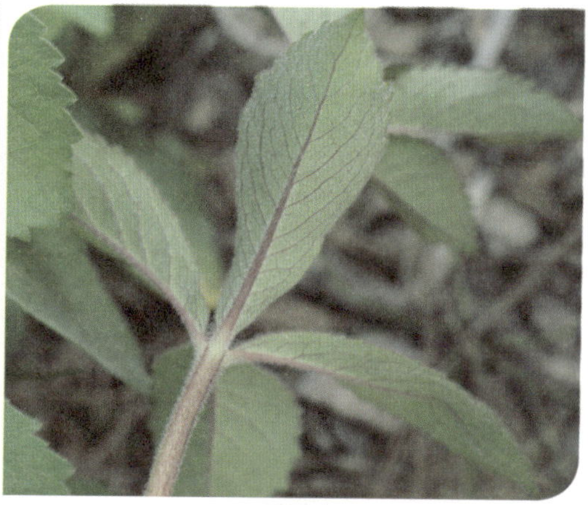

잎 뒷면

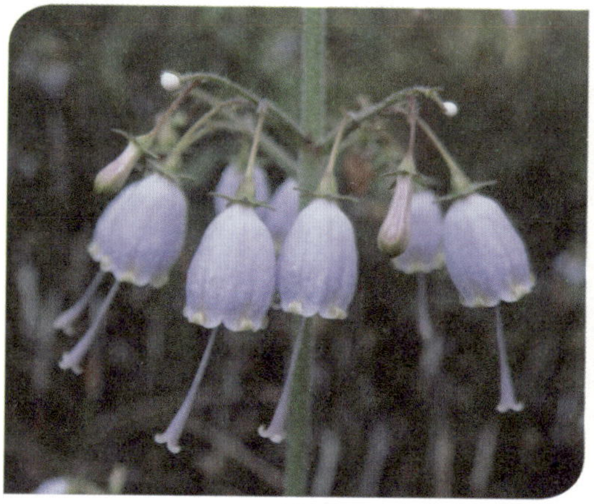

꽃

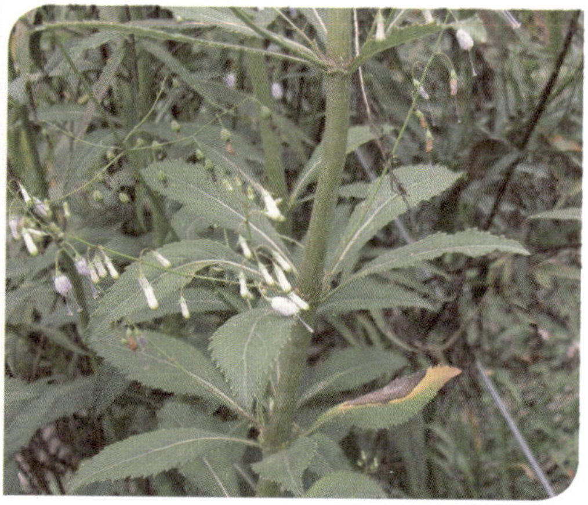

줄기

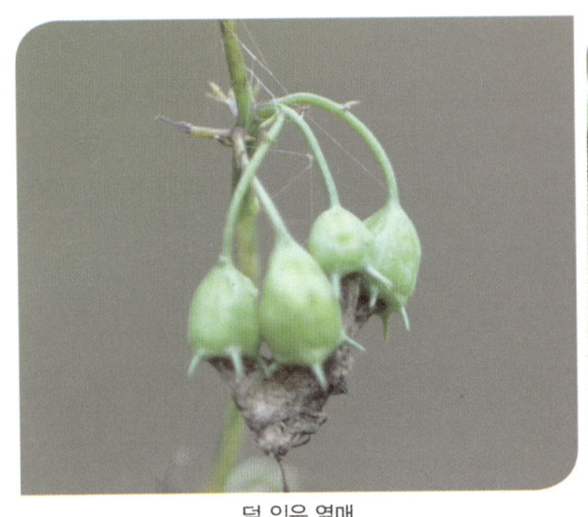
덜 익은 열매

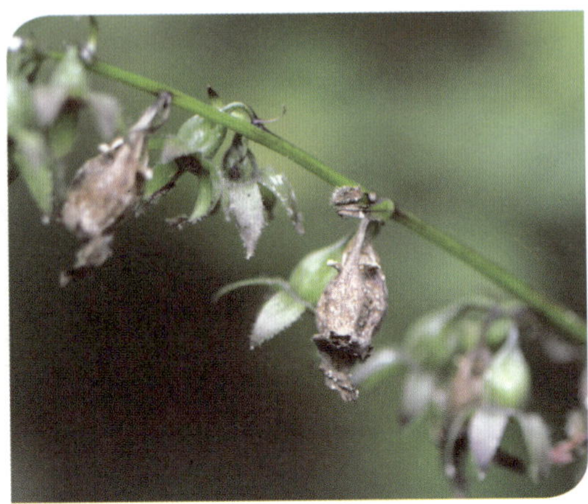
완숙 열매

어긋나며 타원형 또는 바소꼴, 넓은 선형 등 다양하다. 줄기잎은 양 끝이 좁고 톱니가 있다. 꽃은 보라색이나 분홍색으로 7~9월에 원뿔꽃차례로 원줄기 끝에서 피며 종 모양이고 길이는 1.5~2cm이다. 열매는 10월경에 달리며, 갈색의 씨방에는 먼지와 같은 작은 종자들이 많이 들어 있다.

채취 시기 가을에 뿌리를 채취하여 이물질을 제거하고 씻은 후 두껍게 절편하여 말려서 사용한다.

약초의 성분 뿌리에는 사세노사이드(shashenoside) Ⅰ~Ⅲ, 시린지노사이드 (siringinoside), 베타-시토스테롤글루코사이드(β-sitosterolglucoside), 리놀레익산(linoleic acid), 메티스테아레이트(methystearate), 6-하이드록시유게놀(6-hydroxyeugenol), 사포닌 (saponin), 이눌린(inulin) 등이 함유되어 있다.

약초의 성미 성질이 약간 차고, 맛은 달며, 독성은 없다.

약초의 작용부위 간(肝), 비(脾), 폐(肺) 경락에 작용한다.

약초의 효능과 치료 강장, 청폐(淸肺), 진해, 거담, 소종하는 효능이 있어서 폐결핵성 해수나 해수, 옹종 등의 치료에 유용하다. 특히 잔대는 각종 독성을 해독하는 효능이 뛰어나고 자궁 수축 기능이 있기 때문에 출산 후 회복기의 산모에게 매우 유용하게 사용될 수 있다.

 말린 뿌리 10~20g을 물 700mL에 넣어 끓기 시작하면 약하게 줄여 200~300mL가 될 때까지 달여 하루에 2회 나눠 마신다. 환이나 가루로 만들어 복용하기도 한다. 민간에서는 주로 독성을 제거하는 데 유용하게 사용해왔고 아울러 산후조리를 위하여 다음의 방법으로 약재로 사용해 왔다.

먼저 말린 잔대 100~150g과 대추 100g을 함께 넣고 푹 달인 다음 삼베에 거른다. 여기에 잘 익은 늙은 호박 하나를 골라 속을 긁어내고 작게 토막 내어 넣고 푹 삶은 다음, 호박을 으깨어 삼베에 거른다.

여기에 막걸리 1병을 넣어 다시 끓인 다음, 하루 2~3차례 한 대접씩 먹는데, 맛도 좋고 산후의 부기를 빼주며 자궁 수축 효과가 있어 산모의 산후 회복에 도움을 준다. 산후에 2번 정도 만들어 먹으면 산모의 회복에 매우 좋다.

 성미가 차고 달기에 풍사와 한사로 인하여 기침을 하는 풍한해수(風寒咳嗽) 및 비위가 허하고 찬 경우에는 부적당하다.

방기(防己)나 여로(黎蘆)와 함께 사용하지 않는다.

특허로 입증된 기능성 물질

잔대로부터 추출된 콜레스테롤 생성 저해 조성물

본 발명은 잔대의 에탄올 추출물을 유효성분을 포함하는 콜레스테롤 생성 저해기능을 갖는 조성물 및 그 제조방법에 관한 것으로, 잔대의 유효성분이 콜레스테롤 생합성 과정 중 후반부 경로에 관여하는 효소를 특이적으로 저해하는 것을 특징으로 한다. 이러한 본 발명은 현재 가장 많이 복용되는 스타틴(statin)계 약물이 콜레스테롤 생합성 전반부에 작용하면서 부작용을 동반하고 있는 것과는 달리 콜레스테롤 생합성 후반부에 작용함으로써 부작용이 적은 치료제나 건강식품의 성분으로써 유용하게 사용될 수 있다.

– 공개번호 : 10-2003-0013482, 출원인 : (주)한국야쿠르트

잔대 약차

채취 방법

가을에 잔대 뿌리를 채취해 깨끗이 씻어 이물질을 제거하고 두껍게 절편하여 말려 사용한다.

약차 만들기

말린 잔대 뿌리 12~24g을 사용하며, 보통 말린 뿌리 5~10g을 물 2L에 넣어 끓기 시작하면 약하게 줄여 2시간 정도 더 끓여 여러 차례 나누어 마시고 환이나 가루로 만들어 복용하기도 한다. 꿀 또는 설탕을 가미하여 마셔도 되지만 당뇨병이 있다면 고려하여 결정하는 게 좋다.

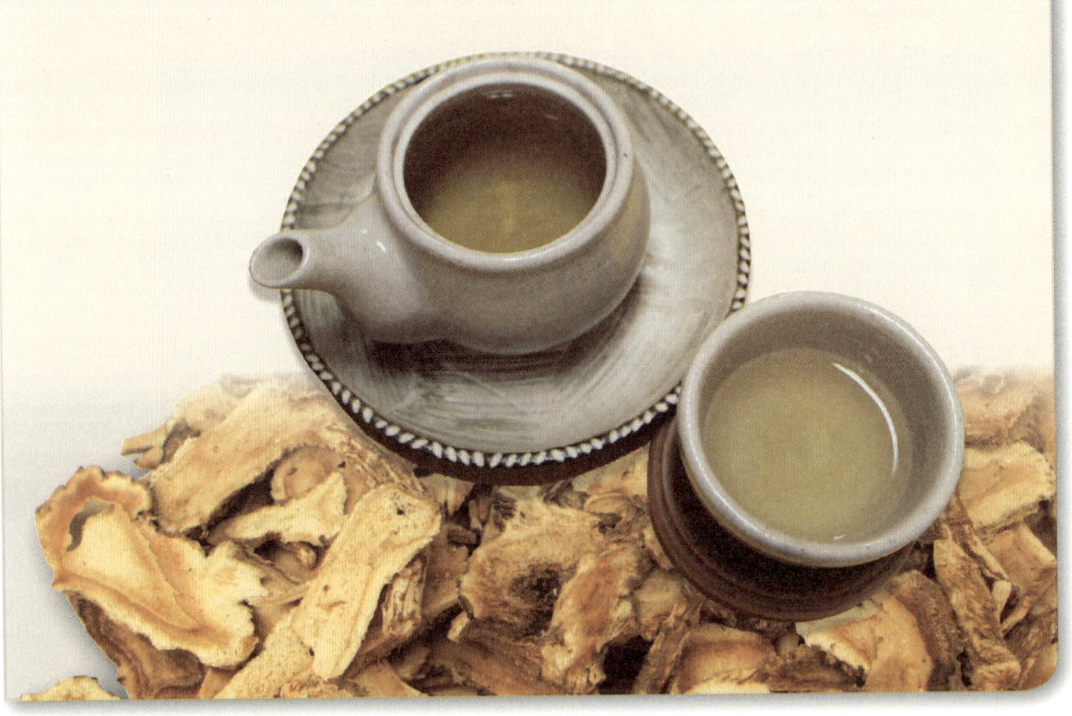

제비꽃

Viola mandshurica W. Becker

한약의 기원

이 약은 제비꽃, 호제비꽃의 전초
이다.

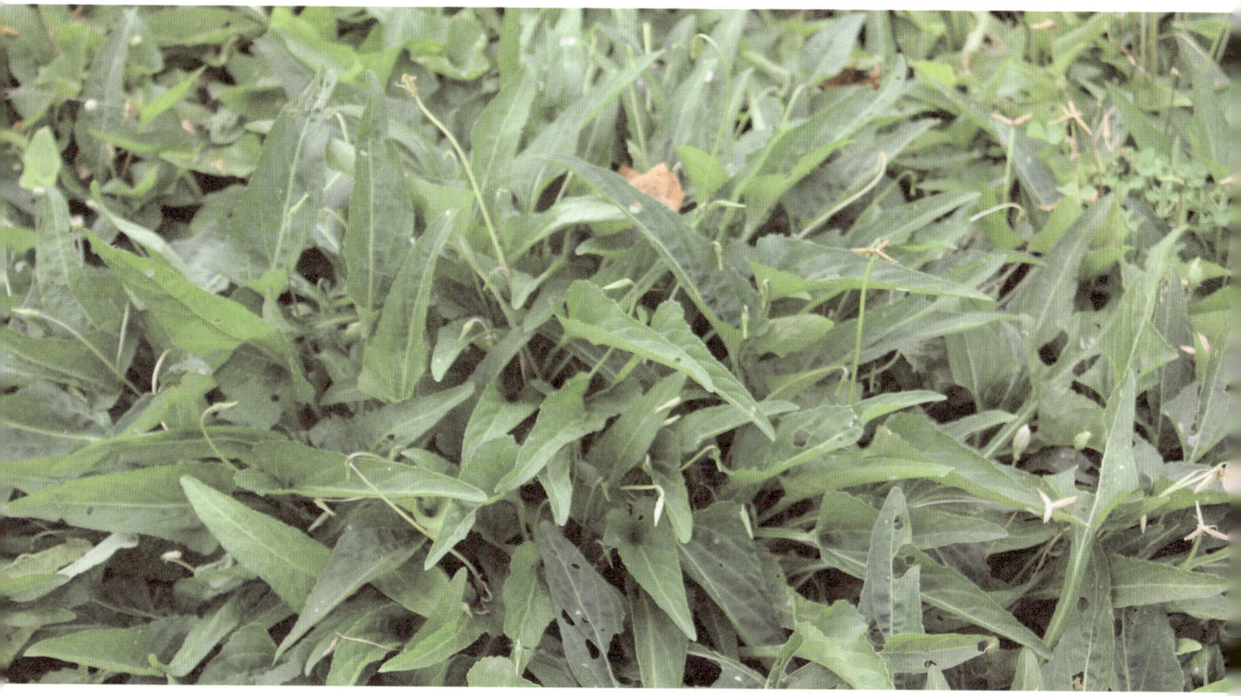

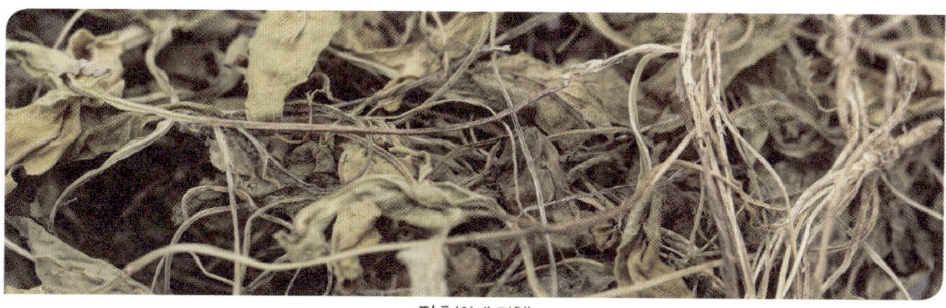

- **생약명** : 자화지정(紫花地丁)
- **이명** : 가락지꽃, 오랑캐꽃, 장수꽃, 씨름꽃, 병아리꽃, 옥녀제비꽃, 지정(地丁), 지정초(地丁草)
- **사용부위** : 전초
- **꽃 피는 시기** : 4~5월
- **과명** : 제비꽃과(Violaceae)

전초(약재 전형)

 제비꽃은 여러해살이풀로, 전국 각지의 산
과 들에서 자생하며, 키는 10~15cm로 자란다. 원줄기는
없고, 뿌리는 쭈그러졌으며, 원뿌리는 긴 원기둥 모양으로
지름은 0.1~0.3cm이고 담황갈색이며 가는 세로 주름이 있
다. 뿌리에서 긴 잎자루가 있는 잎이 모여나고 잎몸은 바늘
모양 또는 달걀 모양 바소꼴로 길이 3~8cm, 너비 1~2cm
이고, 잎 끝부분은 둔하고 밑부분은 절형(截形) 또는 약간 심

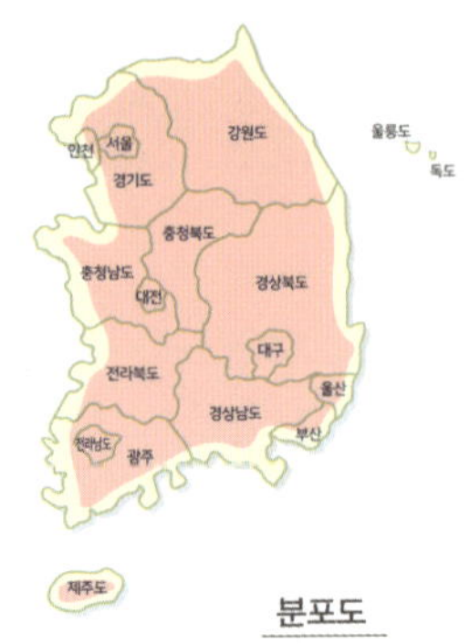

분포도

각 부위별 생김새

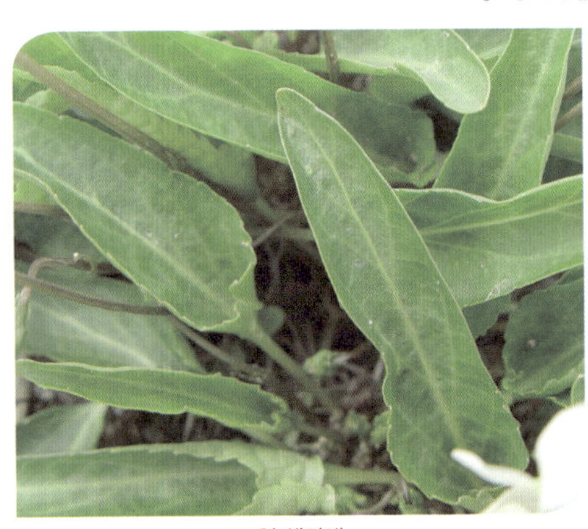

잎 생김새

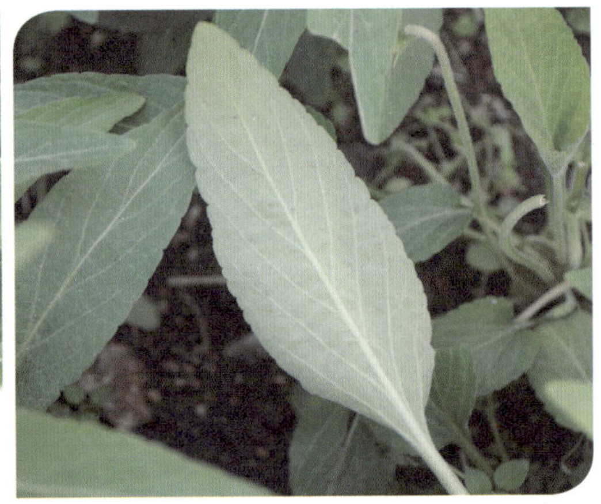

잎 뒷면

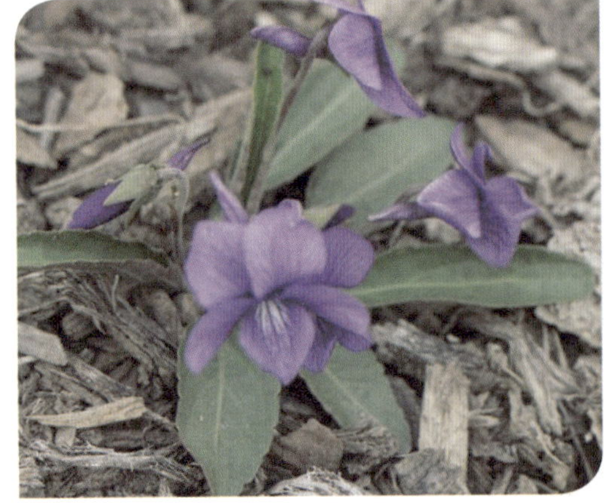

꽃

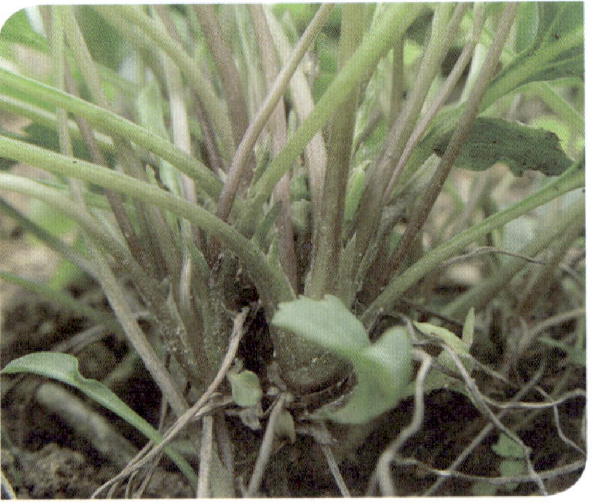

줄기

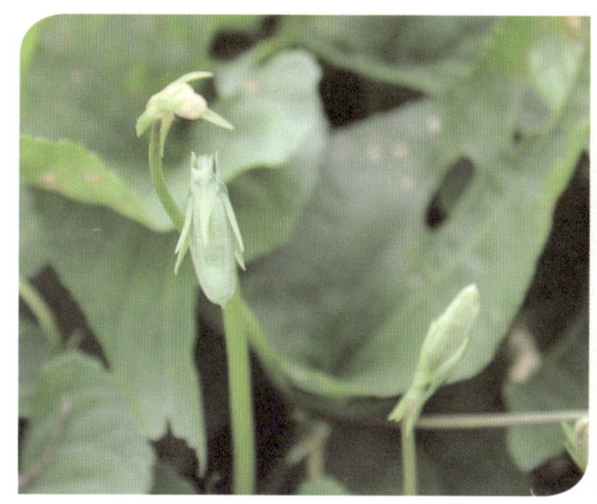
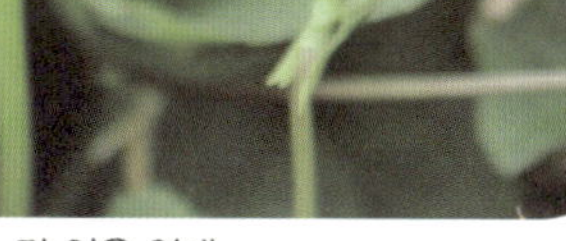
덜 익은 열매

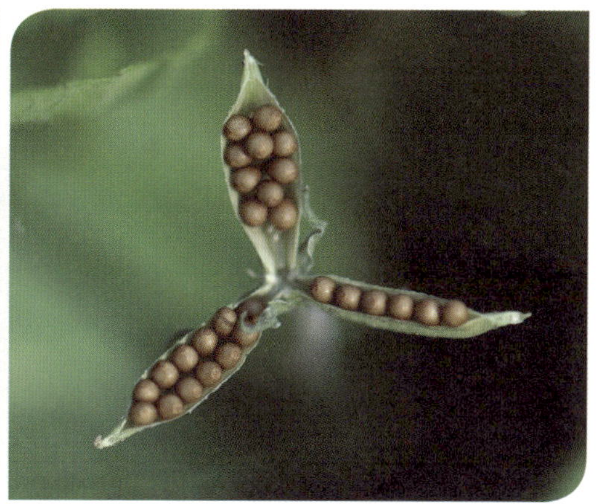
완숙 열매

장 모양이며 가장자리는 둔한 톱니가 있고 양면에는 털이 나 있다. 꽃은 보라색 또는 자색으로 4~5월에 잎 사이에서 5~20cm의 가늘고 긴 꽃자루 끝에 1송이가 한쪽 방향으로 핀다. 꽃잎은 5장이며 입술 모양 꽃부리는 구두주걱 모양으로 자색의 줄이 있다. 열매는 튀는열매로 타원형인데 3갈래로 갈라지고 안에는 담갈색의 종자가 많이 들어 있다.

채취 시기 이른 봄에는 꽃을 채취하고, 5~8월에 열매가 익으면 뿌리째 뽑아서 이물질을 제거하고 말려서 가늘게 썰어서 사용한다.

약초의 성분 뿌리에는 사포닌 성분이 함유되어 있다. 전초에는 세로틱산(cerotic acid), 플라본(flavone) 등이 함유되어 있고, 꽃잎에는 비타민 C가 오렌지의 4배 정도 더 많이 함유되어 있다.

약초의 성미 성질이 차고, 맛은 쓰고 맵고, 독성은 없다.

약초의 작용부위 간(肝), 심(心) 경락에 작용한다.

약초의 효능과 치료 열을 식히고 독을 푸는 청열해독, 혈열을 시원하게 하며 종양을 제거하는 양혈소종 등의 효능이 있어서 종기와 부스럼, 종독을 치료하고, 단독이나 독사 물린 데 사용하고, 눈이 붉게 충혈되고 종기가 나서 아픈 목적종통(目赤

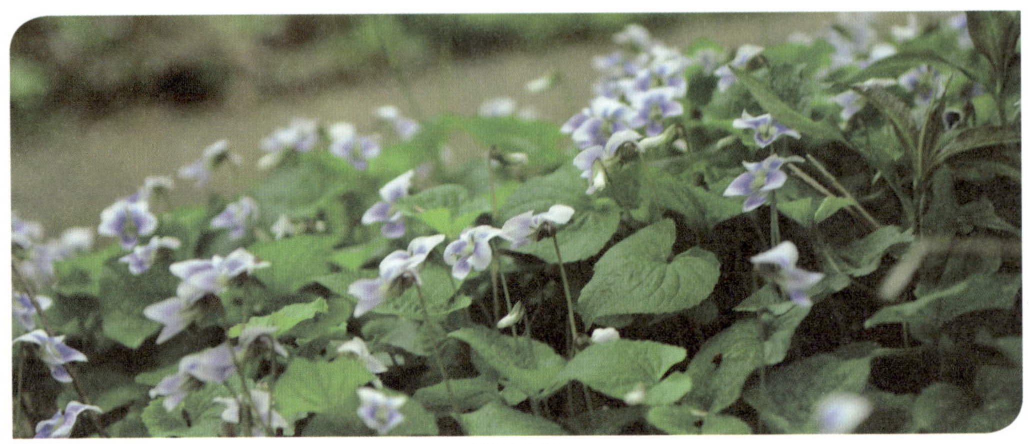

제비꽃 군락

腫痛)을 치료하는 데 사용한다.

약초 처방 및 약용법과 용량　말린 약재 15~40g을 사용하며, 민간에서는 화농(짓무름)과 타박상 치료에 많이 사용했었다. 화농에는 제비꽃을 채취하여 깨끗이 씻은 뒤 약절구에 곱게 찧어 화농 부위에 붙여두면 증상이 호전된다. 명주 천에 짓찧은 약재를 싸서 환부에 감싸두어도 된다. 또 타박상 치료에는 제비꽃을 통째로 소금에 버무려 환부에 붙여두거나, 말린 제비꽃에 적당량의 물을 붓고 반으로 달여 그 물에 적신 헝겊을 환부에 덮어 습포를 한다. 견비통이나 요통, 관절염에도 효과가 있는데 약절구에 곱게 찧은 약재를 통증 부위에 붙이고 그 위에 얇은 거즈를 덮고 뜨거운 물에 적신 수건을 덮어 찜질을 하면 효과가 좋다.

사용 시 주의사항　성질이 차서 청열작용을 하므로 비위가 냉한 경우에는 사용에 신중을 기한다.

특허로 입증된 기능성 물질

제비꽃 잎 추출물을 유효성분으로 함유하는 당뇨병 예방 및 치료용 조성물

본 발명은 현저한 혈당강하 효과를 갖는 제비꽃 잎 추출물을 유효성분으로 함유하는 조성물에 관한 것으로, 보다 상세하게는 본 발명의 제비꽃 잎 추출물은 우수한 알파-글루코시다제 저해 활성을 나타낼 뿐만 아니라 식후 혈당 농도의 급격한 상승을 억제하는 탁월한 혈당강하 효과를 나타냄으로써 당뇨병 예방 및 치료를 위한 약학조성물 및 건강기능식품으로 유용하게 이용될 수 있다.　　－ 공개번호 : 10-2010-0090371, 출원인 : 인제대학교 산학협력단

제비꽃의 종류

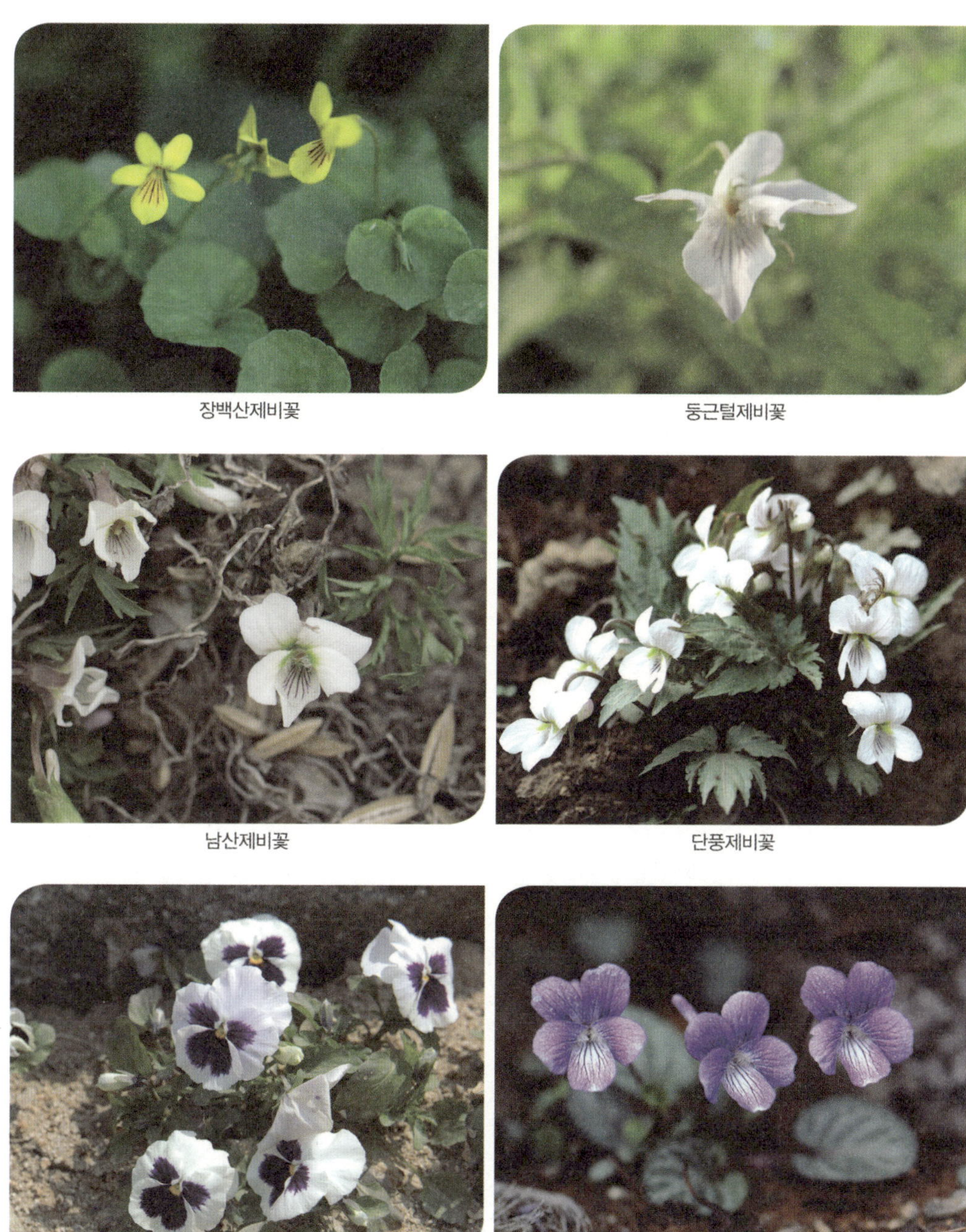

장백산제비꽃

둥근털제비꽃

남산제비꽃

단풍제비꽃

삼색제비꽃(원예종)

알록제비꽃

채취 방법

제비꽃의 줄기를 떼어 낸 꽃봉오리를 쓰는데 줄기가 있는 것도 나쁘지 않다. 채취한 제비꽃 꽃봉오리를 깨끗이 씻어 그늘에서 5일 정도 말린다. 말린 꽃을 밀폐 용기에 담아 보관해 사용한다.

약차 만들기

말린 제비꽃 꽃 20송이 정도를 찻잔에 넣고 뜨거운 물을 부어 차로 마시며 꽃으로 얼음을 만들어 냉차로 마시기도 한다. 꿀 또는 설탕을 가미하여 마셔도 되지만 당뇨병이 있다면 고려하여 결정하는 게 좋다. 말린 꽃을 튀김가루와 버무려 튀김을 만들어 먹으면 맛과 모양이 좋다.

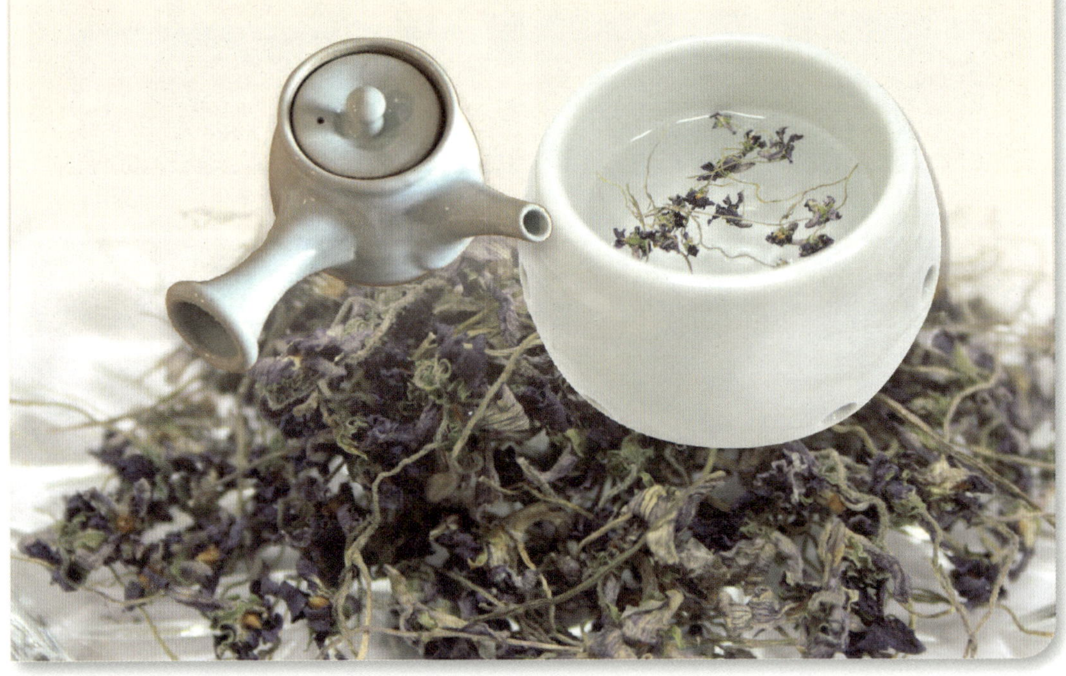

열병, 구건, 소아경풍, 정신불안, 해역

조릿대

Sasa borealis (Hack.) Makino & Shibata

한약의 기원

이 약은 조릿대의 잎이다.

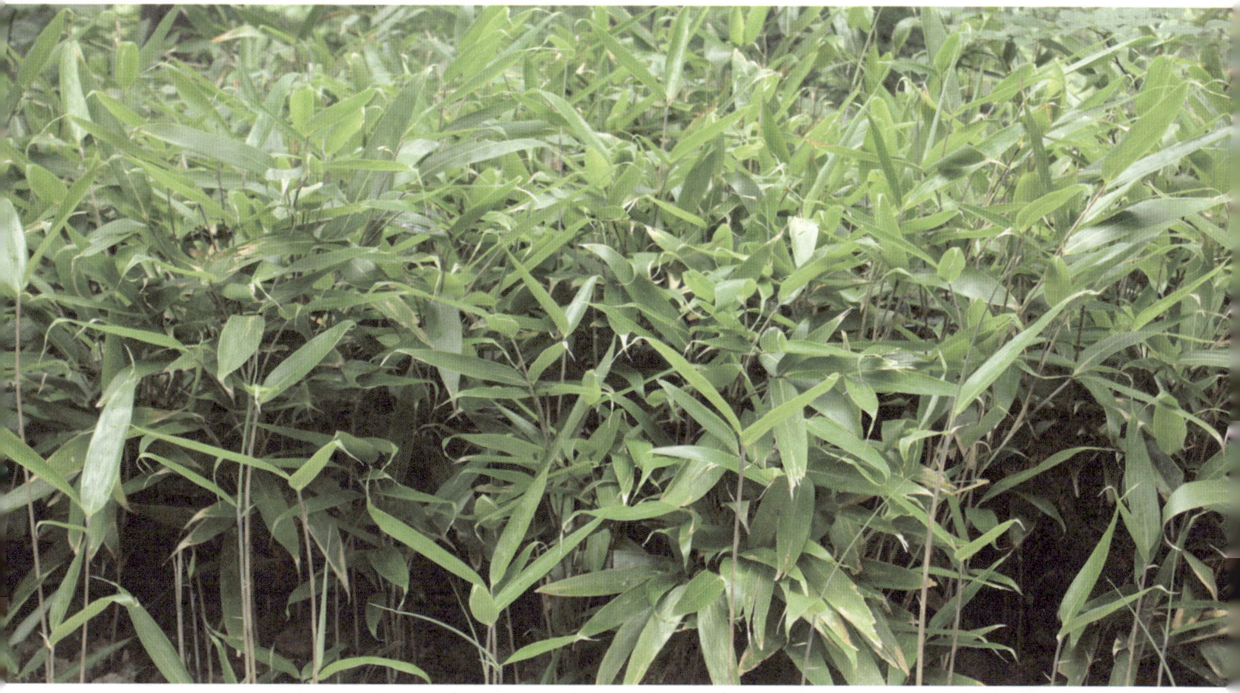

- **생약명** : 죽엽(竹葉)
- **이명** : 기주조릿대, 산대, 산죽, 신우대, 조리대
- **사용부위** : 잎
- **꽃 피는 시기** : 5~7월
- **과명** : 벼과(Gramineae)

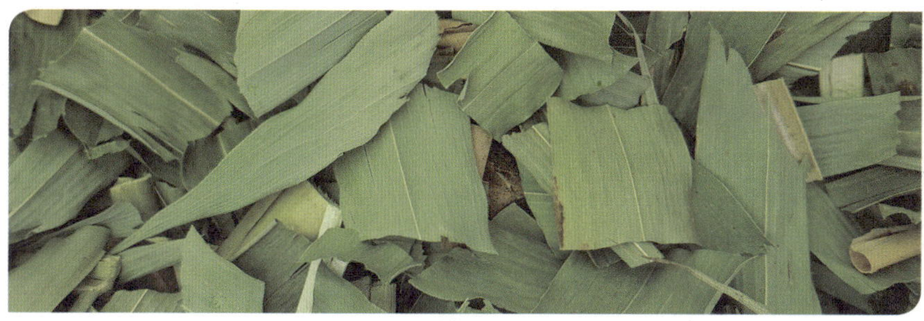

잎(약재)

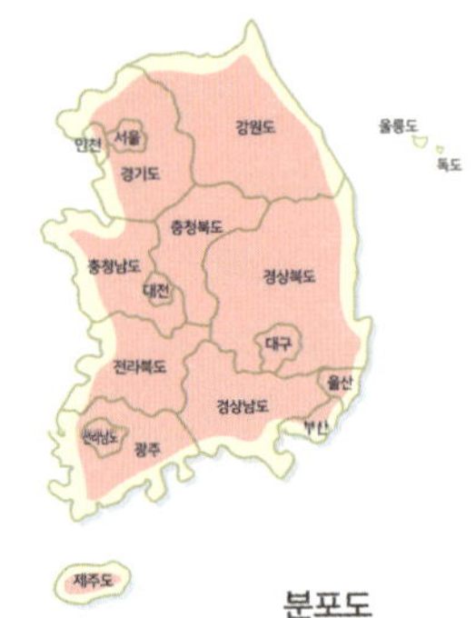

분포도

  조릿대는 울릉도를 제외한 한반도 전역에서 자생하는 상록활엽관목으로, 대나무 종류 중에서도 줄기가 매우 가늘고 키가 작으며 잎집이 그대로 붙어 있다는 특징이 있다. 높이는 1∼2m로 자라며, 지름 0.3∼0.6cm인 가느다란 녹색 줄기에는 털이 없으며 공 모양의 마디는 도드라지고 그 주위가 옅은 자주색을 띤다. 잎은 타원형 바소꼴로 가지 끝에서 2∼3장씩 나고 길이는 10∼25cm이며 잎

각 부위별 생김새

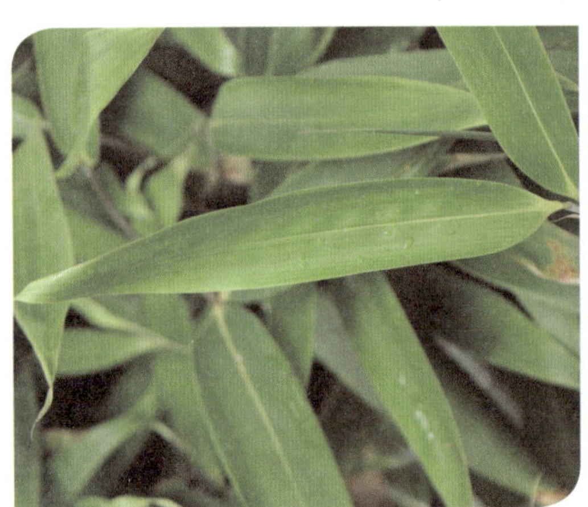

잎 생김새

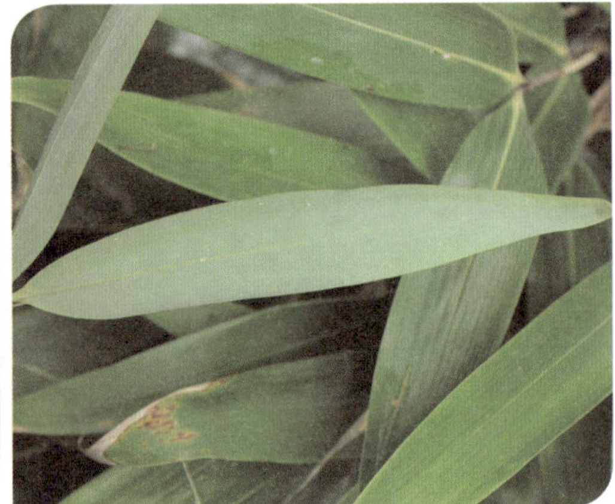

잎 뒷면

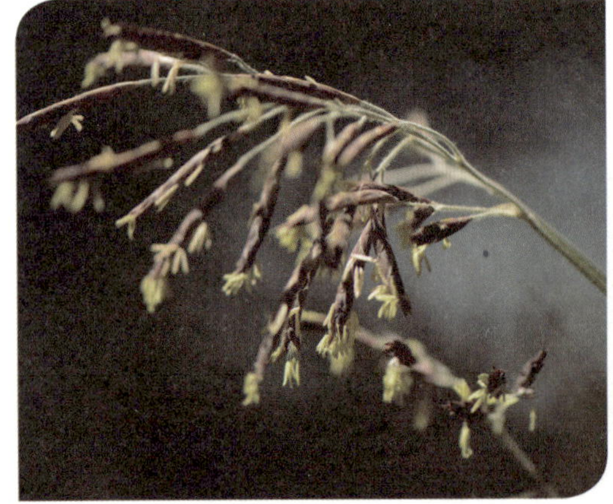

꽃

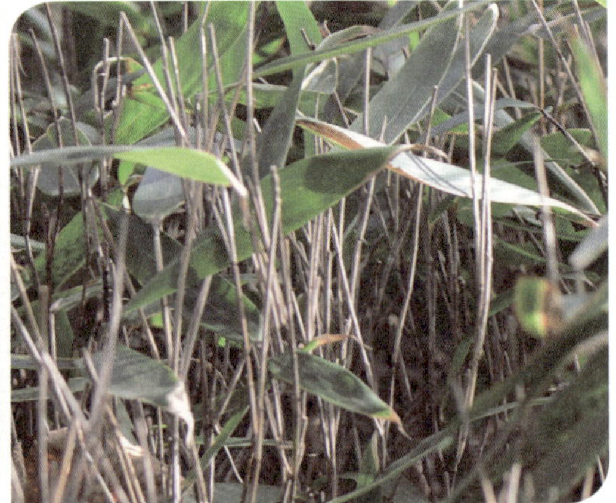

줄기

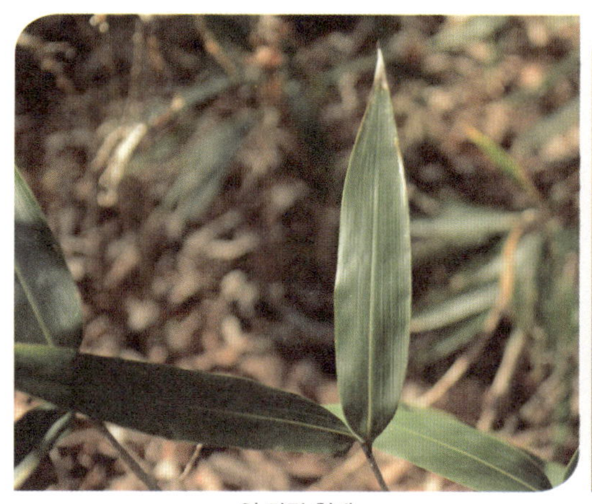

잎 달린 형태

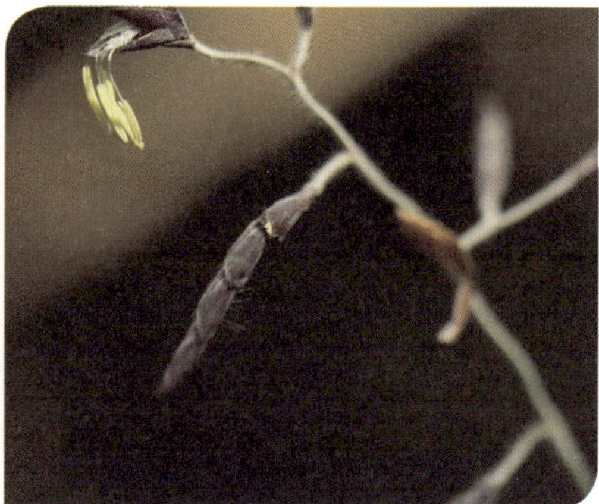

열매

가장자리에 가시 같은 잔 톱니가 있다. 꽃차례는 털과 흰 가루로 덮여 있으며 아랫부분이 검은빛을 띤 자주색 포로 싸여 있고 어긋나게 갈라지며 원뿔형의 꽃대가 나와 그 끝마다 10송이 정도의 이삭 같은 꽃이 달린다. 꽃이 핀 해의 5~6월에 작고 타원형의 열매가 회갈색으로 달린다.

채취 시기　연중 어느 때나 채취가 가능하나 여름에 아주 작은 잎을 채취하여 햇볕이나 그늘에 말려서 사용한다. 죽엽은 성장 후 1년이 된 것으로 어리고 탄력이 있으며 신선한 잎이 좋다.

약초의 성분　조릿대는 항암 활성물질이 있는 것으로 알려져 있다. 잘게 썬 마른 잎 1kg을 물로 씻고 생석회 포화용액 18L에 염화칼슘 1.5g을 넣고 2시간 정도 끓인 다음 걸러낸 액에 탄산가스를 통과시켜 탄산칼슘의 앙금이 완전히 생기도록 하룻밤 두었다가 거른다. 거른 액을 1/20로 졸이고 앙금이 생기면 다시 거른다. 거른 액을 졸여서 말리면 8~11%의 노란빛의 밤색 물질을 얻을 수 있는데 이것이 강한 항암 활성물질이다. 이 물질은 총당 43%, 질소 1% 정도이다.

약초의 성미　성질이 차고, 맛은 달고 담담하고, 독성은 없다.

약초의 작용부위 심(心), 폐(肺), 담(膽) 경락에 작용한다.

약초의 효능과 치료 열을 식히고 번조를 제거하는 청열제번, 소변을 잘 보게 하는 이뇨, 갈증을 멈추게 하는 지갈, 진액을 생성시키는 생진(生津) 등의 효능이 있어서 열병과 번갈을 치료하며, 소아경풍(小兒驚風), 정신불안, 소변불리, 구건(口乾: 입안이 마르는 증상), 해역(咳逆: 기침을 하며 기가 위로 거스르는 증상) 등의 치료에 사용한다.

약초 처방 및 약용법과 용량 민간요법에서는 조릿대를 만성 간염, 땀띠, 여드름, 습진 치료 등에 사용한다고 한다. 만성 간염에는 말린 잎과 줄기 10~20g을 잘게 썰어 물 700mL에 넣어 끓기 시작하면 약하게 줄여 200~300mL가 될 때까지 달여 하루에 3회씩 식전에 마시면 입맛이 없고 몸이 노곤하며 소화가 잘 안되고 헛배가 부르며 머리가 아프고 간 부위가 붓고 아픈 증상을 치료한다. 말린 잎 100g을 물 5~6L에 넣어 2~3시간 약한 불로 끓여 그 물을 욕조에 붓고 건더기는 베주머니에 넣어 욕조 속에 넣은 다음 그 물로 목욕하면 땀띠, 여드름, 습진을 치료하는 데 효과적이다. 또한 민간에서는 봄철에 채취한 조릿대 잎을 잘게 썰어 그늘에서 말려 5년쯤 묵혀두었다가 오랫동안 달여 농축액을 만들어놓고 약용하는데 이렇게 하면 조릿대의 찬 성질이 없어지며 조금씩 먹으면 면역기능을 강화하는 좋은 약이 된다고 한다.

사용 시 주의사항 유사종인 섬조릿대, 제주조릿대, 섬대 등의 잎도 약재로 사용하고 있으며 민간에서는 조릿대를 담죽엽(淡竹葉)이라고도 부르지만 담죽엽은 여러해살이풀인 조릿대풀(*Lophatherum gracile* Brongn.)의 생약명으로 혼동의 우려가 있으므로 구분하여 사용해야 한다.

특허로 입증된 기능성 물질

제주조릿대 잎 추출물 또는 그로부터 분리된 파라-쿠마르산을 이용한 비만 및 지방간 개선제 조성물

본 발명은 제주조릿대 추출물을 이용한 비만 및 지방간 개선제 조성물을 개시한다. 상기 제주조릿대 추출물은 동물 실험에서 체중 증가 및 지방 축적을 억제하고, 아디포넥틴의 발현량을 증가시키며 AMPK(AMP-activated protein kinase)를 활성화시키는 활성을 나타낸다. 또한 상기 제주조릿대 추출물은 간 손상의 지표 효소인 글루타민산피루브산트랜스아미나아제(이하 "GPT"), 글루타민산옥살로아세트산트랜스아미나아제(이하 "GOT") 및 락테이트디하이드로게나제(이하 "LDH")의 함량을 낮추는 활성 등을 나타낸다.

– 공개번호 : 10-2013-0026976, 출원인 : 제주대학교 산학협력단

비슷한 약초

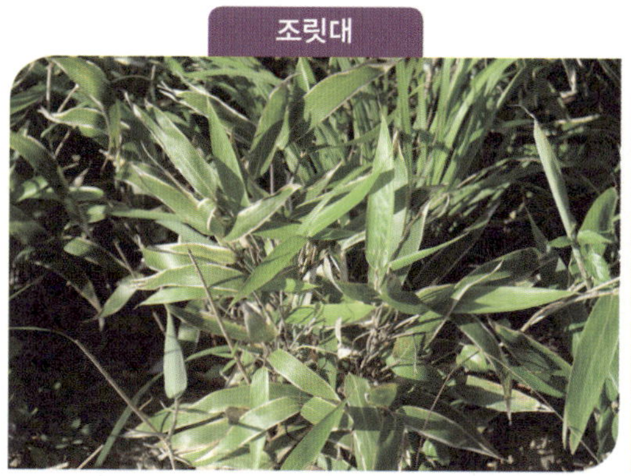

조릿대 지상부

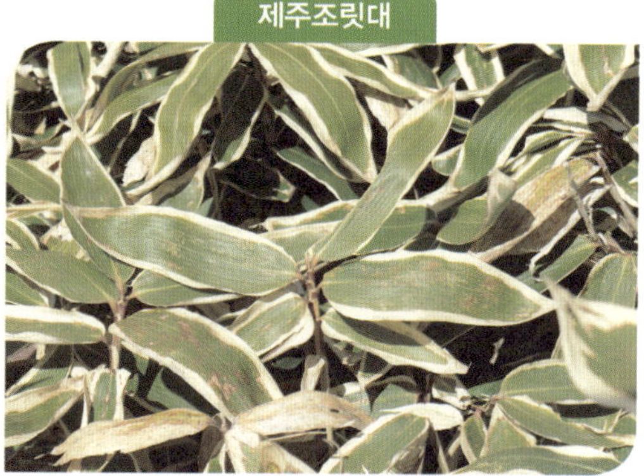

제주조릿대 지상부

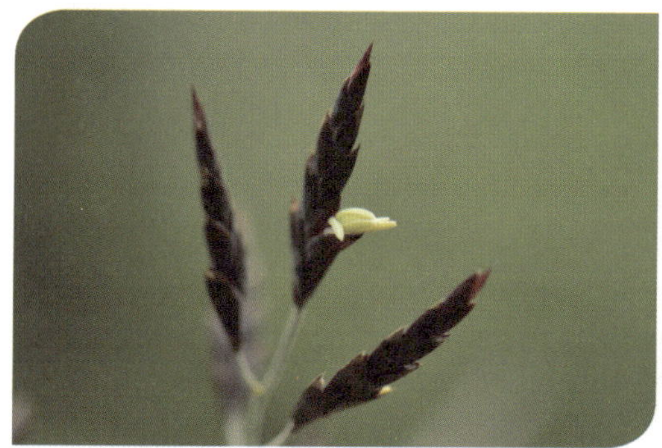

조릿대 꽃

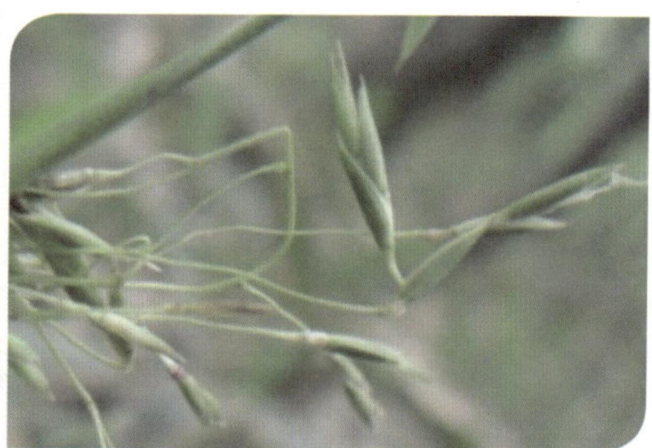

제주조릿대 꽃

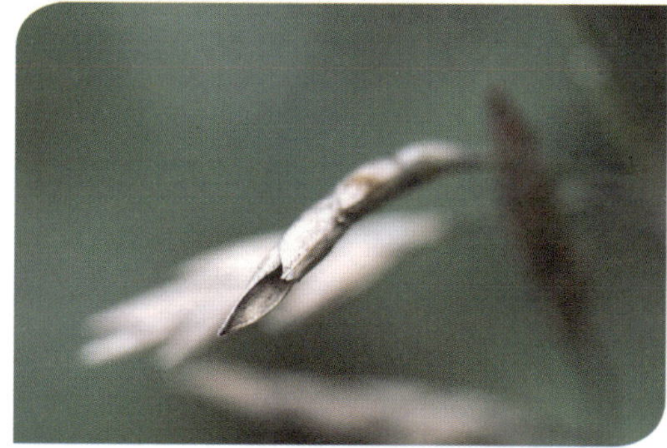

조릿대 열매

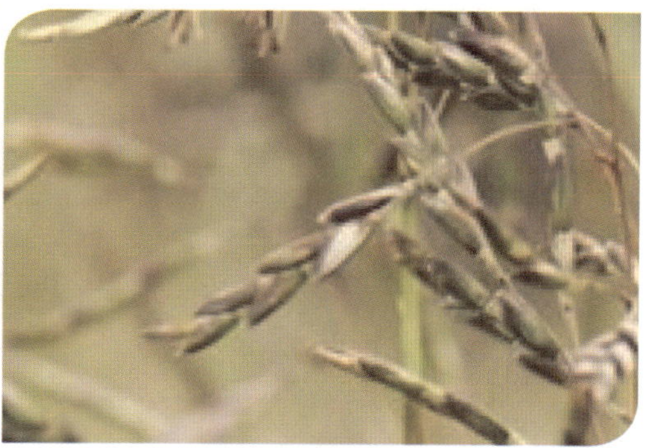

제주조릿대 열매

● **조릿대와 제주조릿대의 차이점**

잎에서 서로 차이가 나는데 제주조릿대는 흰 테두리를 두르고 있는 것이 특징이다.

채취 방법

연중 어느 때나 채취 가능하나 여름에 조릿대의 작은 눈엽(嫩葉: 어린잎)을 채취하여 깨끗이 씻어 햇볕이나 그늘에 말려서 사용한다. 죽엽은 생장하여 1년이 된 것으로 어리고 탄력이 있으며 신선한 잎이 좋다.

약차 만들기

말린 조릿대 잎 6~15g을 사용하며, 보통 말린 조릿대 잎과 줄기 10~20g을 잘게 썰어 물 2L에 넣어 끓기 시작하면 약하게 줄여 2시간 정도 더 달여 하루 3~4번 식사 전에 마신다.

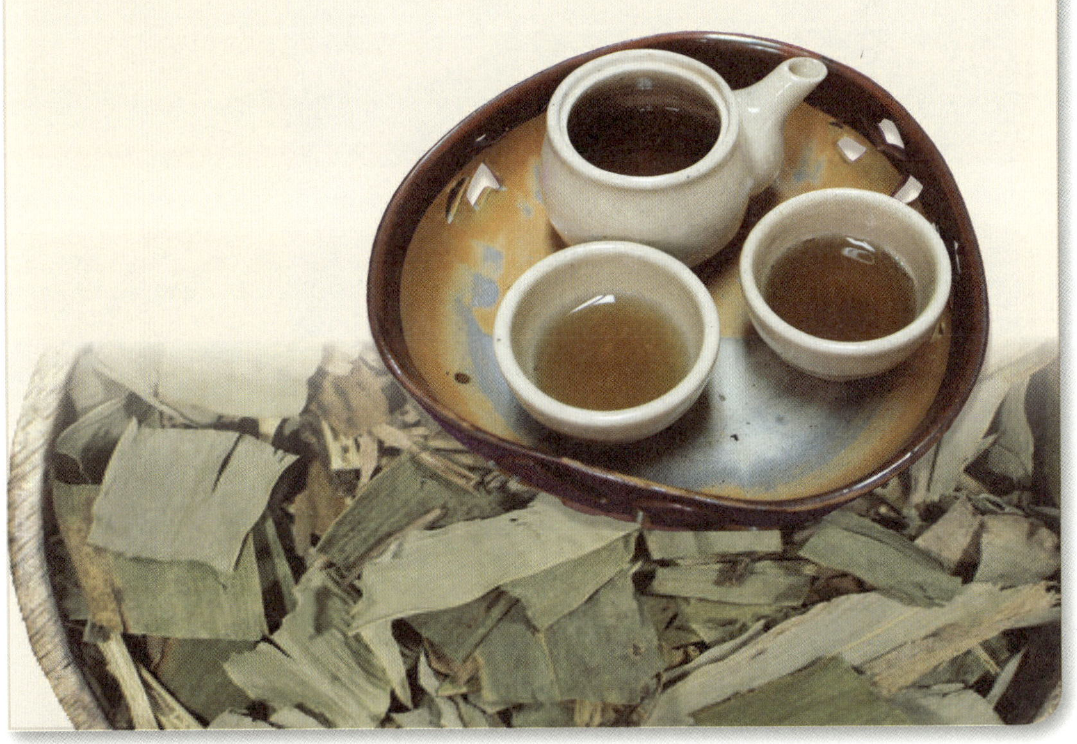

진달래

Rhododendron mucronulatum Turcz.

한약의 기원

이 약은 진달래의 뿌리, 줄기와 잎, 꽃이다

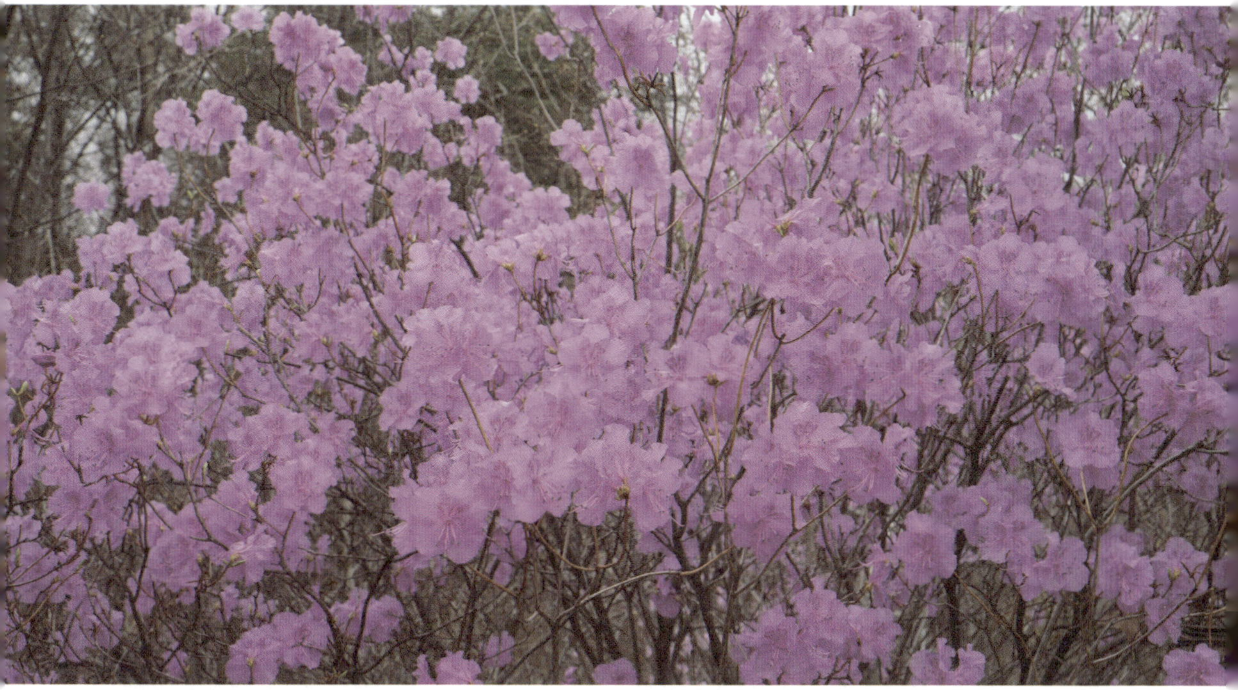

- **생약명** : 백화영산홍(白花映山紅)
- **이명** : 진달내, 왕진달래, 진달래나무, 참꽃나무, 만산홍(滿山紅), 영산홍(映山紅), 참꽃나무, 두견화(杜鵑花), 백화두견(白花杜鵑)
- **사용부위** : 뿌리, 줄기, 잎, 꽃
- **꽃 피는 시기** : 4∼5월
- **과명** : 진달래과(Ericaceae)

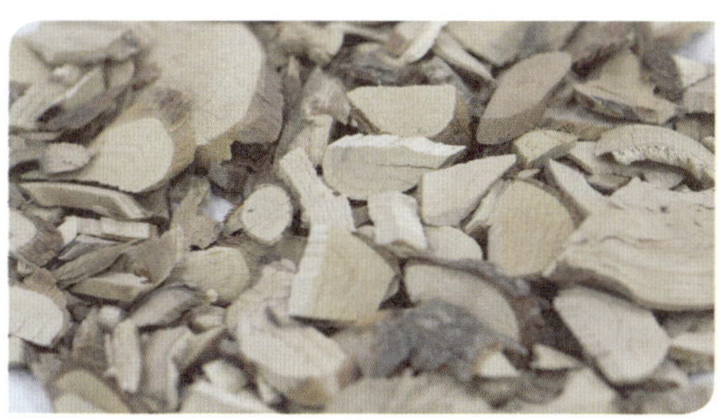

줄기(약재)

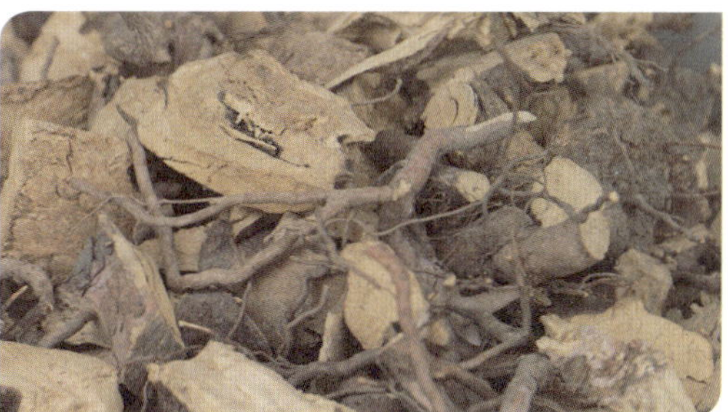

뿌리(약재)

진달래는 전국 양지바른 산지에서 자생하는 낙엽활엽관목으로, 높이는 2~3m이고, 어린 가지에는 회색의 굵은 털이 나 있다. 잎은 거의 돌려나고 가장자리에는 톱니가 없이 밋밋하다. 꽃은 4~5월에 홍색으로 잎보다 먼저 피고, 열매는 원통 모양이고 9~10월에 달린다.

꽃은 4~5월, 줄기는 봄부터 가을, 뿌리는 9~10월, 잎은 여름에 채취한다.

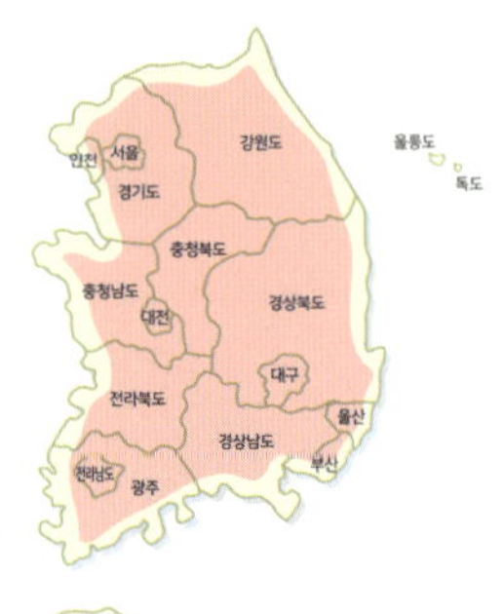

분포도

각 부위별 생김새

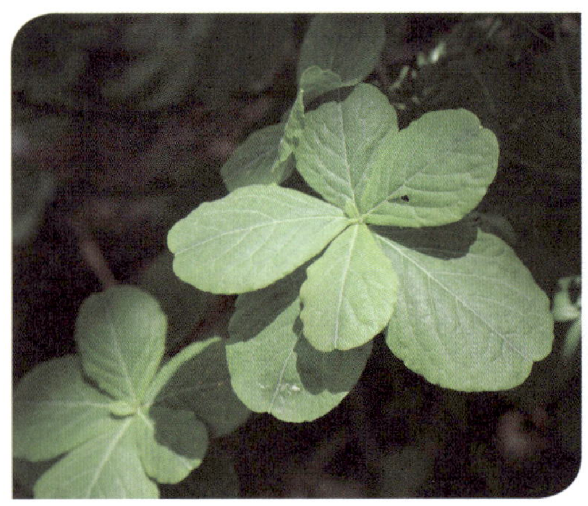
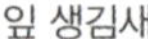

잎 생김새

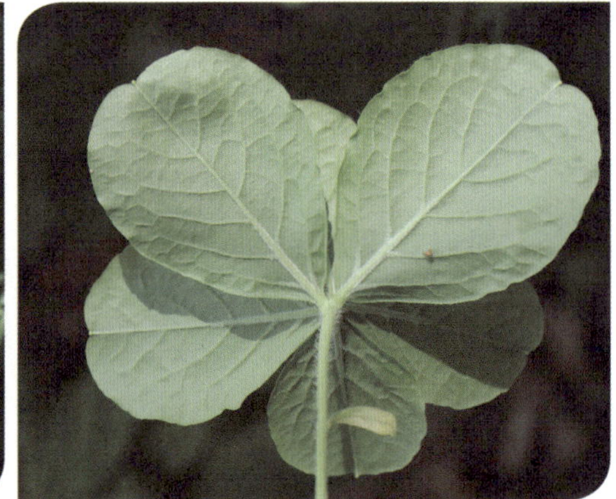

잎 뒷면

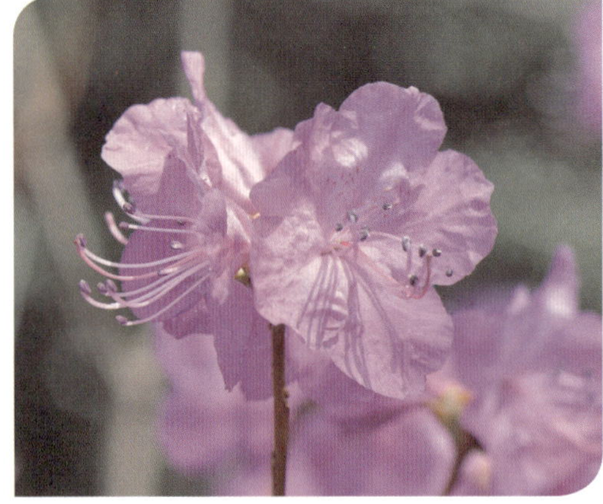

꽃

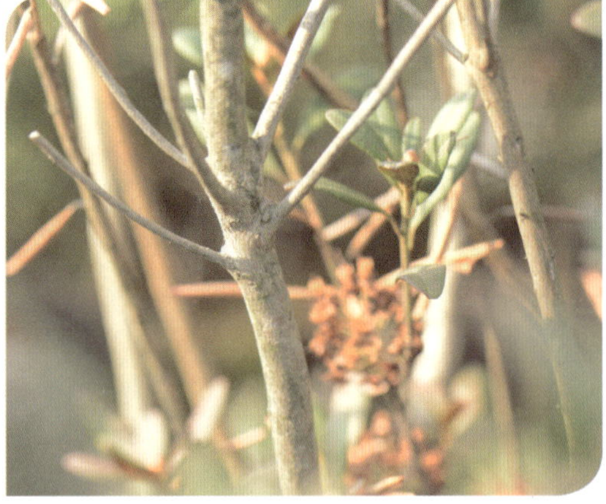

수피

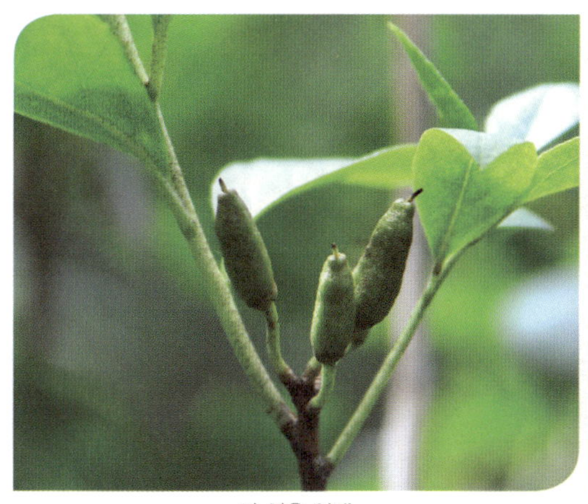

덜 익은 열매

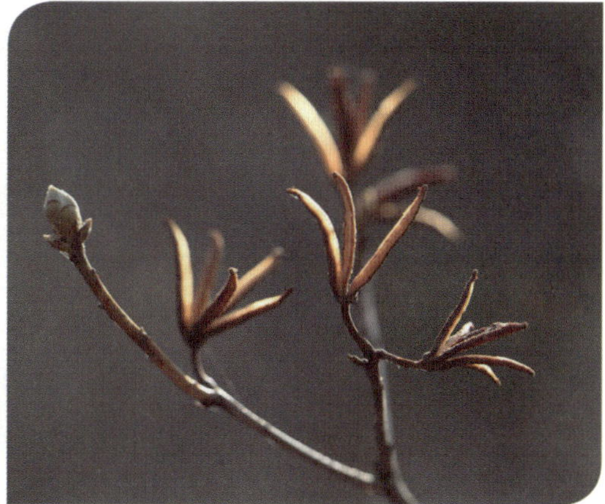

꼬투리

약초의 성분　줄기, 뿌리 속에는 o-프로카테쿠익산(o-procatechuic acid)이 조금 함유되어 있다. 잎에는 플라보노이드(flavonoid), 쿼세틴(quercetin), 고씨페틴(gossypetin), 캠페롤(kaempferol), 미리세틴(myricetin), 아자레아틴(azaleatin), 디하이드로쿼세틴(dehydroquercetin), 로도덴드롤(rhododendrol), p-하이드록시벤조산(p-hydroxybenzoic acid), 프로토카테쿠익산(protocatechuic acid), 바닐릭산(vanillic acid), 시린직산(syringic acid)이 함유되어 있다. 꽃에는 아자레인(azalein) 및 아자레아틴이 함유되어 있다.

약초의 성미　성질이 따뜻하고, 맛은 달고 맵고, 독성은 없다

약초의 작용부위　심(心), 폐(肺), 대장(大腸) 경락에 작용한다.

약초의 효능과 치료　줄기와 잎 또는 꽃이나 뿌리는 생약명을 백화영산홍(白花映山紅)이라고 하며 타박상으로 멍든 어혈을 풀어주고 피를 맑게 하며 토혈, 장풍하혈(腸風下血), 이질, 혈붕을 치료한다.

> **tip　진달래와 철쭉**
>
> 진달래와 철쭉은 매우 비슷하게 생겼다. 꽃 피는 시기도 비슷해 구분하지 못하는 사람이 많은데 진달래는 먹을 수 있지만, 철쭉은 독이 있어 먹을 수 없다. 철쭉과 진달래는 잎으로 구분할 수 있으며 진달래는 잎보다 꽃이 먼저 피지만 철쭉은 잎이 연녹색으로 나온 뒤 꽃이 핀다.

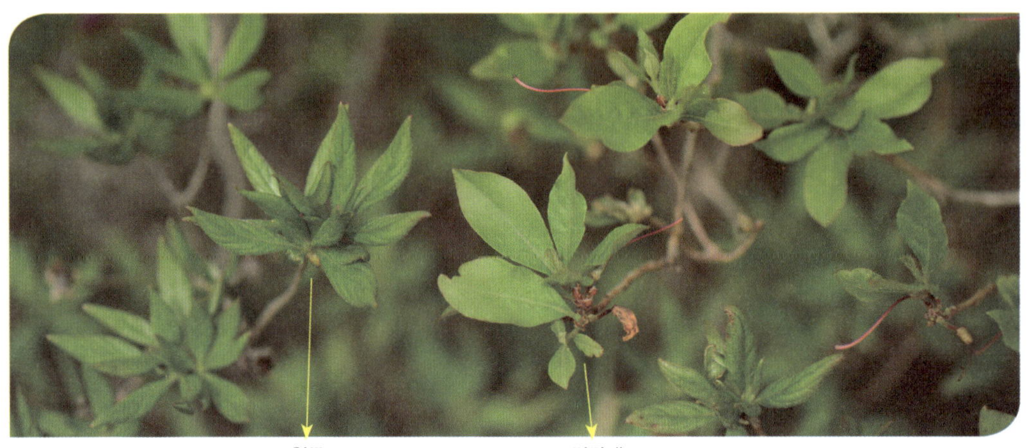

약초 처방 및 약용법과 용량　말린 줄기와 잎 또는 꽃이나 뿌리 50~100g을 물 900mL에 넣어 반이 될 때까지 달여 하루에 2~3회 나눠 마신다. 외용할 경우에는 줄기와 잎 또는 꽃이나 뿌리 달인 액으로 환부를 씻어준다.

사용 시 주의사항　길경(桔梗), 방풍(防風), 방기(防己) 등은 산수유와 배합금기이므로 사용해서는 안 된다.

특허로 입증된 기능성 물질

진달래 발효 추출물을 포함하는 천연 방부제 조성물 및 그 제조방법

본 발명은 항산화 기능과 항노화 활성을 가지면서 항균력이 우수한 천연 방부제에 관한 것으로서, 보다 구체적으로 본 발명은 진달래 발효 추출물을 포함하는 천연 방부제 조성물 및 그 제조 방법 그리고 이를 포함하는 화장료 조성물에 관한 것이다.

- 공개번호 : 10-2013-0133560, 출원인 : 인타글리오(주)

진달래 뿌리 추출물로부터 분리한 탁시폴린 3-O-β-D-글루코피라노시드를 유효성분으로 포함하는 아토피성 피부염 치료용 조성물

본 발명은 진달래 뿌리 추출물로부터 분리한 탁시폴린 3-O-β-D-글루코피라노시드를 유효성분으로 포함하는 아토피성 피부염 치료용 조성물에 관한 것이다. 본 발명의 조성물의 유효성분인 탁시폴린 3-O-β-D-글루코피라노시드(Taxifolin 3-O-β-D-glucopyranoside)는 호산성백혈구(eosinophile)의 수를 현저히 감소시키고, IL-4, 5, 13의 수준을 감소시키는 반면, IL-10의 수준을 증가시키며, MBD-1, 2, 3의 발현을 촉진하고, COX-2 및 iNOS의 발현은 강하게 억제하는 효능을 가져, 아토피성 피부염의 면역조절 치료제로 개발될 수 있다. 또한 본 발명의 화합물은 진달래 뿌리 추출물로부터 분리 정제된 천연화합물로서 인체에 매우 안전하다.

- 공개번호 : 10-2010-0024090, 출원인 : (주)뉴트라알앤비티·중앙대학교 산학협력단·고려대학교 산학협력단

비슷한 약초

<table>
<tr><td>진달래</td><td>철쭉</td></tr>
</table>

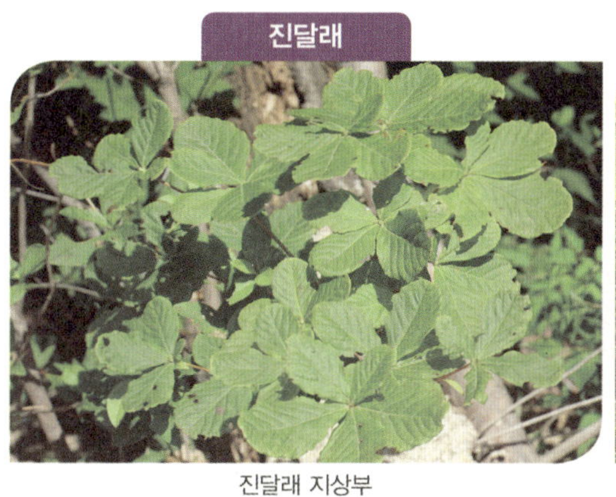

진달래 지상부

철쭉 지상부

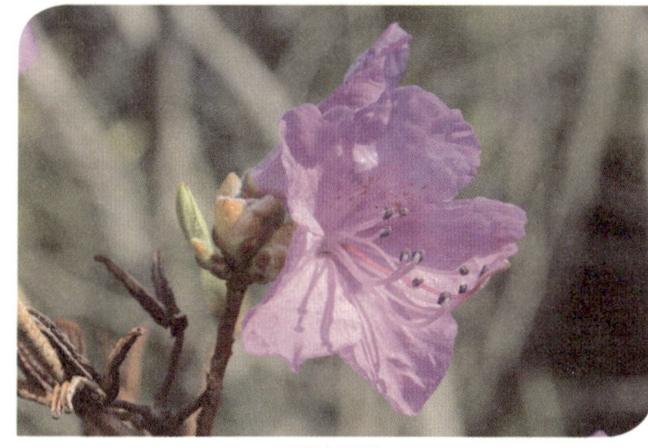

진달래 꽃

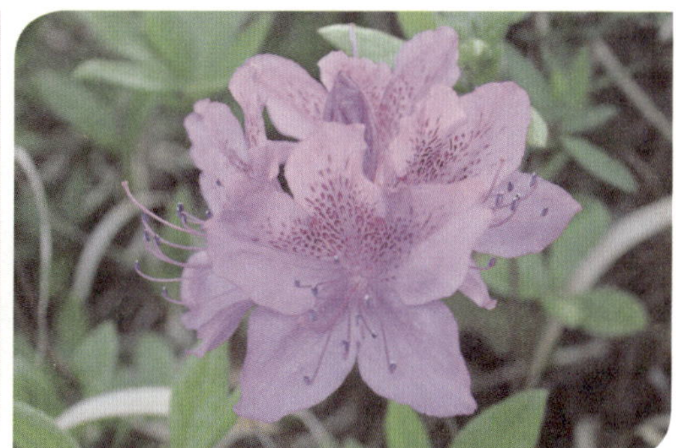

철쭉 꽃

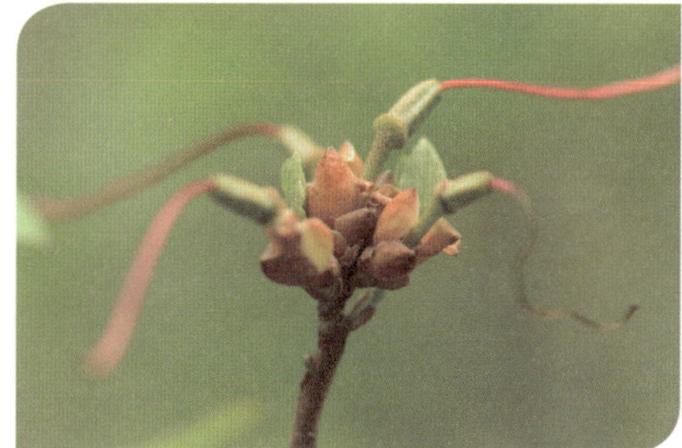

진달래 열매

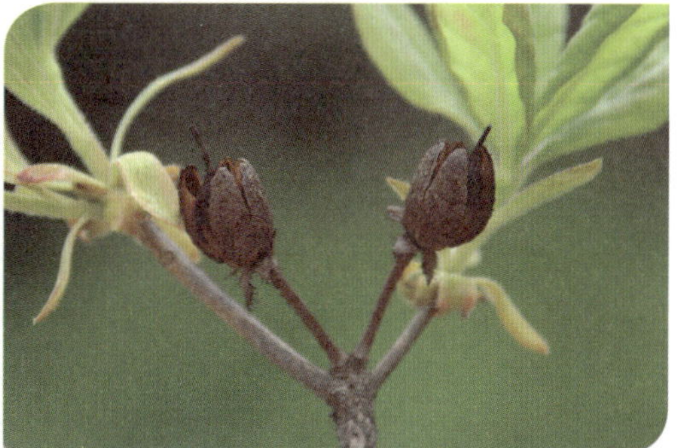

철쭉 열매

● 진달래와 철쭉의 차이점

나무형태는 비슷하나 꽃 받침에 철쭉은 끈적끈적하고, 꽃잎은 진달래는 붉은 점이 없으며 철쭉은 붉은 점이 있다.

채취 방법

진달래 잎이 나오기 전에 꽃을 채취하며 봉오리에서 바로 핀 꽃을 선택한다. 진달래 꽃을 솎아 따서 꽃술을 떼어 내고 깨끗하게 씻어 손질한다. 꽃잎과 같은 무게의 설탕이나 꿀에 재어 놓는다.

꽃차 만들기

재운 지 15일이 지난 진달래 꽃 3~4송이를 찻잔에 넣고 뜨거운 물을 부어 차로 마신다. 오미자 물에 진달래 꽃 3~4송이를 띄우고 잣과 배를 얹어 낸 진달래 화채도 모양과 맛이 좋다.

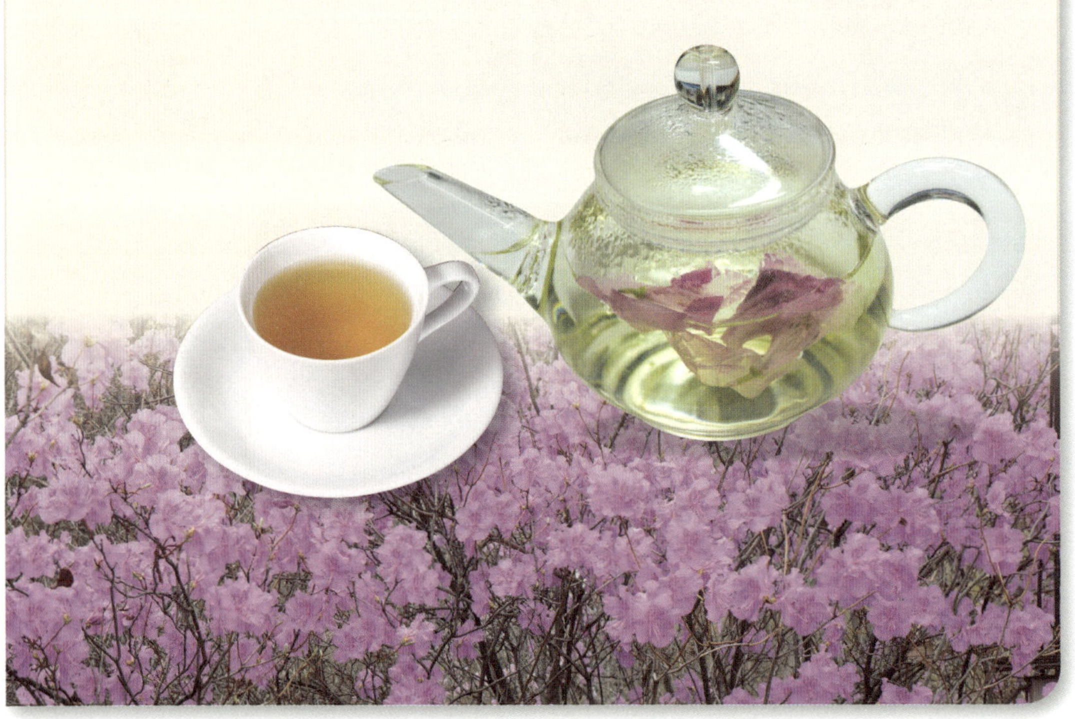

이뇨, 거담, 해열작용, 간의 독

질경이

Plantago asiatica L.

한약의 기원

이 약은 질경이, 털질경이의 전초, 잘 익은 종자이다.

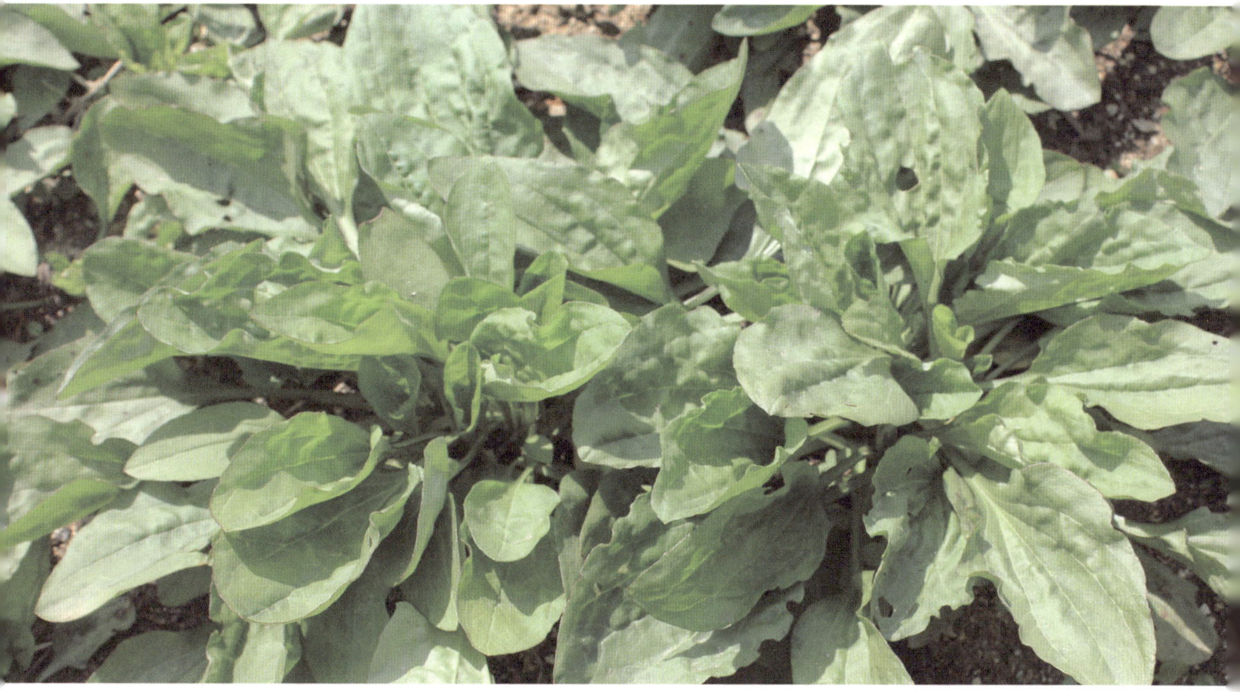

- **생약명** : 차전자(車前子), 차전초(車前草)
- **이명** : 길장구, 빼뿌쟁이, 길짱귀, 차전초(車前草)
- **사용부위** : 전초, 종자
- **꽃 피는 시기** : 6~8월
- **과명** : 질경이과(Plantaginaceae)

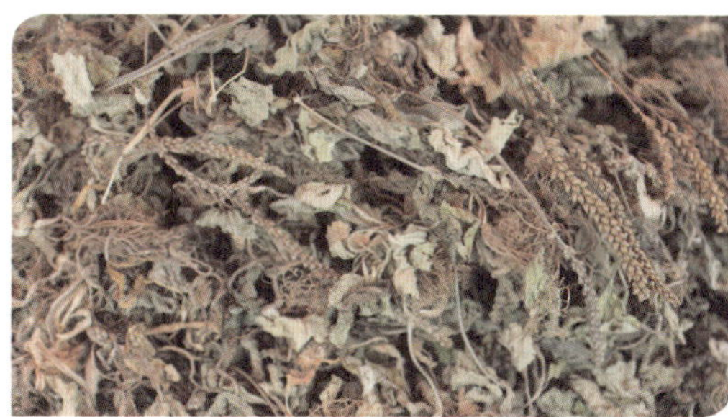

전초(약재 전형)

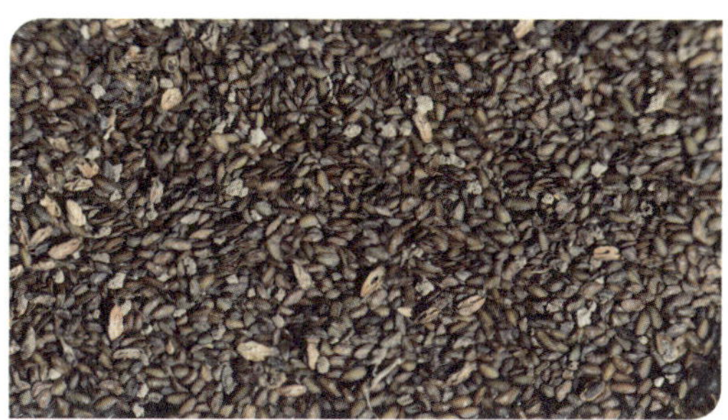

종자(약재)

 질경이는 각지의 들이나 길가에서 흔하게 분포하는 여러해살이풀로, 마차가 지나간 바퀴자국 옆에서 잘 자란다고 하여 차전초(車前草) 혹은 차과로초(車過路草)라는 이름으로 불렸으며, 키는 10~50cm로 자란다. 수염뿌리가 있으며 원줄기는 없고 많은 잎이 뿌리에서 뭉쳐 올라와 비스듬히 퍼진다. 잎은 달걀 모양 또는 타원형에 잎 끝은 날카롭거나 뭉툭하며 잎맥은 5~7개가 나타난다. 잎의 길이

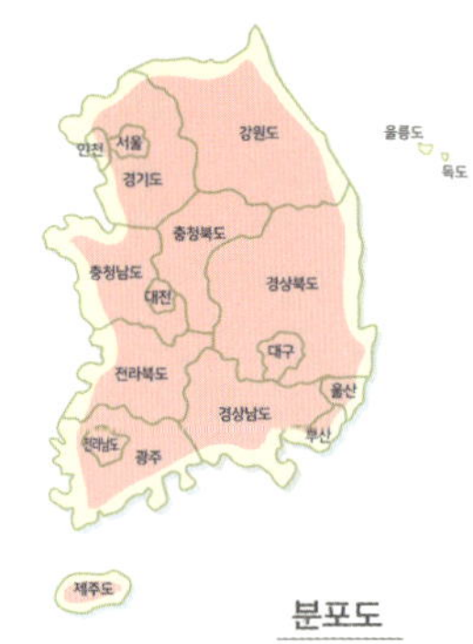

분포도

각 부위별 생김새

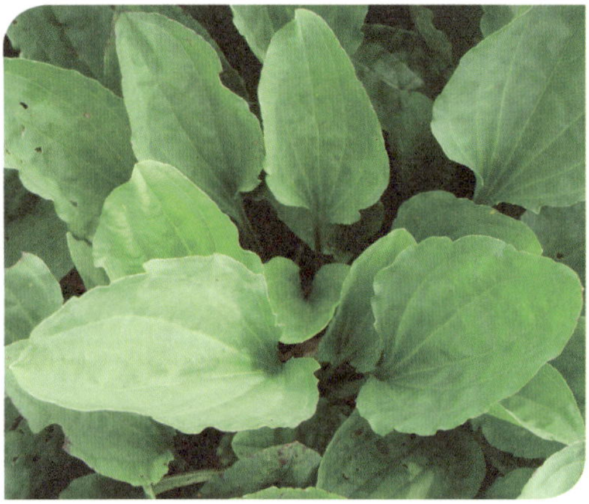

잎 생김새

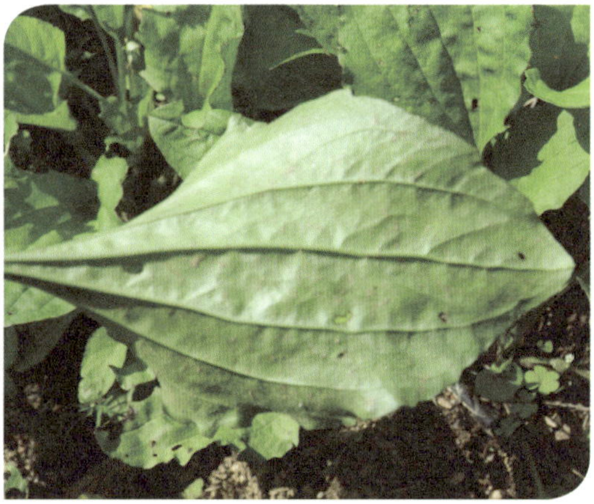

잎 뒷면

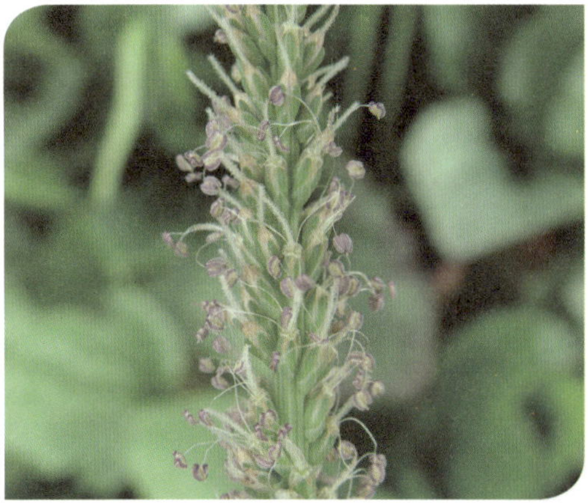

꽃

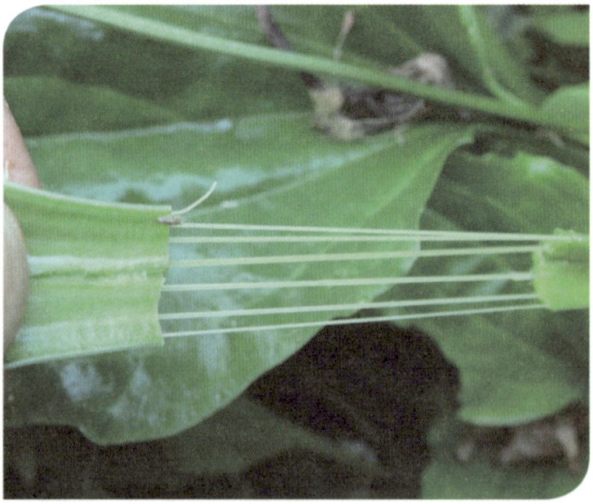

줄기심

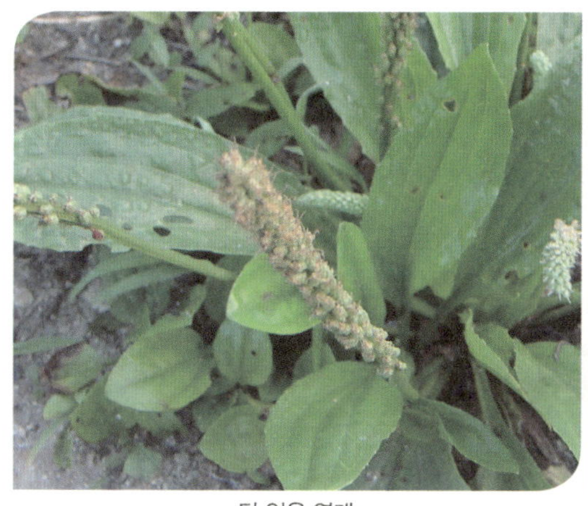

덜 익은 열매

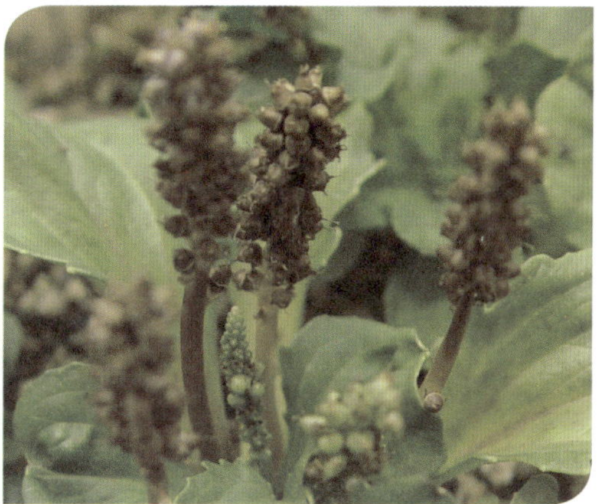

완숙 열매

는 4~15cm, 너비는 3~8cm이다. 꽃은 흰색으로 6~8월에 핀다. 열매가 튀는열매 [삭과(蒴果): 열매 속이 여러 칸으로 나뉘어졌고, 각 칸 속에 많은 종자가 들어 있음]로 익으면 옆으로 갈라지면서 6~8개의 흑갈색 종자가 나온다.

 전초는 여름에 잎이 무성할 때 채취하여 물에 씻고 햇볕에 말려 그대로 썰어서 사용한다. 종자는 가을에 종자가 익었을 때 채취하여 말린 다음 이물질을 제거하고 살짝 볶아서 사용하거나 소금물에 침지한 후 볶아서 사용한다.

 전초에는 헨트리아콘탄(hentriacontane), 플란타기닌(plantaginin), 우르솔산(ursolic acid), 아우큐빈(aucubin), 베타−시토스테롤(β−sitosterol)이 함유되어 있다. 종자에는 숙신산(succinic acid), 콜린(choline), 팔미트산(palmitic acid), 올레산(oleicacid) 등이 함유되어 있다.

 전초는 차전초(車前草), 종자는 차전자(車前子)라 하며 약용한다.
• 차전초 : 성질이 차고, 맛은 달며, 독성은 없다.
• 차전자 : 성질이 차고, 맛은 달며, 독성은 없다.

 전초는 간(肝), 비(脾), 폐(肺), 신(腎) 경락에 작용한다. 종자는 간

(肝), 신(腎), 폐(肺), 방광(膀胱) 경락에 작용한다.

- 차전초 : 소변을 잘 보게 하는 이뇨, 간의 독을 풀어주는 청간, 열을 내리게 하는 해열, 담을 제거하는 거담의 효능이 있어 소변불리, 수종, 혈뇨, 백탁, 간염, 황달, 감기, 후두염, 기관지염, 해수, 대하, 이질 등의 치료에 사용한다.
- 차전자 : 소변을 잘 보게 하는 이뇨, 간의 기운을 더하는 익간(益肝), 기침을 멈추게 하는 진해, 담을 제거하는 거담의 효능이 있어 소변불리, 복수(腹水), 임탁(淋濁), 방광염, 요도염, 해수, 간염, 설사, 고혈압, 변비 등의 치료에 사용할 수 있다.

 말린 약재 12~20g을 사용하며, 민간요법에서는 다이어트를 위해 약한 불에 볶은 차전자와 율무를 1:3으로 섞어 하루 2~3회 한 숟가락씩 따뜻한 물과 함께 복용하기도 했다. 또한 현재 제약업계에서는 변비치료제로 개발하여 주목받고 있다.

 성질이 차고 활설(滑泄: 오래되거나 심한 설사)하므로 양기가 하함(下陷: 기가 아래로 내려감. 주로 비기가 허약하여 수렴하지 못하고 조직이 느슨해져서 장기탈수 등의 병증이 발생)하거나 신기능이 허하여 오는 유정 및 습열이 없는 경우에는 사용을 피한다. 특히 이수(利水: 이뇨)하면서 기가 함께 빠져나가기 때문에 반드시 기를 보충하는 대책을 세워주어야 한다. 다이어트를 위해 차전자를 약재로 사용할 경우 율무를 함께 사용하는 이유는 이러한 원리 때문이다.

항암 기능을 가진 질경이 추출물

본 발명은 질경이가 가지는 탁월한 암세포 억제 성분(항암성분)을 인체에 적절하게 적용할 수 있도록 하여 각종 암 예방은 물론 그 치료까지도 기대할 수 있는 항암 효능을 가진 질경이 추출물에 관한 것이다.

- 공개번호 : 10-2002-0036807, 출원인 : 학교법인 계명대학교

질경이 약차

채취 방법

질경이 잎은 여름에 잎이 무성할 때 채취하여 씻어 햇볕에 말린 뒤 그대로 썰어서 사용한다. 종자는 가을에 종자가 익었을 때 채취하여 말린 다음 이물질을 제거하고 살짝 볶아 사용하거나 소금물에 침지한 후 볶아서 사용한다.

약차 만들기

말린 질경이 잎 12~20g을 사용하며, 차전자(말린 종자) 10~15g을 물 2L에 넣어 2시간 정도 중불로 끓여서 여러 차례 나누어 마신다. 꿀 또는 설탕을 가미하여 마셔도 되지만 당뇨병이 있다면 고려하여 결정하는 게 좋다.

약차 더하기

연화재배(軟化栽培: 빛을 차단하여 웃자라게 하여 식물체의 질을 부드럽고 연하게 키우는 재배 방법)를 한 질경이 잎을 채취하여 쌈 재료로 사용해 먹기도 한다.

지혈, 해독, 신장염

찔레꽃

Rosa multiflora Thunb.

한약의 기원

이 약은 찔레꽃의 열매이다.

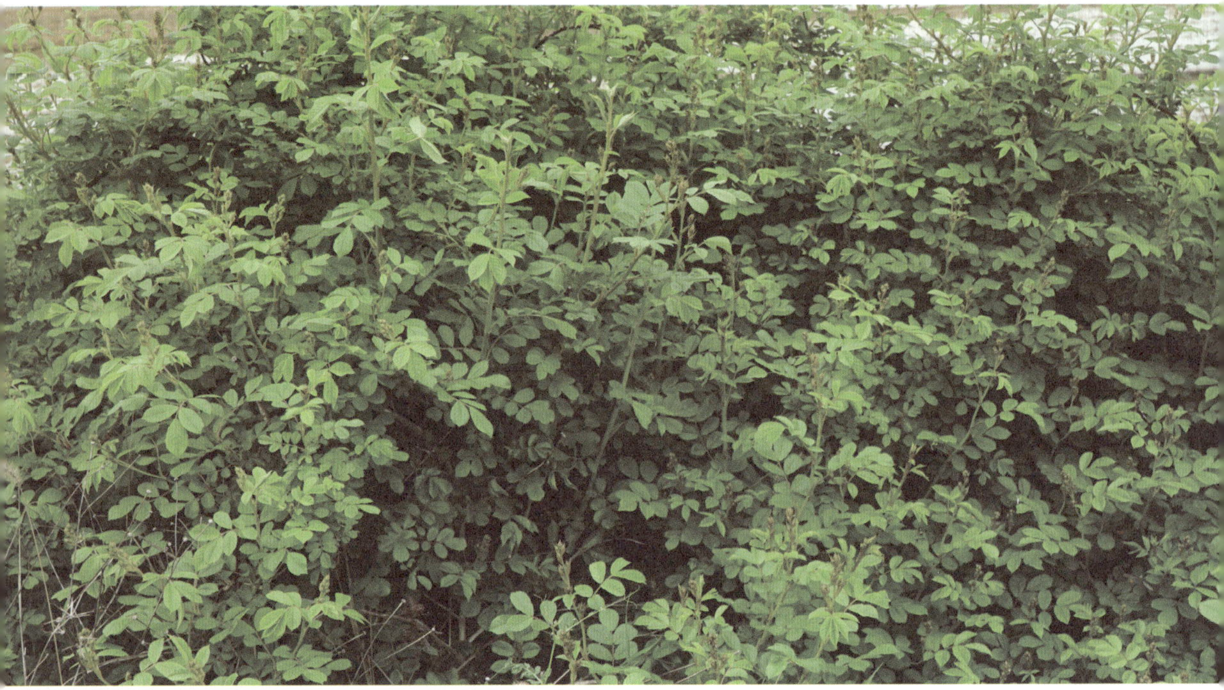

■ **생약명** : 영실(營實)

■ **이명** : 찔레나무, 설널네나무, 새버나무, 질꾸나무, 들장미, 가시나무, 질누나무, 자매화(刺梅花), 자매장미화(刺梅薔薇花), 장미화(薔薇花), 장미근(薔薇根)

■ **사용부위** : 뿌리, 꽃, 열매

■ **꽃 피는 시기** : 5~6월

■ **과명** : 장미과(Rosaceae)

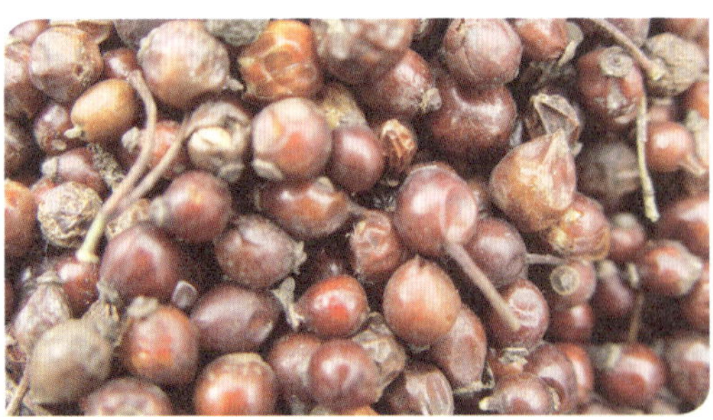

열매 약재(영실)

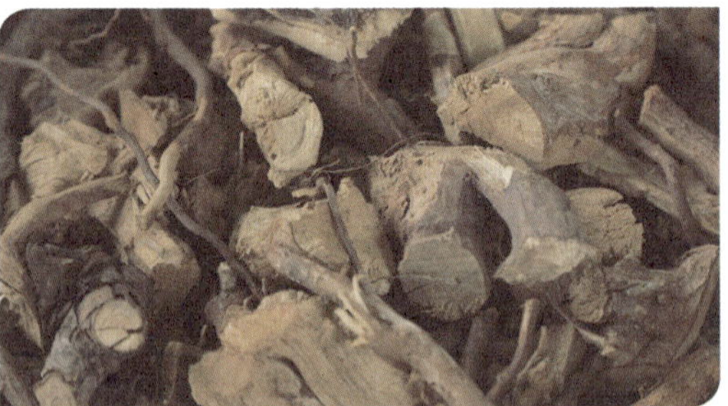

뿌리(약재)

 찔레꽃은 전국에서 분포하는 낙엽활엽관
목으로, 높이는 2m 정도로 자란다. 줄기와 가지에는 억센
가시가 많이 나 있고, 가지는 덩굴처럼 밑으로 늘어져 서
로 엉킨다. 잎은 기수 깃꼴 겹잎이 서로 어긋나 붙어 있고
잔잎은 보통 9장이며 타원형 또는 넓은 달걀 모양에 잎끝
은 둥글거나 날카롭고 가장자리에는 톱니가 있다. 꽃은 흰
색으로 5~6월에 원뿔꽃차례로 한데 모여서 피고 방향성의

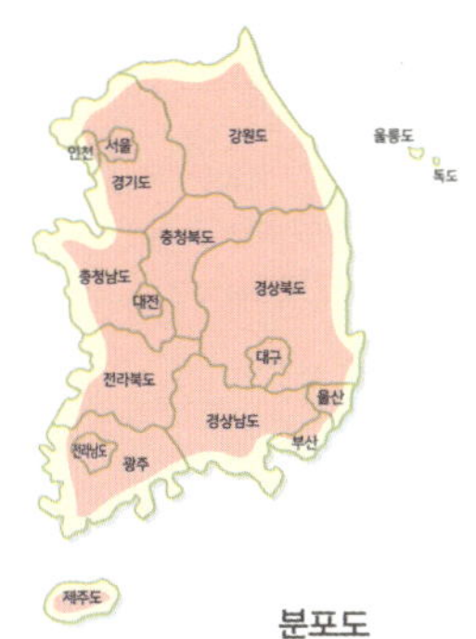

분포도

각 부위별 생김새

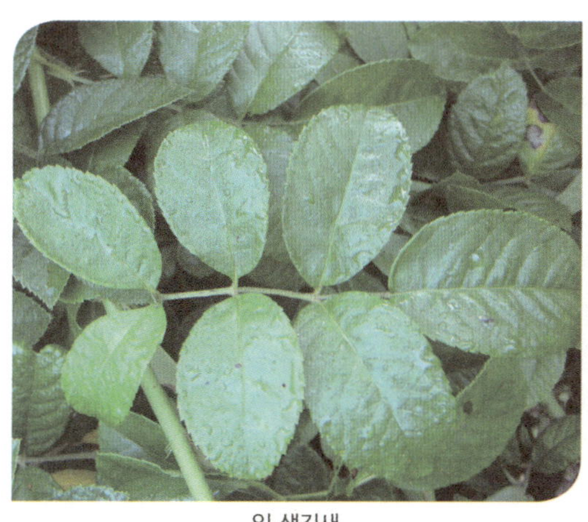

잎 생김새

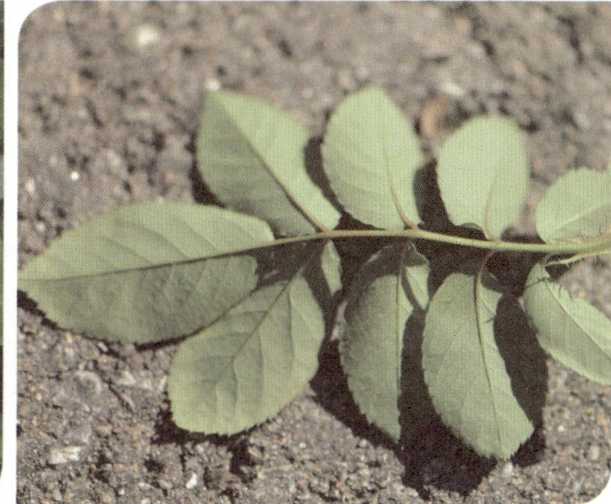

잎 뒷면

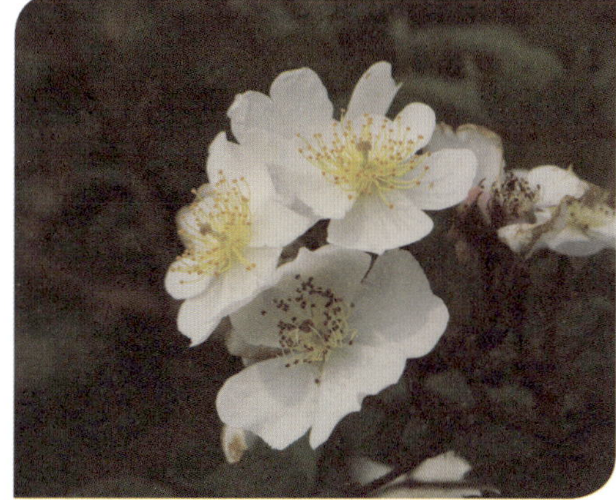

꽃

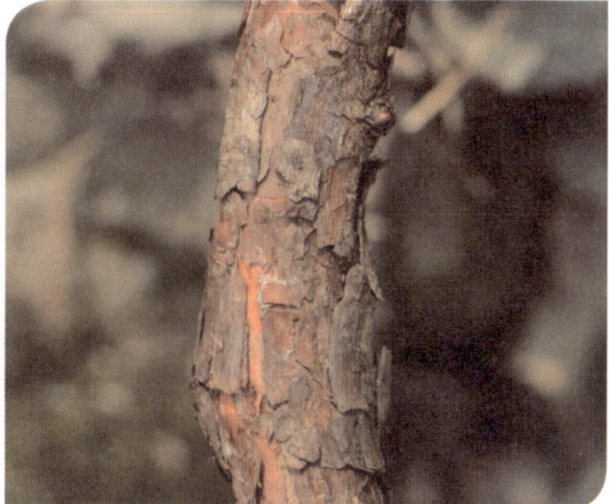

줄기

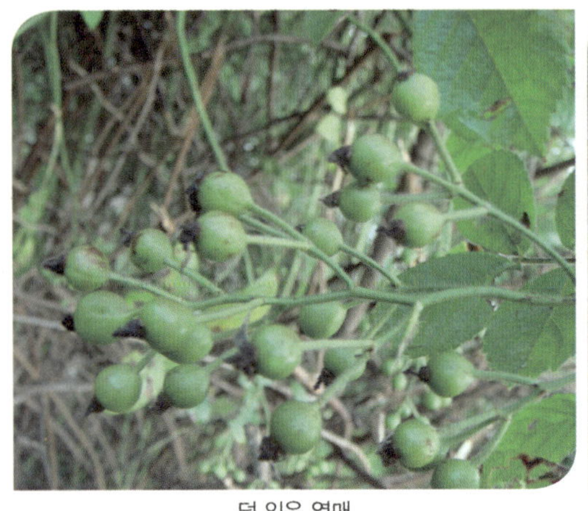

덜 익은 열매

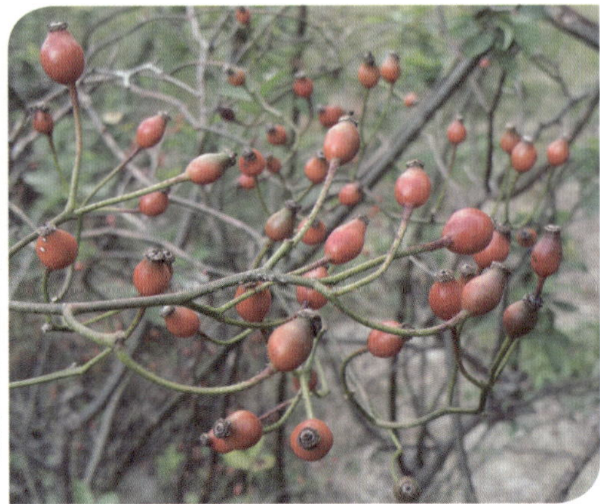

완숙 열매

향이 난다. 열매는 둥글며 10~11월에 적색으로 달린다.

채취 시기　　꽃은 5~6월, 뿌리는 연중 수시, 열매는 익기 전인 9~10월에 채취한다.

약초의 성분　　뿌리에는 톨멘틱산(tormentic acid), 뿌리껍질에는 타닌(tannin), 생잎에는 비타민 C, 꽃에는 아스트라갈린(astragalin), 정유, 열매에는 멀티플로린(multflorin), 루틴(rutin), 지방유가 함유되어 있으며 지방유에는 팔미틴산(palmitic acid), 리놀산(linolic acid), 리노렌(linolen)산, 스테아린(stearin)산 등이 들어 있다. 열매껍질에는 리코펜(licopene), 알파-카로틴(α-carotene)이 함유되어 있다.

약초의 성미　　뿌리는 성질이 시원하고, 맛은 쓰고 떫다. 꽃은 성질이 시원하고, 맛은 달고, 독성은 없다. 열매는 성질이 시원하고, 맛은 시다.

약초의 작용부위　　심(心), 신(腎) 경락에 작용한다.

약초의 효능과 치료　　뿌리는 장미근(薔薇根)이라고 하여 청열, 거풍, 활혈의 효능이 있고 신염, 부종, 각기, 창개옹종(瘡疥癰腫), 월경복통을 치료한다. 꽃은 장미화(薔薇花)라고 하며 각종 출혈에 지혈 효과가 있으며 여름철 더위를 타서 지쳤을 때나 당노로 입안이 마를 때, 위가 불편할 때 치료 효과가 있다. 열매는 생약명을 영실(營實)이라고 하며 이뇨, 해독, 설사, 해열, 활혈, 부종, 소변불리, 각기, 창개옹종, 월경복통, 신장염 등을 치료한다. 찔레나무 추출물은 항산화작용이 있어 노화방지, 성인병의 일부 치료 효과가 있다.

약초 처방 및 약용법과 용량 말린 뿌리 30~50g을 물 900mL에 넣어 반이 될 때까지 달여 하루에 나눠 마신다. 외용할 경우에는 짓찧어서 환부에 붙인다. 말린 꽃 10~20g을 물 900mL에 넣어 반이 될 때까지 달여 하루에 2~3회 나눠 마신다. 외용할 경우에는 가루로 만들어 환부에 뿌린다. 말린 열매 20~30g을 물 900mL에 넣어 반이 될 때까지 달여 하루에 2~3회 나눠 마신다. 외용할 경우에는 짓찧어서 환부에 붙이거나, 달인 액으로 환부를 씻는다.

특허로 입증된 기능성 물질

항산화 활성을 가지는 찔레꽃 추출물을 포함하는 식품 조성물

본 발명은 항산화 활성을 가지는 찔레꽃 추출물을 포함하는 식품 조성물에 관한 것이다. 구체적으로 본 발명은 프로시아니딘 B3(pro시아니딘(cyanidin) B3)를 함유하며 항산화 활성을 가지는 찔레꽃 추출물을 포함하는 식품 조성물에 관한 것이다. 본 발명에 따른 찔레꽃 추출물 및 이를 포함하는 조성물은 활성산소에 의해 유발되는 질병의 치료 또는 예방, 식품의 품질 유지 및 피부의 산화에 의한 손상을 방지하는 데 매우 유용하게 사용될 수 있다.

– 공개번호 : 10-2005-0040123, 특허권자 : (주)이룸

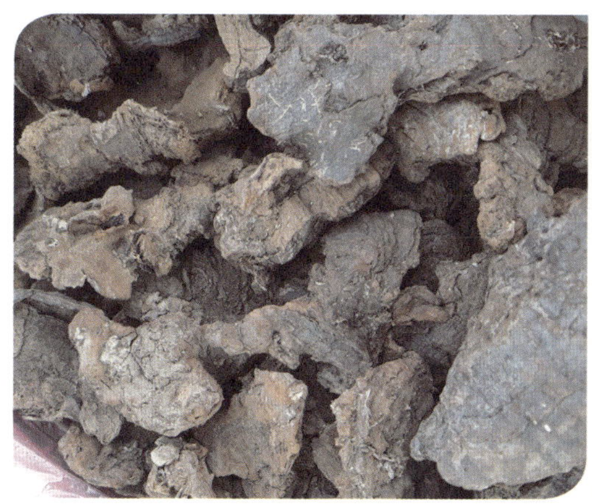
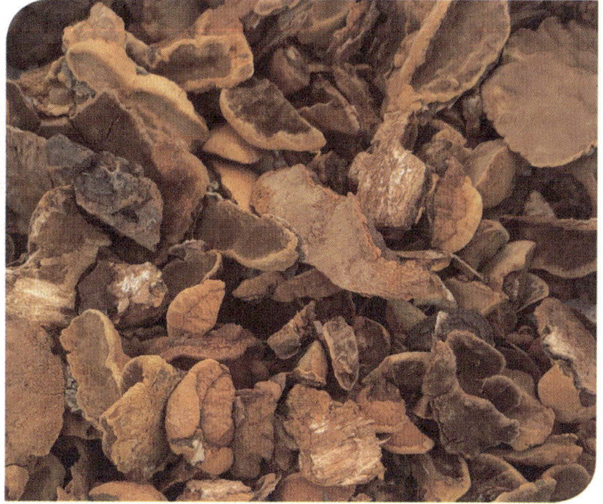

찔레상황버섯

비슷한 약초

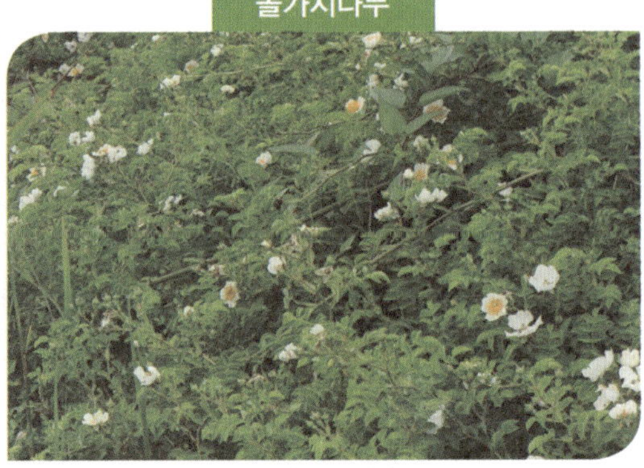

찔레꽃 지상부

돌가시나무 지상부

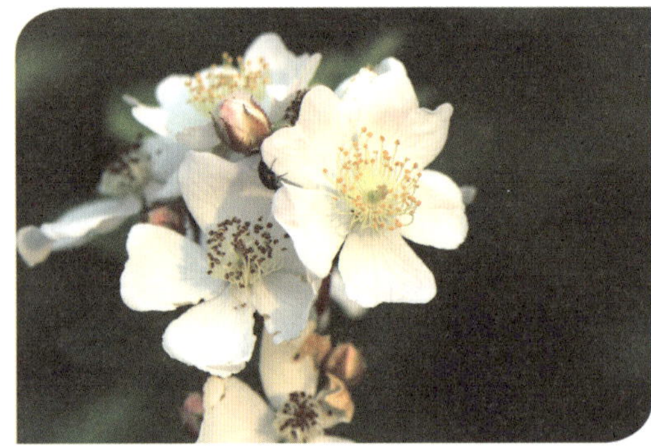

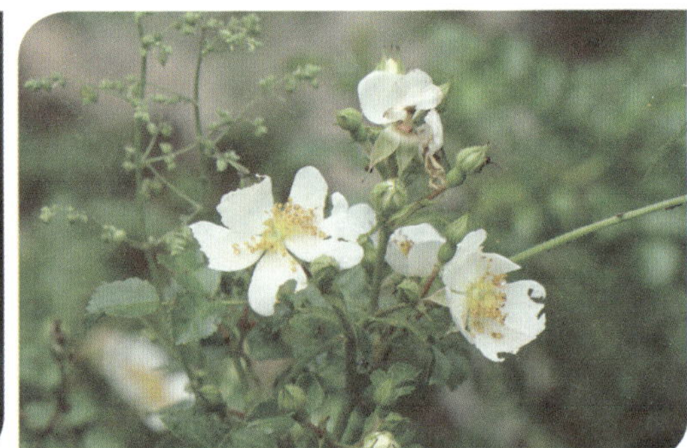

찔레꽃 꽃

돌가시나무 꽃

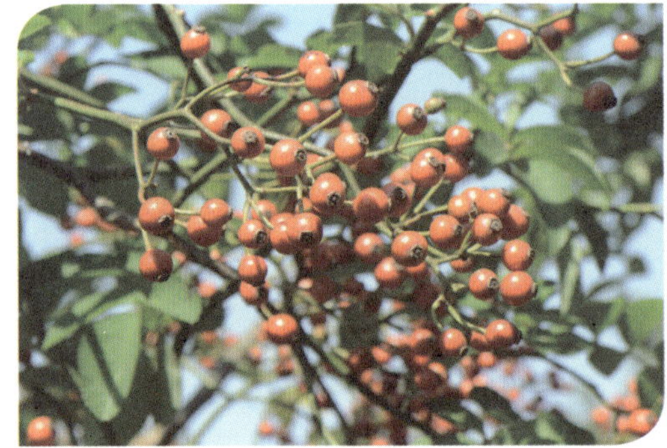

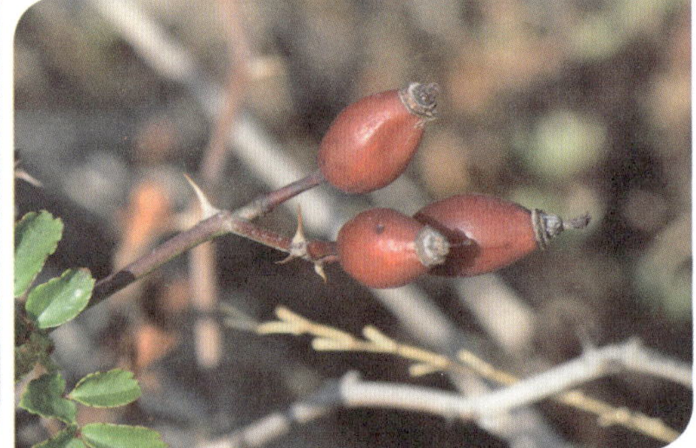

찔레꽃 열매

돌가시나무 열매

● 찔레꽃과 돌가시나무의 차이점
찔레꽃은 위로 자라고 돌가시나무는 땅으로 기어서 자라는 것이 특징이다.

찔레꽃 약차

채취 방법

찔레꽃 봉오리에서 바로 핀 꽃을 채취해 깨끗이 씻어 사용한다.

약차 만들기

찔레꽃의 꽃을 따서 깨끗하게 손질해서 꽃잎을 설탕에 겹겹이 재어 놓는다. 재운 지 15일 정도 지난 찔레꽃 꽃 5송이 정도를 찻잔에 넣고 뜨거운 물을 부어 차로 마신다. 그늘에서 말린 꽃잎 5송이 정도를 찻잔에 넣어 뜨거운 물을 부어 차로 마시기도 한다. 꿀 또는 설탕을 가미하여 마셔도 되지만 당뇨병이 있다면 고려하여 결정하는게 좋다. 차를 우린 찔레꽃 건더기는 다시 말려 다른 꽃 재료와 섞어서 쿠키, 비누를 만들거나 목욕제로 사용한다.

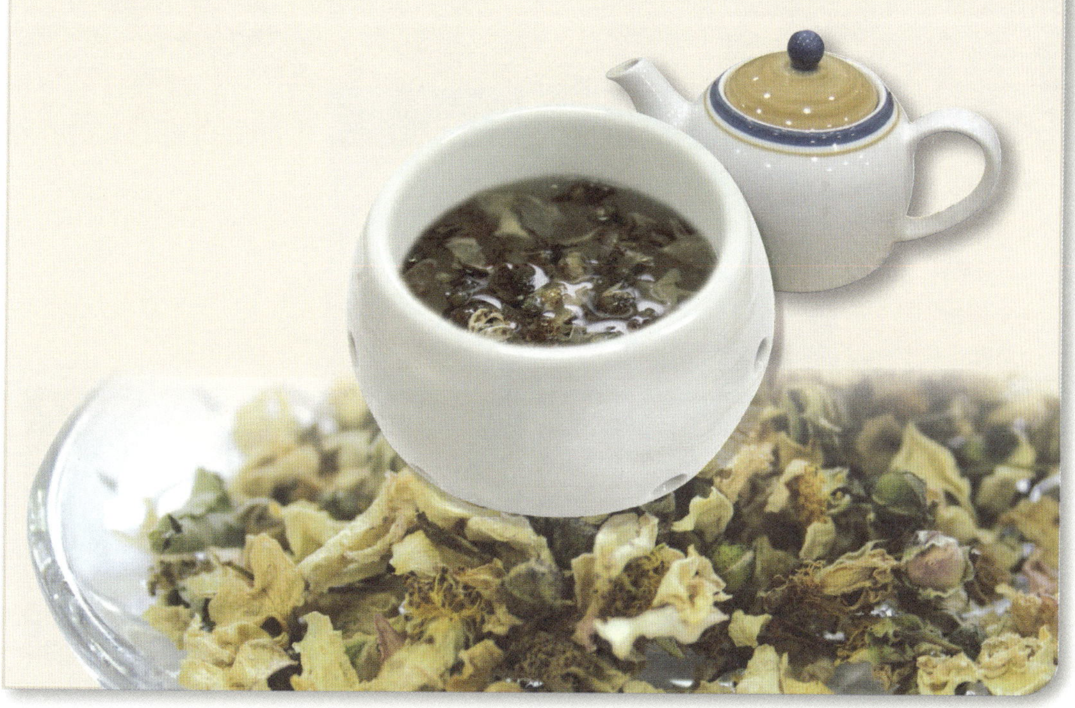

참나리

Lilium lancifolium Thunb.

한약의 기원

이 약은 참나리, 백합(百合), 큰솔나리의 비늘줄기이다.

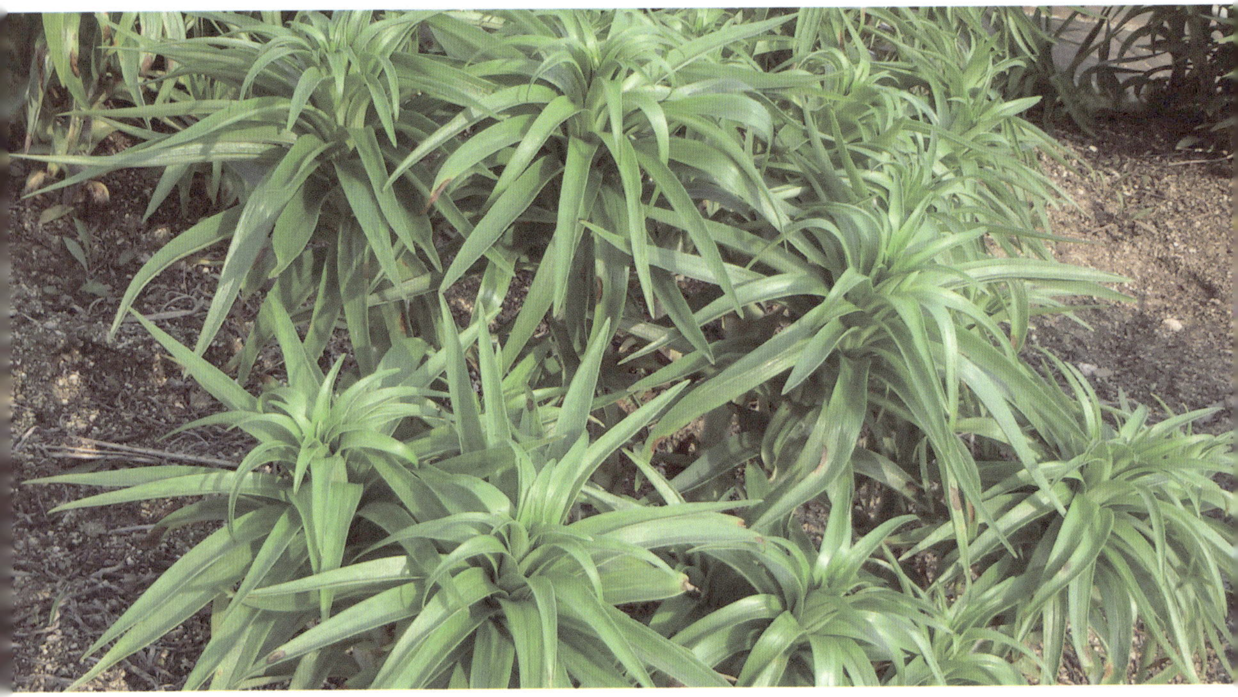

- **생약명** : 백합(百合)
- **이명** : 백백합(白百合), 산뇌과(蒜腦誇)
- **사용부위** : 비늘줄기의 인편
- **꽃 피는 시기** : 7~8월
- **과명** : 백합과(Liliaceae)

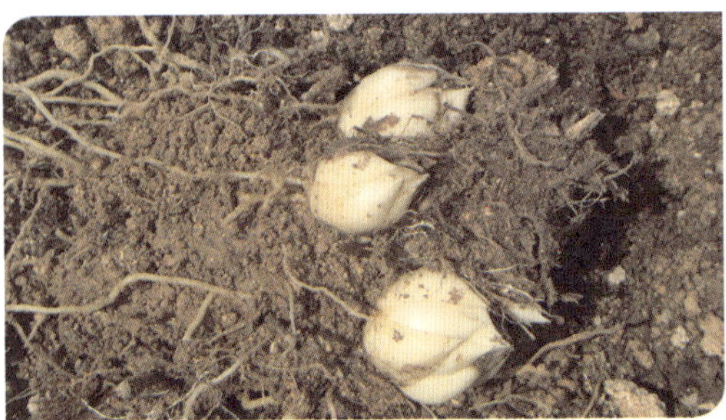

알뿌리(채취품)

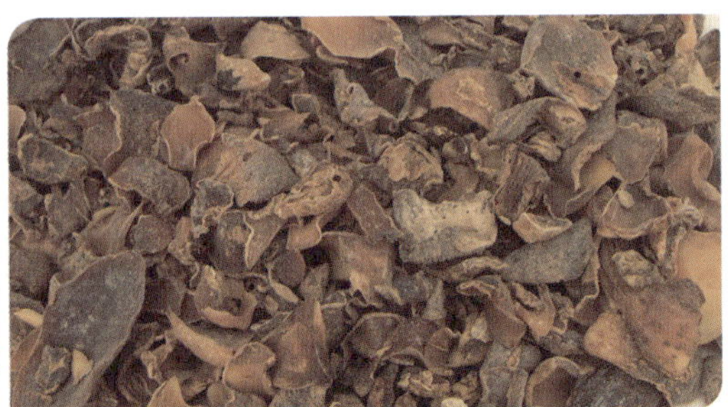

뿌리껍질, 약재(인경)

 참나리는 숙근성 여러해살이풀로, 전국 각
지에서 분포한다. 키는 1~2m이며, 줄기는 흑자색이 감돌
고 곧게 자라며 어릴 때는 흰 털이 난다. 둥근 알뿌리 모양
의 비늘줄기가 원줄기 아래에 달리며 그 밑에서 뿌리가 난
다. 잎은 어긋나고 바소꼴이며 잎겨드랑이에는 자갈색의
주아(珠芽: 자라서 줄기가 되어 꽃을 피우거나 열매를 맺는 싹)가 달린다.
7~8월경에 황적색 바탕에 흑자색 점이 퍼진 꽃이 아래를

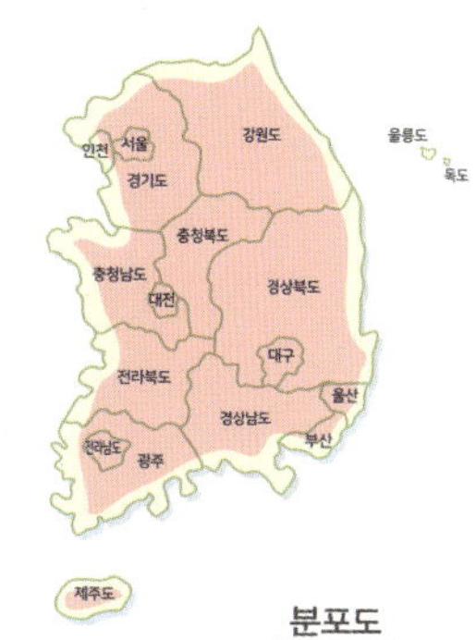

분포도

각 부위별 생김새

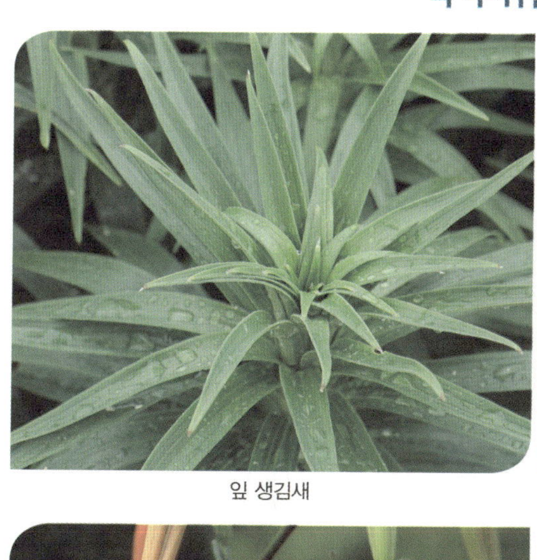

잎 생김새

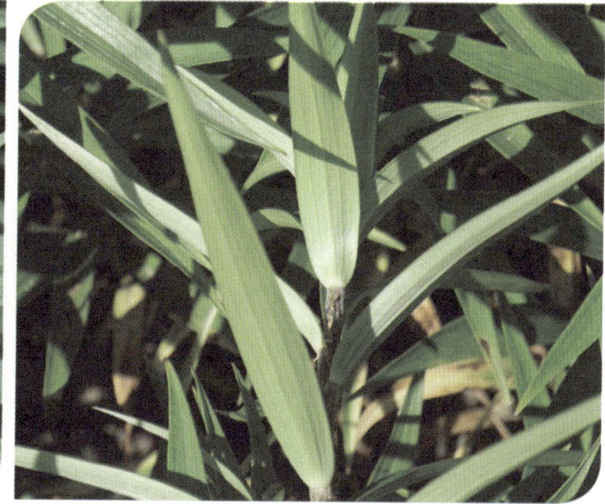

잎 뒷면

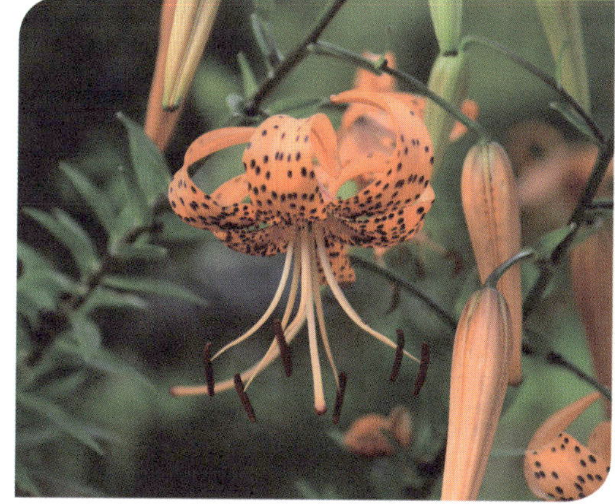

꽃

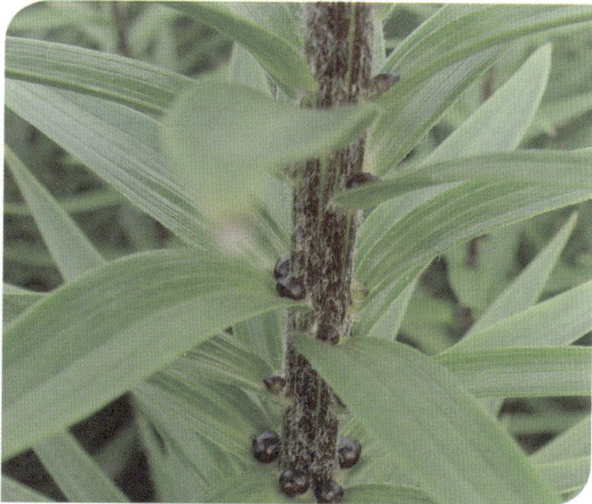

줄기

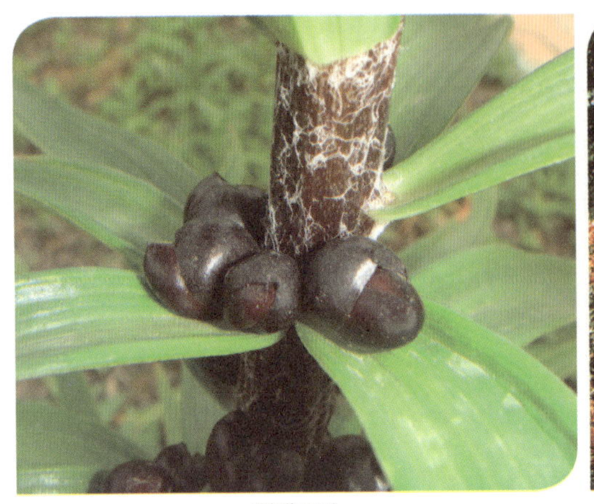

열매(주아)

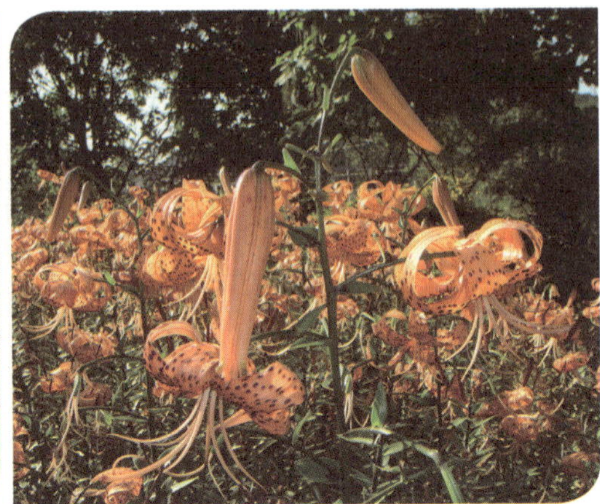

참나리 무리

향해 피고 가지 끝과 원줄기 끝에서 4~20송이가 달린다. 번식할 때에는 검은색 주아를 심거나 알뿌리 비늘조각을 심으며 종자번식에 시간이 많이 걸린다.

채취 시기 가을에 비늘줄기를 채취하여 끓는 물에 살짝 삶아 햇볕에 말린다.

약초의 성분 전분, 당류, 카로티노이드(carotenoid), 콜히친(colchicine) 등이 함유되어 있다.

약초의 성미 성질이 평범하고, 맛은 달고 약간 쓰며, 독성은 없다.

약초의 작용부위 심(心), 비(脾), 폐(肺) 경락에 작용한다.

약초의 효능과 치료 폐의 기운을 윤활하고 촉촉하게 하는 윤폐(潤肺), 기침을 멈추게 하는 지해(止咳), 심열을 내리는 청심, 정신을 안정시키는 안신(安神), 몸을 튼튼하게 하는 강장 등의 효능이 있어서 폐결핵, 해수, 정신불안, 신체허약 등에 사용하며, 폐나 기관지 관련 질환 치료에 널리 응용할 수 있다.

약초 처방 및 약용법과 용량 말린 인편 20~30g을 물 1L에 넣어 끓기 시작하면 약하게 줄여 200~300mL가 될 때까지 달여 하루에 2회 나눠 마시며, 죽을 쑤어 먹기도 한다. 양심안신(養心安神: 심의 허한 기운을 길러주면서 정신을 안정시키는 기능)작용이 있는 산조인(酸棗仁: 묏대추 종자), 원지(遠志) 등을 배합하여 신경쇠약이나 불면증 등을 치료하기도 한다.

- 생용(生用) : 심열을 내리고 정신을 안정시키는 청심안신(淸心安神) 효능이 있어서 열병 후에 남은 열이 완전히 제거되지 않아 정신이 황홀하고 심번(心煩: 가슴이 답답한 증상)한 등의 증상에 적용할 때에는 그대로 사용한다.
- 밀자(蜜炙) : 폐를 윤활하게 하여 기침을 멈추게 하는 윤폐지해(潤肺止咳)의 효능이 증강되므로 음기가 허해서 오는 마른기침, 즉 음허조해(陰虛燥咳)의 증상을 치료하는 데는 말린 약재에 꿀물을 흡수시켜 낮은 온도에서 볶아서 사용한다. 이때 꿀의 양은 일반적으로 약재 무게의 20% 정도를 사용하며 밀폐용기에 약재를 넣고 꿀에 물을 섞어서 부은 뒤 충분히 흔들어 약재 속에 꿀물이 충분히 스며들게 하고 약한 불로 예열된 프라이팬에 넣고 손에 찐득찐득한 꿀의 기운이 묻어나지 않을 정도까지 볶아낸다.

사용 시 주의사항　성미가 달고 차며 활설(滑泄)한 특성이 있으므로 중초(中焦: 주로 비위)가 차고 대변이 무른 경우 및 풍사나 한사로 인하여 담이 많고 기침이 많은 경우에는 사용을 피한다.

특허로 입증된 기능성 물질

참나리 추출물을 함유하는 염증성 질환 및 천식의 예방 및 치료용 약학적 조성물

본 발명은 참나리 인경 추출물을 유효성분으로 함유하는 염증 질환 또는 천식의 예방 또는 치료용 조성물에 관한 것이다. 본 발명의 조성물은 in vivo 및 in vitro에서 우수한 염증 억제 및 천식 억제 효과를 나타내며 세포독성은 없으므로, 염증 또는 천식 질환의 예방 또는 치료에 유용하게 이용될 수 있다.

- 공개번호 : 10-2010-0137223, 출원인 : 한국생명공학연구원

채취 방법

참나리 봉오리에서 바로 핀 꽃을 채취한 후 깨끗이 씻어 말린 뒤 방습제를 넣은 밀폐 용기에 보관하여 사용한다.

꽃차 만들기

찻잔에 말린 참나리 꽃잎을 한 장 넣고 끓는 물을 부어 차로 마신다.

꿀 또는 설탕을 가미하여 마셔도 되지만 당뇨병이 있다면 고려하여 결정하는 게 좋다.

차로 우려낸 참나리 꽃 건더기는 다시 말려 여러 가지 재료를 섞어 백설기를 만든다.

말린 참나리 꽃잎은 목욕제로 사용하기도 하고 술도 담가 마신다.

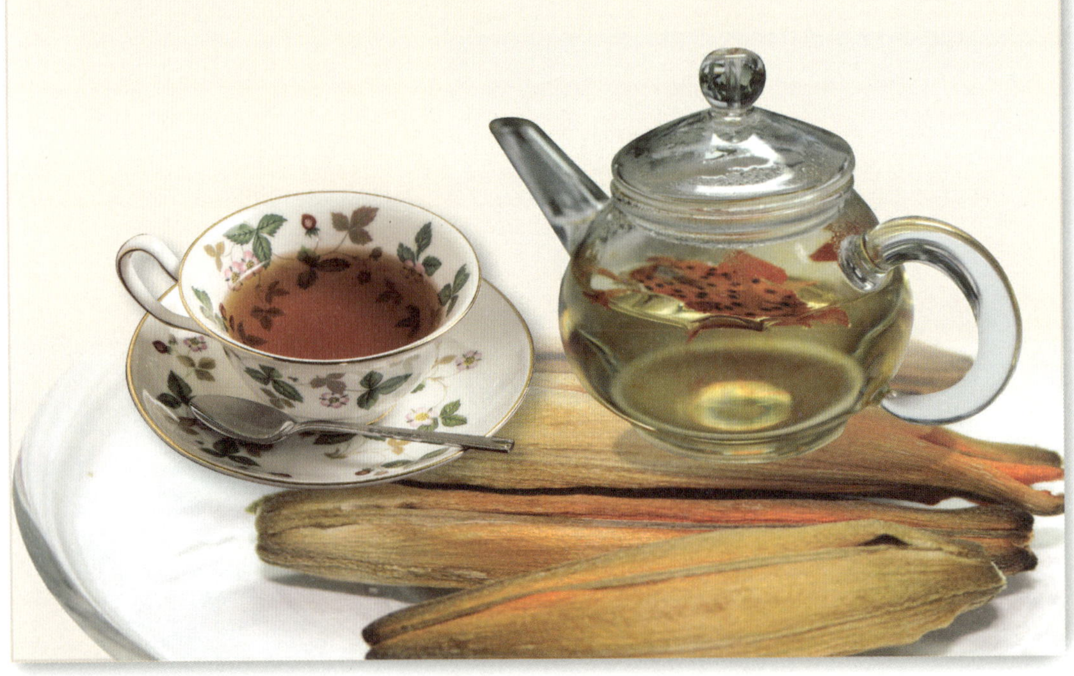

참당귀

Angelica gigas Nakai

- **생약명** : 당귀(當歸)
- **이명** : 조선당귀, 건귀(乾歸), 문귀(文歸), 대부(大斧), 상마(象馬), 토당귀(土當歸)
- **사용부위** : 뿌리
- **꽃 피는 시기** : 8~9월
- **과명** : 산형과(Umbelliferae)

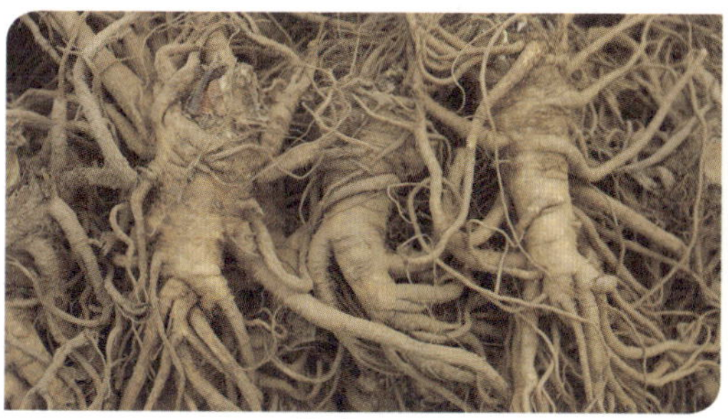

뿌리(채취품)

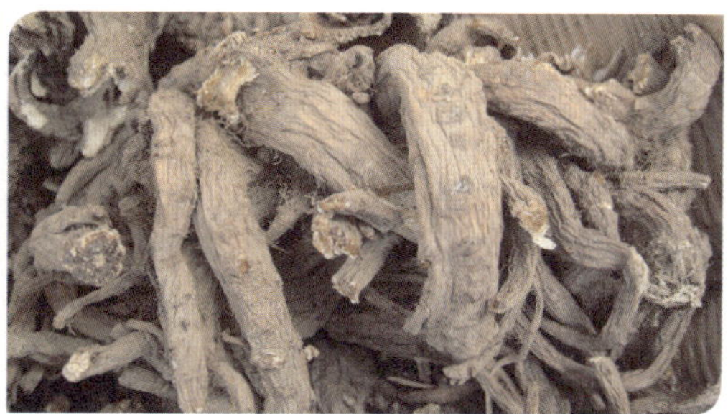

뿌리(약재 전형)

 참당귀는 숙근성 여러해살이풀로, 전국의 산
계곡, 습기가 있는 토양에서 잘 자라고 농가에서 약용식물로
도 재배하고 있다. 뿌리는 굵은 편이고 강한 향이 나고 원뿌
리의 길이는 3~7cm, 지름은 2~5cm이고 가지뿌리의 길이는
15~20cm이다. 뿌리의 표면은 엷은 황갈색 또는 흑갈색으로
절단면은 평탄하고 형성층에 의해 목질부와 식물의 껍질의 구
별이 뚜렷하고, 목질부와 형성층 부근의 식물의 껍질은 어두

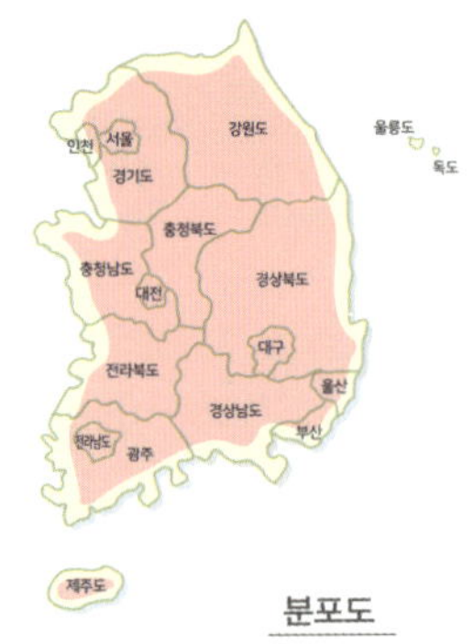

분포도

각 부위별 생김새

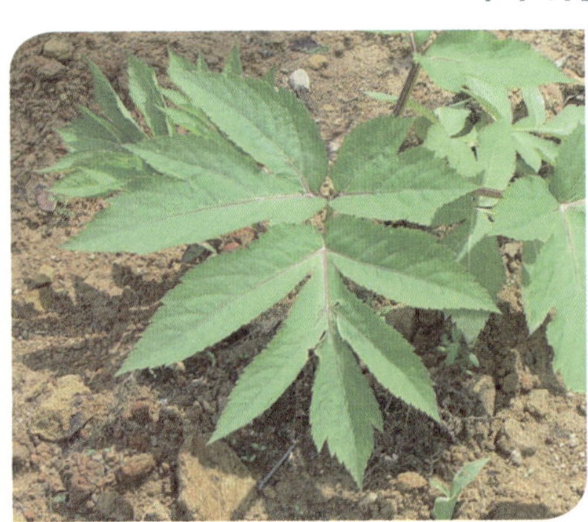

잎 생김새

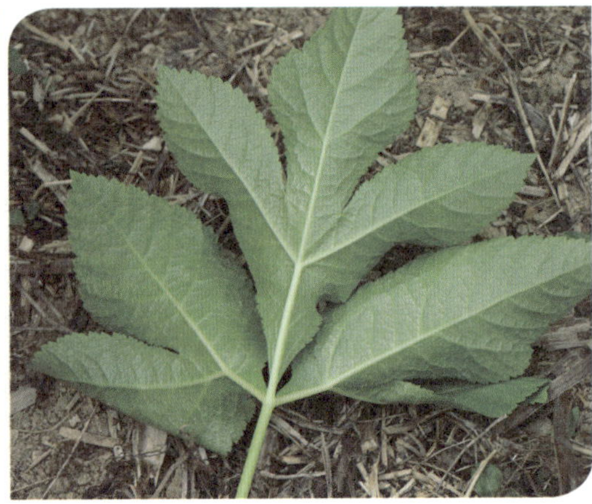

잎 뒷면

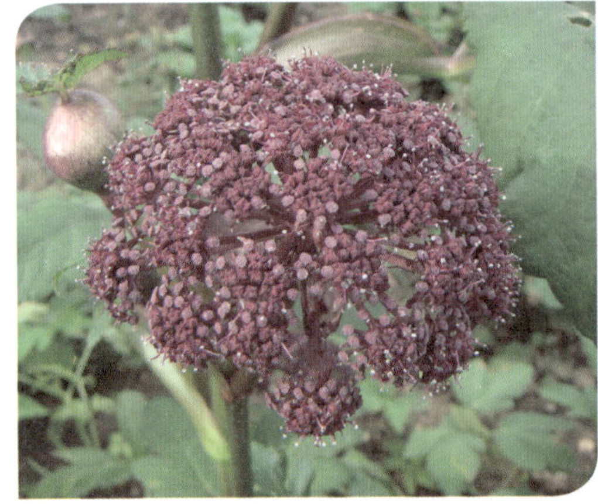

꽃

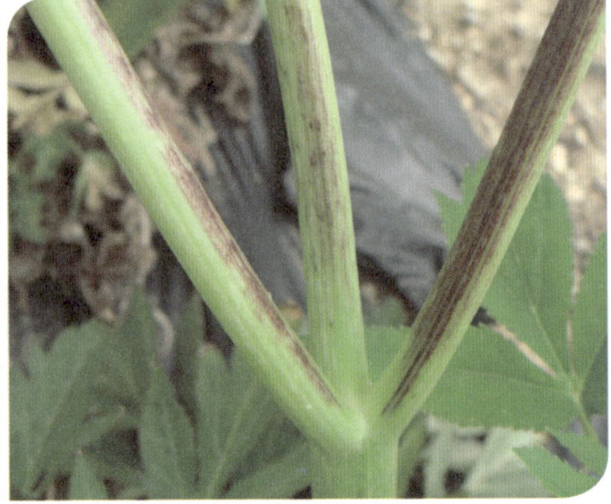

줄기

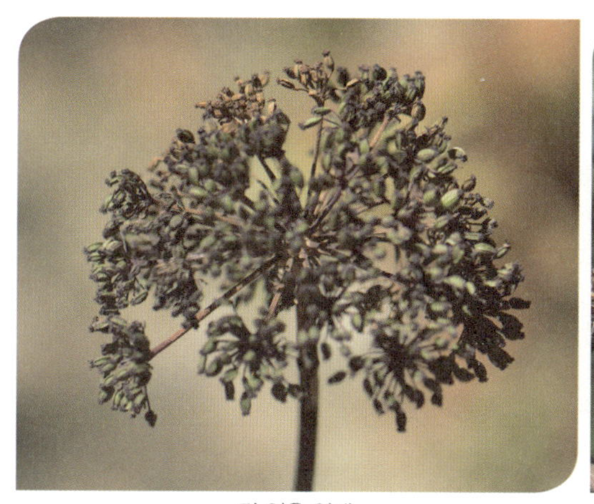

덜 익은 열매

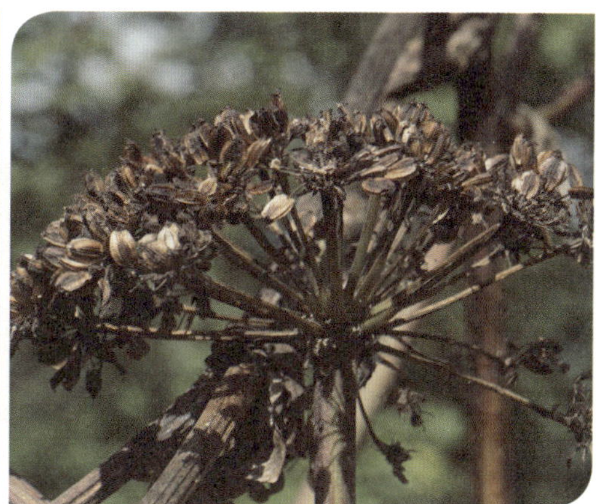

완숙 열매

운 황색이지만 나머지 부분은 유백색이다. 줄기의 키는 1~2m로 곧게 자란다. 잎은 1~3회 깃꼴겹잎이며 잔잎은 3장으로 갈라지고 다시 2~3장으로 갈라진다. 꽃은 짙은 보라색으로 8~9월 겹산형꽃차례로 20~40송이가 핀다. 열매는 9~10월에 달린다.

채취 시기 가을부터 봄 사이에 뿌리를 채취하여 흙모래를 제거하고 1차 말린 후 절단하여 2차로 말리고 저장한다. 사용 목적에 따라서 가공방법을 달리하는데 보혈, 조경(調經), 윤장통변(潤腸通便)을 목적으로 할 때에는 당귀를 살짝 볶아서 사용한다. 주자(酒炙: 술을 흡수시켜 프라이팬에 약한 불로 볶음)하여 사용하면 혈액순환을 돕고 어혈을 제거하는 활혈산어(活血散瘀)의 효능이 증강되어 혈어경폐(血瘀經閉: 어혈로 인한 월경의 막힘)와 월경이 잘 나오게 하는 통경(通經), 출산 후의 어혈이 막힌 증상인 산후어체(産後瘀滯), 복통, 타박상 및 풍사와 습사로 인하여 결리고 아픈 풍습비통(風濕痹痛)을 치료한다. 토초(土炒: 약재를 황토물에 적셔서 불에 볶는 일)하여 사용하면 혈허로 인한 변당(便溏: 대변이 진흙처럼 무른 증상)을 치료하고, 초탄(炒炭: 프라이팬에 넣고 가열하여 불이 붙으면 산소를 차단해서 검은 숯을 만드는 포제 방법)하면 지혈작용이 더 좋아진다. 꽃이 피면 뿌리가 목질화되어 약재로 사용할 수 없으므로 꽃대가 올라오지 않도록 재배하는 것이 중요하다.

약초의 성분 뿌리에는 데쿠르신(decursin), 종자에는 데쿠르시놀(decursinol), 이소—

임페라틴(iso-imperatin), 데쿠르시딘(decursidin) 등이 함유되어 있다.

약초의 성미 성질이 따뜻하고, 맛은 달고 맵고, 독성은 없다.

약초의 작용부위 간(肝), 심(心), 비(脾) 경락에 작용한다.

약초의 효능과 치료 혈을 보충하고 조화롭게 하는 보혈화혈(補血和血), 어혈을 풀어주는 구어혈(驅瘀血), 월경을 조화롭게 하며 통증을 멈추는 조경지통(調經止痛), 진정(鎭靜), 장의 건조를 막고 윤활하게 하는 윤조활장(潤燥滑腸) 등의 효능이 있어서 월경이 조화롭지 못한 월경부조(月經不調) 증상을 다스리고, 폐경 및 복통(經閉腹痛)을 다스린다. 붕루(崩漏), 혈이 허해서 오는 두통인 혈허두통(血虛頭痛), 어지럼증, 장이 건조하여 오는 변비, 타박상 등의 치료에도 사용한다. 특히 참당귀에는 왜당귀나 당당귀에 들어 있지 않은 데커신(decursin)이라는 물질이 다량 함유되어 있어서 항노화, 항산화 및 항암작용에 관여하며, 뇌신경세포의 손상을 줄여 치매예방에 효과가 있는 것으로 알려져 최근 한국산 참당귀가 각광을 받고 있다. 반면에 왜당귀나 당당귀에는 조혈작용에 관여하는 비타민 B_{12}가 다량으로 함유되어 있는 것으로 보고되었다. 민간요법에서는 습관성 변비, 특히 노인, 소아, 해산 후 및 허약한 사람의 변비 치료에 많이 사용된다.

약초 처방 및 약용법과 용량 말린 뿌리 5~15g을 물 700mL에 넣어 끓기 시작하면 약하게 줄여 200~300mL가 될 때까지 달여 하루에 2회 나눠 마신다. 외용할 경우에는 뿌리 달인 물로 환부를 씻는다. 어린순은 나물로 만들어 먹는다.

사용 시 주의사항 성질이 따뜻하므로 열성출혈의 경우에는 사용을 피하는데 습윤하고 활설(滑泄)한 성질을 가지고 있으므로 습사로 인하여 중초가 팽만한 경우나 대변당설(大便溏泄: 대변이 진흙처럼 무른 증상)의 경우에는 모두 신중하게 사용하여야 한다.

특허로 입증된 기능성 물질

당귀 추출물을 포함하는 골수 유래 줄기세포 증식 촉진용 조성물

본 발명은 당귀 추출물을 이용하여 골수 유래 줄기세포의 증식을 촉진시키는 조성물에 관한 것으로, 본 발명의 조성물은 줄기세포의 증식 및 분화를 위해 G-CSF만을 단독 투여했던 방법에 의해 야기되었던 비장종대와 같은 부작용을 해결하여, 당귀 추출물의 병용 투여로 현저히 완화시켰으며, 줄기세포의 증식 및 분화를 보다 촉진시키는 효과가 있다.
- 공개번호 : 10-1373100-0000, 출원인 : 재단법인 통합의료진흥원

당귀의 종류

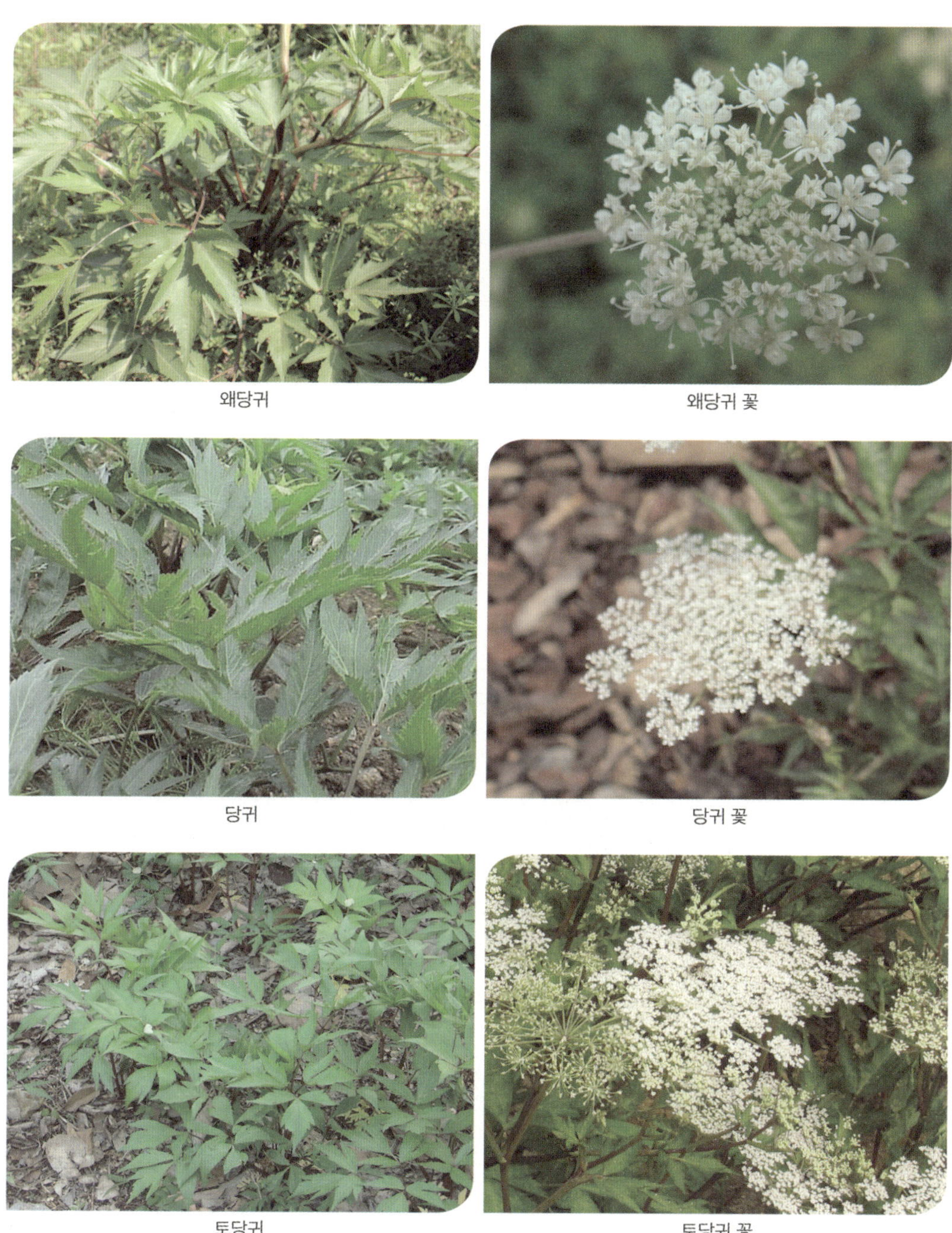

왜당귀

왜당귀 꽃

당귀

당귀 꽃

토당귀

토당귀 꽃

채취 방법

가을에서 봄 사이에 참당귀 뿌리를 채취하여 흙모래를 제거하고 깨끗이 씻어 1차 말린 다음 절단하여 2차 말리고 저장해 사용한다.

약차 만들기

말린 참당귀 뿌리 4~20g을 사용하며, 보통 말린 약재 5~10g을 물 2L에 넣어 중불로 2시간 정도 끓여서 하루에 2~3회 나눠 차로 마신다. 차 재료로 다른 약재들과 함께 배합하여 다양하게 사용하며 약선의 재료와 같이 다양한 용도로 사용되기도 한다.

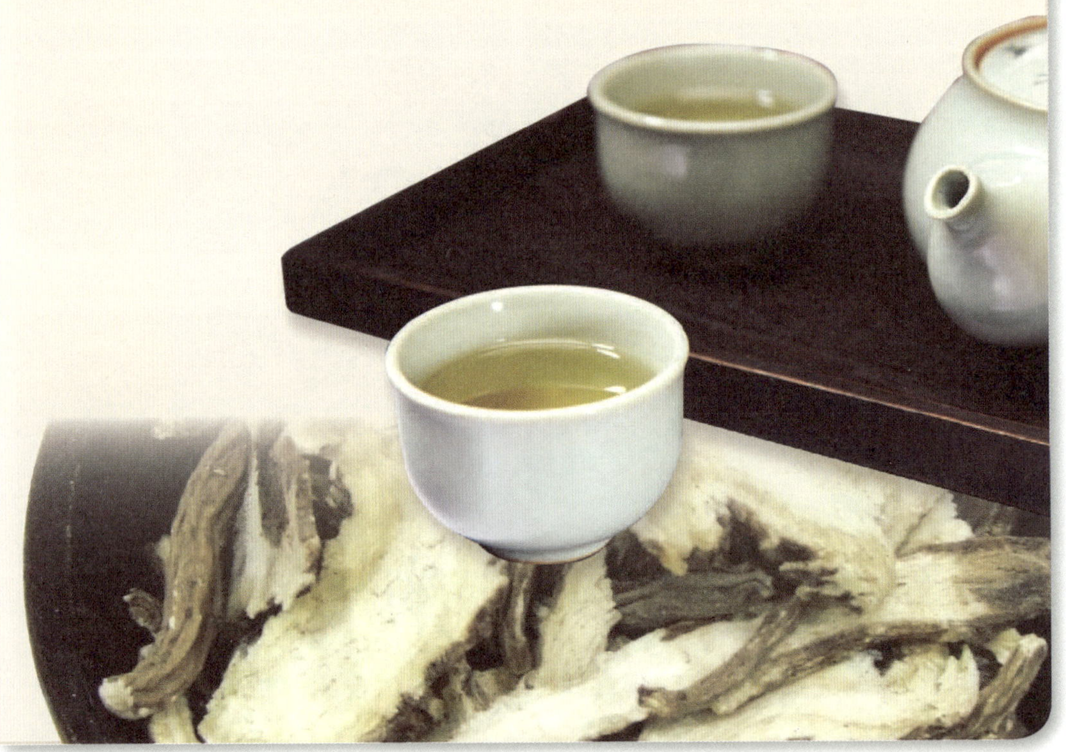

월경부조, 복통, 흉협자통, 풍습비통, 두통

천궁

Cnidium officinale Makino

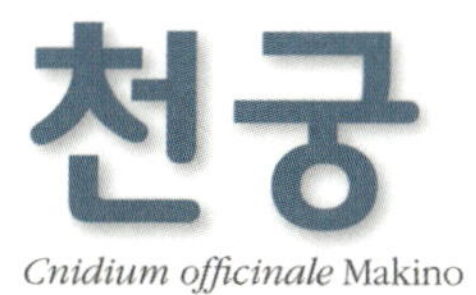

한약의 기원

이 약은 천궁, 중국천궁(中國川芎)의 뿌리줄기로, 그대로 또는 끓는 물에 데친 것이다.

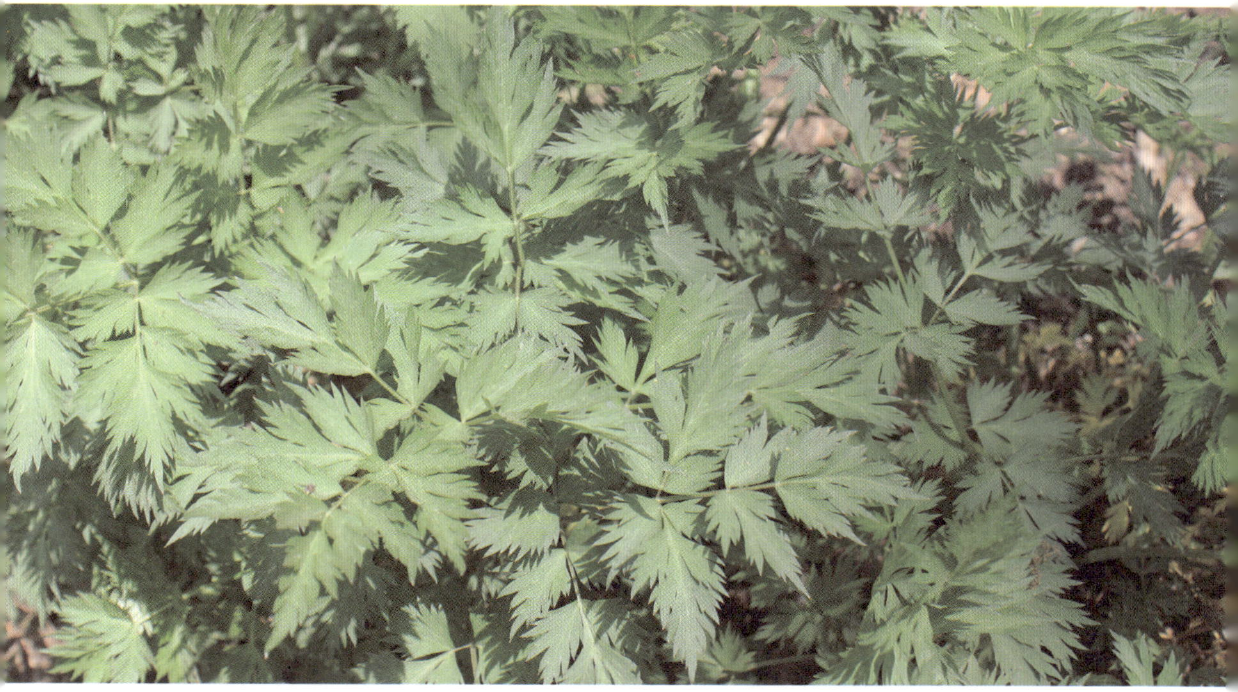

- **생약명** : 천궁(川芎)
- **이명** : 궁궁이, 천궁(川藭), 향과(香果), 호궁(湖芎), 경궁(京芎)
- **사용부위** : 뿌리줄기
- **꽃 피는 시기** : 8~9월
- **과명** : 산형과(Umbelliferae)

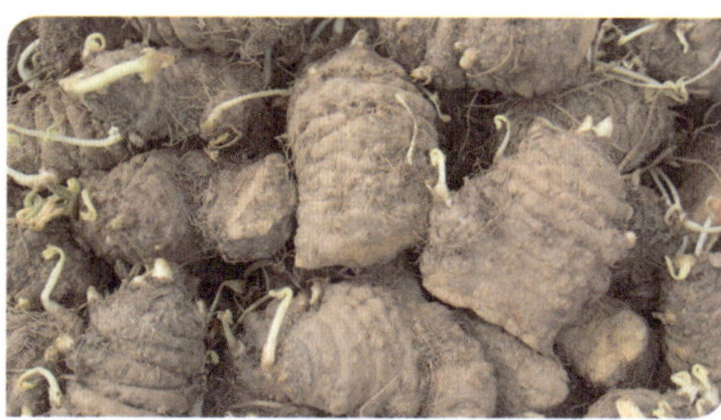

뿌리(약재 전형)

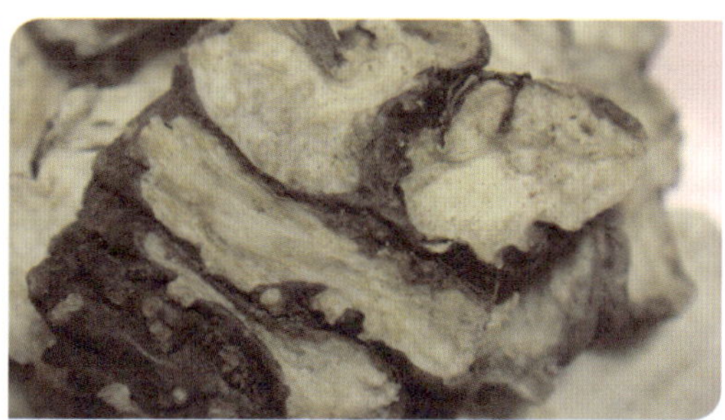

뿌리(약재)

 중국이 원산지인 천궁은 울릉도를 비롯 전
국 각지에서 재배하고 있는 여러해살이풀이다. 줄기의 키
는 30~60cm로 곧게 자라며, 땅속 뿌리줄기는 부정형의
덩어리 모양으로 비대하다. 뿌리의 표면은 황갈색으로 거
친 주름이 평행으로 돌기되어 있다. 잎은 어긋나는 2회 깃
꼴겹잎으로 잔잎은 달걀 모양 또는 바소꼴이며 가장자리에
는 톱니가 있다. 꽃은 흰색으로 8~9월에 줄기 끝이나 가지

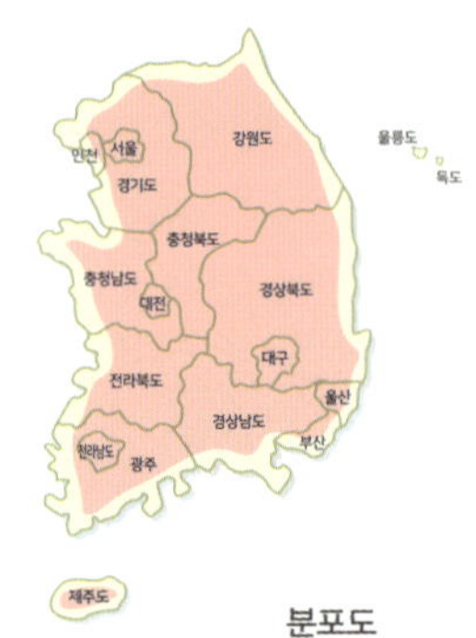

분포도

각 부위별 생김새

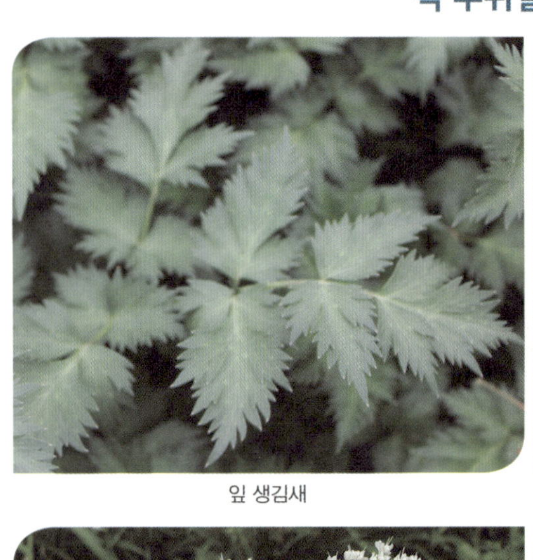

잎 생김새

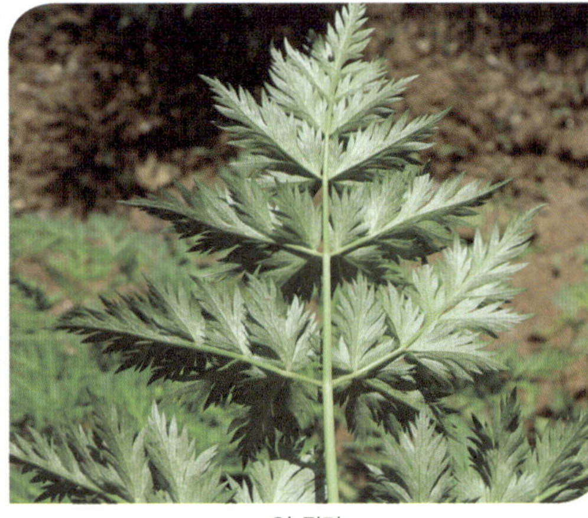

잎 뒷면

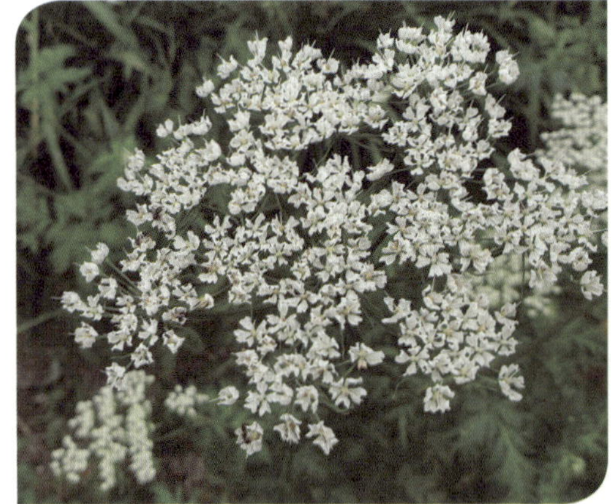

꽃

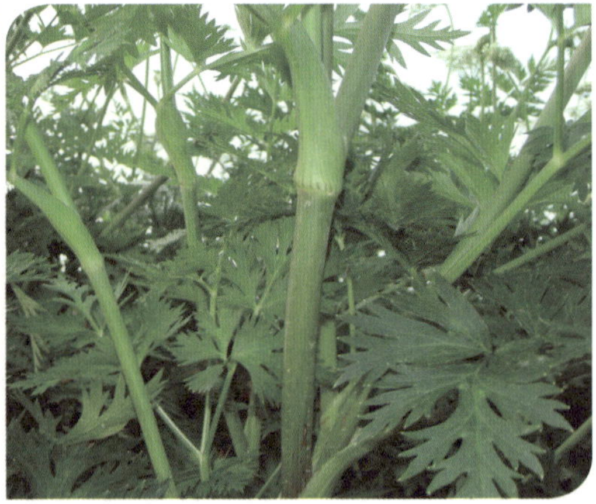

줄기

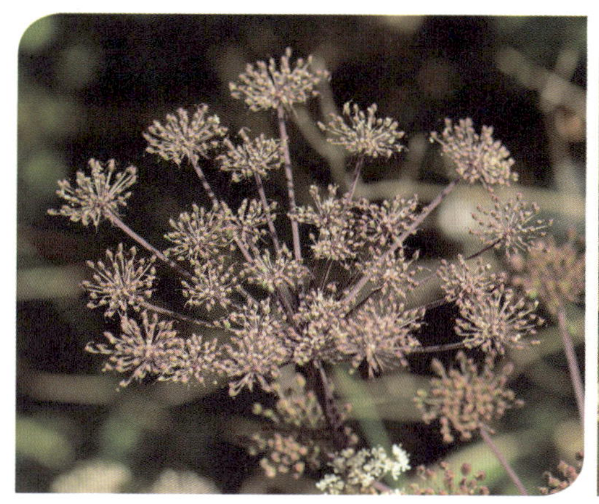

덜 익은 열매

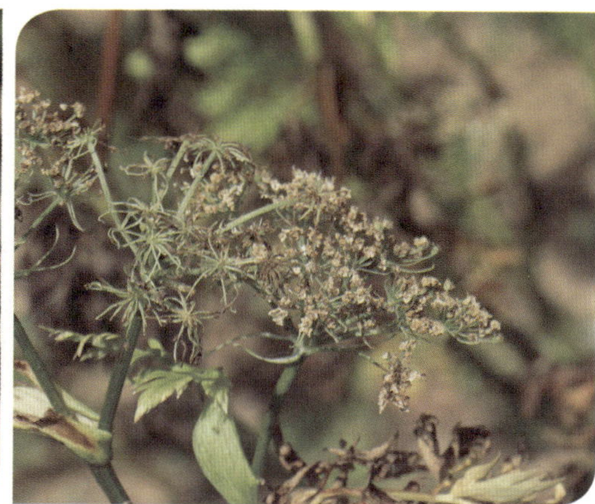

완숙 열매

끝에서 겹산형꽃차례로 올라와 그 끝에 핀다. 꽃잎 5개가 안으로 굽고 수술은 5개, 암술은 1개이다. 꽃차례의 줄기는 10개이며 작은꽃차례의 줄기는 15개이다. 열매는 달걀 모양이며 익지 않는다.

천궁의 재배 역사는 400년 이상으로 생각되며 본래 이름은 '궁궁(芎窮)이'였는데, 궁궁이 중에서 특히 중국의 사천(四川) 지방의 궁궁이가 품질이 우수하여 그것을 다른 궁궁이와 구분하기 위해 '천궁(川芎)'이라고 부르던 것이 고유명사화된 것으로 보인다. 우리나라에는 고려시대부터 발견된 기록이 나타나는데 조선시대의 『향약채취월령』에 '사피초(蛇避草)'로 기록되었고 『동의보감』에는 '궁궁이'라고 기록하고 있으며 『탕액본초』에는 처음으로 '천궁'이라고 하였다. 중국에서 천궁이 도입되기 전부터 우리나라에 자생하던 궁궁이는 *Angelica polymorpha* Maxim.이며 키가 60cm 이상으로 농가에서 재배하는 천궁보다 크게 자란다. 물론 토천궁에 대한 기원에 관해서는 몇 가지의 이론(異論)이 있다. 실제 상당수 농가에서 '토천궁'이라고 재배하고 있는 천궁은 '*Ligusticum chuanxiong* Hort.'이며, 대부분의 농가에서는 '*Cnidium officinale* Makino.'를 '천궁'으로 재배하고 있다. 또한 중국에서는 중국 천궁(*Ligusticum chuanxiong* Hort.)을 기원식물로 하고 있다.

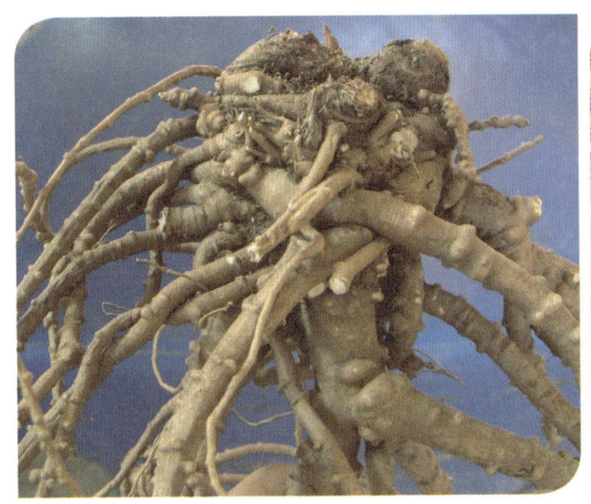

천궁 뿌리

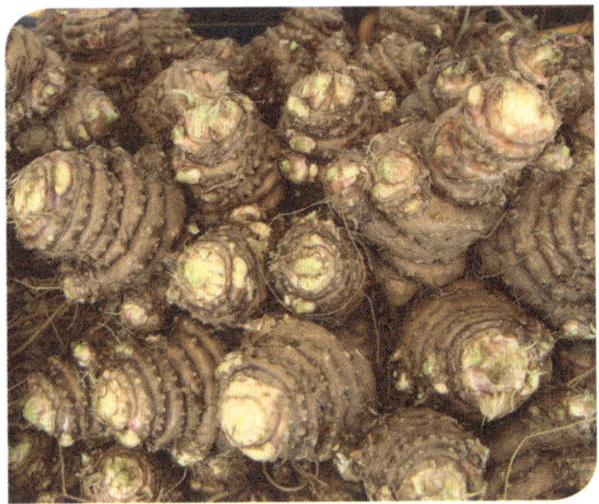

천궁 뿌리 뇌두

 9~10월에 뿌리줄기를 채취하여 잎과 줄기를 제거하고 햇볕에 말린다. 중국 천궁의 경우 평원에서 재배한 것은 소만(小滿) 이후 4~5일이 지난 다음 채취하는 것이 좋고, 산지에서 재배한 것은 8~9월에 채취하여 잎과 줄기와 수염뿌리를 제거하고 씻은 뒤 햇볕에 말리거나 건조기에 말린다. 일반적으로 이물질을 제거하고 씻은 다음 물을 뿌려 윤투(潤透)되면 얇게 썰어 햇볕 또는 건조기에 말린다. 절편(切片)한 천궁을 황주와 고루 섞어서 약한 불로 황갈색이 되도록 볶아서 햇볕에 말려 사용한다(천궁 100g에 황주 25g). 토천궁의 경우에는 그냥 사용하면 두통이 생길 수 있으므로 두통의 원인물질인 휘발성 정유 성분을 제거하기 위해 흐르는 물에 하룻밤 정도 담가두었다가 건져서 말려 사용한다.

약초의 성분 뿌리에는 크니딜라이드(cnidilide), 리구스틸라이드(ligustilide), 네오크니딜라이드(neocnidilide), 부틸프탈라이드(butylphthalide), 세다노익산(sedanoic acid) 등이 함유되어 있다.

약초의 성미 성질이 따뜻하고, 맛은 맵고, 독성은 없다.

약초의 작용부위 간(肝), 담(膽), 심포(心包) 경락에 작용한다.

 혈액순환을 활성화시키는 활혈, 기의 순환을 돕는 행기, 풍사를 제거하는 거풍, 경련을 가라앉히는 진경, 통증을 멈추게 하는 지통 등의 효능이 있어서 월경부조, 경폐통경(經閉通經), 복통, 흉협자통(胸脇刺痛: 가슴이나 옆구리가 찌르는 듯 아픈 증상), 두통, 풍습비통(風濕痺痛: 풍사나 습사로 인하여 결리고 아픈 증상) 등을 치료하는 데 사용한다.

 말린 뿌리줄기 4~12g을 물에 넣어 끓이는 탕전(湯煎)하여 마시거나, 가루 또는 환으로 만들어 복용한다. 일반적으로 다른 생약재들과 배합하여 차 또는 탕제의 형태로 복용하는 경우가 많고 약선의 재료로 활용하기도 한다. 약선 재료로 사용할 경우에는 향이 강한 약재이므로 음식 주재료의 향이나 맛에 영향을 미치지 않도록 최소량(보통 기준 용량의 10~20% 정도)으로 사용하도록 주의한다. 민간에서는 두통 치료를 위해 쌀뜨물에 담가두었다가 말린 천궁을 부드럽게 가루로 만들어 4 : 6의 비율로 꿀에 재운 다음(천궁 가루는 꿀 무게의 40%) 한 번에 3~4g씩 하루 3회, 식사 전에 복용한다.

 성질이 따뜻하고 맛이 맵기 때문에 승산(昇散: 기를 위로 끌어올리고 발산하는 성질)하는 작용이 있다. 따라서 음허화왕(陰虛火旺: 음기가 허한 상태에서 양기가 성한 상태)으로 인한 두통이나 월경과다에는 사용을 피하는 것이 좋다.

천궁 추출물을 함유하는 신경변성 질환 예방 또는 치료용 약학조성물

본 발명은 신경교세포에 의해 야기되는 신경염증에 있어서 천궁 추출물이 활성화된 신경소교세포의 전염증 매개인자를 억제함으로써 신경염증 억제에 효능을 가질 수 있도록 하는 신경변성 질환 예방 또는 치료용 약학조성물 및 건강기능식품과 그러한 천궁 추출물을 추출하는 추출 방법에 관한 것이다.

– 공개번호 : 10-2014-0148168, 출원인 : 건국대학교 산학협력단

채취 방법

9~10월에 천궁의 잎과 줄기를 채취한 후 잎과 줄기[경엽(莖葉)]를 제거하고 깨끗이 씻어 햇볕에 말린다.

약차 만들기

말린 천궁 뿌리줄기 4~12g을 사용하며, 보통 말린 약재 4~5g을 물 2L에 넣어 중불로 2시간 정도 끓여 하루에 3~4회 나누어 차로 마신다. 꿀 또는 설탕을 가미하여 마셔도 되지만 당뇨병이 있다면 고려하여 결정하는 게 좋다.

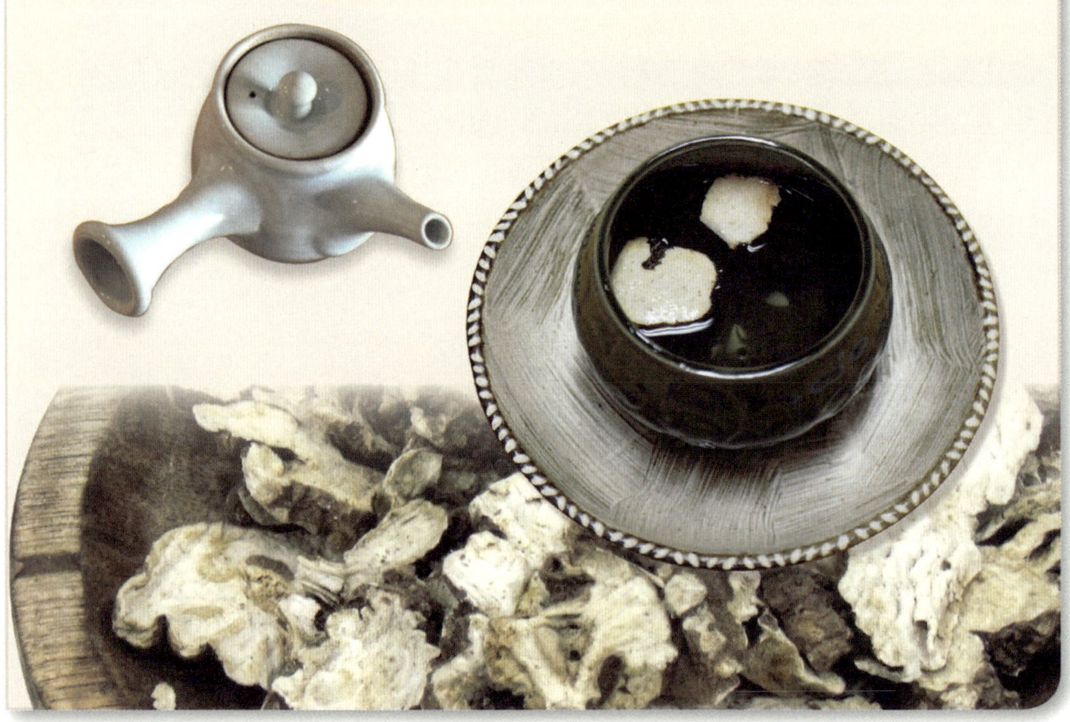

두통, 어지럼증, 수족마비, 간질, 파상풍

천마

Gastrodia elata Blume

한약의 기원

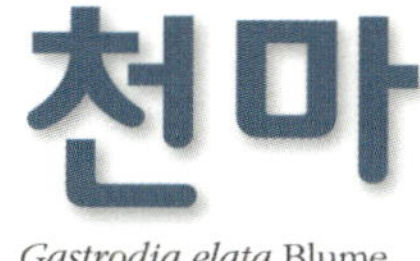

이 약은 천마의 지상부, 덩이줄기이다.

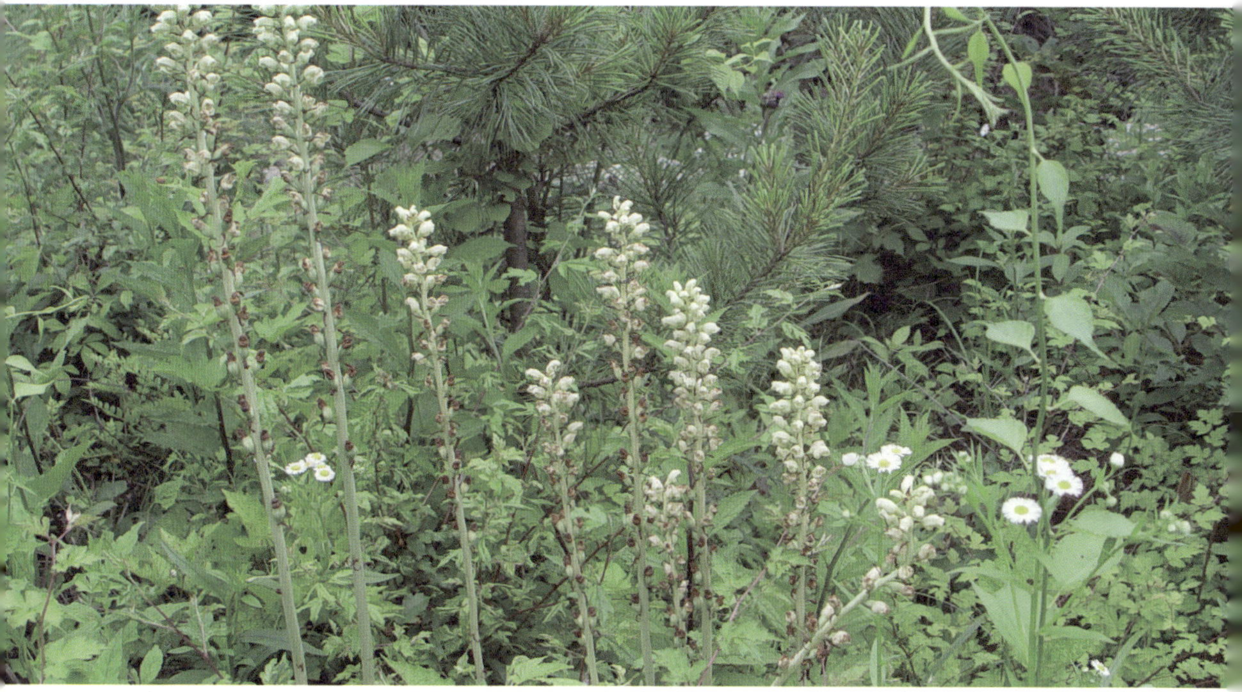

■ **생약명** : 천마(天麻)

■ **이명** : 수자해좃, 적마, 신초, 귀독우(鬼督郵), 명천마(明天麻)

■ **사용부위** : 덩이줄기

■ **꽃 피는 시기** : 6~7월

■ **과명** : 난초과(Orchidaceae)

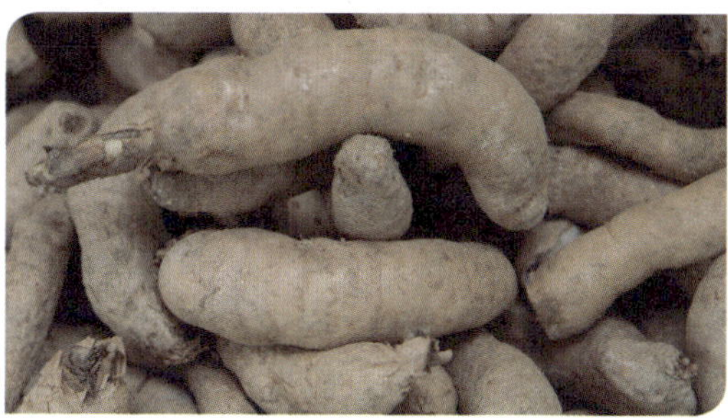

덩이줄기(채취품)

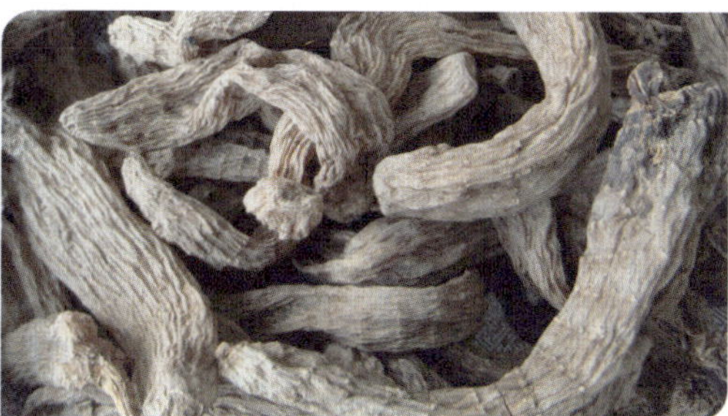

덩이줄기(약재 전형)

 천마는 여러해살이풀로, 중부 지방 이북에서 분포하며 남부 지방에서는 고지대에서 재배하고 있다. 키는 60~100cm로 자라며, 타원형의 땅속 덩이줄기는 비대하며 가로로 뻗고 길이가 10~18cm, 지름은 3.5cm 정도이고 뚜렷하지는 않으나 테가 있다. 표면은 황백색 또는 담황갈색이며 정단(頂端)에는 홍갈색 또는 심갈색의 앵무새 부리 모양으로 된 잔기가 남아 있다. 질은 단단하여 절단하기

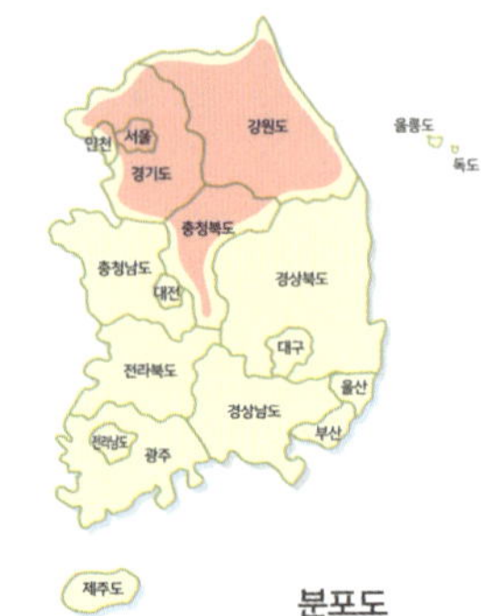

분포도

각 부위별 생김새

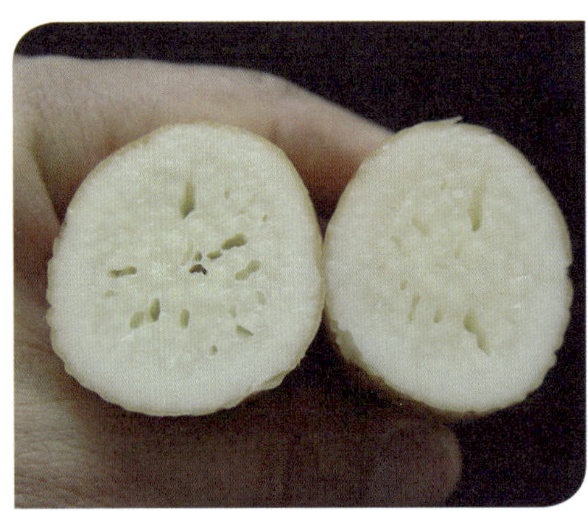

알뿌리 단면

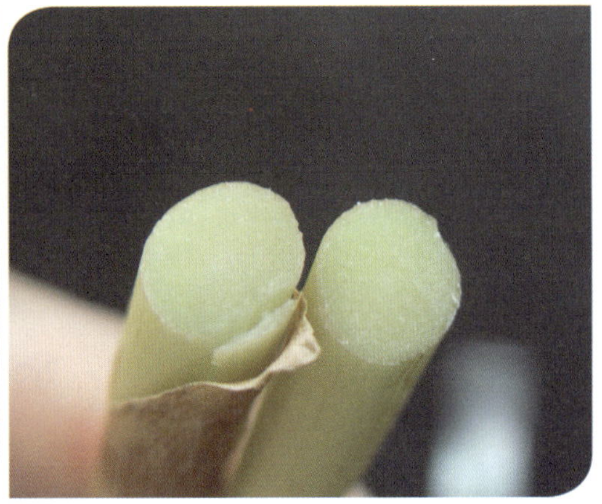

줄기 단면

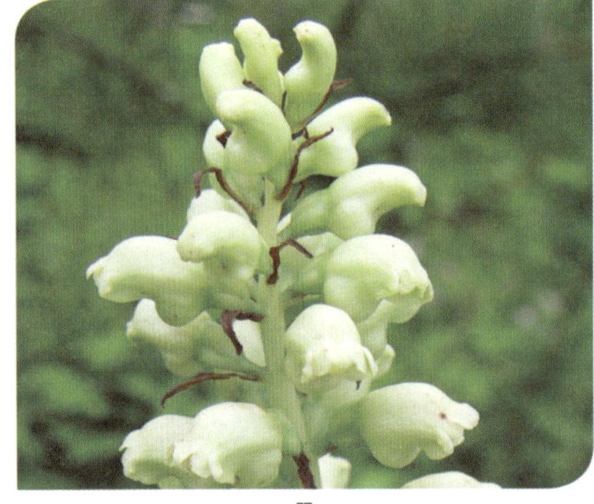

꽃

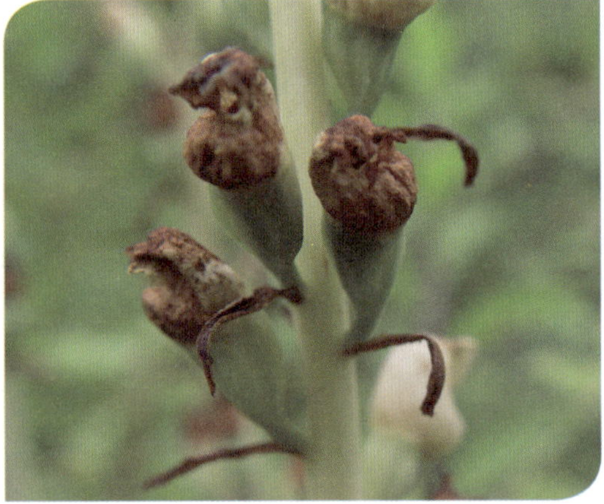

열매

어렵고 단면은 비교적 평탄하며 황백색 또는 담갈색의 각질(角質) 모양이다. 덩이줄기는 더벅머리 총각의 성기를 닮았다고 하여 수자해좆이라는 이명으로도 불린다. 줄기는 황갈색으로 곧게 서고 줄기에서 잎이 듬성듬성 나지만 퇴화되어 없어지고 잎의 밑부분은 줄기로 싸여 있다. 꽃은 황갈색으로 6~7월에 곧게 선 이삭 모양의 총상꽃차례로 줄기 끝에서 피고 꽃차례는 줄기에 붙어 층층이 많은 꽃들이 달리며 길이는 10~30cm이다. 열매는 9~10월경에 튀는열매로 달리며 달걀을 거꾸로 세운 모양이다.

채취 시기   가을부터 이듬해 봄 사이에 덩이줄기를 채취하여 햇볕에 말린다.

약초의 성분   덩이줄기의 주성분은 가스트로딘(gastrodin)으로 그 외에 바닐린(vanillin), 바닐릴알콜(vanillyl alcohol), 4-에토이메틸페놀(4-ethoymethyl phenol), p-하이드록시벤질알콜(p-hydroxy benzyl alcohol), 3,4-디하이드록시벤즈알에하이드(3,4-dihydroxybenzaldehyde) 등이 함유되어 있다.

약초의 성미   성질이 평범하고, 맛은 달며, 독성은 없다.

약초의 작용부위   간(肝) 경락에 작용한다.

약초의 효능과 치료   간기를 다스리고 풍사를 가라앉히는 평간식풍(平肝息風), 경기를 멈추게 하는 정경지경(定驚止痙)의 효능이 있어서 두통과 어지럼증을 치료하며, 팔다리가 마비되는 증상, 어린이들의 경풍, 간질, 파상풍 등의 치료에 사용한다.

약초 처방 및 약용법과 용량   천마는 그냥 복용하면 고유의 소변 지린내가 많이 나서 복용에 어려움이 있다. 이때에는 이물질을 제거하고 윤투(潤透)시킨 다음 가늘게 썰어서 밀기울과 함께 볶아서 가공하면 천마 고유의 지린 냄새를 제거할 수 있다. 말린 덩이줄기 4~12g을 물 1L에 넣어 1/3이 될 때까지 달여 마시거나, 환이나 가루로 만들어 복용하기도 하며, 소주를 부어 침출주로 마시기도 한다. 밀기울로 잘 포제하여 말린 천마 50~100g과 소주(30%) 3.6L를 용기에 넣고 밀봉하여 1달 이상 두었다가 식후에 소주잔으로 1잔씩 마시면 편두통 치료에 매우 좋은 효과가 있다. 민간요법에서는 편두통 치료를 위해 말린 천마를 가루로 만들어 식후 5~10g씩 1

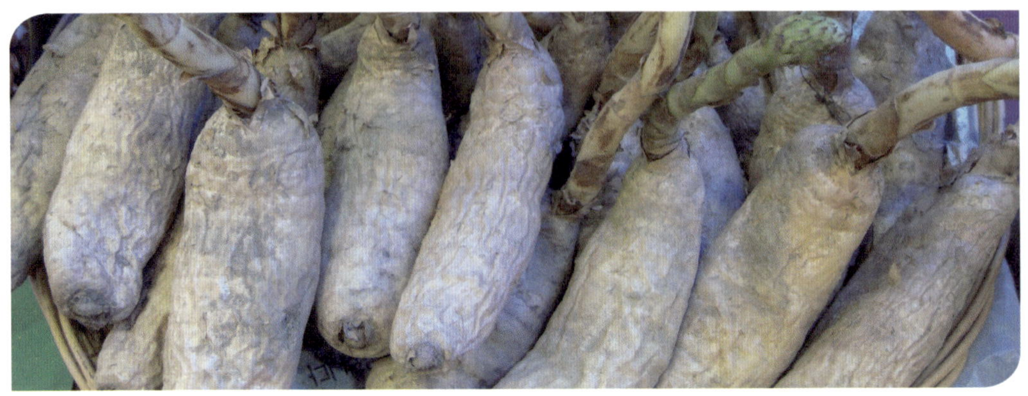

새순이 나오는 천마

일 2~3회 나눠 복용한다. 또한 소화불량 치료에는 말린 천마 1,200g과 산약(山藥: 마) 600g을 섞어 가루로 만들어 복용했다. 현기증과 두통, 감기의 열을 치료하는 방법으로는 하루에 천마 3~5g에 말린 천궁을 첨가하여 복용하면 강장에 매우 효과가 좋다고 한다.

사용 시 주의사항　기혈이 심하게 허약한 경우에는 신중하게 사용하여야 한다.

특허로 입증된 기능성 물질

천마 추출물을 함유하는 위염 또는 위궤양의 예방 또는 치료용 조성물

본 발명에 따른 천마 추출물은 침수성 스트레스 유발로 인한 위 점막 세포의 손상을 보호하고, 염증 유발 인자인 산화질소의 합성을 억제하여 위염 또는 위궤양 억제 효과를 나타내므로 위염 또는 위궤양의 예방 또는 치료에 유용하다.

– 공개번호 : 10-2009-0046425, 출원인 : 경북대학교 산학협력단

신경보호 활성을 가지는 천마 추출물 및 이를 포함하는 치매 예방 및 치료용 조성물

본 발명은 신경보호 활성을 가지는 천마 추출물 및 이를 포함하는 치매 예방 및 치료용 조성물에 관한 것으로, 천마 추출물은 신경보호작용을 하여 아밀로이드 β-펩타이드에 의해서 유도되는 신경 세포사를 억제하는 효과가 있으므로 알츠하이머 질병, 치매 등을 예방 및 치료할 수 있는 뛰어난 효과가 있다.

– 공개번호 : 10-2003-0071035, 출원인 : C.F.(주)

천마 추출물을 유효성분으로 포함하는 골다공증 예방 및 치료용 조성물

본 발명은 천마 추출물 및 이를 유효성분으로 포함하는 골다공증 예방 및 치료용 조성물에 관한 것이다. 특히 본 발명에 따른 골다공증의 예방 및 치료용 조성물은 부작용이 없을 뿐 아니라 조골세포의 증식을 촉진하고 파골세포의 형성을 억제하여 골화 작용을 촉진함으로써 골다공증 치료에 유용하게 사용될 수 있다.

– 공개번호 : 10-2007-0115242, 출원인 : 박재영

채취 방법

가을에서 다음해 봄 사이에 천마를 채취한 후 깨끗이 씻어 햇볕에 말려서 사용한다.

약차 만들기

말린 천마 4~12g을 사용하는데, 물에 넣고 끓여 차로 만들어 마신다. 기호에 따라 꿀 또는 설탕을 가미하여 마셔도 되지만 당뇨병이 있다면 고려하여 결정하는 게 좋다.

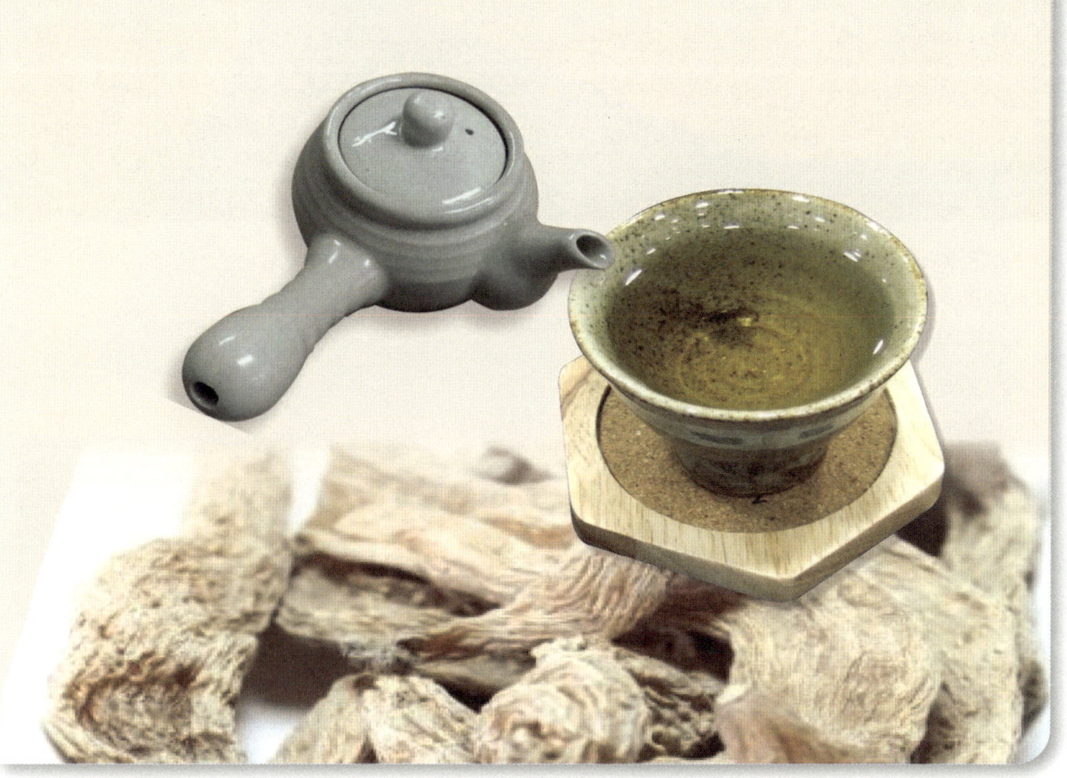

천문동

Asparagus cochinchinensis (Lour.) Merr.

한약의 기원

이 약은 천문동의 덩이뿌리로, 뜨거운 물로 삶거나 찐 뒤에 겉껍질을 제거하고 말린 것이다.

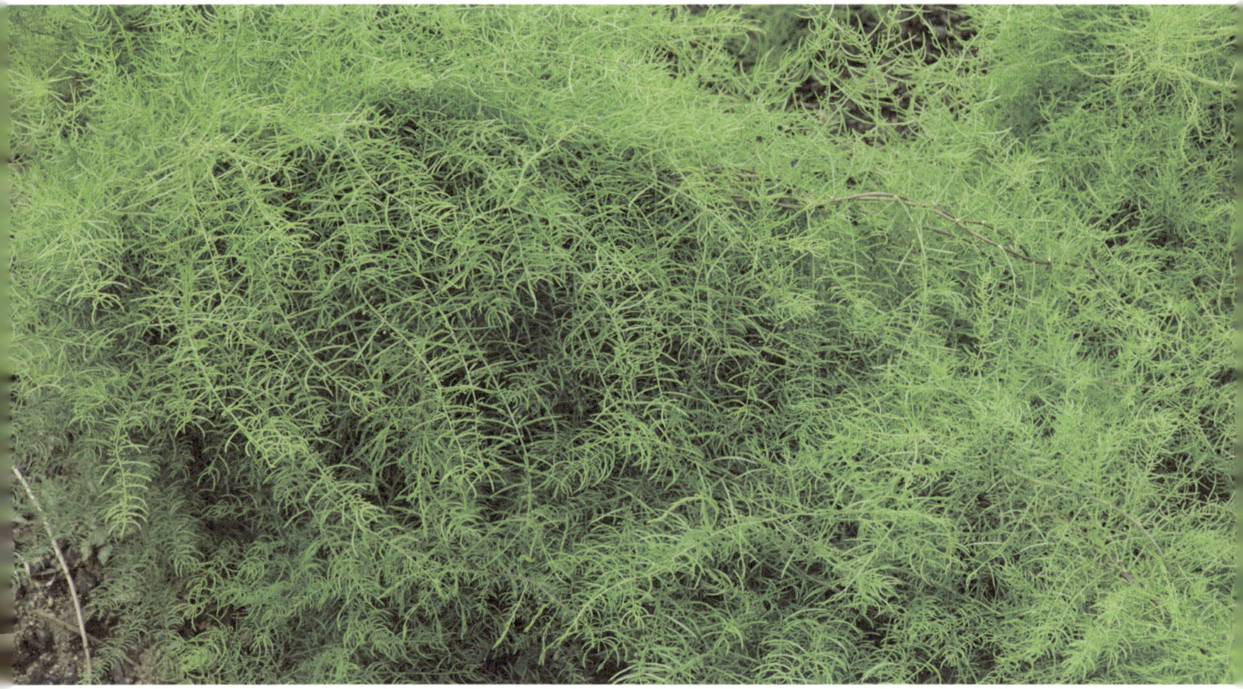

- **생약명** : 천문동(天門冬)
- **이명** : 천동(天冬), 천문동(天文冬)
- **사용부위** : 덩이뿌리
- **꽃 피는 시기** : 5~6월
- **과명** : 백합과(Liliaceae)

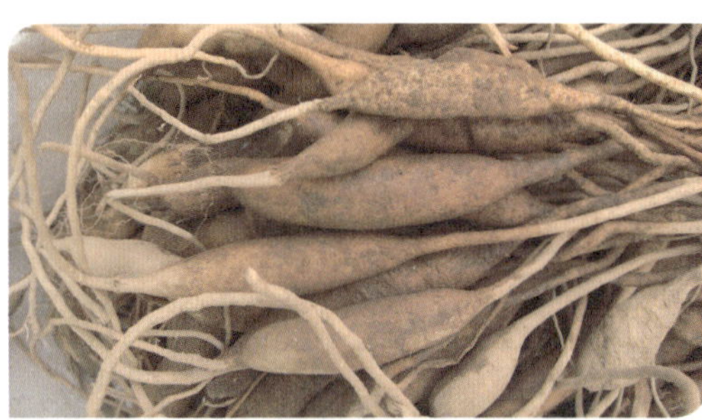
덩이뿌리(채취품)

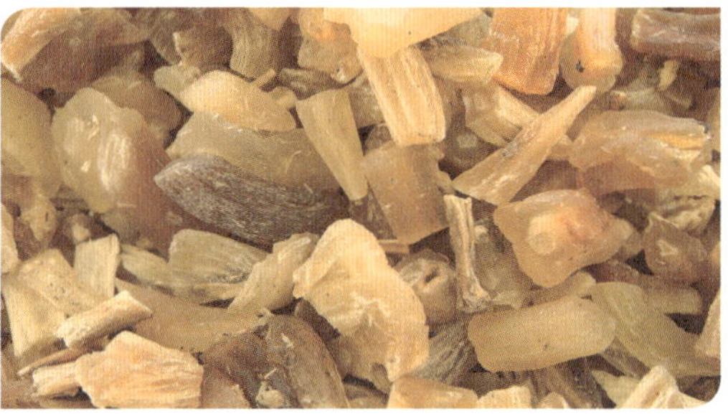
덩이뿌리(약재)

 천문동은 덩굴성 여러해살이풀로, 중부 지방 이남의 서해안 바닷가에서 주로 자생한다. 덩이뿌리는 양끝이 뾰족한 긴 원기둥꼴로 조금 구부러져 있고 사방으로 퍼지고 길이는 5~15cm, 지름은 0.5~2cm이다. 덩이뿌리의 표면은 황백색 또는 엷은 황갈색으로 반투명하고 넓으며 고르지 않은 가로 주름이 있고 더러는 회갈색의 외피가 남아 있는 것도 있다. 질은 단단하고 또는 유윤(柔潤)하

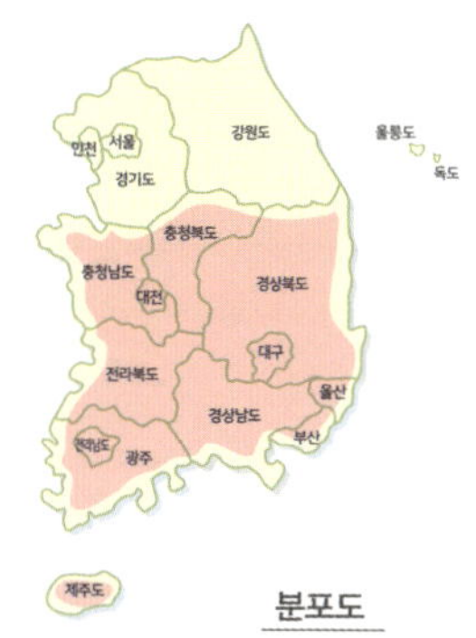

분포도

각 부위별 생김새

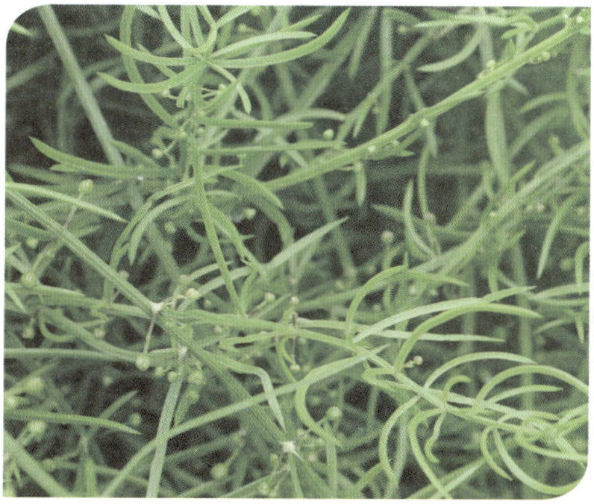

덩굴성 여러해살이풀

잎 생김새

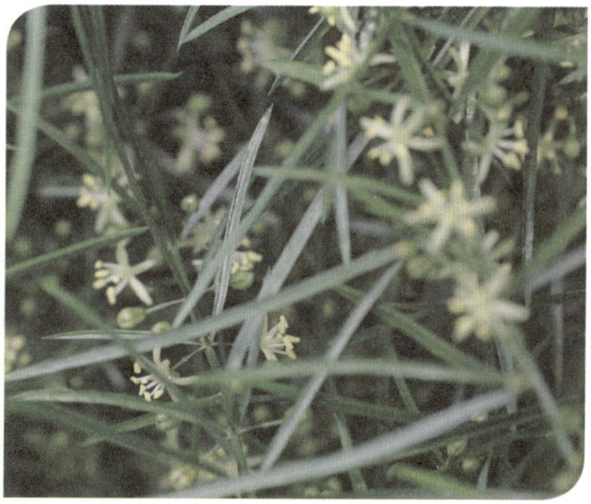

잎 뒷면

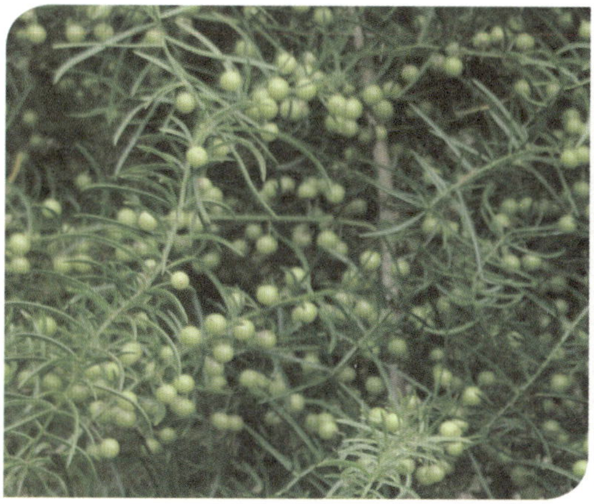

덜 익은 열매

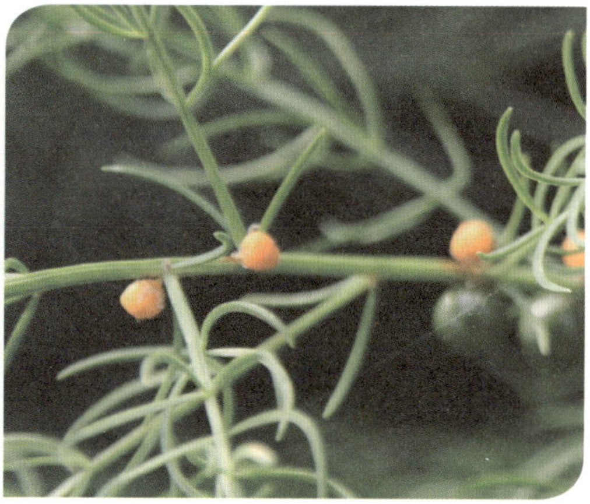

완숙 열매

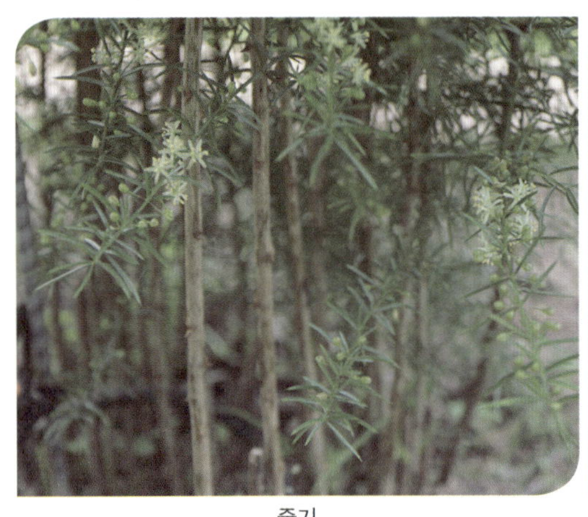

줄기

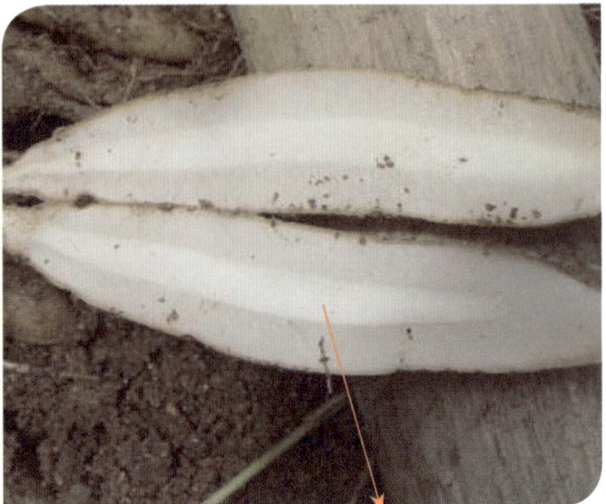

뿌리 단면(거심제거 후 사용)

기도 하며 점성이 있다. 단면은 각질 모양으로 중심주는 황백색이다. 원줄기는 1~ 2m까지 자라고, 잎처럼 생긴 가지는 선 모양으로 1개 또는 3개씩 모여나면서 활처 럼 약간 굽는다.

꽃은 담황색으로 5~6월에 잎겨드랑이에서 1~3송이씩 핀다.

채취 시기   가을과 겨울에 덩이뿌리를 채취하여 끓는 물에 데쳐서 껍질을 벗기 고 햇볕에 말린다. 이물질을 제거하고 깨끗이 씻어 속심을 제거하고 절단하여 말리 는데 때로는 거심하지 않고 그대로 절단하여 사용하기도 한다.

약초의 성분   뿌리줄기에는 아스파라긴(asparagine) Ⅳ, Ⅴ, Ⅵ, Ⅶ, 5-메톡시메틸푸 프랄(5-methoxymethylfurfural), 베타-시토스테롤(β-sitosterol) 등이 함유되어 있다.

약초의 성미   성질이 차고, 맛은 달고 쓰며, 독성은 없다.

약초의 작용부위   폐(肺), 신(腎) 경락에 작용한다.

약초의 효능과 치료   몸안의 음액을 기르는 자음(滋陰), 건조함을 윤활하게 하는 윤조(潤燥), 폐의 기운을 깨끗하게 하는 청폐, 위로 치솟는 화를 가라앉히는 강화(降 火) 등의 효능이 있어서 음허발열(陰虛發熱: 음기가 허하여 열이 발생하는 증상, 음허화왕과 같다),

해수토혈(咳嗽吐血: 기침을 하면서 피를 토하는 증상)을 치료하고, 그 밖에도 폐위(肺萎), 폐옹(肺癰), 인후종통(咽喉腫痛), 소갈, 변비 등을 치료하는 데 유용하다. 비짜루(백합과의 여러해살이풀)의 덩이뿌리도 함께 약재로 쓴다.

약초 처방 및 약용법과 용량　말린 덩이뿌리 5~15g을 사용하며, 흔히 민간요법에서는 당뇨병 치료를 위하여 물에 달여서 장기간 마시면 허로증(虛勞症)을 다스리는 데 좋고, 술에 담가서 공복에 1잔씩 마시면 좋다고 한다.

또한 해수와 각혈을 치료하고 폐의 양기를 도우므로 달여서 마시거나 가루 또는 술에 담가서 먹는다. 특히 마른기침을 하면서 가래가 없거나 적은 양의 끈끈한 가래가 나오고 심하면 피가 섞이는 증상 치료에는 뽕잎(상엽), 사삼, 행인 등과 같이 사용하면 좋다.

사용 시 주의사항　달고 쓰며 찬 성미가 있어 허한(虛寒)으로 설사를 하는 경우와 풍사나 한사로 인하여 해수를 하는 경우에는 사용해서는 안 된다.

특허로 입증된 기능성 물질

천문동 추출물을 유효성분으로 포함하는 발암 예방 및 치료용 항암 조성물

본 발명은 천문동 추출물을 유효성분으로 포함하는 발암 예방 및 치료용 항암 조성물에 관한 것으로, 구체적으로 물, 알코올 또는 이들의 혼합물로 추출된 천문동 추출물을 추가로 n-헥산, 메틸렌클로라이드, 에틸아세테이트, n-부탄올 및 물의 순으로 계통 분획하여 에틸아세테이트 또는 n-부탄올로 분획되는 에틸아세테이트 또는 n-부탄올 분획물을 유효성분으로 포함하고, 세포 괴사에 의해 암세포에 대해 세포 독성을 나타내는 예방 또는 치료용 약학적 조성물에 관한 것이다.

－ 공개번호 : 10-2011-0057972, 출원인 : 한국한의학연구원

천문동 추출물 또는 이의 분획물을 유효성분으로 포함하는 간기능 보호제

본 발명은 천문동 껍질 추출물 또는 이의 분획물을 유효성분으로 포함하는 간기능 보호제에 관한 것으로, 구체적으로 사염화탄소에 의한 간손상 모델에서 지질과산화 생성 억제, SOD 활성 보호 효과, 혈청 AST 및 ALT 억제 효과를 나타내는 천문동 껍질 추출물 또는 이의 분획물을 유효성분으로 포함하는 간기능 보호제에 관한 것이다.

－ 공개번호 : 10-2009-0126044, 출원인 : 한국한의학연구원

채취 방법

가을과 겨울에 천문동 덩이뿌리를 채취하여 끓는 물에 데쳐서 껍질을 벗기고 햇볕에 말린다. 보통은 이물질을 제거하고 물로 깨끗이 씻어 속심(心)을 제거[거심(去心)]하고 절단하여 말리는데 때로는 거심하지 않고 그대로 절단하여 사용하기도 한다.

약차 만들기

설탕과 천문동 덩이뿌리를 1:1 비율로 유리병이나 토기에 한 켜씩 교차해 다져 넣어 100일 이상을 밀봉하였다가 따뜻한 물에 타 차로 우려 마신다.

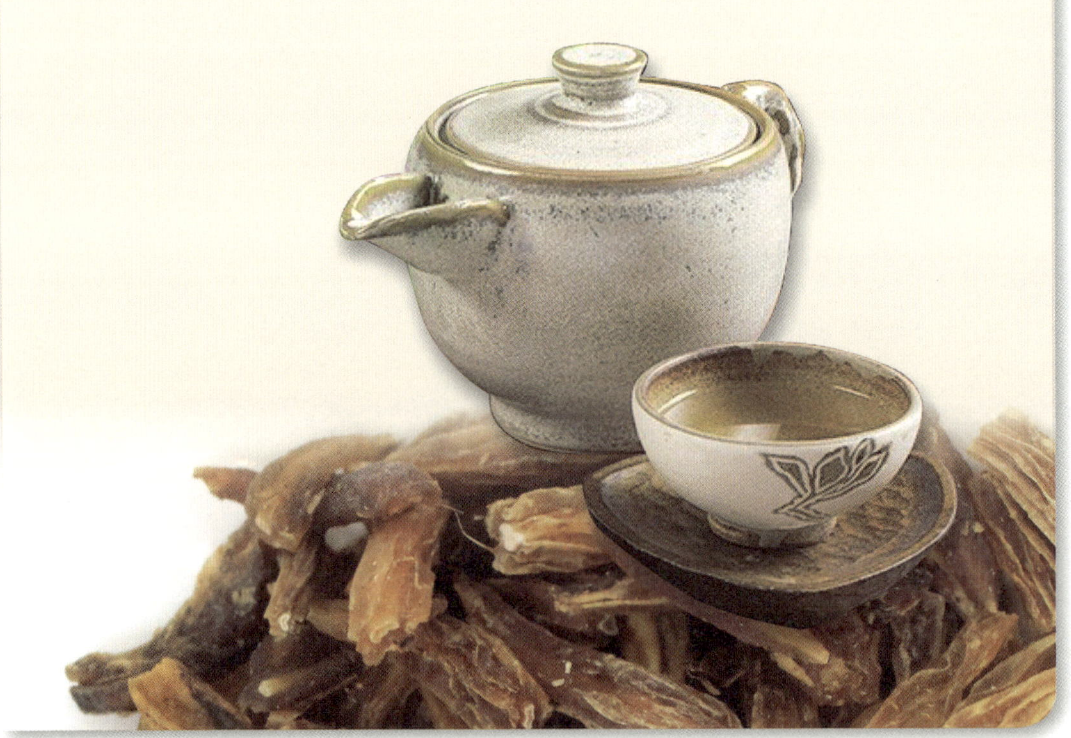

층층둥굴레

Polygonatum stenophyllum Maxim.

한약의 기원

이 약은 층층갈고리둥굴레, 진황정, 전황정(滇黃精), 다화황정(多花黃精)의 뿌리줄기를 찐 것이다.

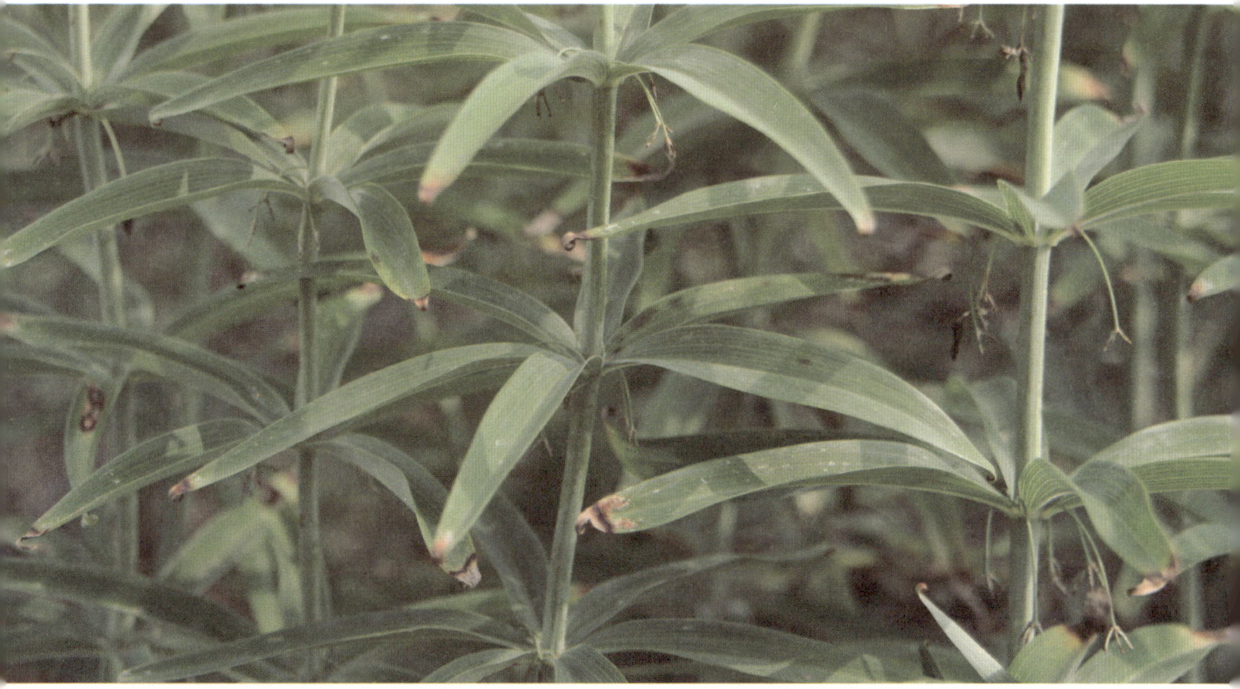

- **생약명** : 황정(黃精)
- **이명** : 수레둥굴레, 옥죽황정(玉竹黃精), 녹죽(鹿竹), 야생강(野生薑), 산생강(山生薑)
- **사용부위** : 뿌리줄기
- **꽃 피는 시기** : 6월
- **과명** : 백합과(Liliaceae)

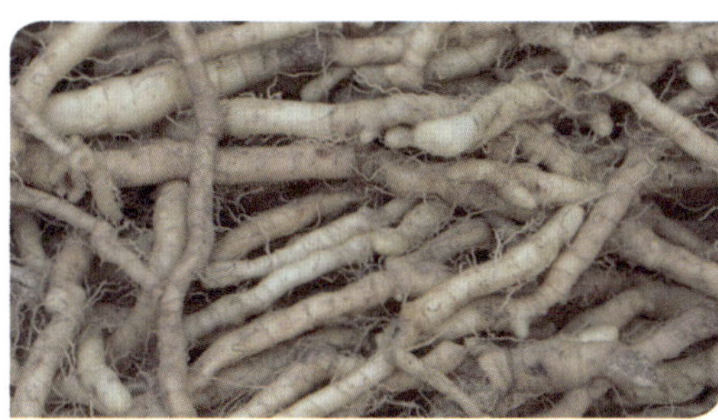
뿌리(채취품)

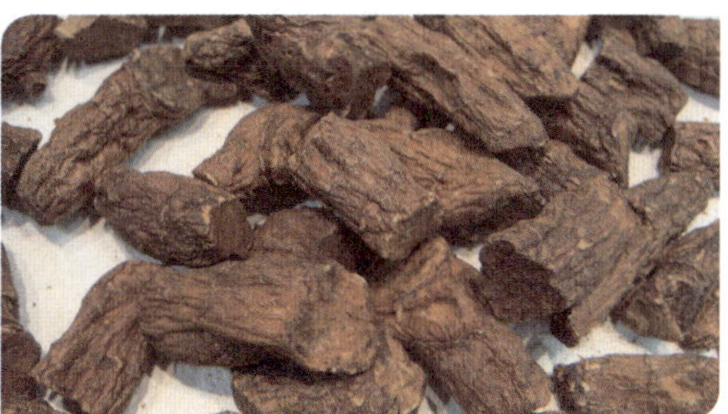
뿌리(약재)

 층층둥굴레는 여러해살이풀로, 중국에서는 흑룡강, 길림, 요녕, 하북, 산동, 강소, 산서, 내몽고 등지에서 분포하고 우리나라에서는 중부 지방에서 아주 좁은 면적에 자생하고, 대부분 층층갈고리둥굴레를 농가에서 재배한다. 키는 30~90cm이며, 뿌리는 구부러진 둥근기둥 모양 또는 덩어리 모양으로 길이는 6~20cm, 너비는 1~3cm이다. 표면은 황백색 또는 황갈색으로 가로로 마디가 있고

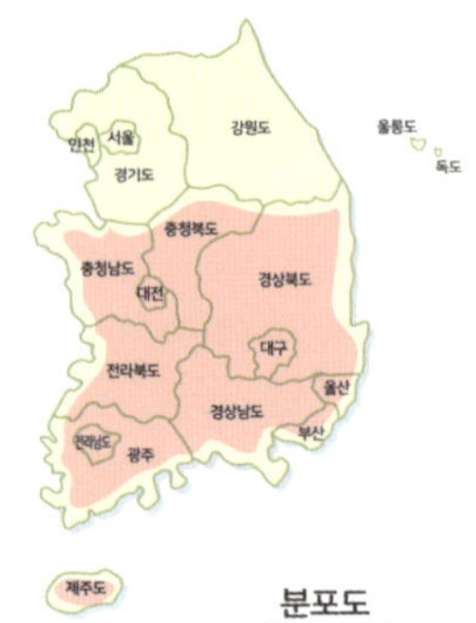

분포도

각 부위별 생김새

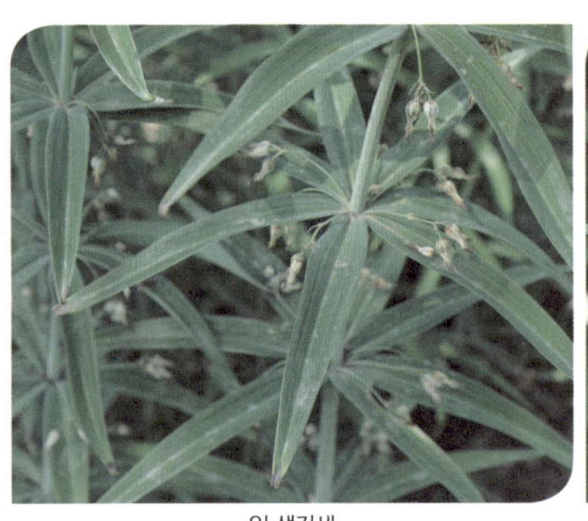

잎 생김새

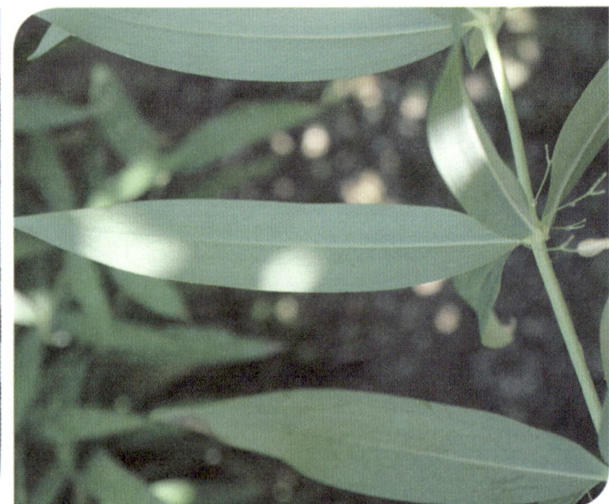

잎 뒷면

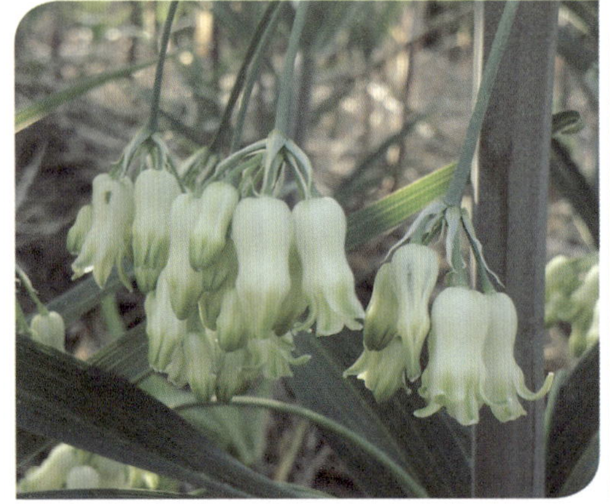

꽃

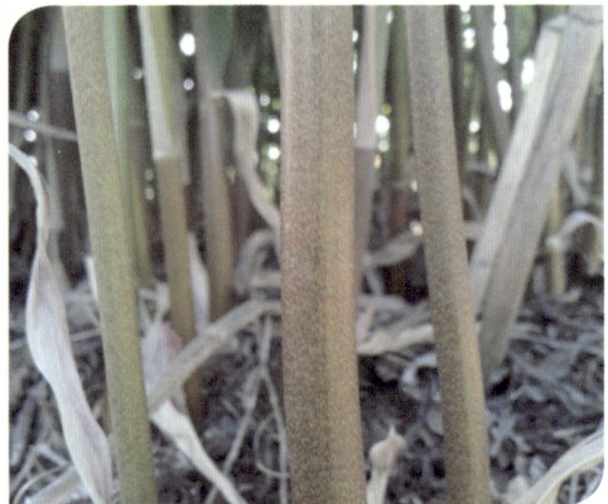

줄기

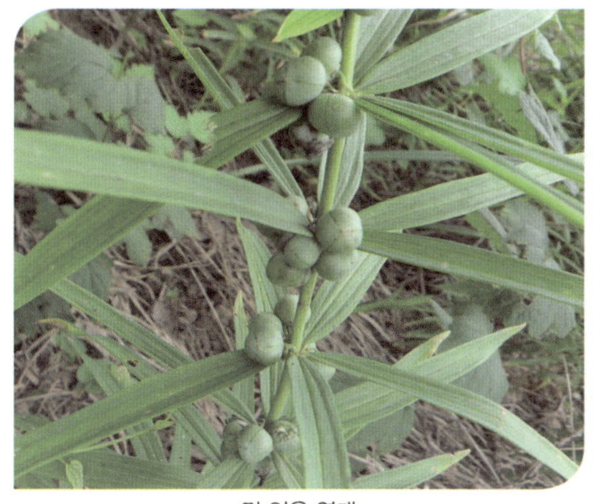

덜 익은 열매

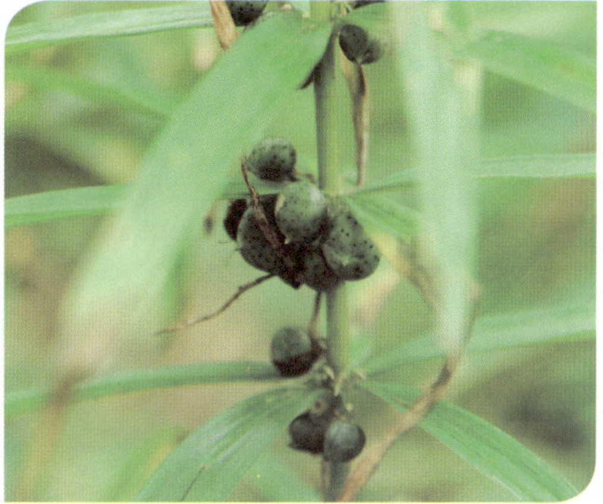

완숙 열매

반투명하다. 한쪽에는 줄기가 붙었던 자국이 둥글며 오목하게 패여 있고 뿌리가 붙었던 자국은 돌출되어 있다. 재배산 둥굴레인 옥죽[玉竹=위유(萎蕤)]은 아무리 굵어도 이 자국이 없기 때문에 쉽게 구분이 가능하다. 그 밖에도 옥죽(둥굴레) 뿌리는 지름이 1cm 내외로 가늘고 길어 황정과 쉽게 구분된다. 잎은 좁은 바소꼴 또는 선모양으로 3~5장이 돌려난다. 꽃은 연한 황색으로 6월경에 잎겨드랑이에서 밑을 향해 핀다. 열매는 물렁열매이며 둥글고 검은색으로 달린다.

층층둥굴레와 층층갈고리둥굴레(*Polygonatum sibiricum* F. Delaroche), 진황정(*Polygonatum falcatum* A. Gray), 전황정(*P. kingianum* Coll. et Hemsley), 다화황정(*P. cyrtonema*)의 뿌리는 모두 황정(黃精)이라는 동일한 생약명으로 부르며 약으로 사용한다.

채취 시기 가을에 뿌리줄기를 채취해서 이물질을 제거하고 씻은 후 시루에 쪄서 햇볕에 말린다. 주증(酒蒸: 술을 섞어서 증숙함)하여 사용한다.

약초의 성분 뿌리줄기에는 점액질 성분이 있으며 콘발라린(convallarin), 콘발라마린(convallamarin), 스테로이달사포닌(steroidal saponin) POD-Ⅱ, 베타-시토스테롤(β-sitosterol) 등이 함유되어 있다.

약초의 성미 성질이 평범하고, 맛은 달고, 독성은 없다.

 비(脾), 폐(肺), 신(腎) 경락에 작용한다.

  보기(補氣) 약재로 중초를 보하고 기를 더하는 보중익기(補中益氣), 심폐를 윤활하게 하는 윤심폐(潤心肺), 근골을 강하게 하는 강근골(强筋骨) 등의 효능이 있어서 한사와 열사에 의하여 기가 손상된 증상을 치료하며 폐의 피로에 의한 기침, 병후 몸이 허한 증상, 근골의 연약증상 등을 다스린다.

  말린 뿌리줄기 10g을 물 700mL에 넣어 끓기 시작하면 약하게 줄여 200~300mL가 될 때까지 달여 하루에 2회 나눠 마신다.

현재 민간에서는 이 약재를 사용할 때 모양이 비슷하고 자음윤폐(滋陰潤肺)하는 효능이 같아서 황정과 옥죽(둥굴레=위유)을 혼용하는 경향이 있는데 황정은 보비익기(補脾益氣)의 작용이 강한 보기(補氣) 약재이고, 옥죽(둥굴레=위유)은 생진양위(生津養胃)의 작용이 강한 자음(滋陰) 약재이므로 구분하여 사용하는 것이 그 효능을 극대화시킬 수 있을 것이다.

  성질이 끈끈한 점액성이기 때문에 중초(中焦)가 차서 설사를 하는 경우나, 담과 습사로 인하여 기가 막히고 아픈 증상에는 사용해서는 안 된다.

층층갈고리둥굴레 추출물을 유효 성분으로 포함하는 비만 또는 대사 증후군 예방 및 치료용 조성물

본 발명은 층층갈고리둥굴레 또는 대잎둥굴레 추출물을 유효 성분으로 함유하는 비만 또는 대사증후군 예방 및 치료용 조성물에 관한 것으로서 더욱 상세하게는 세포 내 SIRT1 단백질을 높은 수준으로 유지시켜 체중, 복부 지방 및 당 내성도를 감소시키는 비만, 비만 합병증 또는 대사증후군 예방 및 치료용 약학적 조성물 및 식품 조성물에 관한 것이다.

– 등록번호 : 10-1018531-0000, 출원인 : 일동제약주식회사

층층둥굴레 약차

채취 방법

가을에 층층둥굴레 뿌리줄기를 채취해 이물질을 제거하고 씻은 후 시루에 쪄서 햇볕에 말린다. 층층둥굴레 뿌리줄기를 솥에 넣고 볶아서 사용하면 유효성분도 잘 추출될 뿐만 아니라 맛도 매우 고소하여 차로 우려먹기 좋고 특히 팽화(튀밥을 튀기는 기계에 넣고 가온 시간을 절반 정도만 주어 살짝 볶아냄)하여 사용하면 좋다.

약차 만들기

말린 층층둥굴레 뿌리줄기 10~20g을 사용하며, 보통 말려서 팽화한 약재 5~10g을 물 2L에 넣어 중불로 2시간 정도를 끓여서 차로 만들어 수시로 마신다.

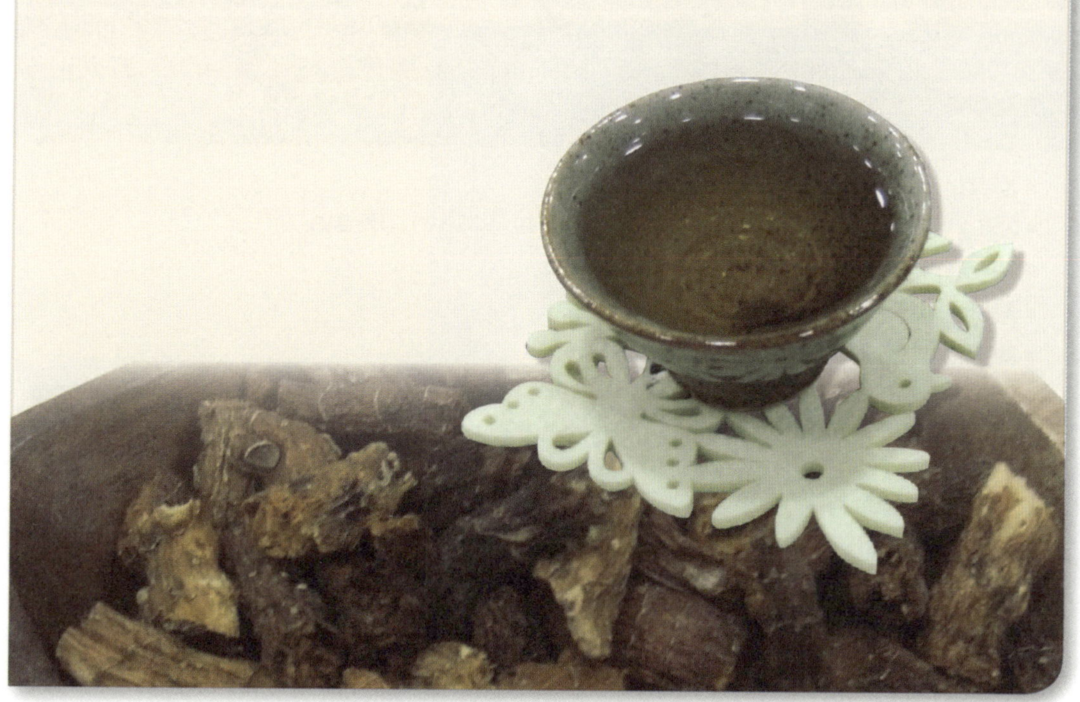

칡

Pueraria lobata (Willd.) Ohwi = [*Pueraria thunbergiana* (Sieb. et Zucc.) Benth.]

한약의 기원

이 약은 칡의 뿌리로, 그대로 또는 주피를 제거한 것, 꽃봉오리, 막 피기 시작한 꽃이다.

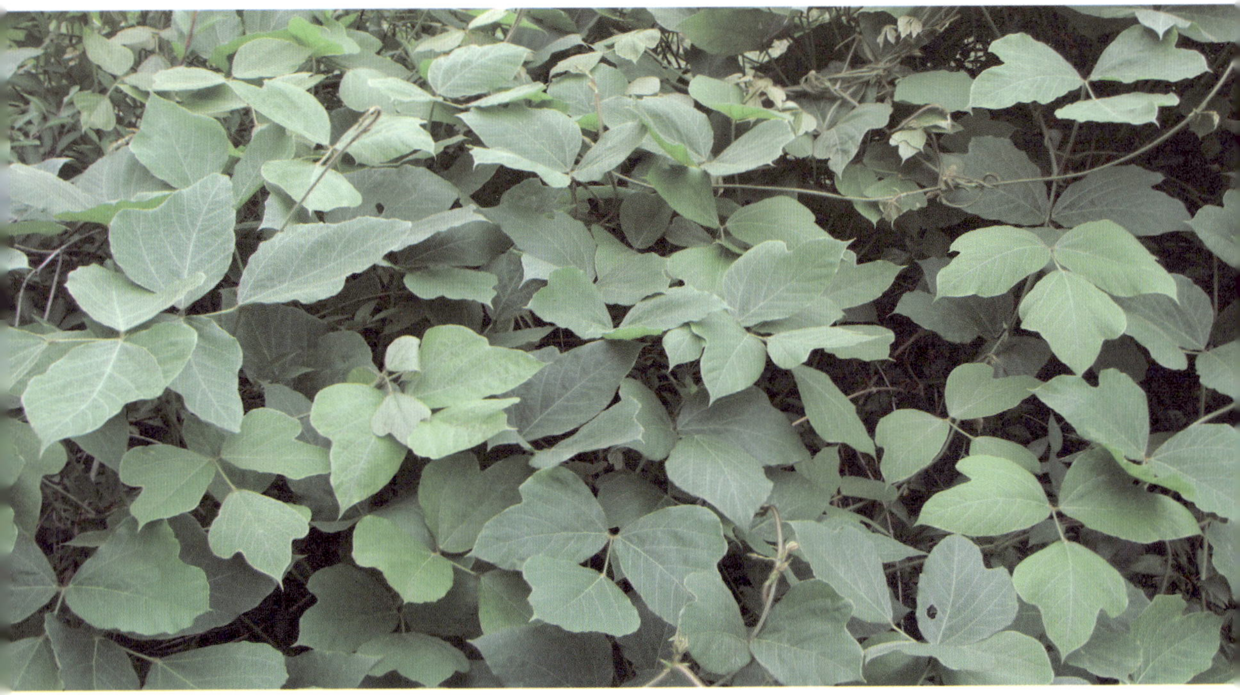

- **생약명** : 갈근(葛根), 갈화(葛花)
- **이명** : 칙, 칙덤불, 칡덩굴, 칡넝굴, 갈등(葛藤), 갈마(葛麻), 갈자(葛子), 갈화(葛花)
- **사용부위** : 뿌리, 꽃
- **꽃 피는 시기** : 8~9월
- **과명** : 콩과(Leguminosae)

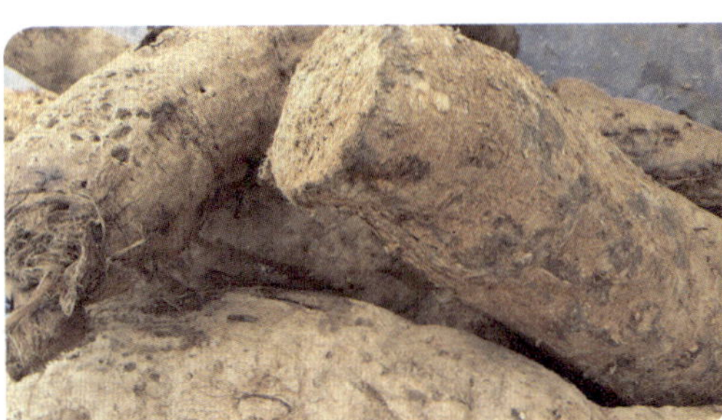

뿌리(채취품)

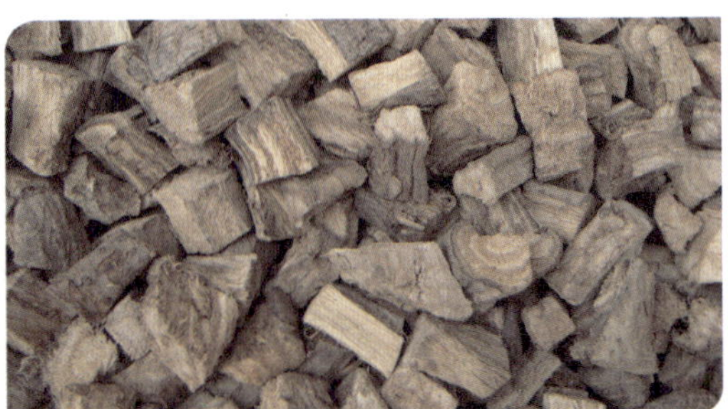

뿌리(약재)

 칡은 전국의 산과 들, 계곡, 초원의 음습
지 등에서 자생하는 덩굴성 낙엽활엽목본으로, 다른 물체
를 감아 올라가며 덩굴의 길이는 10m 전후로 뻗어 나간다.
잎자루는 길고 서로 어긋나며 잔잎은 능상 원형이고 잎 가
장자리는 밋밋하거나 얕게 3개로 갈라진다. 꽃은 홍자색 혹
은 홍색으로 8~9월에 총상꽃차례로 잎 겨드랑이에서 핀
다. 열매의 꼬투리는 넓은 선 모양이며 편평하고 황갈색으

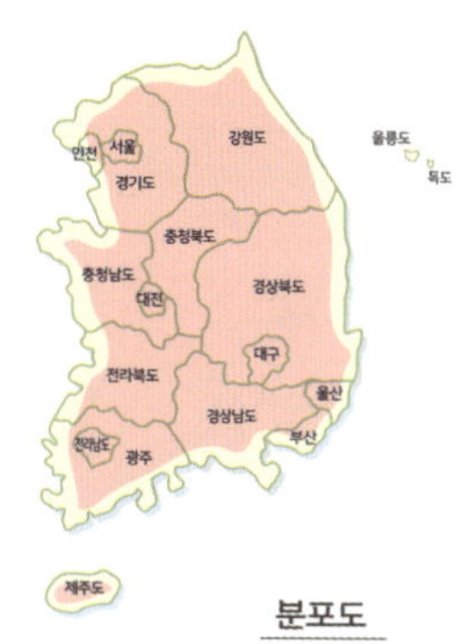

<u>분포도</u>

각 부위별 생김새

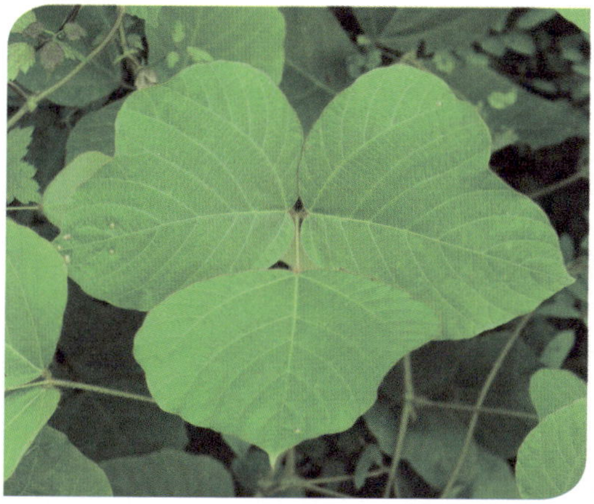

잎 생김새

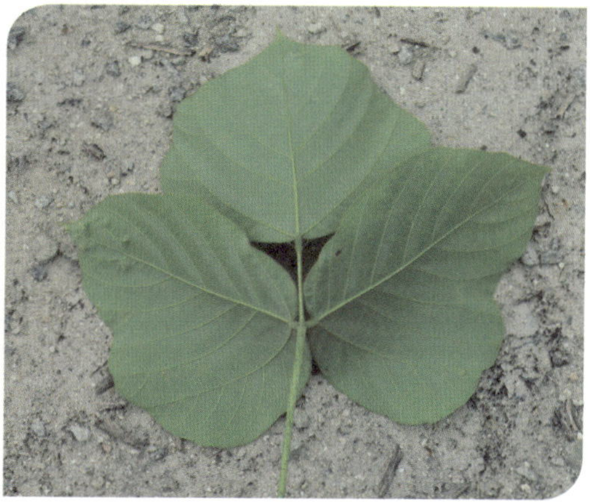

잎 뒷면

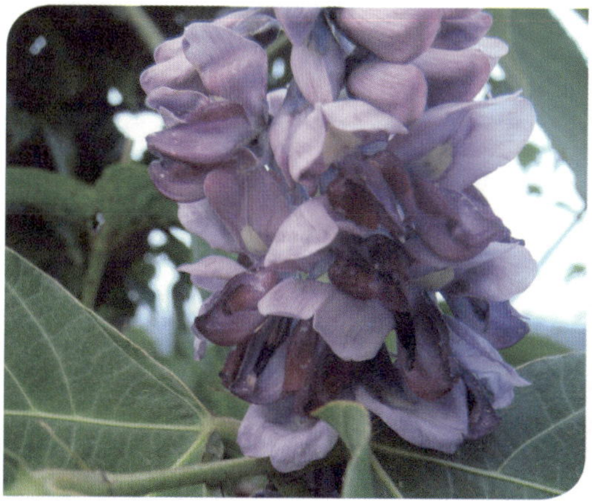

꽃

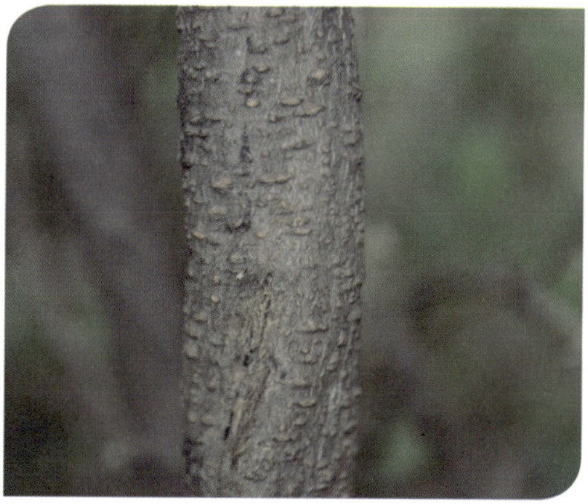

줄기

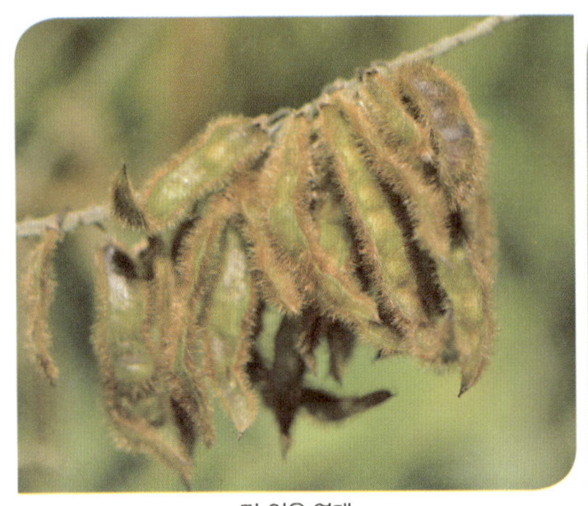

덜 익은 열매

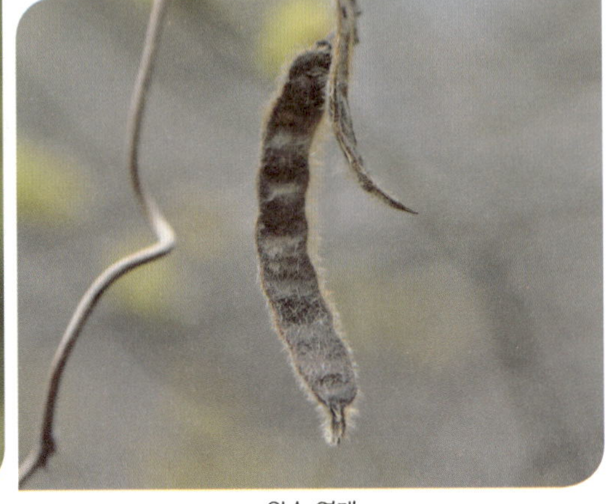

완숙 열매

로 길며 딱딱한 털이 빽빽하게 나 있고 9~10월에 달린다.

채취 시기　뿌리는 봄·가을, 꽃은 8월 상순경 꽃이 피기 전에 채취한다.

약초의 성분　뿌리에는 식물성 에스트로겐(estrogen), 이소플라본(isoflavone) 성분의 푸에라린(puerarin), 푸에라린자일로시드(puerarin xyloside), 다이드제인(daidzein), 베타-시토스테롤(β-sitosterol), 아락킨산(arackin acid), 전분 등이 함유되어 있다. 잎에는 로비닌(robinin)이 함유되어 있다.

약초의 성미　뿌리는 성질이 평범하고, 맛은 달고 맵다. 꽃은 성질이 시원하고, 맛은 달다.

약초의 작용부위　뿌리는 비(脾), 위(胃) 경락에 작용한다. 꽃은 위(胃) 경락에 작용한다.

약초의 효능과 치료　뿌리는 생약명을 갈근(葛根)이라고 하며 해열, 두통, 발한, 감기, 진경, 지갈, 지사, 이질, 고혈압, 협심증, 해독, 난청 등을 치료하며 진정, 항암, 항균, 항산화, 골다공증, 당뇨 등의 치료에 효능이 있다. 특히 에스트로겐(estrogen)과 다이드제인(daidzein) 등의 성분이 여성 호르몬 효과를 주어 여성의 갱년기장애와 칼

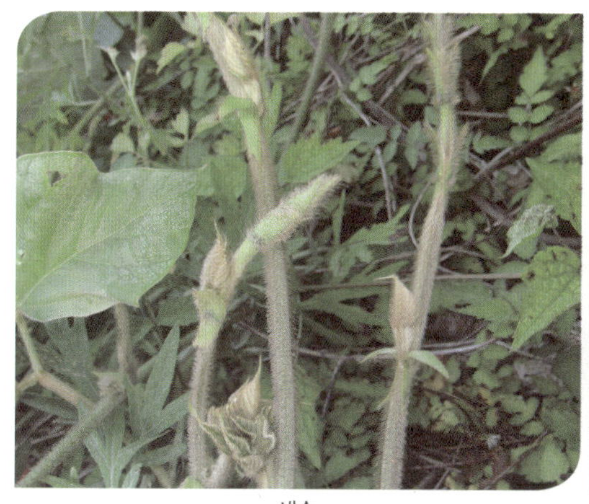

새순

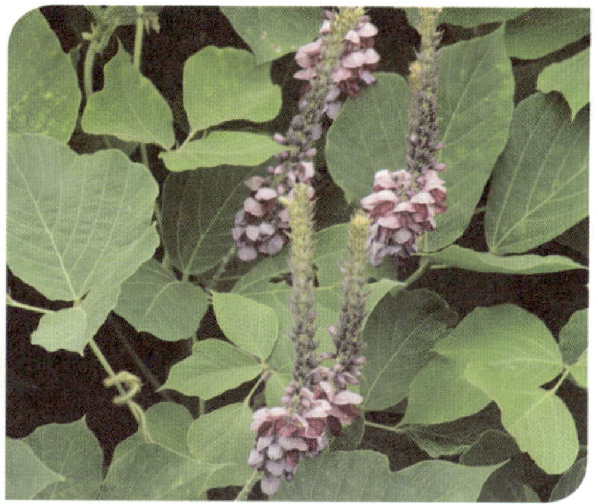

꽃

슘 흡수 촉진 등 골다공증 예방 치료에도 도움을 주고, 남성의 전립선암과 전립선 비대 예방과 치료에도 도움을 준다. 꽃은 생약명을 갈화(葛花)라고 하며 주독을 풀어 주고 속쓰림과 오심, 구토, 식욕부진 등을 치료하며 치질의 내치 및 장풍하혈, 토혈 등의 치료에 효과적이다. 칡 추출물은 암 예방 및 치료와 여성폐경기 질환의 예방 및 치료, 골다공증의 예방 및 치료에 사용할 수 있다.

약초 처방 및 약용법과 용량 말린 뿌리 20~30g을 물 900mL에 넣어 반이 될 때까지 달여 하루에 2~3회 나눠 마시거나, 짓찧어 즙을 내어 마셔도 된다. 외용할 경우에는 짓찧어서 환부에 붙인다. 말린 꽃 20~30g을 물 900mL에 넣어 반이 될 때까지 달여 하루에 2~3회 나눠 마신다.

칡 약재의 종류

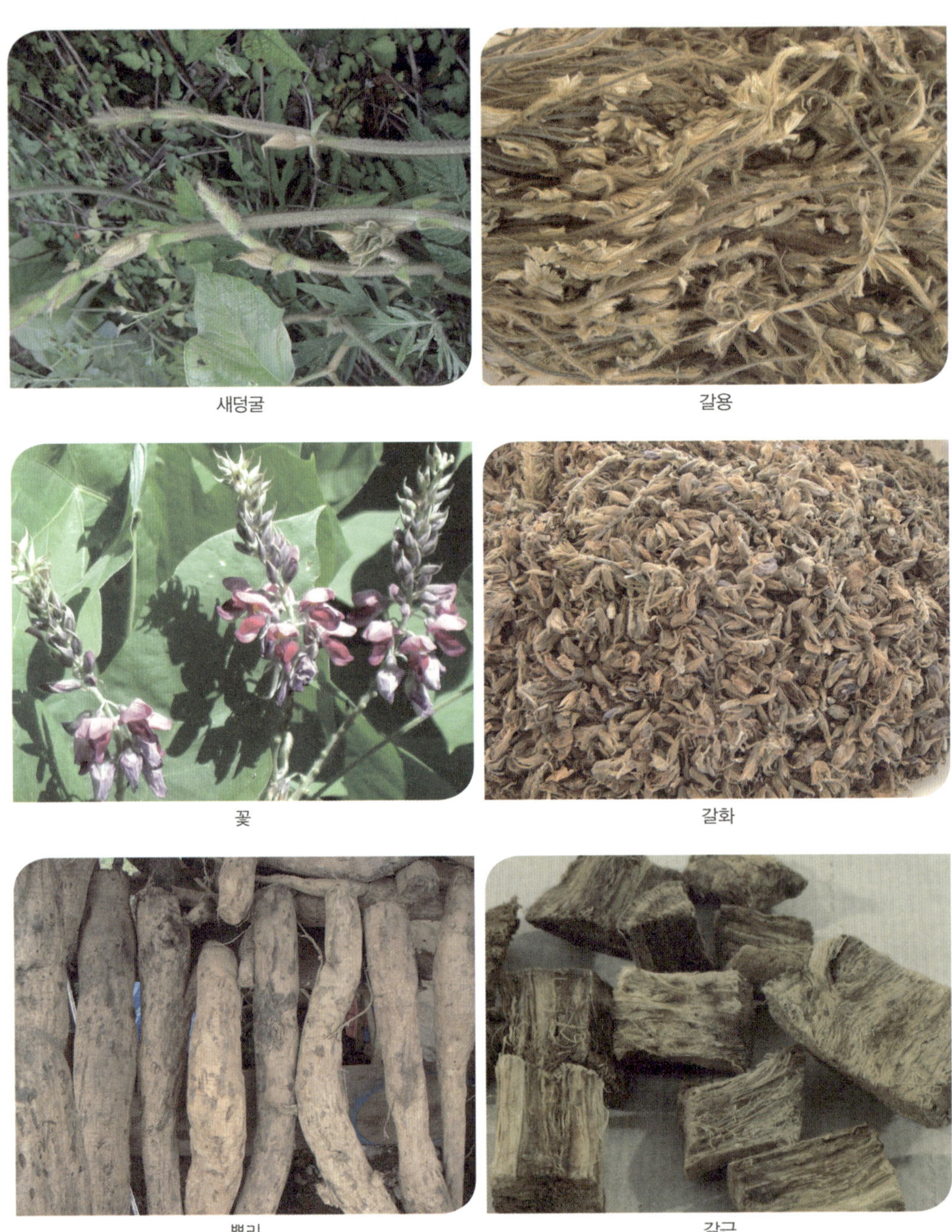

새덩굴

갈용

꽃

갈화

뿌리

갈근

채취 방법

칡의 꽃은 6~7월에 2/3 정도 피었을 때 채취하여 깨끗이 씻어 바람이 잘 통하는 응달에서 말리며, 뿌리는 늦가을이나 이른 봄에 채취하여 이물질을 제거하고 깨끗이 씻어 겉껍질을 벗겨 햇볕에 말린다. 또는 밀기울과 함께 볶아서 밀기울은 버리고 뿌리만 취해서 사용하기도 한다. 새순은 이른 봄에 줄기 끝부분의 연한 부분을 10~20cm를 꺾어서 햇볕에 말려 사용한다.

약차 만들기

말린 칡 6~12g을 사용하며, 갈근차로 사용할 때에는 보통 말린 칡뿌리 5~10g을 물 2L에 넣어 중불로 2시간 정도 끓여서 차로 만들어 수시로 마신다. 갈화차는 물 2L에 말린 칡 꽃봉오리 3~5g을 넣어 중불로 2시간 정도 끓여서 차로 만들어 수시로 마신다. 생진지갈(生津止渴: 진액을 생성하고 갈증을 멈춤)하는 효능이 크기 때문에 한 가지 약재를 사용해 만들어도 효능이 뛰어나서 민간요법으로도 널리 사용되어 왔다.

약차 더하기

한 가지 약재로 사용할 때에는 잘 말려 둔 갈근 한 줌에 물을 넉넉하게 붓고 중불로 끓여서 차로 마시고, 몸속에 열이 나 갈증이 생기거나 술 마신 후에 속을 푸는 데에도 효과가 매우 좋아 민간에서 널리 애용되어 왔다. 특히 태음인 체질에 좋은데 태음인의 중풍 치료를 위해서는 갈근차를 달여서 차 대신 자주 마시면 치료 효과가 좋다고 한다.

강장, 익기, 지한, 생기, 탁독

황기

Astragalus membranaceus Moench

한약의 기원

이 약은 황기, 몽골황기(蒙古黃芪)의 뿌리로, 그대로 또는 주피를 제거한 것이다.

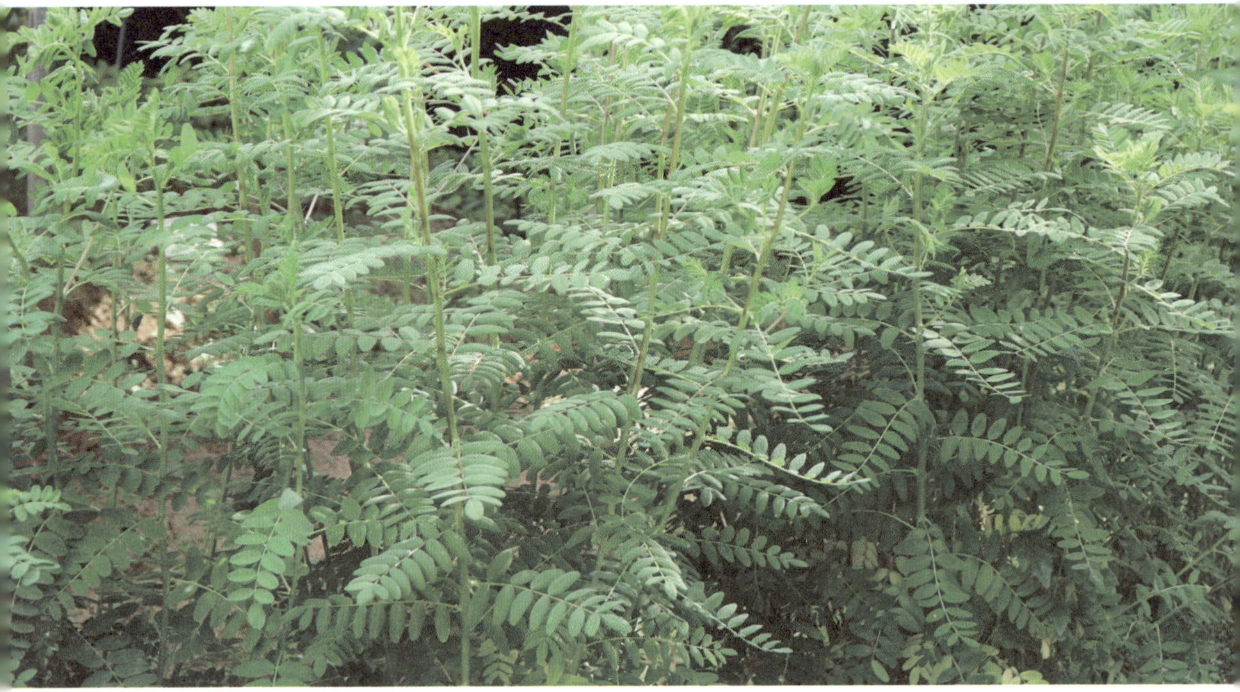

- **생약명** : 황기(黃芪 · 黃耆)
- **이명** : 단너삼, 금황(綿黃), 재분(戴粉), 촉태(蜀胎), 백본(百本)
- **사용부위** : 뿌리
- **꽃 피는 시기** : 7~8월
- **과명** : 콩과(Leguminosae)

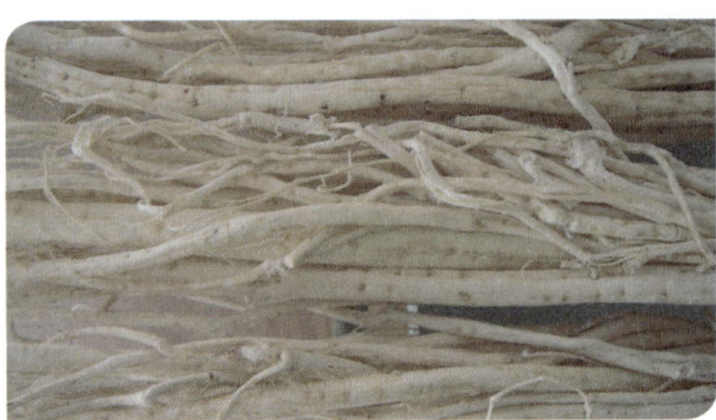

뿌리(약재전형)

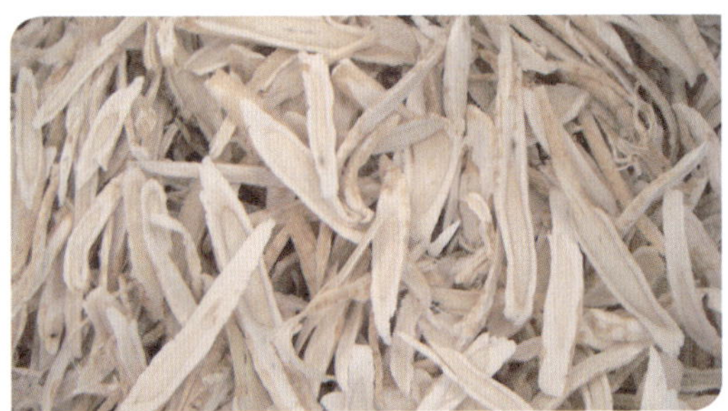

뿌리(약재)

 황기는 여러해살이풀로, 경북, 강원, 함남
과 함북의 산지에서 분포하며 자생한다. 현재는 전국 각지
에서 재배하며 강원도 정선과 충북 제천 등이 주산지이다.
키는 1m 이상으로 곧게 자란다. 뿌리는 긴 둥근기둥 모양
을 이루며 길이 30~90cm, 지름 1~3.5cm이고 드문드문
작은 가지뿌리가 분지되지 않고 뿌리의 머리 부분에는 줄
기의 잔기가 남아 있다. 뿌리의 표면은 엷은 갈황색 또는

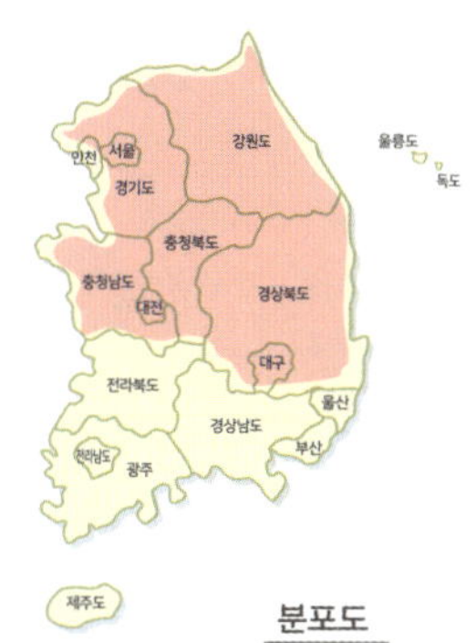

분포도

각 부위별 생김새

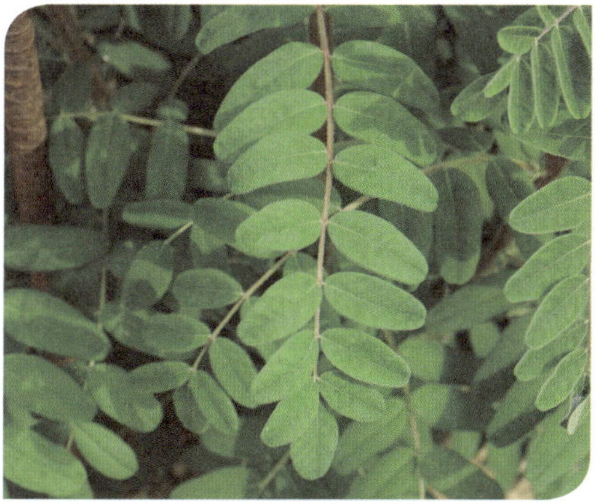

잎 생김새

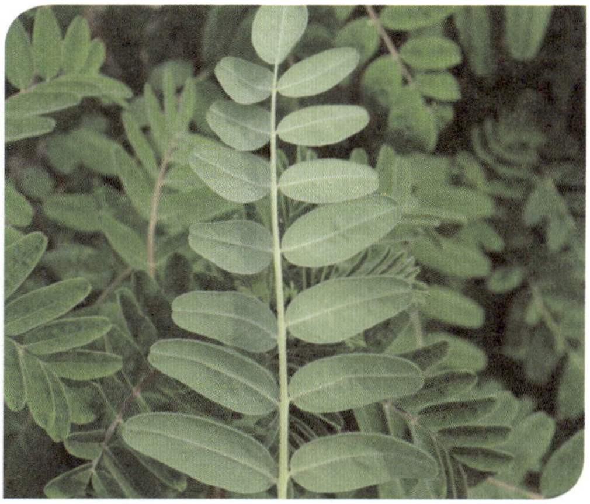

잎 뒷면

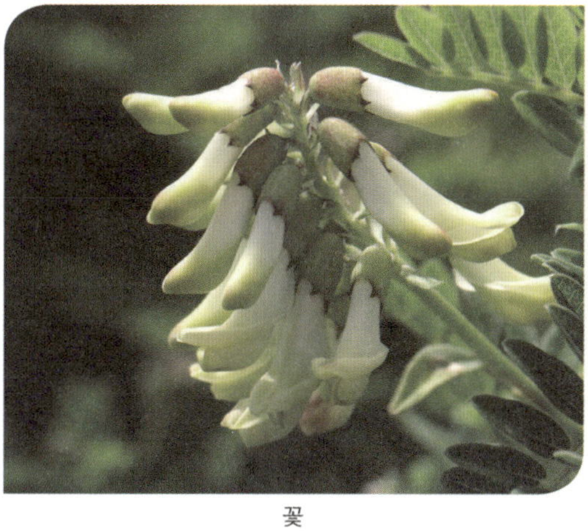

꽃

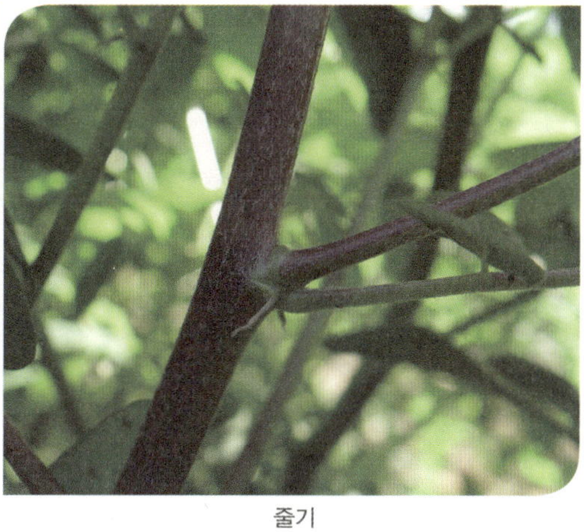

줄기

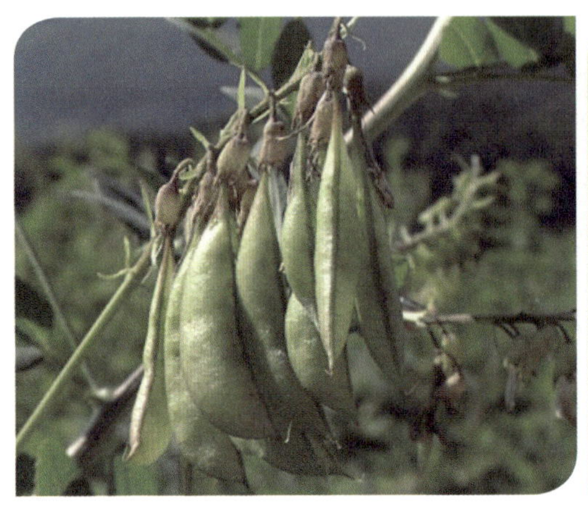

덜 익은 열매

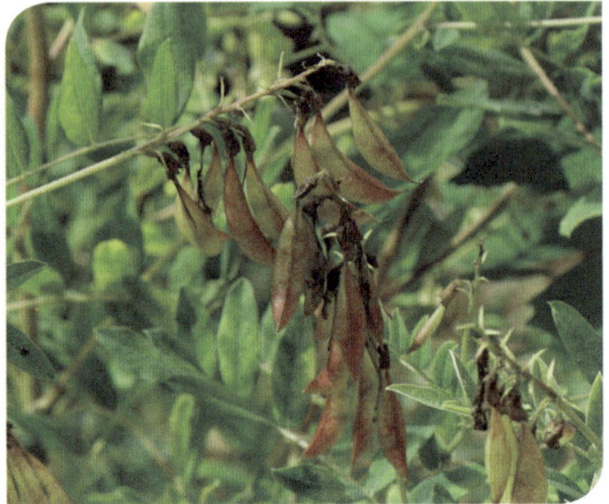

완숙 열매

엷은 갈색이며 회갈색의 코르크층이 군데군데 남아 있다. 질은 단단하고 절단하기 힘들며 단면은 섬유성이다.

횡단면을 현미경으로 보면 가장 바깥층은 주피(主皮)이고 껍질부는 엷은 황백색, 목질부는 엷은 황색이며 형성층 부근은 약간의 황갈색을 띤다. 줄기 전체에 부드러운 털이 나 있다.

잎은 어긋나고 잎자루가 짧으며 6~11쌍의 잔잎으로 구성된 홀수깃꼴겹잎이다. 잔잎은 달걀 모양 타원형으로 끝이 둥글며 가장자리는 밋밋하다. 꽃은 엷은 황색 또는 담자색으로 7~8월에 총상꽃차례로 잎과 줄기 사이에서 잎겨드랑이 나거나 줄기의 끝에서 나오는 정생(頂生)으로 핀다. 열매는 8~9월에 꼬투리 모양의 꼬투리열매로 달린다.

채취 시기 잎이 지는 가을인 9~10월이나 이른 봄에 뿌리를 채취하여 수염뿌리와 머리 부분을 제거하고 햇볕에 말린 다음 이물질을 제거해 절편하여 보관한다.

약초의 성분 뿌리에는 자당(蔗糖), 점액질, 포도당이 함유되어 있으며 이 외에 글루쿨로닉산(gluculoninc acid), 콜린(choline), 베타인(betaine), 아미노산 등이 함유되어 있다.

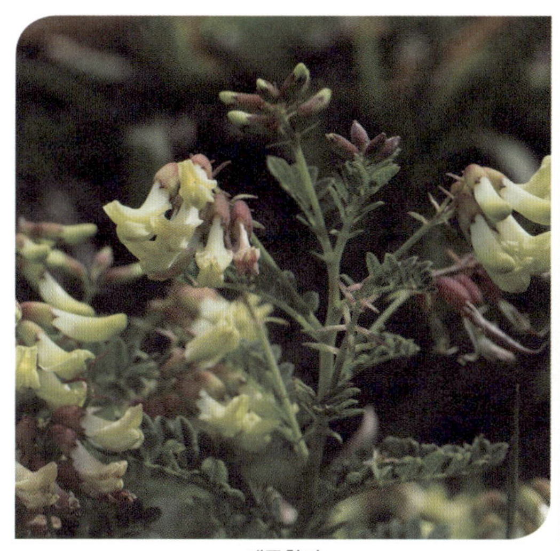
제주황기

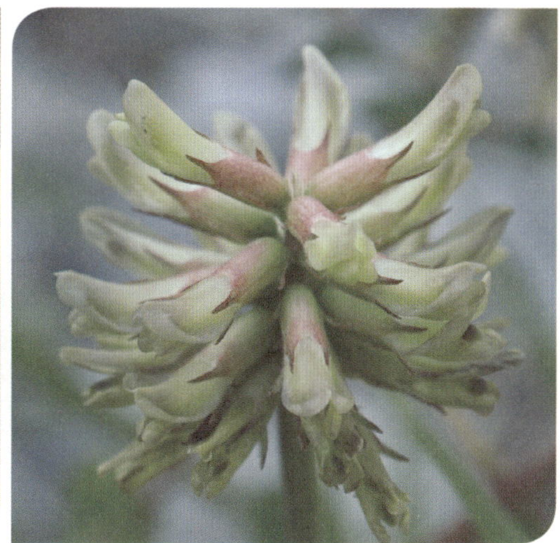
강화황기

약초의 성미   성질이 따뜻하고, 맛은 달며, 독성은 없다.

약초의 작용부위   폐(肺), 비(脾), 신(腎) 경락에 작용한다.

약초의 효능과 치료   몸을 튼튼하게 하는 강장, 기를 더하는 익기(益氣), 땀을 멈추게 하는 지한, 소변을 잘 통하게 하는 이수, 살을 돋게 하는 생기(生肌), 종기를 제거하는 소종, 몸안의 독을 밖으로 내보내는 탁독(托毒) 등의 효능이 있으며 다음과 같이 응용한다.

- 생용(生用: 말린 것을 그대로 사용하는 방법) : 위기(衛氣)를 더하여 피부를 튼튼하게 하며, 수도를 이롭게 하고 종기를 없애고, 독을 배출하며, 새살을 잘 돋게 하고, 자한과 도한을 치료하며, 부종과 옹저를 치료한다.

- 자용(炙用: 꿀물을 흡수시켜 볶아서 사용하는 방법) : 중초(中焦)를 보하고 기를 더하는 보중익기(補中益氣), 내상노권(內傷勞倦)을 치료한다. 비가 허하여 오는 설사, 탈항, 기가 허하여 오는 혈탈(血脫), 붕루대하 등을 다스리고 기타 일체의 기가 쇠약한 증상이나 혈허 증상 치료에 응용한다.

  말린 뿌리 4~12g을 사용하며, 대제(大劑)에는 37.5~ 75g까지 사용할 수 있다. 자한(自汗: 기가 허해서 오는 식은땀), 도한(盜汗: 잠잘 때 나는 식은땀) 및 익위고표(益衛固表)에는 생용하고, 보기승양(補氣升陽: 기를 보하고 양기를 끌어올림)에는 밀자(蜜炙: 약재에 꿀물을 흡수시킨 다음 약한 불에서 천천히 볶아내는 방법)하여 사용한다.

민간에서는 산후증이나 식은땀, 어지럼증 치료를 위해 황기를 애용해 왔다. 산후증 치료에는 말린 황기 15~20g을 물 700mL에 넣어 끓기 시작하면 약하게 줄여 200~300mL가 될 때까지 달여 하루에 2~3회 나눠 마신다.

식은땀 치료를 위해서는 말린 황기 12g을 물 1,200mL에 넣어 끓기 시작하면 약하게 줄여 200~300mL가 될 때까지 달여 하루에 3회 나눠 식후에 마신다.

어지럼증이 심한 경우에는 노란색 닭 한 마리를 잡아 내장을 꺼내 그곳에 말린 황기 30~50g을 넣은 다음 중탕으로 푹 고아서 닭고기와 물을 하루에 2~3회 나눠 먹는다. 여러 가지 원인으로 오는 빈혈과 어지럼증 치료에도 효과가 있다.

  이 약재는 정기를 증진시키는 약재이므로 모든 실증(實證), 양증(陽症) 또는 음허양성(陰虛陽盛: 진액이 부족한 상태에서 양기가 심하게 항진된 경우)의 경우에는 사용하면 안 된다.

황기 추출물을 유효 성분으로 하는 골다공증 치료제

황기를 저급 알코올로 추출하여 물을 가한 다음 다시 헥산으로 부분 정제한 황기 추출물은 골다공증 치료제에 관한 것으로, 이는 노화 또는 폐경 등의 다양한 원인에 의하여 유발되는 골다공증을 부작용이 없이 예방 및 치료하는 데 효과적으로 사용될 수 있다.

- 등록번호 : 10-0284657, 출원인 : 한국한의학연구원

황기 약차

채취 방법

봄과 가을에 황기를 채취하여 수염뿌리[수근(鬚根)]와 머리 부분[두부(頭部)]을 제거하고 깨끗이 씻어 햇볕에 말린 다음, 이물질을 제거하고 절편하여 보관해 사용한다.

약차 만들기

말린 황기 뿌리 4~12g을 사용하며, 대제(大劑)에는 37.5~75g까지 사용할 수 있다. 말린 황기 뿌리에 꿀물을 흡수시켜 프라이팬에 볶은 다음 충분히 식혀서 보관한 황기 4~5g을 물 2L에 넣어 중불로 2시간 정도 끓여서 차로 만들어 수시로 마신다.

약차 더하기

황기 뿌리 15g, 단삼과 산사 각 10g씩을 물 2L에 넣어 중불로 끓여 매일 밤 잠자리에 들기 전에 한 컵씩 마시면 만성 신장염을 다스리는 데 도움이 된다.

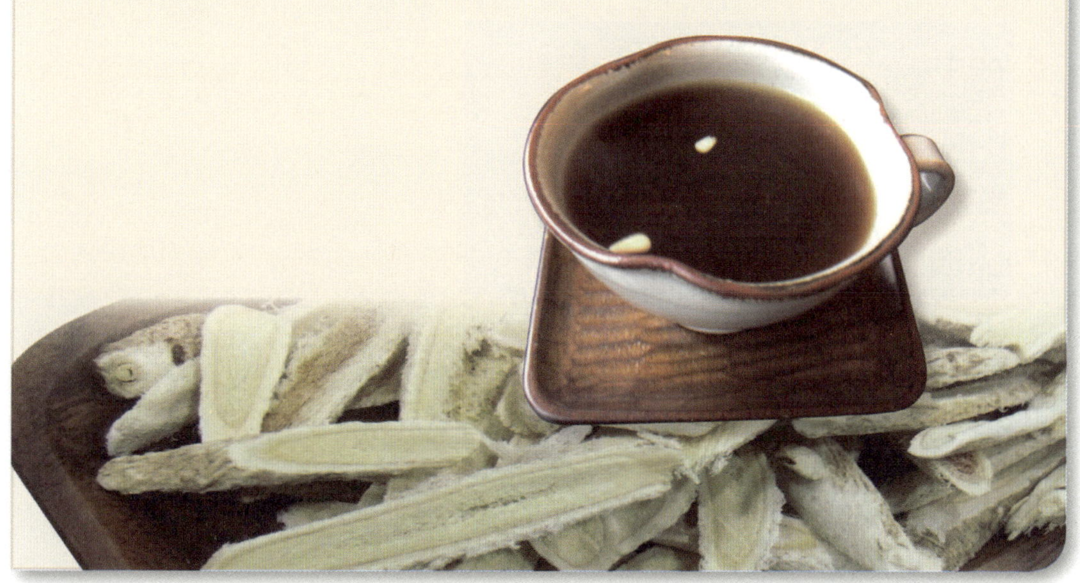

자연이 건네는 따스한 위로

우리 약차 꽃차 핸드북

초판 1쇄 발행 2026년 3월 30일

지은이 곽준수 · 성환길
펴낸이 김호석
편집부 이면희 · 김영선
마케팅 박선정
경영관리 박미경
영업관리 김경혜

펴낸곳 도서출판 린
주소 경기도 고양시 일산동구 무궁화로 20-18 하임빌로데오빌딩 502호
전화 02-305-0210
팩스 031-905-0221
전자우편 dga1023@hanmail.net
홈페이지 www.bookdaega.com

ISBN 979-11-92575-45-2 13510